图解手术配合丛书

总主编　龚仁蓉　李继平　李　卡

图解骨科手术配合

主　编　杨小蓉　裴福兴　黄俊华

科学出版社
北京

内 容 简 介

本书系《图解手术配合丛书》之一，全书共11章。主要包括骨科常见手术与手术配合，基本按照手术用物准备、手术体位、消毒铺巾、手术配合及特殊关注点的顺序予以介绍。重点突出手术配合部分，对手术步骤配以解剖、器械及具体操作的图解，循序渐进，图文并茂。本书作者均来自于临床一线，所介绍的手术方式及术中配合技巧也来源于临床经验的总结，并得到了临床医师的指导。全书强调整体护理观念，关注手术配合技能，为高质量的手术配合提供全面的解决方案。

本书既适合于初入手术室工作的人员，也可供有一定手术室工作经验的人员阅读。既可用于手术室护士的三基三严培训，也可作为手术室教学教师备课的参考书。

图书在版编目(CIP)数据

图解骨科手术配合/杨小蓉，裴福兴，黄俊华主编. —北京：科学出版社. 2015.3

(图解手术配合丛书/龚仁蓉，李继平，李卡主编)

ISBN 978-7-03-043861-4

Ⅰ. 图… Ⅱ. ①杨… ②裴… ③黄… Ⅲ. 骨科学-外科手术-图解 Ⅳ. R687-64

中国版本图书馆CIP数据核字(2015)第055129号

责任编辑：戚东桂 / 责任校对：张怡君

责任印制：赵 博 / 封面设计：范璧合

科学出版社出版

北京东黄城根北街16号

邮政编码：100717

http://www.sciencep.com

中煤（北京）印务有限公司印刷

科学出版社发行 各地新华书店经销

*

2015年3月第 一 版 开本：787×1092 1/16

2025年11月第十一次印刷 印张：24

字数：561 000

定价：78.00元

（如有印装质量问题，我社负责调换）

《图解手术配合丛书》编委会

罗　群	罗　媛	罗春蓉	罗红英
马　慧	马　利	马　悦	莫　宏
倪禾丰	宁　芳	牛　玲	潘昕茹
彭　巧	彭　铄	蒲　岚	戚　齐
邱姝婷	石伊潇	帅文彬	宋　敏
宋　珍	覃　燕	谭　辉	谭永琼
汤红梅	汤宁宁	唐　玲	唐　庆
唐　英	田　清	田蕾蕾	田延利
涂雪花	万　莉	汪丽英	王　慧
王　静	王　敏	王仁秋	魏美辰
温　娜	文　波	文艳琼	吴　非
吴若梅	吴雪霖	夏青红	向　瑜
向琦雯	肖小潇	谢　静	谢　利
谢　敏	谢江英	徐　静	徐　莉
徐淑芳	徐小凤	许宁惠	鄢　伟
阳　光	杨　茜	杨　婷	杨　霄
杨立惠	杨思悦	杨小蓉	叶　红
余小兰	袁　凤	袁　琦	曾昌群
曾维渝	张　燕	张　译	张妮娅
张天笑	张祥蓉	赵迪芳	赵秀梅
郑　丹	郑　静	郑　艳	植路君
钟　玲	周俊英	朱　炜	朱　燕
朱道珺	朱晓燕	邹世蓉	

《图解骨科手术配合》编写人员

主　编　杨小蓉　裴福兴　黄俊华

副主编　洪　瑛　安晶晶　郭祖艳

编　者　（按姓氏汉语拼音排序）

安晶晶	陈永庆	郭祖艳	何　梅
贺素云	洪　瑛	胡　倩	黄　斌
黄俊华	姜马娇	蒋林娟	赖　力
李　棋	李　涛	李关平	李秀英
刘　雷	马　慧	马　俊	裴福兴
宋　珍	帅文彬	田延利	王　慧
王　敏	王贝宇	吴　非	谢　静
鄢　伟	阳　光	杨小蓉	易　敏
曾建成	赵小丹	钟　刚	朱　炜
朱　燕	朱　赟	朱晓燕	

绘　图

巴学园	黄俊华	黄智慧	金　晶
莫　宏	吴　非	谢　静	

《图解手术配合丛书》序

护理成为一级学科以后对临床护理专业化发展提出了更高的要求。作为涉及范围广、专科特点强、技术含量高的手术护理成为国家卫生和计划生育委员会提出的首批专科护理建设的专业护理领域。随着医疗亚专业的细化和发展，医疗器材、微创技术在外科得以迅速发展，使疾病治疗能在创伤最小、住院时间最短、术后生命质量最佳的状态下完成，与此同时，围手术期的护理也面临专业护理技术精细化的更大挑战。

如何在短期内有效提升各级医院手术室护理人员的专业服务能力，成为我国各级医院护理管理需要解决的重要任务。《图解手术配合丛书》是以国家卫生方针政策为依据，以满足社会患者手术需求为立足点，以提升我国各级医院手术护理专业人才专科服务能力、促进外科手术护理学科人才专业化发展需求为切入点而进行组织编写的实用性与学术性并重的医院手术护理指南。

近年来，手术技术发展日新月异，技术的进步对手术室护士的专业技能与手术配合也提出了更高的要求。为了帮助各级手术护理人员适应现有手术技术的发展，提升护士手术配合质量，保证患者安全，由四川大学华西医院牵头组织编写了本套丛书。丛书有如下特点：①图文并茂，易于理解，适用于各级医院手术护理人员。②深入浅出，既有操作层面的手术操作步骤与程序，又有手术护理发展的理论基础，对各级手术护理人员均有较强的指导作用。③内容覆盖面广。根据不同医院手术范围和特点，丛书涉及全国医院手术室开展的绝大多数手术类型，包括普外科、骨科、神经外科、泌尿外科、心血管外科、胸外科、耳鼻咽喉-头颈外科、眼科和妇科。④编写队伍实力雄厚，编委均是来自全国各大医院的手术室护理专家和教育专家，具有丰富的临床手术配合技能及专科护理理论知识。⑤编写立足手术护理实践，注重手术护理新业务、新技术发展前沿，为广大手术护理人员提供了可持续发展的实践指导。⑥强调医护配合，在手术配合理念、步骤等内容编写过程中，得到外科各专业医疗专家亲自指导、修改和完善，使丛书更具学科建设价值和手术护理实践操作价值。

本套丛书具有很强的指导性、实用性和便捷性，对手术室护理同仁，特别是各专科的护理配合工作有重要的参考价值。希望《图解手术配合丛书》能成为各级医院手术室护理人员全面、系统的工具书，在持续提升全国手术专科护理人员专业能力方面做出积极贡献。

中华护理学会副理事长
四川大学华西医院护理学科主任
四川大学华西医院博士生导师
李继平教授
2014 年 12 月

前 言

随着骨科医疗技术的进步，高、精、尖仪器设备的引入，先进的治疗理念、先进的技术手段的发展，骨科手术治疗方法与术式都发生了很大变化。微创、镜内手术、关节置换、脊柱稳定、复合伤处理等，无不显示出时代特征。同时，四川大学华西医院骨科的手术量大，专业分工精细，高难度、复杂手术多，且麻醉方式不断改进，这更加要求手术室护士不断提高专业技术水平，从而精准、快速、高质量地完成每一台手术配合。

本书重点就目前年轻护士急需掌握的解剖知识、手术方法及手术配合做了归纳、整理及介绍。全书写法简洁，用图片的方式解读手术配合的过程，对临床护理操作具有指导意义，是手术室专科护理人员的参考书。

衷心感谢四川大学华西医院骨科宋跃明、杨天府、黄富国、屠重棋、刘浩、李箭、沈彬、项舟、钟刚、李涛、龚全、曾建成、王光林、张晖、刘立岷、孔清泉、杨静、康鹏德、周宗科、段宏、岑石强、刘雷等教授，以及马俊、李棋、易敏、王贝宇、赵小丹、钟洲、朱赟、段鑫、闵理、石锐、张闻力等医生对本书的大力支持，同时他们在收集术中配图及影像学资料方面也给我们提供了很大帮助。感谢血管外科黄斌医生、手术室张祥蓉老师与田延利老师、骨科专业的同事，以及手术室工作技师王国庆、王雷、罗超，感谢黄智慧、金晶、巴学园、莫宏、吴非对本书绘图的支援，完成此书的编写与你们的支持和帮助密不可分。

由于时间仓促，本书尚有许多不足之处，未能充分反映骨科领域的新进展；部分章节内容尚欠详尽，插图质量有待改善。本书内容是反映四川大学华西医院骨科常用的术式和配合方法，读者仍需从实践中总结经验，加以提高。如有不全、不妥之处，望大家批评指正，以便再版时更正。

编 者

2014 年 11 月

目　录

上篇　总　论

下篇　各　论

上篇　总　论

第一章　骨科手术室环境

第一节　骨科手术室的要求

一、手术室的位置

手术室的设计必须符合无菌要求，故应设在医院的较高层或某层楼的一端，以减少人员来往，保持环境安静及整洁。但需与骨科病房、血库、病理科、放射科等地点邻近，以便联系工作，方便患者接送。

二、手术室的种类

手术室按空气洁净度划分为以下等级：

Ⅰ级特别洁净手术室：空气洁净度级别 100 级，适用于关节置换手术、脊柱手术。

Ⅱ级标准洁净手术室：空气洁净度级别 1000 级，适用于骨科一般手术。

Ⅲ级一般洁净手术室：空气洁净度级别 10 000 级，适用于骨科一般手术。

Ⅳ级准洁净手术室：空气洁净度级别 100 000 级，适用于污染手术、开放性骨折。

三、无 菌 规 章

骨科手术后的深部感染是灾难性的，降低和控制感染的发生率是所有医务人员的重要职责，所有成员在手术室包括麻醉室和走廊都必须遵守现有的高标准的手术室无菌规章制度。必须做到：

1. 着装规范

（1）修剪指甲，穿手术室专用洗手衣裤，手术衣下摆及手术裤腰带放进手术裤内，手术帽包住头发（头发在任何时间都必须遮盖），口罩必须遮住口鼻。

（2）不佩戴饰品（如耳环、手镯、珍珠项链）。

（3）禁止涂指甲油、睫毛膏，戴假睫毛、双眼皮贴等。

（4）外出需穿外出衣、外出鞋。

2. 严格执行各项无菌技术操作 手术室常用无菌技术操作包括铺无菌桌、外科洗手、穿无菌手术衣、无触及戴手套、铺巾、无菌持物钳的使用、取用无菌溶液法、术中各项无菌技术操作、静脉输液、静脉药物配制、导尿、输血等。

3. 减少人员污染 工作人员进出手术室只能通过明确指定的门，并尽量减少手术室门的开启频率。

4. 手术室内人数 必须控制在最小范围以确保手术安全。

5. 运输行为 必须严格控制来自污染区域和储藏室的运输行为。

6. 材料 手术铺巾及手术衣必须由防水材料制成。

7. 成员要求 手术组成员要求戴双层手套。

四、骨科手术室的特殊配置

骨科手术室的特殊配置：①手术用显微镜；②手术用C形臂X线机、可移动铅屏及供手术人员穿用的铅衣、铅颈围等；③骨科手术床（配备脊柱专用手术床、关节置换专用手术床、关节镜专用手术床、创伤专用手术床，必须能适合骨科相关亚专业手术体位摆放，并能进行术中X线透视）；④骨科动力系统：各种电动及气动骨科电钻、电锯、高速磨钻、碎骨机等动力工具；⑤适应各类手术体位摆放的体位架、体位垫等；⑥关节镜系统、经皮椎间孔镜系统；⑦导航系统等；⑧闭路电视转播系统：用于教学及控制手术室的参观人数；⑨深低温冰箱或骨库及一定储备量的骨骼。

第二节　骨科手术室安全环境

一、建立骨科手术室安全环境的意义

骨科手术室是由多部门、多环节、多种设备共同协调完成手术任务的特殊工作环境。骨科手术室作为患者进行外科治疗的特殊场所，工作中存在任务重、工作节奏快、抢救危急患者多、精神高度紧张、连续工作时间长等特点，容易发生不安全事件。

随着我国新的《医疗事故处理条例》的出台，医疗纠纷、差错事故处理已进入到法律轨道，人们更多地运用法律武器保护自己的正当权益。因此，只有建立骨科手术室安全环境，加强安全管理，提高医务人员的防护意识，兢兢业业做好工作，严格执行各项规章制度和相关的核查制度，才会更好地防止医疗、护理差错的发生，让骨科手术室的工作更加完善，从而保证患者的安全及手术的顺利进行。

二、构成骨科手术室安全环境的要素

（一）人员因素

手术室护士：为手术患者实施优质护理服务。

手术医生：严格按照手术医师分级制度参与手术，保证患者手术安全顺利完成。

运输工作人员：接送患者途中保证患者安全，不参与护理和医疗行为。

（二）手术室环境因素

1. 合理布局 手术室应符合功能流程和洁污分区的要求，划分为三个区域、三条出入线路，避免交叉感染。应邻近ICU、血库、检验科、影像科，便于患者的转运和工作。消防通道标示明显。

2. 合格设施

（1）墙面、天花板：墙面选用表面光滑、少缝、坚硬、防火、防水、防辐射、抗化学消毒剂腐蚀、隔音、易清洁、易消毒的材料，电源开关应距地面1.5m，并具有防火花、防水装置；天花板上应安装具有高分辨率中置式摄像系统的无影灯。

（2）地面：具有弹性、防滑、耐磨、抗酸碱腐蚀、光滑、无裂隙、防火、抗静电、易涮洗的塑胶材料建造。墙角呈弧形，易于清洗、消毒。

（3）门窗：门窗装置要紧密、宽大，自动感应，隔音、坚固、可维持手术间正压等。

（4）光源：不外露灯管，不留缝隙，避免飞虫，光线适宜，易清洁消毒。

（5）电源：手术间应有足够的电插座，电插座应加盖密闭，防止进水。应有专业部门定期检修，避免老化引发火灾。

（6）空调、空气净化系统：专业部门维护，维持手术间温度22～25℃、湿度40%～60%。

（7）供水、供气系统：具有醒目的标记，防止误插。专业部门定期检修，保证正常使用。

（8）应急通道、消防系统：随时处于备用状态，定期演练。

（三）手术室仪器设备因素

动力系统、手术床、平车、腔镜系统、显微镜、射线系统、超声系统等手术室仪器设备，定期维护及保养，务必处于功能状态。

三、骨科手术室安全管理防范措施

（1）加强手术患者接送环节的管理，防止接错患者或坠床、跌倒。

（2）建立并落实手术室安全核查制度，确保正确的手术患者、正确的手术部位、正确的手术。

(3)加强手术患者体位的安全管理，制定并严格执行防压疮措施，防止体位并发症，如压疮、神经、肢体的损伤等。

（4）建立并严格执行“三查七对”及“三查八对”制度，防止用药错误、输血错误等发生。

（5）强化手术物品清点制度的安全管理，严格执行手术物品清点核对制度，防止器械、缝针、敷料等遗留在患者体内。

（6）加强手术室设施、设备的安全管理，强化电外科的安全使用，有效预防患者手术过程中烧伤。

（7）建立并实施手术过程中的“危急值”报告制度。

（8）建立并实施危重患者术中抢救配合工作，提高抢救成活率。

（9）加强手术室感染管理，降低切口感染率。

（10）规范手术室标本管理制度，严格把关各类标本存放、送检工作，有效防止标本差错。

（11）规范文件书写，防止医疗纠纷。

（12）特殊情况下应急预案的应用

1）停电的应急预案。

2）手术患者发生心搏骤停应急预案。

3）手术患者发生休克应急预案。

4）手术患者发生输血反应的应急预案。

5）手术患者发生恶性高热应急预案。

6）手术室批量伤员应急预案。

7）手术室基础保障设施与仪器设备突发故障的应急预案。

8）手术室应对火灾、泛水及地震的应急预案。

患者带着病痛而来，平安健康而归！

我们高高兴兴上班，平平安安回家！

（杨小蓉　裴福兴）

第二章　骨科手术的基本操作技术

第一节　手术野的备皮

一、备皮目的

通过备皮，可以降低术后切口的感染率。皮肤表面常有各种微生物（包括暂居菌群和长居菌群），手术野过多的毛发更易于细菌的寄居和繁殖，所以手术切口需常规备皮。

二、备皮时间

备皮时间离手术时间越近越好。研究发现：术前 2h 备皮组患者的切口感染率远低于术前 1 天备皮组；备皮距手术时间超过 16～24h，毛发生长速度较快，且由于皮肤汗腺、皮脂腺的分泌而成为细菌良好的滋生环境，尤其在夏季或卫生条件较差时更易造成手术区域的污染。

三、备皮范围

在不妨碍手术操作的情况下，最好保留术野周围的毛发。

（一）脊柱手术备皮范围

颈椎前路：备皮范围包括下颌、颈部至第 2 胸椎平面。
颈椎后路：需剃头，备皮范围从枕骨到肩胛下部；两侧至腋中线。
胸椎前路：乳头平面到髂嵴平面。
腰椎后路：腰背部。
腰椎前路：腰背部及会阴部。
如术中需取自体髂骨植骨，还需加备会阴部及髂骨区。

（二）四肢手术备皮范围

以切口为中心，上下各 20cm 以上，一般为整个肢体。

1. 上肢

肩：患侧乳突、甲状软骨到肋弓，肘均过中线。

肘：患侧肩峰到腕关节。

前臂：患侧上臂中部到手指。

手部：患侧肘关节到手指。

注：所有上肢手术均要求备患侧腋窝，以备麻醉需要。

2. 下肢

髋：患侧肋弓到膝关节，过中线，包括会阴部。

大腿：患侧髋关节到膝关节，包括会阴部。

膝：患侧大腿中下段到小腿中段。

小腿：患侧大腿中下段到足踝关节。

足部：患侧小腿中下段到足趾。

注：需取皮或转移皮瓣的患者还需准备供皮区皮肤，供皮区向外 20cm 以上。

四、备皮用物

一次性使用备皮包，内有一双无菌手套、一张一次性治疗巾、一小瓶无菌皂液、一块吸附无菌皂液的海绵块、一次性备皮刀具、一张纱布块、一张卫生纸、一个一次性治疗盘。有条件的应使用安全电剪处理毛发，避免使用剃刀，以免皮肤破损，增加术后切口感染的风险。

五、工作人员着装及备皮环境

工作人员着装需规范；备皮环境为术前准备间。

六、备皮流程

（1）常规清洁，术前 3 天开始，彻底清洗患肢皮肤，修剪指甲，开放伤及皮肤表面完整性受损的应注意防止感染。

（2）备皮人员术前一日常规评估手术患者情况，评估手术部位皮肤，交代患者术前沐浴或由家属对手术部位进行清洗。

（3）术日，在备皮准备间，工作人员着装规范，用物齐备。

（4）手术患者进入备皮准备间后，工作人员核对患者，再次评估手术部位皮肤。

（5）为患者讲解备皮目的，取得患者的配合。

（6）打开一次性使用备皮包，戴上无菌手套，将一次性治疗巾垫于患者的手术部位下方，用含有无菌皂液的海绵块涂搽备皮部位，左手绷紧皮肤，用一次性备皮刀具备皮

（有条件的应使用安全电剪处理毛发）。备皮刀具上的毛发用纱布块包裹后放于一次性治疗盘内，备皮后的部位用卫生纸擦拭干净。

（7）收拾用物，关心患者。

七、备皮注意事项

（1）严格执行查对制度。

（2）备皮时以屏风遮蔽，保护患者隐私，注意为患者保暖。

（3）备皮时动作轻柔，顺着毛发生长方向备皮，防止损伤皮肤（特别是会阴部的皮肤皱褶处）。手术部位备皮彻底，无残留毛发。

第二节　手术野的消毒

一、消毒的目的

皮肤消毒的目的主要是杀灭切口处及周围皮肤上的暂居菌，杀灭或减少常居菌，抑制微生物的快速再生，防止手术切口感染。

二、消 毒 原 则

（一）充分暴露消毒区域

尽量脱去患者需手术部位的衣裤，完全暴露消毒范围。

（二）消毒顺序

1. 皮肤完整切口的消毒顺序　用75%医用乙醇脱脂后，以手术切口为中心，由内向外，自上而下，用碘伏消毒。已经接触边缘的消毒纱球不得返回中央涂擦。

2. 感染切口或肛门区的消毒顺序　由外向内。

三、消 毒 范 围

消毒范围为以切口为中心向外15～20cm。

四、关节手术消毒注意点

（1）关节手术主要涉及四肢，在皮肤消毒时需要抬高患肢，一般分段进行。肢体消毒范围一般包括手术关节部位上、下各一个关节，以便术中操作和活动关节。如需要上止血带，止血带应在消毒前绑好。

（2）髋关节手术的男性患者，用无菌纱布覆盖肛门及生殖器并将生殖器用医用粘贴膜固定在对侧腹股沟处后消毒；髋关节手术的女性患者，先用无菌纱布覆盖外阴及肛门，再用医用粘贴膜固定，最后消毒。

第三节　手术野的铺巾

一、铺 巾 目 的

铺巾的目的是建立无菌手术区，有效地阻止微生物侵入外科创口，以避免和减少手术中的污染。通常在此区内只有切口暴露在外。

二、铺 巾 原 则

（一）铺巾人员及着装要求

1. 铺巾人员　洗手护士及手术医生。

2. 着装要求　铺巾前手术医生可免穿手术衣，仅戴无菌手套，消毒后更换一双手套再铺巾；洗手护士要求已经外科洗手并穿好无菌手术衣及戴好无菌手套后铺巾。

（二）铺巾顺序

先铺下侧、对侧、上侧，最后铺近身侧。

（三）铺巾层次

铺无菌巾时，距离切口2～3cm，悬垂至床缘30cm以下，至少4层。

三、铺巾注意点

（1）洗手护士在传递无菌巾时避免接触手术医生的手。

（2）洗手护士手持无菌巾反折处传递，以防污染。

（3）无菌巾铺好后，只能由切口内向外移动，绝对不能由外向内移动。

（4）洗手护士展开剖口单时要手持剖口单角向内翻转遮住手臂，身体距离手术床30cm以外，避免污染手套及手术衣。

（5）在铺巾过程中，戴手套的手不能与消毒过的皮肤接触。

四、洗手护士对无菌手术区域的管理

（1）严格无菌技术操作及监督无菌技术操作，疑有污染，及时处理。

（2）术中暂时不用的手术器械或布类用无菌巾遮盖。

（3）保持无菌手术区域干燥、整洁、整齐。

五、巡回护士对无菌手术区域的管理

（1）监督无菌技术操作。

（2）控制参观人员数目（≤2个）及参观距离（≥50cm）。

六、骨科各类手术铺巾方法

骨科各类手术铺巾方法见各论部分。

第四节　骨科常用的手术体位

一、骨科安全手术体位的重要性

手术体位是指术中患者的卧式，由患者的姿势、体位垫的使用、手术床的操作、术中维持、约束五部分组成。

安置骨科手术体位是手术室骨科护士专业技术中的基本技能之一。患者的体位由手术的部位决定。骨科手术体位的正确安置对手术的成功非常重要，安置骨科手术体位不仅要便于医生操作，同时还必须顺应重要的呼吸和循环功能，正确、安全、合理的手术体位是手术成功的关键环节之一，既让患者在术中感到舒适和安全，同时又使手术视野得到最佳的暴露，并且有利于麻醉师对病情的观察，防止并发症发生，因此是手术患者安全的保障，是每一位医护人员的重要责任。不当的手术体位可造成神经、肌肉等损伤，严重的可影响呼吸和循环，造成呼吸循环衰竭而致残、致死。

二、骨科手术体位安置的特点

手术室对一些传统体位如仰卧位、侧卧位、俯卧位等都有标准的安置方法，但骨科创伤手术，因骨折部位多变甚至伴随多处骨折，在体位摆放时，需要在传统体位摆放方式上进行创新，以保证患者在安全舒适的基础上，最大限度地暴露手术视野，尽可能缩短手术时间，如漂浮体位的应用。漂浮体位在复杂创伤手术中，能节省手术时间，减少人力物力浪费，增加患者安全性。骨科关节手术、骨科脊柱手术，在传统的安置方法基础上，需要考虑手术体位对术后生理轴线重建的影响等，安置手术体位时有其专科特殊要求。而骨科肿瘤手术，则融合了关节、脊柱、创伤手术体位的特点，更要灵活掌握手术体位的安置。

三、骨科手术体位变化对机体的影响

（一）对循环系统的影响

1. 俯卧位 易压迫下腔静脉和心脏。

2. 截石位 易影响腘动脉血液循环。

3. 侧卧位 易影响腋静脉、头静脉。

4. 上肢过度外展 锁骨下血管和腋部血管牵引受压回流受阻。

（二）对神经系统的影响

1. 易导致损伤的原因 压迫、牵拉、缺血、机体代谢功能紊乱、外科手术损伤。

2. 易损伤的神经 ①颈丛神经；②臂丛神经；③桡神经；④尺神经；⑤腓总神经。

（三）对呼吸系统的影响

1. 影响因素 重力及机械性障碍。

2. 导致的后果

（1）重力作用导致的后果：器官组织移位和体液再分布，导致胸腔及肺容量的变化。

（2）机械性障碍导致的后果：①肺通气不足；②呼气性呼吸停止；③上呼吸道阻塞；④肺部病变播散或窒息；⑤肺不张；⑥误吸、窒息。

（四）对皮肤的影响

最常见的皮肤影响是压疮的形成。压疮的分期：淤血红润期、炎性浸润期、浅表溃疡期、坏死溃疡期。

四、安置骨科手术体位的基本原则

（1）参加人员：麻醉医师、手术医师、巡回护士。
（2）保证患者安全舒适。
（3）充分暴露手术野。
（4）不影响呼吸。
（5）不影响血液循环。
（6）不压迫患者外周神经。
（7）不过度牵拉患者肢体。
（8）注意约束及保护，约束带松紧适宜。
（9）防止发生体位并发症：压疮、意外伤害等。

在以上摆放原则的基础上，提倡使用以下方法，以达到手术体位更加安全。

（1）在患者清醒状态下，尝试所要摆放的体位，在满足手术要求的前提下，尽量提高患者的满意度。

（2）在患者麻醉后，对于一些特殊体位需要达到人体极限的情况下，要从解剖及人体受力方面考虑，尽量减少压力及牵拉。

（3）对于手术时间长、下肢血液回流不畅的患者，应预防性地穿着防血栓弹力袜或使用腿部电动防血栓泵以防止下肢血栓形成。

（4）加强对患者术中体温的管理，有效促进末端血液循环。

五、安置骨科手术体位的基本要求

（1）了解人体基本的生理和解剖知识。
（2）完善准备手术体位所需物品。
（3）参加体位摆放的麻醉医师、手术医师、巡回护士协调一致。
（4）掌握正确的体位摆放方法。

六、骨科常用的手术体位

（一）关节手术常用手术体位

1. 肩关节手术

（1）肩关节融合手术体位：仰卧位。
（2）人工肩关节置换手术体位：沙滩椅位。

2. 肘关节置换手术体位　侧卧位。

3. 髋关节置换手术体位　胸侧卧位。

4. 膝关节置换手术体位　仰卧位。

5. 膝关节镜手术体位 仰卧位。

6. 踝关节置换手术体位 仰卧位。

（二）脊柱手术常用手术体位

1. 颈椎前路融合手术体位 仰卧位，头旋向左侧 20°～30°。

2. 颈椎间盘置换手术体位 仰卧中立位。

3. 颈椎后路手术体位 俯卧位；胸侧卧位。

4. 胸腰椎前路手术体位 胸侧卧位；肾侧卧位。

5. 胸腰椎后路手术体位 俯卧位。

6. 腰骶椎前路手术体位 仰卧位。

7. 腰骶椎后路手术体位 俯卧位。

（三）创伤手术常用手术体位

1. 克氏针、张力带钢丝内固定手术

（1）髌骨骨折切开复位内固定手术体位：仰卧位。

（2）尺骨鹰嘴骨折切开复位内固定手术体位：胸侧卧位。

2. 钢板螺钉内固定手术

（1）锁骨骨折切开复位钢板螺钉内固定手术体位：仰卧位。

（2）肱骨近端骨折切开复位钢板螺钉内固定手术体位：沙滩椅位。

（3）肱骨中段骨折切开复位钢板螺钉内固定手术体位：仰卧位。

（4）髋臼骨折切开复位钢板螺钉内固定手术体位：仰卧位；漂浮体位；俯卧位。

（5）股骨远端骨折切开复位钢板螺钉内固定手术体位：仰卧位。

（6）胫骨平台骨折切开复位钢板螺钉内固定手术体位：仰卧位。

（7）胫腓骨骨折钢板螺钉内固定人工骨植入手术体位：仰卧位。

3. 髓内钉内固定手术

（1）转子间骨折髓内钉内固定手术体位：牵引仰卧位。

（2）股骨中段骨折髓内钉内固定手术体位：胸侧卧位；仰卧位

（3）胫骨骨折髓内钉内固定手术体位：仰卧位。

4. 特殊内固定手术

（1）股骨颈骨折空心螺钉内固定手术体位：牵引仰卧位。

（2）三踝骨折切开复位内固定手术体位：仰卧位。

（四）开放性创伤、周围神经及显微外科手术常用手术体位

1. 肢体清创缝合术手术体位 仰卧位；胸侧卧位。

2. 周围神经及显微外科手术

（1）臂丛神经探查吻合手术体位：仰卧位。

（2）前臂神经探查吻合手术体位：仰卧位。

（3）手腕部神经损伤修复手术体位：仰卧位。

（4）跟腱断裂修补手术体位：俯卧位。

（五）肿瘤手术常用手术体位

1. 腹主动脉内球囊阻断下经腹行骶骨肿瘤切除手术体位　仰卧位。

2. 腹主动脉内球囊阻断下经后路骶骨肿瘤切除手术体位　3次卧位变化：仰卧位—俯卧位—仰卧位。

3. 股骨上段瘤刮除异体骨植入手术体位　胸侧卧位。

4. 股骨上段肿瘤切除，人工肿瘤关节置换手术体位　胸侧卧位。

5. 股骨下段肿瘤切除，人工肿瘤膝关节置换手术体位　仰卧位。

6. 胫骨上段肿瘤切除，人工肿瘤膝关节置换手术体位　仰卧位。

7. 肱骨上段肿瘤切除，人工肩关节置换手术体位　仰卧位。

七、骨科各类手术体位具体摆放方法

骨科各类手术体位具体摆放方法见各论部分。

第五节　骨科常用仪器设备的使用及保养

一、高 频 电 刀

（一）使用方法

1. 准备

（1）操作者着装规范，操作前手卫生。

（2）备齐用物：高频电刀1台、负极板连线1根、负极板1个、一次性电刀笔1个。

（3）核对患者，了解病情，向患者解释使用高频电刀（图2-5-1）的目的（未全麻者）。

（4）评估操作环境及患者皮肤情况。

（5）操作者手卫生。

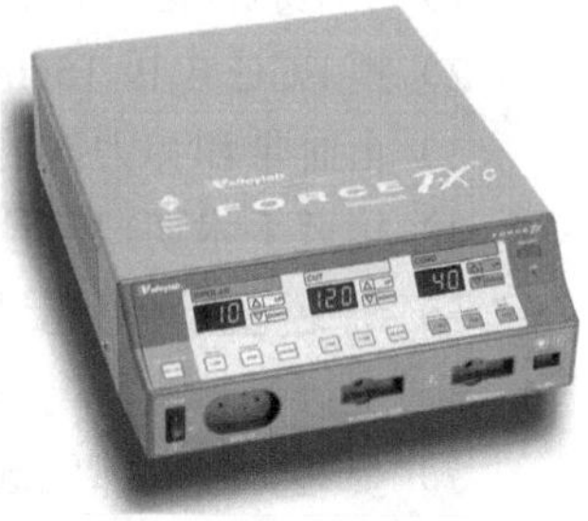

图2-5-1　高频电刀

2. 操作步骤

（1）连接电源线、负极板线路。

（2）打开主机电源开关，开机自检。

（3）根据手术选择合适的输出功率。

（4）将负极板连线与负极板连接。

（5）剥除负极板纸板，显露并检查导电胶，避免接触导电胶。

（6）根据手术部位及操作要求，将负极板完全粘贴在患者合适部位，指示灯由红色变为绿色或熄灭。

（7）连接一次性电刀笔，使用手控或脚控开关，检查一次性电刀笔性能。开始使用。

（8）使用完毕，先关主机电源开关，再拨电源线。

（9）戴上一次性手套收取一次性电刀笔。操作后手卫生。

（10）将负极板呈 180°揭除，速度宜慢，注意观察极板下皮肤情况。

（11）操作后手卫生。

（二）注意事项

1. 使用前

（1）高频电刀在使用时会形成电弧，遇到易燃物品时会燃烧或爆炸，所以应避免在有挥发性、易燃、易爆气体的环境中使用。

（2）检查设备性能，防止漏电或短路现象。

（3）检查患者皮肤情况，及时发现、处理和记录异常情况。

（4）术前摆放体位时注意不可使患者的皮肤接触到手术床，以免在使用时造成烧伤。

2. 使用中

（1）操作者戴绝缘手套，穿干燥、绝缘性好的鞋子或鞋套。

（2）不接触目标组织时，避免激发电刀，否则可能会产生电弧。

（3）在常规使用功率下，使用效果差或无法正常工作时，不可盲目加大输出功率，先检查负极板与患者粘贴情况，功率由小到大逐渐调试。

（4）使用中产生的烟雾和颗粒对人体有害，应及时吸净。

（5）暂时不用的电刀笔应置于绝缘锐器内，避免意外触发引起患者或工作人员烧伤。

（6）保持手术切口布巾的干燥。

（7）及时清除刀头上的焦痂组织，保持电刀笔清洁、干燥。

（8）选择合适的负极板规格及型号，放置部位合适。合适的部位如下：

1）平坦肌肉区、血管丰富区、剔除毛发清洁干燥的皮肤处、易于观察的部位。

2）距 ECG 电极 15cm 以上。

3）止血带和弹力袜的上方。

4）接近手术切口部位但不小于 15cm。

5）避免电流环路通过金属移植物、起搏器、ECG 电极、心脏。

6）电极板长边与高频电流来向垂直。

7）婴儿负极板部位选择大腿、背部、腹部等平坦肌肉区。

（9）负极板应保持平整，禁止切割和折叠负极板，一次性负极板禁止反复使用。

（10）禁止将报警系统消声，仪器报警时应立即停止使用，查明原因及时处理。

（11）保护患者隐私及注意保暖。

3. 使用后

（1）检查患者皮肤情况，及时发现、处理和记录异常情况。

（2）高频电刀清洁后放置于清洁、干燥处。

二、C 形臂 X 线机

（一）使用方法

1. 准备

（1）操作者着装规范，操作前手卫生。

（2）备齐用物：C 形臂 X 线机（图 2-5-2）、C 形臂 X 线机保护套。

（3）核对患者，了解病情。

（4）评估手术间操作环境、手术床高度是否适宜。

（5）操作者手卫生。

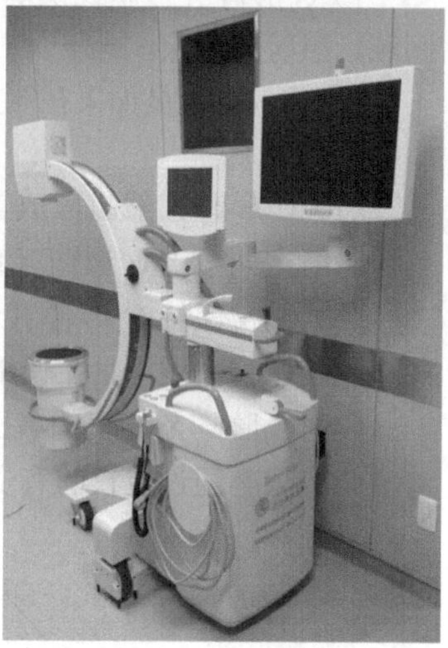

图 2-5-2　C 形臂 X 线机

2. 操作步骤

（1）确定 C 形臂 X 线机位置：根据透视部位，松开脚刹车，将操作机推至手术床边，套上 C 形臂 X 线机保护套，调节手术床高度，大致摆放机器位置；显示器放于面对术者便于观看的位置；连接操作机和显示器的高压电缆，接通电源。

（2）开机：打开操作机控制面板上的电源开关。

（3）自检：开机后，机器开始自检，在这段时间内，不能操作。

（4）选择设备状态：在操作机控制面板上选择透视或拍片功能，选择手动程序或自动程序调节能量大小。

（5）工作人员做好 X 线防护准备。

（6）透视或拍片：选择手控开关或脚控开关进行透视或拍片。

（7）操作机退出术野，取下 C 形臂 X 线机保护套；重新调整手术床高度。

（8）关闭电源：关闭控制面板上的电源开关，拔出电源插座，整理线路。

（9）分离操作机和显示器的高压电缆，整理线路。

（10）C 形臂 X 线机归位：将 C 形臂 X 线机推回原处，锁定所有的制动开关。

（11）操作后手卫生。

（二）注意事项

1. 使用前

（1）摆放体位时，患者手术部位位于可透视的位置。

（2）手术床应可以让 X 线透过。

（3）手术间操作环境宽敞，便于放置操作机和显示器及移动铅屏。

（4）手术灯应放置于 C 形臂 X 线机不能碰及的位置。

2. 使用中

（1）X 线防护

1）手术室内应设有防 X 线的专用手术间，手术间四壁及天花板需用防 X 线透视的材料制造。

2）手术间门口悬挂警示标志，使用 X 线时应打开手术间门口的红色警示灯。

3）距离球管 0.91m 的工作人员必须穿铅衣、铅颈围等，避免原发射线的照射；适当应用移动铅屏风，放电时室内人员尽量远离球管 2m 以上。

4）患者使用保护用具：铅衣、铅颈围等，保护生殖器官和甲状腺。

（2）无菌操作

1）C 形臂 X 线机两头套上 C 形臂 X 线机保护套后使用或者使用无菌中单铺于手术区域，照射后撤除。

2）手术组人员如果在照射时离开了手术间，在恢复手术时，需更换手术衣及手套。

3. 使用后

（1）C 形臂 X 线机应放置于清洁、干燥处。

（2）定期检查 C 形臂 X 线机电源接地是否良好。

（3）经常保持 C 形臂 X 线机清洁，保证使用时无尘，以及防止灰尘引起 X 线管面放电致使球管破裂。禁止使用可燃易爆的消毒喷雾剂。

（4）C 形臂 X 线机的高压电缆不可过度弯曲。

（5）只有经过授权的有资格的维修人员才能拆卸 C 形臂 X 线机。

三、电动气压止血仪

（一）使用方法

1. 准备

（1）操作者着装规范，操作前手卫生。

（2）备齐用物：电动气压止血仪及止血袖带（图 2-5-3，图 2-5-4）、棉布或纱布绷带、医用粘贴膜 15cm×45cm 2 张。

（3）核对患者，了解病情。

（4）评估手术间操作环境。

（5）评估：患者和手术部位。

（6）操作者手卫生。

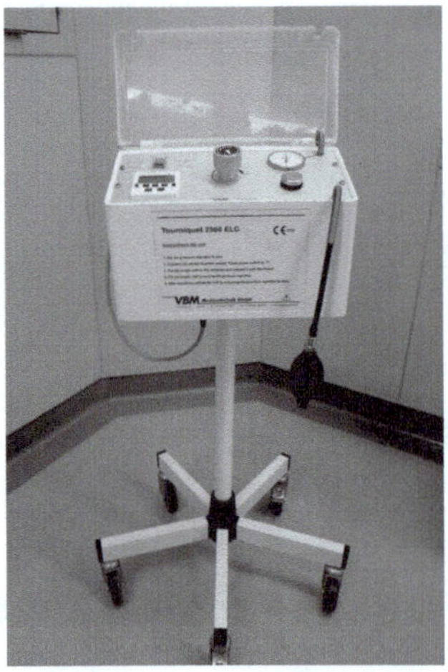

图 2-5-3　电动气压止血仪

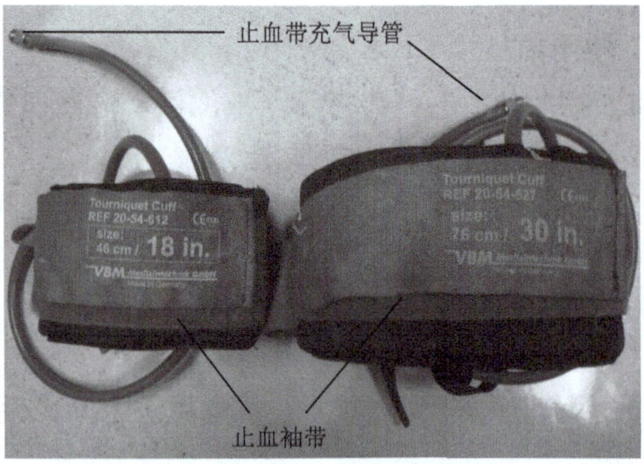

图 2-5-4　止血袖带

2. 操作步骤

（1）检查：连接电源，开机自检机器性能（图 2-5-5）；检查止血带是否漏气。

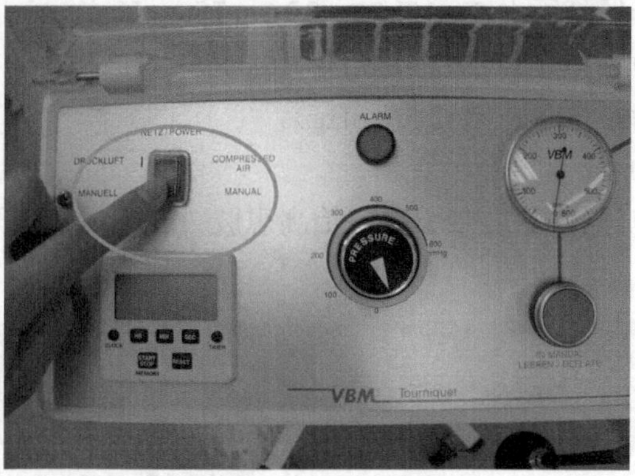

图 2-5-5　打开电源开关

（2）选择并固定止血带：止血带分成人、儿童两种规格，根据患者的情况选择合适的止血带。止血带固定于患者手术肢体的适当部位（原则：距离手术部位上方 10～15cm 以上）。止血带使用部位先用几层棉布缠绕作为衬托（图 2-5-6）；棉布外面包绕止血带（图 2-5-7），松紧适宜；用 15cm×45cm 的医用粘贴膜封闭切口近端止血带边缘及边缘下 2cm 处。

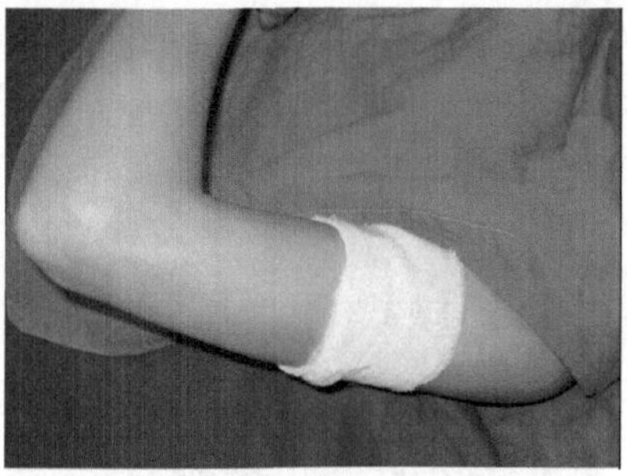

图 2-5-6　垫保护垫

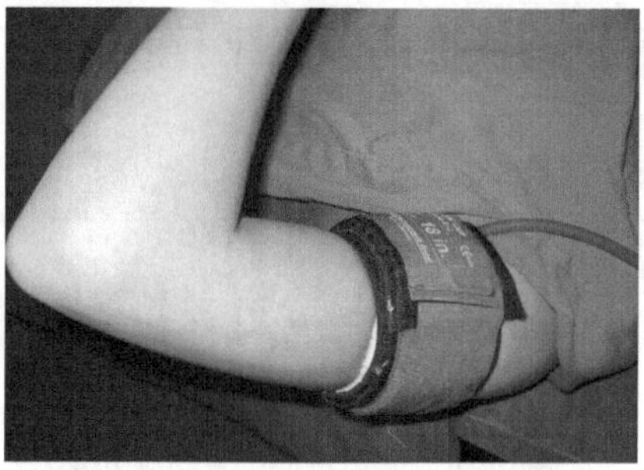

图 2-5-7　固定止血袖带

（3）连接：将止血带充气导管与电动气压止血仪的止血带接口紧密连接（图 2-5-8）。

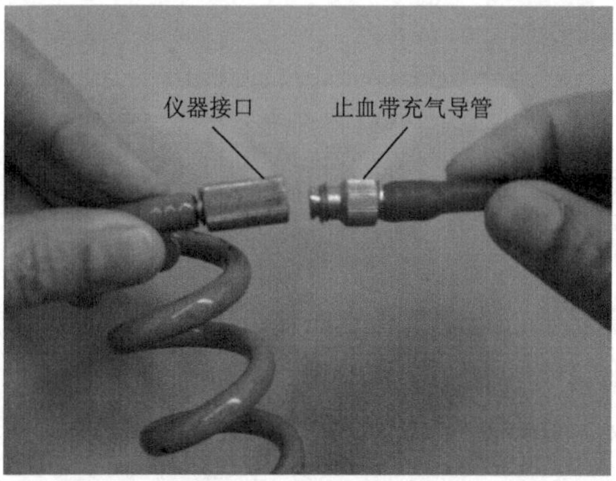

图 2-5-8　连接泵气接口

（4）设置参数：保险压力、工作压力、工作时间。

1）保险压力：上肢压力 40kPa（300mmHg），下肢压力 80kPa（600mmHg）。

2）工作压力小于保险压力 5～10kPa（37.5～75mmHg）。

3）上肢工作压力≤35kPa（262.5mmHg）。

4）下肢工作压力≤75kPa（562.5mmHg）。

5）工作时间≤60min。

（5）泵气：手术开始，驱血带驱血或抬高患肢 3min 后，按开始键（START）泵气（图 2-5-9，图 2-5-10）。

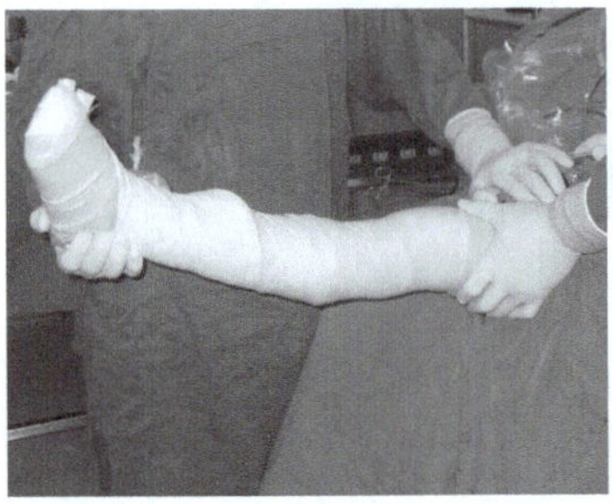

图 2-5-9　驱血带驱血

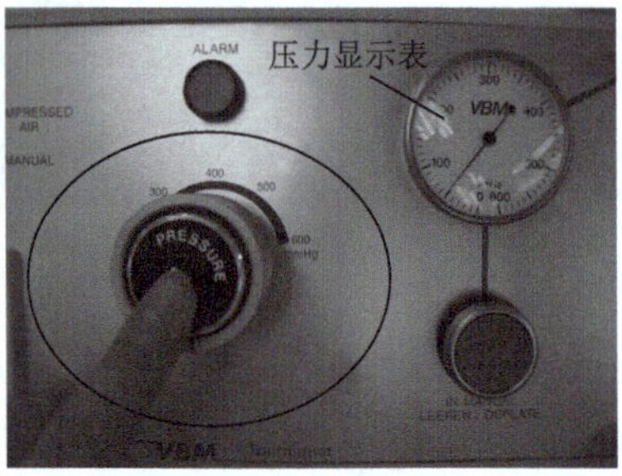

图 2-5-10 泵气

（6）自动报警提示：工作时间剩余 10min、5min、1min 时自动报警提示（图 2-5-11）。

（7）手术结束：缓慢放气（图 2-5-12），关闭主机开关，拔电源插头。

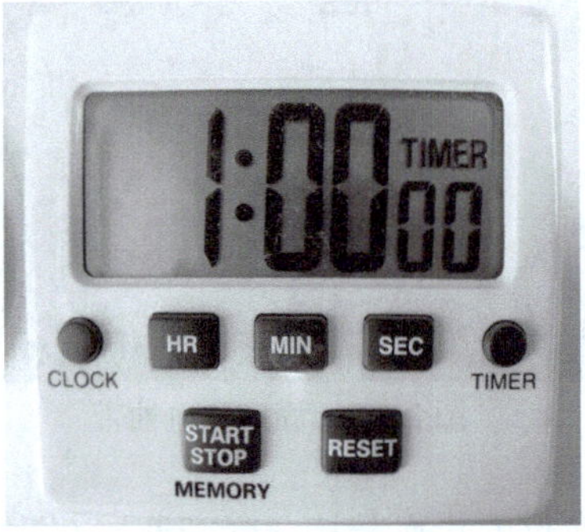

图 2-5-11　时间设置界面

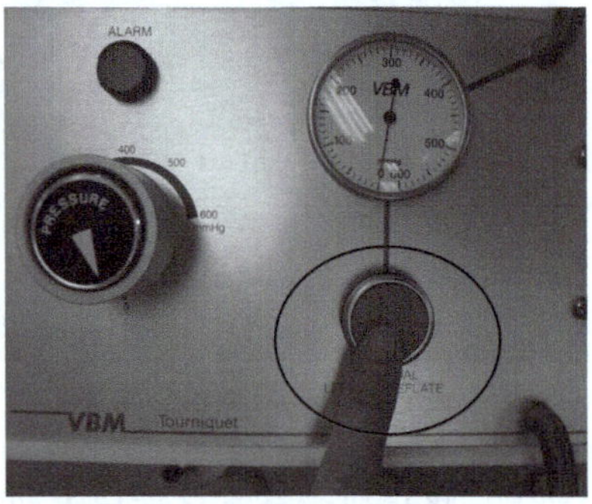

图 2-5-12　按放气按钮缓慢放气

（8）操作者手卫生。

（二）注意事项

1. 使用前

（1）有效应用抗菌药物：电动气压止血仪泵气前半小时输入抗菌药物。

（2）电动气压止血仪使用不当，存在安全隐患，可导致肢体损伤、伤残，如软组织压轧伤、神经、血管、皮肤的损伤等，因此安全使用电动气压止血仪至关重要，必须做到以下几点。

1）了解肢体解剖特点。

2）了解电动气压止血仪的功能和特性。

3）掌握电动气压止血仪的正确使用方法。

4）掌握电动气压止血仪使用的禁忌证：①开放性外伤伤口，超过6h以上的污染创口，原则上不能使用驱血带及止血仪，避免引起全身毒素吸收；②绑止血带处的皮肤如果有损伤、水肿、感染等情况，原则上禁用；③血栓性脉管炎、静脉栓塞、严重动脉硬化、严重高血压、血管性疼痛患者禁用；④血液病患者慎用；⑤患有肿瘤的肢体，禁止使用驱血带驱血，可将该肢体抬高45° 3min后再泵气。

（3）患者皮肤准备：干燥、清洁。

（4）加强与患者的沟通：神经阻滞、臂丛麻醉及持续硬膜外麻醉及腰麻患者，说明应用电动气压止血仪的目的，消除患者的恐惧感，积极配合治疗。

（5）使用前常规检查仪器和配件：是否齐全；是否配套；功能状态。

（6）记录使用前皮肤状况。

2. 使用中

（1）止血带规格的选择

1）大止血带长105cm、宽7cm；小止血带长50cm、宽5cm；有成人、儿童规格。

2）使用选择：考虑患者情况、年龄、手术等因素选择长短、宽度适合的止血带。①大止血带：成人下肢手术；②中止血带：成人上肢、小孩下肢手术；③小止血带：小孩上肢手术；④尽可能选择宽的止血带。

3）儿童：根据年龄和肢体的大小选择止血带的宽窄。①大止血带：儿童下肢、较大儿童的上肢、大龄儿童的上下肢手术；②小止血带：婴幼儿四肢手术。

（2）绑止血带的位置

1）上肢在肱骨上端1/3处（避免在中1/3段，否则会压迫桡神经），下肢在股骨上段1/3处即大腿根部。绑止血带不宜选择前臂及小腿的原因：主要血管均位于尺-桡骨和胫-腓骨之间，在上述部位绑止血带，起不到止血作用；儿童绑止血带时注意：选择手术肢体近心端的单根骨处，尽量远离手术野，若止血带与骨之间的组织很薄，可能造成神经损伤。

2）止血带连接口朝上，避免污染无菌区。

（3）保护局部组织

1）用医用粘贴膜封闭切口近端止血带边缘及边缘下2cm处，避免消毒液流入至止血带下的皮肤引起潮湿、水疱等。

2）不宜将止血带直接绑在皮肤上，避免引起皮肤压伤或水疱，除非产品说明书已注明不用保护垫而可以直接与皮肤接触。

3）选择合适的保护垫保护皮肤：要求无皱、平整、摩擦系数小。可用材料有软的棉纸、柔软棉布、绷带、海绵等。绑止血带前衬垫约0.5cm厚，平整无皱褶。注意保护垫过厚、不平、粗糙，捆绑止血带或充气时都会产生皱褶，导致皮肤持续受不平、粗糙的皱褶压迫而产生红、肿、小水疱等。

（4）止血带的固定方法

1）使用止血带之前，先将止血带内空气驱净。

2）止血带松紧适宜，容纳1指，以摸不到远端动脉搏动和使出血停止为度。过紧导致：软组织及神经损伤、肢体麻痹、疼痛等；过松导致：压力不足、阻断静脉回流而未压迫动脉、阻断血流效果不佳、肢体静脉或组织充血、加重出血、神经出血性浸润等。

3）止血带固定好后，不可旋转移位。

（5）止血带应包扎在肢体或物体上才能充气，防止止血带损坏、破裂。

（6）将止血带扣紧后，外层可用绷带固定，防止充气后松脱。

（7）设定工作压力

1）电动气压止血仪工作压力没有统一标准，一般根据患者的年龄、收缩压、止血带的宽度、肢体周径大小、局部组织的厚薄而决定；儿童和瘦弱患者的压力应适当减少。

2）严格掌握儿童使用电动气压止血仪的工作压力。建议1：上肢压力＜200mmHg，下肢压力＜250mmHg；建议2：上肢压力：150～203mmHg，下肢压力：203～248mmHg。

3）AORN 建议：就健康成人而言，上肢压力为患者收缩压加 50～75mmHg，下肢压力为患者收缩压加 100～150mmHg。国外研究表明，上肢手术止血带压力达到 18～30kPa（135～225mmHg），下肢手术止血带压力达到 23.3～40.7kPa（175～305mmHg），即可达到止血效果。

（8）设定工作时间

1）常规设定为1h，设置正计时或倒计时，工作时间到达1h时仪器会自动报警。

2）电动气压止血仪时间的设定无统一标准，通常由患者的年龄、生理状况及肢体的血管供应而定。AORN 建议：50 岁以下的健康成人，上肢应＜60min，下肢应＜90min；止血仪生产厂商建议：健康成人，止血带持续使用时间不应超过120min，儿童一般不超过 60～90min，若需继续使用，可放气恢复肢体血流 10～15min（有提议 5～10min）再重新充气；室温高或局部血供差者，止血仪时间相应缩短；手术时间超过6h，要逐步缩短充气时间，延长放气时间，使局部组织定时得到充分血液灌注；尽量缩短止血仪使用时间，以减少肢体缺氧时间和酸性物质的产生。

（9）泵气前：先将肢体抬高 3min 左右，加速静脉回流，减少患肢血量，再用驱血带从肢体远端驱血到止血带处。

（10）避免按键压力过大、过快，以免操作键失灵。

（11）准确记录止血带充气时间：使用止血带的时间需记录在案。手术室护士和麻醉医生、手术医生三方管理止血带。督促手术医生放松止血带。

（12）严格控制止血时间，及时提醒手术医生，防止肢体缺血、缺氧、坏死。

（13）四肢多发性骨折需同时使用止血仪时，应轮流间隔充气、放气，并准确记录时间。

（14）在使用过程中如发生漏气，应及时给予更换，否则会导致气压泵持续工作而减少使用寿命。

（15）放气时应缓慢旋转开关。

（16）每次按 START 键前，先设置工作时间和工作压力。

（17）手术过程中

1）可改变工作压力值及工作时间。

2）在工作中需要提前停机排气，可按停止键（STOP）。

3）若工作中止血带压力超过工作压力，达到保险压力值时，仪器自动报警并停机。

4）手术结束前适当加快输液速度维持有效血容量。

5）手术结束将止血带缓慢放松。

6）年老体弱者：放气时预防静脉回流突然增加导致心力衰竭。

7）手术完毕按摩局部皮肤，促进血液循环。

（18）电动气压止血仪使用完毕需先关闭主机开关，然后拔除电源插头。

3. 使用后

（1）记录使用后皮肤状况及电动气压止血仪使用次数、部位及压力。

（2）放置电动气压止血仪于清洁、干燥处。

（3）禁止将止血带的充气导管及仪器的止血带接口往地上扔，否则易导致连接不稳及漏气。

（4）止血带消毒。

（5）电动气压止血仪定期检修，特别是检查所有的阀门和止血带，才能保证电动气压止血仪正常工作。

四、髋关节置换术体位板

（一）使用方法

1. 准备

（1）操作者着装规范，操作前进行手卫生。

（2）备齐用物：双层平车上层放置髋关节置换术体位板、硅胶软垫、髋关节置换术体位板附件——1对固定器及6根固定棒（图2-5-13～图2-5-15）、一次性床单、双层托手架1个、束手带2根、软枕、腋枕、泡沫垫、棉垫、无菌敷料纱布1张及22.5cm×22.5cm医用粘贴膜2张。

（3）核对患者，了解病情。

（4）评估手术间操作环境。

（5）评估患者和手术部位。

（6）操作者手卫生。

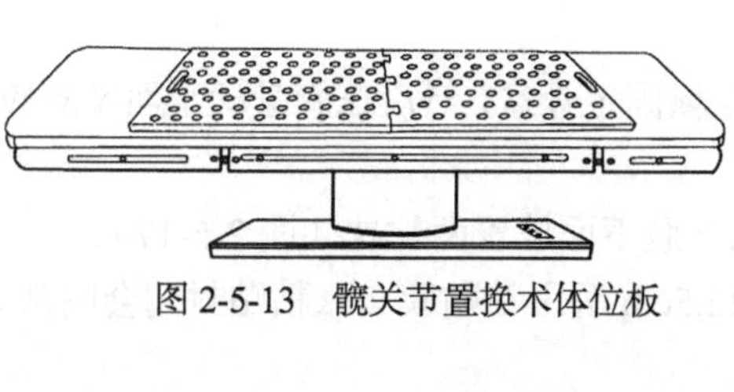

图2-5-13　髋关节置换术体位板

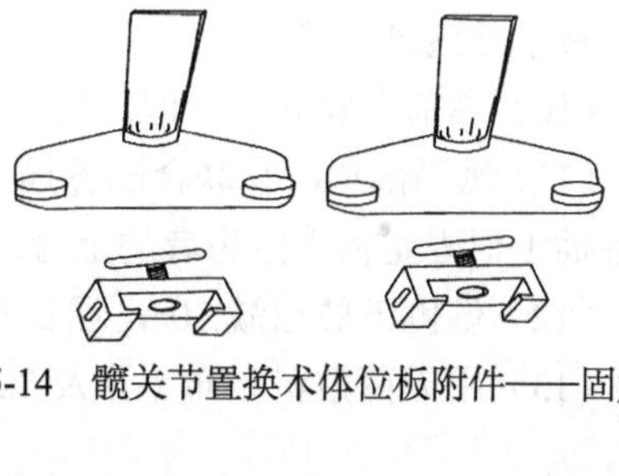

图2-5-14　髋关节置换术体位板附件——固定器

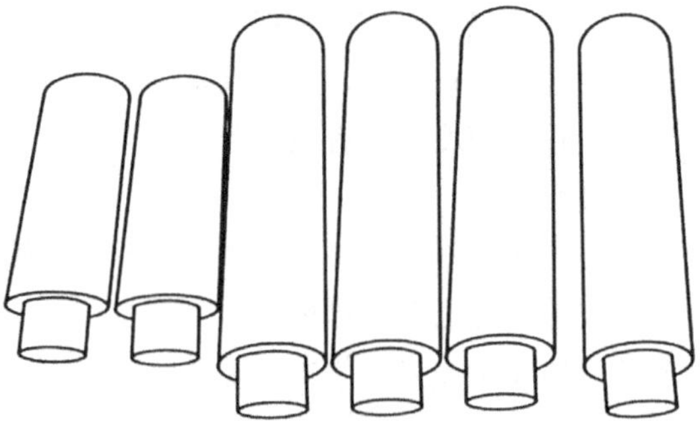

图 2-5-15 髋关节置换术体位板附件——固定棒

2. 操作步骤

（1）检查：髋关节置换术体位板的完整性、件数及其他用物。

（2）移走手术床床垫。

（3）检查及调整：手术床务必处于水平位置。

（4）放置及固定：放置髋关节置换术体位板于手术床上，在患者患侧用 1 对固定器固定（图 2-5-16）。

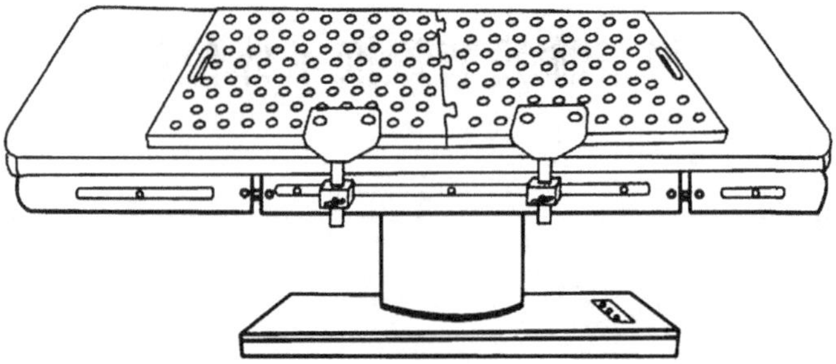

图 2-5-16 髋关节置换术体位板（安装后）

（5）髋关节置换术体位板上放置硅胶软垫。

（6）硅胶软垫上面放置一次性床单。床头端放置软枕。

（7）麻醉医生、手术医生、巡回护士将患者移到手术床上。

（8）放置健侧上肢：一位手术医生站到患者患侧的肩颈部位，轻抬对侧髋关节置换术体位板头端，便于巡回护士将双层托手架放置于体位板下面，同时也将患者的健侧上肢放于双层托手架下层。双层托手架上下层均放置软枕。

（9）患者全侧卧位，患侧在上，双上肢放置于双层托手架上呈抱拳状，腋下垫一腋枕，腋下可通过一拳。

（10）髂前上棘处垫一泡沫垫。

（11）骶尾部和耻骨联合部各插 2 根固定棒固定骨盆，然后在胸骨柄平面及对应的背部各插 1 根固定棒固定患者的上身。

（12）健侧下肢屈髋 30°，屈膝 90°，双下肢下面放置两软枕（图 2-5-17）。

（13）用无菌敷料纱布 1 张及 22.5cm×22.5cm 医用粘贴膜 2 张粘贴封闭会阴部。

（14）检查：体位及各种管路是否稳妥。

（15）手术结束：先取下固定棒，取出硅胶软垫，取出固定器，取出髋关节置换术体位板放置于双层平车。

（16）放回手术床床垫。

（17）操作者进行手卫生。

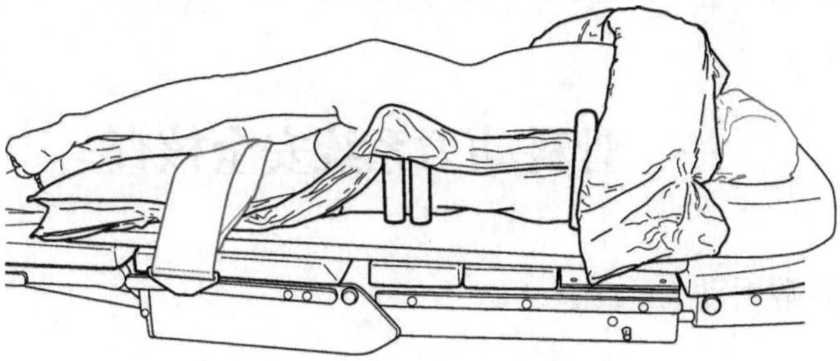

图 2-5-17　应用髋关节置换术体位板

（二）注意事项

1. 使用前　检查及调整手术床务必处于水平位置的重要性：髋关节置换手术的效果与假体植入位置的准确与否有直接关系，髋关节置换术要求手术床水平，髋关节置换术体位板才能水平放置，才能有利于准确摆放手术体位，而手术体位可直接影响手术医生对髋臼的定位和前倾角度判断的准确性。因此，要求摆放的手术体位必须准确，不能给医生的手术操作造成误差从而影响手术效果。

2. 使用中

（1）固定棒的准确运用：利用几何学上两点决定一条直线的原理在骶尾部和耻骨联合部各插 2 根固定棒固定骨盆，然后在胸骨柄平面及对应的背部各插 1 根固定棒固定患者的上身，医生的操作振动就不会造成患者体位的改变。

（2）防止压疮发生：硅胶软垫必须遮盖固定棒，防止压疮发生。

（3）髋部固定必须松紧适宜，避免压迫股动脉（检查方法：固定棒固定髋部后，巡回护士检查足背动脉有无搏动；观察健侧下肢颜色有无变化，时间 5min），避免发生体位并发症。

（4）注意保护患者隐私及保暖。

3. 使用后

（1）记录使用后患者皮肤状况及髋关节置换术体位板使用次数。

（2）彻底清洁、消毒髋关节置换术体位板。如果碘伏消毒时溅到体位板上，需用乙醇擦拭脱色。

（3）放置髋关节置换术体位板于清洁、干燥处。

（4）定期检修，特别是检查所有的髋关节置换术体位板附件的完整性，保证体位板正常工作。

（杨小蓉　陈永庆　赖　力　黄俊华）

第三章　骨科手术的特殊查对制度

一、骨科动力系统安全核查

（一）骨科常用动力系统

骨科常用动力系统包括电钻、电锯、高速磨钻、气锯、气钻。

（二）骨科动力系统安全核查

1. 术前核查　由洗手护士、巡回护士2人核对骨科动力系统的件数及完整性（特别是克氏针针尖、电钻钻头、电锯锯片锯齿、高速磨钻钻头的完整性）。

2. 术中核查　交给手术医生使用动力系统后，必须由洗手护士、巡回护士2人再次检查锯片锯齿、钻头等是否完整无缺，以防遗留在患者体内。

3. 术后核查　由洗手护士、巡回护士2人核对骨科动力系统的件数及完整性。

二、骨科手术冰冻标本安全核查

（一）骨科手术冰冻标本安全核查人员

主刀医生、洗手护士、巡回护士组成骨科手术冰冻标本安全核查人员。

（二）骨科手术冰冻标本安全核查

1. 术前核查　由洗手护士、巡回护士、主刀医生3人核对病历（核对病室、床号、姓名、性别、年龄、住院号、手术名称及病灶部位。）、影像学资料及病理检查申请单。

2. 术中核查

（1）洗手护士准备盛接术中冰冻标本的无菌容器，及时盛接冰冻标本。

（2）巡回护士准备盛接术中冰冻标本的干净标本袋，标本袋外面贴上病理单标签，标签上注明病室、床号、姓名、病灶名称；巡回护士在病理检查申请单上注明冰冻、手术间、手术间电话号码。

（3）确认冰冻标本：手术过程中，洗手护士将主刀医生取下的病变组织放置于无菌容器内，由洗手护士、巡回护士、主刀医生3人确认冰冻标本后，洗手护士将冰冻标本放置于巡回护士准备的干净标本袋内。

（4）冰冻标本送检：由主刀医生确定需要随冰冻标本一起送去病理科的影像学资料后，巡回护士立即带上冰冻标本、影像学资料及病理检查申请单到病理科冰冻室送检。巡回护士在冰冻室登记本上登记，签名，与病理科冰冻室工作人员 2 人核对后，病理科冰冻室工作人员签收并签名。

（5）接听冰冻报告：由主刀医生接听冰冻报告结果后，巡回护士立即前往病理科冰冻室取书面冰冻报告及清点影像学资料并签名。

（6）确认冰冻报告结果：巡回护士将书面冰冻报告交给主刀医生查阅；巡回护士、洗手护士、主刀医生核对影像学资料后，巡回护士将书面冰冻报告放置于病历中，以备查用。

3. 术后核查　患者出手术室前，洗手护士、巡回护士、主刀医生再次确认书面冰冻报告在病历内后，方可离开手术室。

三、骨科内植入物手术安全核查

（一）骨科内植入物手术安全核查人员

主刀医生、洗手护士、巡回护士组成骨科手术内植入物安全核查人员。

（二）骨科内植入物手术安全核查

（1）手术开始前：由洗手护士、巡回护士共同清点内植入物的类及数量是否齐全、包装的完整性及是否在有效期内。

（2）术中使用时：由洗手护士、巡回护士、主刀医生共同核查内植入物的尺寸、包装的完整性及是否在有效期内。严禁使用密封不严或已经过期的内植入物。

（3）内固定植入完毕后，再由洗手护士与巡回护士共同清点内植入物的数量，确认与术前完全符合后方可关闭切口。

（4）由巡回护士将内植入物的条形码，贴在内植入物登记单上，填写完整后，由主刀医生签字确认并放入病历中存档。

（5）手术结束后，由巡回护士将术中所用内植入物的条形码贴在“手术物品清点记录单”背面，放入病历中存档，以备查用。

（6）患者回病房后，病房护士将术中所用内植入物的数量、尺寸、公司名称输入计算机存档。

四、骨科内植入物取出手术的安全核查

（一）骨科内植入物取出手术安全核查人员

主刀医生、洗手护士、巡回护士组成骨科内植入物取出手术安全核查人员。

（二）骨科内植入物取出手术安全核查

（1）手术开始前：主刀医生、洗手护士、巡回护士共同查阅X线片情况，根据X线片清点植入物物品的种类与数量。

（2）术中：取出内植入物时，洗后护士必须检查取出植入物的种类、数量及完整性，并与主刀医生核对。

（3）植入物取出完毕后，洗手护士与巡回护士共同清点，核对植入物物品的种类、数量及完整性。

（4）洗手护士清洗取出的内植入物后，装入巡回护士准备的干净塑料袋，巡回护士在塑料袋表面贴好标签纸，并注明病室、床号、姓名、住院号、手术日期、主刀医生姓名、内植入物名称及公司名称。

（5）巡回护士在“内固定取出登记本”上详细记录病室、床号、姓名、住院号、手术日期、主刀医生姓名、内植入物名称及公司名称。

（6）取出的内植入物由洗手护士放置在保管箱内，并由洗手护士在登记本上做好详细记录。

（7）每天由专人清点手术中取出的内植入物，并与登记本进行核对。

（8）每月由专人清点后，将取出的内植入物及登记本一起送至医院设备科，双方按照清点单清点完毕，上交卫生局规定的处置机构。

（9）如果医生需要将内植入物带出手术室进行研究，则由医生保管内植入物，保管医生必须对取出的内植入物按要求进行登记、签名，以备查询。

（杨小蓉　郭祖艳）

第四章　骨科手术配合职业防护

骨科手术配合工作繁重、紧张、无规律，存在大量不利于医务人员身心健康的生物、生理心理、理化因素，防护不当容易造成职业性损伤（occupational injuries, OI）。因此，重视和加强医务人员的职业防护，采取相应的措施，杜绝或减少职业病的发生，确保医务人员身心健康和保证工作质量非常重要。

第一节　骨科手术血源性职业暴露防护

一、概　　念

医务人员血源性传染病职业暴露：医务人员在从事诊疗、护理、医疗垃圾清运等工作过程中意外被血源性传染病感染，或被携带者的血液、体液污染了破损的皮肤或黏膜，或被含有血源性传染病的血液、体液污染了的针头及其他锐器刺破皮肤，还包括被这类患者抓伤、咬伤等，有可能被血源性传染病感染的事件称为血源性传染病职业暴露。

职业防护：保护和促进职业者身体不受有害因素污染的方法和设备，达到促进职业者健康的目的。

二、手术室血源性职业暴露的国内外研究现状

（一）血源性职业暴露的危害

血源性传染病对医务人员的职业危害最大，直接影响了执业人员对于职业的选择，感染后造成巨大的经济损失、卫生资源浪费，需重视防护策略，减少危害。

医疗护理工作中被锐器刺伤的职业性伤害可引起医务人员的血源性职业暴露，且护士和医生发生暴露的概率最高，血源性职业暴露可引发获得性免疫缺陷综合征（AIDS）等感染发生的危险，严重影响了医务人员的身心健康，而且可能会带来社会及卫生问题，造成巨大的经济损失、卫生资源浪费。据美国管理机构报道，1 例医护人员感染血源性疾病后终生需 100 万美元用于疾病检查、治疗，以及因病不能工作的损失和作为丧失劳动能力的赔偿，即使没有感染，每例针刺伤后相关检查及治疗的花费也需 51～3766 美元。我国还没有类似的数据报道。不能控制的血源性职业危险因素将影响护理人员对工作的

选择和坚持，这种恶性循环也会进一步增加护理人员血源性职业暴露的危险。但是长期以来，人们更多地关注血源性疾病在患者中的传播，而对医务人员因职业暴露感染血源性疾病危险的关注却很少。因此，有关部门需重视血源性职业暴露的相关防护策略，减少医务人员的职业危害。

（二）手术室是血源性职业暴露的易发场所，医务人员是血源性职业暴露的高危人群

手术室医务人员具有独特的接触血液的风险，如长时间与手术开放创面接触、经常操作锐利器械，以及接触大量血液、体液等。John 等研究护士学生容易受到职业伤害主要与以下因素有关：缺乏有关避免职业伤害和暴露的教育；缺少实践经验；缺乏针对护士学生特别设计的防护措施、规章制度。护理院校及临床教学中针对护士学生的职业防护教育缺乏系统性、科学性，其教育效果很难真正满足学生在临床实习期间进行职业防护的需求。Derek 等调查发现，在对针刺伤的认知、发生针刺伤后的自我报告行为和应对行为中，接受过防护培训教育的实验组护士学生在认知和依从性行为上都要显著好于对照组。在我国现有的医学、护理教育体系课程设置中尚无职业防护课程，医护学生不能充分认识到血源性职业防护的重要性，医护学生是医务人员中技能、知识都处于相对薄弱的特殊群体，工作中发生血源性职业伤害的危险性远大于其他医院工作人员。李润梅等调查发现，手术室护士在开颅使用线锯时、一般术中血液喷溅、骨科手术做内固定时、使用磨钻时、关闭持针器或器械时血液飞溅等因素容易导致血液易溅入眼睛。龚光明调查发现，医师、护士在手术过程中非常容易发生锐器伤，但职业、学历、工龄、职称在职业暴露方面差异无统计学意义。

（三）国外血源性职业防护的现状

国外不断完善血源性职业防护策略，措施及设施在不断更新。国外的职业安全与健康的执业教育培训已成从业人员的必修课。

西方国家医务人员对血液传播疾病职业防护主要是采取普及性防护，即把所有患者的血液、体液都视为具有污染性，因而在接触和处理血液、体液时采取普及性防护。国外对医务人员的职业防护相当重视，美国政府设有专门机构如职业安全卫生管理局（occupational safety and health administration）、疾病控制中心（central for disease control）等。西方国家更改工作的做法，使用“有效的中间传递区”即耐穿刺性（最重要）、合适的大小及距离、合适的边缘高度、有明显的视觉提醒以最大限度地减少锐器损伤的机会。2008 年美国手术室护士协会（AORN）对手术室缝针使用的建议：使用手术室中间区传递缝针；在无菌台上敞开的缝针应界定并容纳；在无菌台上使用过的缝针应放置在一次性抗穿刺性的容器内；一次性缝针应于使用完后尽快丢弃在抗穿刺的容器内。在设施方面，西方国家使用硬质锐器盒、钝针、组织订书机、安全手术刀等。国外的职业安全与健康的教育培训内容较为全面，如英国的职业安全与健康教育的主要内容：护士的健康和安全风险；风险评估；职业性骨骼肌肉疾患；未来护士角色的健康和安全的准备；职

业获得性感染；工作应激；职业性呼吸道疾病；职业性皮肤疾病；工业活动对环境的影响；职业性毒理学。关于教育培训持续时间研究，各国没有统一的定论，如英国的大规模调查显示教学课时从 1～35h 不等，而有 14 个院校表示将增加课时。

（四）我国血源性职业防护相对滞后

目前，我国开始重视医务人员职业安全，并公布了一些法律法规，如 2006 年卫生部颁布实施《医院感染管理办法》，将医务人员执业卫生防护列入了医院感染的预防与管理工作中，但各地发展参差不齐。国内医务人员使用防护设备方面，有自觉防护意识的人不多，防护措施经常不到位，如抢救开放性外伤患者时多数疏于戴手套；有血源性传染病患者手术时，按要求戴护目罩、戴双层手套的依从性很低；发生暴露后应急处理措施错误，能向上级汇报的仅占一部分；缺乏标准预防常识；职业防护管理制度不健全；防护培训不及时；获取防护信息局限等。在我国目前的医疗、护理教育体系课程设置中无系统的职业防护课程，我国职业防护措施和设备还不够完善和先进；我国职业防护管理仍处在初级阶段，而手术室是血源性职业暴露的高危场所，极易导致医务人员血源性职业暴露的发生。目前在国内外还没有对大型医院手术室血源性职业暴露影响因素及干预策略研究的系统性报道。国内医院手术室暴露量大，防护观念差，防护的依从性低。从业人员教育没有规范的教材及专门的实习课程，防护意识不够。

三、手术室医务人员血源性职业暴露防护的意义

（一）医改的需要

我国实行医疗改革的大环境中，由于广大人民群众的医疗需求在增加，各家医院每年的手术量呈现 10%～15%的增加，医疗需求增加在一定程度上增加了医护人员的工作量及压力，同样增加了医护人员被执业暴露的概率。

（二）职业关怀

提高手术室医务人员的血源性职业暴露防护意识；增强手术室医务人员防止血源性职业暴露的操作技能；提高手术室医务人员血源性职业防护的依从性，切实保障医务人员的身心健康，避免医务人员受到血液疾病的传染，以及由此导致的心理危害、巨大的经济损失、卫生资源浪费等，最重要的是不能使医务人员受到传染后自己也成为传染源，造成对社会更大的危害。

（三）职业稳定性

提高医务人员对自身职业的认同感，有力保障医疗护理事业的发展；稳定医疗护理队伍并发展壮大医疗护理队伍：目前我国护理人员严重缺编，因各种原因（如工作量大、

职业环境差、执业风险高等）导致流失量大。因此，最大限度地减少手术室从业人员发生血源性职业暴露的机会，可以为手术室从业人员提供更为安全的工作环境，最大限度地减少理想与现实之间的职业冲击，稳定医疗及护理队伍。

（四）提高劳动生产率

建立安全的职业环境，减少医务人员因执业暴露导致的休假、治疗，从一定程度上能增加医生护士人力，减少无为的消耗，从而提高劳动生产率。

（五）开发及推广职业防护设施及设备

淘汰旧有的可导致手术室血源性职业暴露的设施及设备，开发更为科学有效的设施及设备。

四、骨科手术血源性职业暴露环节

（一）骨科手术血源性职业暴露薄弱环节

（1）骨科急诊手术多（特别是开放性外伤多），在未知患者有无人类免疫缺陷病毒（HIV）、乙型肝炎病毒（HBV）、丙型肝炎病毒（HCV）、梅毒感染的的情况下，未予防护就已经投入抢救工作。

(2)骨科手术使用锐器较多（特别是电钻、电锯、线锯、克氏针、高速磨钻），血源性职业暴露风险相对较高。

（二）骨科手术血源性职业暴露易发环节

1. 术前

（1）医护人员未常规查看患者有无血源性传染病，未予标准防护。

（2）医护人员明知患者有血源性传染病，但存在侥幸心理，未予标准防护。

2. 术中

（1）洗手护士未用持针器装卸刀片而是直接用手装卸刀片，易划伤。

（2）洗手护士放置缝针时针尖向上，巡回护士中途加无菌物品（如纱布）时，将无菌物品覆盖在针尖上，洗手护士或护生用手去抓无菌物品时，易致针刺伤。

（3）抢救患者时，医生将持针器与缝针扔向器械托盘，洗手护士或护生本能用手去接，易致针刺伤。

（4）洗手护士未仔细看清器械托盘上的锐器物，直接将手放置于器械托盘上，易致锐器伤。

（5）洗手护士将锐利器械与非锐利器械混放，收取器械时易刺伤。

（6）洗手护士未坚持建立“中间传递区”，易刺伤。

（7）洗手护士传递电钻或尖刀时，将尖部对着手术医生，易刺伤。

（8）空心钻头被克氏针卡住后，洗手护士用另一克氏针去通卡住的克氏针时易刺伤。

（9）术中血液喷溅、骨科手术使用电钻、电锯、线锯、磨钻、关闭持针器或器械时血液飞溅等因素容易导致血液溅入眼睛引起血源性职业暴露。

（10）医护人员未穿防护鞋而足部有破损，患者血液滴到足部引起血源性职业暴露。

（11）关闭手术切口时，两位医生同时缝合切口，洗手护士与护生同时传递缝针，易刺伤。

3. 术后

（1）洗手护士未执行“针不离持”原则，未用持针器夹持缝针别回针板而是将缝针徒手别回针板，易刺伤自己。

（2）洗手护士未执行收取器械原则（先收锐器并妥善放置，再收非锐器），未及时收取一次性使用电刀笔（图 4-1-1）、剪刀等，当手术医生将裹有锐器的布类往前推，易导致一次性使用电刀笔或双极电刀笔刺伤足背、剪刀掉下来扎伤足背等。

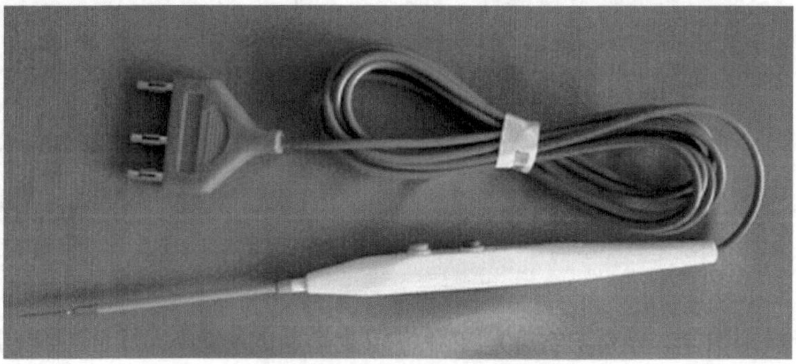

图 4-1-1　一次性使用电刀笔

五、骨科手术血源性职业暴露预防

（一）提高防护意识——安全教育

（1）专题讲座。

（2）案例警示：手术室带教老师对每批次新进手术室医务人员采用多媒体进行岗前血源性职业暴露知识教育（对手术过程各个环节导致的血源性职业暴露进行案例警示），要求所有医务人员记录讲课内容并立即复习已发生的血源性职业暴露案例，以及血源性职业暴露后的应急处理措施及上报处理流程。之后考核。

（3）宣传壁报。

（二）增强防护技能

1. 技能培训中心提供优质的技能培训设备　技能培训中心（图 4-1-2～图 4-1-5）内设有动物实验手术室、腔镜外科技能培训中心、超声乳化培训室、骨科手术技能培训中心、全科医学培训中心部分、麻醉操作技能中心，各培训的硬件设备齐全，部分硬件甚至领先于临床，为手术室医务人员技能培训提供优质的技能培训设备。

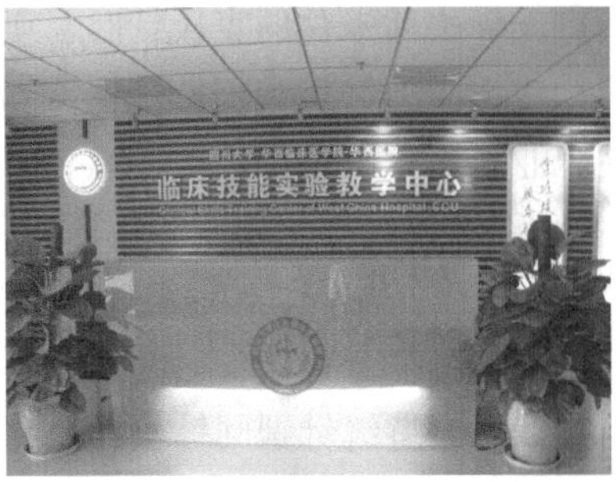

图 4-1-2　临床技能实验教学中心

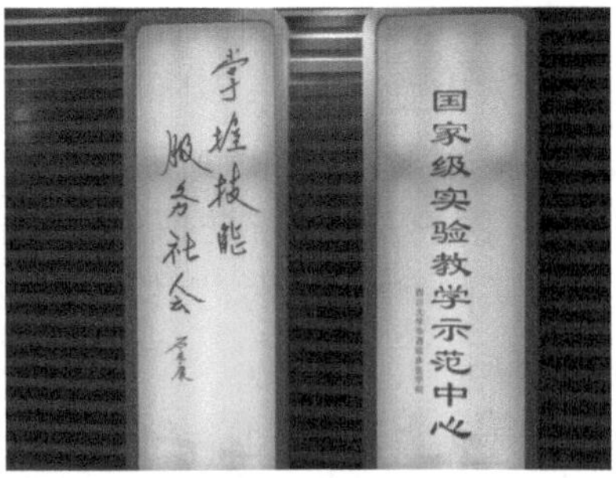

图 4-1-3　技能培训中心

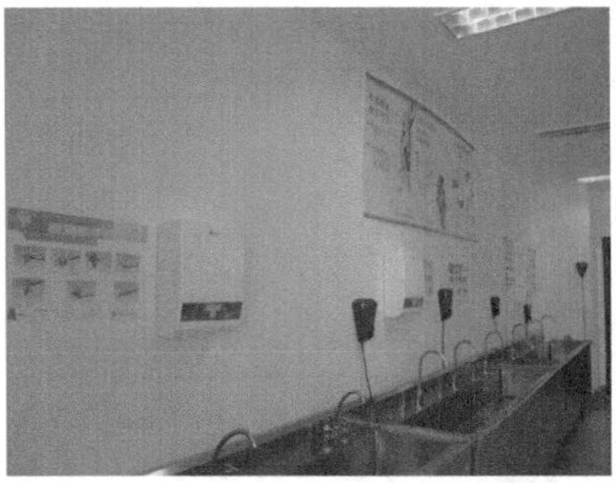

图 4-1-4　外科洗手技能培训处

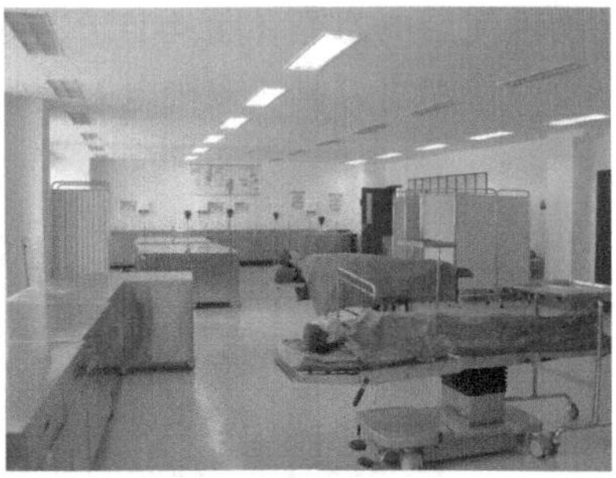

图 4-1-5　技能培训教室

2. 情景模拟教学，提高学生应对血源性职业暴露的能力　情景模拟教学法是护理理论课讲授的重要补充和延伸，常用于护理专业课的临床教学及训练，具有良好的教学效果。对近年发生在手术室的血源性职业暴露进行分类汇总，分析原因。操作训练时，带教教师对术前、术中、术后各个操作环节发生的血源性职业暴露一一进行案例警示，以引起高度重视，学生反复规范练习并考核合格后方可进入临床实习，提高应对血源性职业暴露的能力。

3. 临床工作中，高年资老师传、帮、带，提高应对血源性职业暴露的能力

4. 手术配合过程中的要求　①穿戴合适的防护用品（口罩、护目罩、面罩、戴双层手套、防护鞋等）。②术中物品规范、定位放置，禁止随意摆放锐器。设立锐器“中间传递区”：锐利器械（手术刀、缝针、电钻、电锯等）用弯盘、器械桌或托盘的设定区域作为“中间传递区”进行传递，尖锐部分禁止对准手术医生传递。③不可直接用手装卸刀片、弯曲或折断针头；用弯钳夹持纱布擦拭手术刀刃上的血液。④将一次性使用电刀笔、电钻等锐器放入固定保护位置或锁定，以免意外触动开关造成损伤。⑤巡回护士中途加无菌物品（如纱布）时，禁止将无菌物品覆盖在针尖上。⑥禁止将锐利器械与非锐利器械混放，必须分别放置。⑦空心钻头被克氏针卡住后，禁止用另一克氏针去通卡住的克氏针，可用老虎钳拔出。⑧严格执行“针不离持”原则。⑨手术结束收取器械原则：先收锐器并放入安全容器内，再收非锐器。⑩医护加强沟通交流，相互提醒，共同提高应对血源性职业暴露的能力。

5. 定期进行操作考核，提高操作熟练程度

（三）提高防护依从性

对手术室医务人员除了进行岗前血源性职业暴露知识教育外，在具体执行过程中跟踪调查，了解医务人员血源性职业防护的依从性。对于存在侥幸心理、不认真执行者，要再次进行实例教育。

（四）严格执行标准预防

1. 标准预防的概念

标准预防是针对医院所有患者和医务人员采取的一组预防感染措施，包括手卫生，根据预期可能的暴露选用手套、隔离衣、口罩、护目镜或防护面罩及安全注射，也包括穿戴合适的防护用品处理患者环境中污染的物品与医疗器械。

标准预防是基于患者的血液、体液、分泌物（不包括汗液）、非完整皮肤和黏膜均可能含有感染因子的原则。

2. 标准预防的特点

（1）强调双向防护：即防止疾病从患者传至医护人员，又要防止疾病从医护人员传至患者。

（2）防止血源性疾病的传播。

（3）防止非血源性疾病的传播。

（4）根据疾病的主要传播途径，采取相应的隔离措施（接触隔离、空气隔离、飞沫隔离）。

第二节　生理心理因素对人体的危害及防护

一、生理性危害因素及防护

（一）生理性危害因素

1. 易致生理性疲劳因素　骨科手术量大、节奏快，几乎每一台手术都要摆放特殊体位（用物多），手术器械包多且重，特殊仪器设备应用较多；手术时精神紧张，注意力高度集中；手术时间长；接触X线；女性的生理周期等，都极易导致生理性疲劳。

2. 易致颈椎病因素　洗手护士配合手术时，身体长时间处于相对固定的姿势，上身前倾，颈部偏转，使肌肉疲劳，久而久之，易导致颈椎病的发生。

3. 易致腰肌劳损因素　医护人员搬运仪器设备、摆放体位、搬运患者、搬运器械与布类等常规性体力劳动，均易导致腰肌劳损。

4. 易致胃病因素　无规律的饮食，长时间空腹操作，易引起胃病发生。

5. 易致下肢静脉曲张因素　工作中长时间的站立造成下肢静脉血液回流不畅，易产生下肢淤血，甚至下肢静脉曲张。

（二）生理性危害防护

1. 减轻生理性疲劳及减少负重伤的发生 生理性疲劳容易引起疾病。护理管理者的职责：在所有体力处理操作前进行安全及健康风险的初步评估；合理安排工作（如已经实行固定班次和弹性制排班相结合），在分配工作时顾及工作人员的能力，并在培训中心提供足够的培训和练习。

2. 预防颈椎病 洗手护士在手术台上拿取和传递器械时，尽量做到身体与颈部同时转动，下班后进行 15～20min 的颈、肩、背部按摩。

3. 预防腰肌劳损 加强体育锻炼（四川大学华西医院提供了免费健身操、瑜伽、游泳等锻炼项目），加强肌肉、韧带的韧性。感到腰部不适时，注意休息。

4. 预防胃病 合理安排休息时间，保证足够的睡眠，养成吃好早餐的习惯；大手术前可摄取高蛋白、高能量的固体食物，延长胃排空时间；时间长的手术，可替换半小时，轮流用餐，稍作休整，这样身心会得到缓解，提高工作效率并预防胃病发生。

5. 预防下肢静脉曲张 穿弹力小腿护套；如手术允许，可在椅子上稍休息片刻，保持体力，缓解下肢疲劳；术中适当自我调节姿势，改善静脉淤血。下班后抬高下肢 30min。

二、心理性危害因素及防护

（一）心理性危害因素

1. 多重压力因素

（1）工作性质压力：手术室骨科工作血源性职业暴露高风险，高强度，节奏快，应急性强，注意力高度集中，“手术清点记录单”，“手术患者术前护理评估及交接记录单”的书写质量容不得丝毫马虎，“手术收费单”不得多收、少收或漏收等，导致精神压力大。

（2）专业配合质量压力：随着骨科医疗技术的进步及高精尖仪器设备的引入，手术量大，专业分工精细，高难度、复杂手术多，因此对手术室护士要求极高。如果没有长时间的合作与跟进，并不断进行理论知识的更新，难以真正达到高质量的手术配合及真正实现优质护理服务，专业配合质量压力大。

2. 心理疲劳 开放性外伤、需要扩创的创面、截肢、恶性肿瘤等负性刺激，以及日复一日超强度的工作使部分人员产生了厌倦、疲惫感。

（二）心理性危害防护

1. 缓解工作压力

（1）实行固定班次和弹性制排班相结合。

（2）手术室对怀孕、哺乳期护士给予特殊照顾：不值夜班，将她们安排在无菌室、准备间工作，可更好地休息及消除夜班带来的心理压力；哺乳期护士要有更多时间照顾小孩，缓解生活压力，利于保持良好的工作状态。

（3）医护营造良好的工作氛围。

（4）严格执行规范操作，减少或杜绝血源性职业暴露。

（5）改革手术配合模式，提高专业配合质量：在经历“9∶3 轮转模式”、“高年资巡回护士每个月轮转 1 个手术间的配合模式”的基础上，进一步培养手术室骨科专科护士。实行护士定亚专业、定配合医生，利于长时间的合作与跟进，并不断进行理论知识的更新，培养手术配合最佳拍档，提高医护配合满意度，提高优质护理服务质量。同时，不断撰写书稿及论文，外出学习开阔视野，扎根临床、业精于勤！

2. 预防心理疲劳，促进心理健康

（1）心理疲劳是发生各种护理差错最危险的隐患。护理管理者要不断改善工作环境，营造和谐的心理环境。

（2）手术室护士必须进行心理健康的自我维护，如善于保持积极向上的愉悦心境；培养自身对挫折的承受能力，合理地宣泄消极情感，升华积极情感；创造良好的人际关系；创造良好的职业形象；经常参加文体活动；培养广泛的兴趣；建立心理支持系统等。

第三节　物理化学因素对人体的危害及防护

一、物理性危害因素及防护

（一）物理性危害因素

1. 电离辐射及电损伤　各种精密医疗仪器如高频电刀、监护仪、C 形臂 X 线机等应用于手术室，虽提高了手术的准确率，但由此产生的电离辐射会给手术室医务人员造成机体损害，如白细胞减少、不良生育结构、放射病、致癌、致畸等。手术室内引起的电烧伤，大多与使用高频电刀有关，还有用电的安全、线路的老化、仪器的老化等都有可能造成用电意外。

2. 噪声污染　噪声的危害一般是指推车、物品及仪器移动、来来往往搬运患者、电蒸锅、电动吸引器、使用骨科动力系统、说话、电话、播放高分贝音乐、麻醉呼吸机和监护仪器等发出的噪声，手术室的这些噪声常常被忽略，可是若医务人员长期工作在这种噪声环境中，可损伤人体听觉系统，使血管收缩导致血压升高，同时噪声污染可引起机体的应激反应，如心率加快、头痛、焦虑、注意力不集中、烦躁、发怒、疲劳等，不利于手术的正常进行。

3. 手术烟雾　随着高频电刀、骨科常用的骨水泥及动力系统等在手术中的广泛运用，使手术烟雾也越来越多。烟雾中含有有害的化学成分、活性病毒、活性细胞、非活性颗粒、可诱导突变的物质等，长期接触会产生慢性远期效应，对人体危害很大。

（二）物理性危害防护

1. 电离辐射及电损伤的防护

（1）防止电离辐射的蓄积作用：①手术室内应设有防 X 线的专用手术间，手术间四壁及天花板需用防 X 线透视的材料制造。②手术间门口悬挂警示标志，使用 X 线时应打开手术间门口的红色警示灯。③距离球管 0.91m 的工作人员必须穿铅衣、铅颈围等，避免原发射线的照射；适当应用移动铅屏风，放电时室内人员尽量远离球管 2m 以上。④患者使用保护用具：铅衣、铅颈围等，保护生殖器官和甲状腺。⑤没有穿防护铅衣、铅颈围的医护人员最好撤离到 3m 以外的区域，以减少或降低接触 X 线的风险。⑥合理安排人员，避免短期内接受大量 X 线。⑦孕期医务人员避免接触 X 线。

（2）防止电损伤：所有电器定期检修。工作人员要熟悉仪器操作，严格遵守用电原则，确保安全。

2. 防止噪声污染 正确认识噪声对人体的危害，对脑力劳动和技巧性很高的手术操作者来说，为避免因分散注意力而致差错，室内最理想的允许是 40dB，最大不超过 60dB。防护措施主要有：①要求医务人员做到四轻：说话轻、走路轻、操作轻、关门轻；②培训医务人员正确操作使用各种仪器，降低仪器音量，及时关闭报警提示，暂时不用的仪器设备及时关闭，减少噪声；③播放舒缓的轻音乐；④限制参观人员，减少走动；⑤吸引器、麻醉机及监护仪、电钻、推车等进行定期检查维修，添加润滑剂，淘汰部分陈旧设备；⑥在购买医疗仪器时，尽量选用噪声小、性能好的产品；⑦新建手术室在设计时应考虑到降噪声措施，对手术室内地面、天花板、墙壁采用隔音材料，洗手间和无菌间均采用隔音材料，每个手术间互不影响。

3. 手术烟雾的防护 巡回护士务必保证吸引器通畅，在使用高频电刀、动力系统等时，及时使用吸引管吸出产生的烟雾，降低对手术人员的危害程度；用真空离心搅拌骨水泥可减少气体挥发对人体的损害。

二、化学性危害因素及防护

（一）化学性危害因素

1. 麻醉废气 各种原因造成麻醉气体漏气、药液洒落、手术结束拔出气管导管后患者自然呼吸时排出的麻醉气体等，都会造成手术室空气污染。长期暴露于微量的麻醉废气的污染环境，可能产生多方面的影响，包括心理行为改变、慢性遗传学影响及对生育功能的影响等。

2. 甲醛 对皮肤、黏膜、眼睛有刺激作用，可引起过敏性皮炎，还可引起细胞突变、致畸、致癌。

3. 戊二醛 长期吸入混有较高浓度戊二醛的空气或直接接触戊二醛容易引起眼烧伤、头痛、皮肤过敏、胸闷气喘等症状。

4. 环氧乙烷 经常接触可以导致机体免疫力下降，损害人体肝、肾等器官，还能诱发细胞突变，有致敏、致畸及致癌的作用。

5. 抗肿瘤药物 手术室护士在配制抗肿瘤药液的过程中可以出现肉眼看不见的逸出，在空气中形成有毒气雾，通过皮肤接触、呼吸道吸入进入机体，长期接触可出现白细胞减少、脱发等反应，而且有致癌、致畸、致突变的危险。

6. 骨水泥 ①骨水泥作为气溶胶的一种，可通过吸入致人体呼吸道产生症状，对鼻、喉有刺激性；高浓度接触可能引起肺部改变。②骨水泥对皮肤有刺激性，可致烧伤。眼接触可致烧伤，造成永久性损害。③骨水泥单体极易挥发，遇明火、高热能引起燃烧、爆炸的危险。④慢性影响：神经系统受损的综合症状占主要地位，个别可发生中毒性脑病，也可引起肺、肝、肾和骨骼系统的损害。据Smith等调查发现有一半以上对人体有刺激性，特别是含有丙烯酸酯类的材料，其易引起皮肤红肿、触觉过敏或者脱皮等，严重者可引起过敏反应或过敏性哮喘。⑤生殖毒性：有可能导致胎儿畸形，妊娠期妇女应避免接触。

（二）化学性危害防护

1. 减少吸入麻醉废气 ①麻醉科使用精密循环紧闭式麻醉机，选用密闭度适宜的麻醉面罩，往蒸发罐加药过程中防止麻醉药洒落；②使用麻醉废气排放系统，可使麻醉废气的污染减少90%以上；③手术室护士在麻醉前、术中提醒并协助麻醉师检查麻醉机的密闭性，防止漏气，协助检查麻醉废气排放管道有无脱落并及时处理；④麻醉科定期对所有麻醉机进行检测；⑤合理安排孕妇及哺乳期妇女的工作和休息，合理安排其他工作人员的补休或岗位轮换，减少接触麻醉废气。

2. 降低戊二醛、福尔马林对人体的危害 配制戊二醛、福尔马林液时，在通风透气处，戴好口罩、帽子、手套、防护镜，取用物品时尽量一次完成。用10%福尔马林固定标本时需戴上手套，有条件可装置有负压抽吸装置熏箱。改革放置标本柜，实行一个标本一个柜。

3. 每年对环氧乙烷工作环境进行空气浓度的监测 灭菌物品中残留环氧乙烷浓度应低于15.2mg/m^3；灭菌环境中环氧乙烷的浓度应低于2mg/m^3。过度接触环氧乙烷后，迅速将患者移离中毒现场，立即吸入新鲜空气；皮肤接触后，用水冲洗至少15min，同时脱去脏衣服；眼接触液态环氧乙烷或高浓度环氧乙烷气体至少冲洗眼10min并尽快就诊。

4. 减少化疗药物对环境及工作人员的污染 ①女性医务人员在孕期及哺乳期应不接触抗肿瘤药物；②穿隔离衣裤，戴好口罩、帽子、双层手套、护目罩配制化疗药物并立即应用，化疗废弃物用坚固、防漏、带盖的容器收集起来，并在上面标明“细胞毒性废弃物”；③熟练掌握药物配置技术，防止药液和雾粒溢出，尽量减少化疗药物对环境的污染；④由经过培训的专业人员在防护设备齐全的化疗备药操作室负责所有抗肿瘤药物的配制及供应；⑤有条件的情况下，配制所有化疗药物需在垂直层流生物安全柜（biological safely cabinet, BSC）内进行，由于操作中柜内形成负压状循环气体，不会将沾染化疗药物的空气吹向操作者，既保证了操作区域的洁净度，又避免了操作人员受到伤害，可以提供双方面的保护。

5. 减少骨水泥对环境及工作人员的危害 ①手术室环境的改造：定期检测手术室空气质量，有条件的医院应尽量使用层流手术室，层流手术室定时对室内空气进行整体置换，对减少手术室内骨水泥弥散具有较好的作用，可最大程度保护工作人员和患者的安全 。②适当调整洗手和巡回工作的次数，既要保证工作的连续性，又要注意缓解护士因骨水泥而带来的身心危害。合理设计工作流程，创造良好的工作环境。③规范使用骨水泥的程序，包括合理调配，术中调配骨水泥时洗手护士应戴棉口罩，搅拌骨水泥时双臂适当前伸，头偏向一侧，尽量远离他人和面部，减少呼吸道吸入。搅拌动作要敏捷，与手术衔接迅速，避免长时间在空气中暴露，造成手术人员呼吸道的损伤，搅拌骨水泥时避免与手套直接接触，最好外加一副手套，操作骨水泥后立即脱掉。戴隐形眼镜患者和手术人员在应用骨水泥时，要摘下隐形眼镜，避免单体刺激引起损伤，患眼睛疾患的人员也应避开。④有条件的应使用黏合胶调配装置，以减少手部接触。在骨水泥形成面团状凝固前不应触碰混合黏合剂，这样可以减少过敏反应发生率。⑤骨水泥易附着于搅拌器皿及手术器械而不易除去，用器械强行刮除已干涸的骨水泥会造成碎屑飞溅，影响器械台面整洁，若在骨水泥尚未完全硬化时用0.2%的Ⅱ型安尔碘棉球擦拭，即可轻松快速彻底清洁手术用物上的骨水泥。此法简便快捷，对器械无损伤，对环境及患者无害，值得推广应用。⑥应根据材料安全资料表和产品说明中的厂家建议制定所有的安全措施，包括有害物质的鉴定，警惕或特殊接触，毒性暴露的症状体征（中毒表现为乏力、恶心、反复呕吐、头痛、头晕、胸闷，伴有短暂的意识消失、中性白细胞增多症）。暴露后早期急救治疗。急救措施：皮肤接触，脱去污染的衣着，用肥皂水及清水彻底冲洗；眼睛接触，立即翻开上下眼睑，用流动清水冲洗 15min；吸入，脱离现场至空气新鲜，呼吸困难时给输氧；怀孕工作人员应避免暴露等。⑦对于术中未用完的骨水泥，不应随意丢弃，而应该放入有害废物容器中，并按照要求处理该容器。⑧对职业危害因素的认知程度和自我防护意识与护龄和受教育程度的关系：调查结果显示护龄和受教育程度与职业危害的认知程度和自我防护意识均有关。说明加强教育和培训至关重要。因此，低年资护士尤其是受教育程度低者是职业安全教育的重要对象。

（杨小蓉　蒋林娟　郭祖艳）

第五章　骨科手术各种管道的护理管理

第一节　骨科手术各种管道管理的重要性

在我们每天的手术室护理工作中都要对患者术中的各种管道进行管理，它们分别具有不同功能，常作为治疗、观察病情的手段和判断预后的依据，它们被称为“生命的管道”。骨科手术常见“生命的管道”有静脉输液管路、深静脉置管、有创动脉置管、留置尿管、手术部位的引流管等。

骨科手术各种管路的管理是手术室骨科护士的基本职责，正确、安全、合理的管路管理是手术成功的关键环节之一，既有利于手术的正常进行，也有利于手术医生、麻醉医生对病情的判断及处理，是手术患者安全的保障，是手术室骨科护士的重要责任。不当的管路管理将不利于观察患者生命体征甚至危及患者生命，延长手术时间，以及发生相应的并发症等。因此，作为一名手术室骨科护士，必须要管理好这些管道，使其各置其位，各司其职，从真正意义上来提高护理服务内涵。

第二节　常见骨科手术各种管道的分类

一、供给性管道

供给性管道是指通过管道把水分、药液等补充到体内，如静脉输液管路、深静脉置管等。

二、排出性管道

排出性管道是指通过专用性管道来引流出体内的气体和液体等，常作为治疗和判断预后的指标，如留置尿管、各类骨科手术引流管等。观察引流液的量、性质和颜色可为临床诊断和治疗提供依据。

三、监测性管道

监测性管道是指放置在体内的监测病情变化的管道，如有创动脉置管等。

第三节　常见骨科手术各种管道的管理

一、供给性管道的管理

（一）术前的管理重点

1. 输液部位及留置针大小的选择　评估病情，根据手术部位、手术名称、麻醉方法、手术体位的要求选择穿刺的合适部位及留置针的大小（在满足治疗需要的前提下，评估术中最大可能的出血量及特殊意外的可能，如聚明胶肽注射液体过敏或失血性休克等，能保证术中液体的最快输入，保障患者的生命体征平稳，需选择最大最粗的留置针，要求至少大于或等于 16G）。

2. 预留术中静脉加药的足够长度　患者处于仰卧位、侧卧位、俯卧位等体位时，输液管路的长度必须方便麻醉医生就近加药，常规使用 35cm 或 70cm 延长管及三通加长输液管路。

3. 防止摆放手术体位时留置针、深静脉置管脱出　使用胶布加固留置针及深静脉置管远端的输液管路，确保摆放手术体位时留置针及深静脉置管仍然固定牢固。特别是深静脉置管，必须防止管道脱出或术中向里置入过深，否则易引起心律失常甚至骤停，妥善固定很重要，常规使用缝针缝线牢固固定深静脉置管。

4. 摆放手术体位时的管理

（1）手术医生、麻醉医生、巡回护士摆放体位前，先将输液袋放到输液挂柱的合适高度，摆放体位时巡回护士重点托持输液肢体，防止留置针移位引起渗漏或留置针脱出。

（2）体位摆放完毕必须检查输液部位有无渗漏，检查输液管路有无受压、扭曲、折叠并确保通畅。

（3）输液部位必须易于观察并适宜保暖。

5. 观察液体输入速度

（二）术中的管理重点

1. 液体不滴　从输液袋至留置针检查输液管路有无受压、扭曲、折叠，解除受压、扭曲、折叠，恢复通畅。

2. 茂菲氏滴管装满液体，不能观察滴速　将分装袋旋转 180°，将茂菲滴管内的液体挤出一部分到分装袋即可。

3. 茂菲滴管及以下管路无液体　先关闭开关，再放一部分液体进茂菲滴管，用手指缠绕无液体的管路部分，将气体排进茂菲滴管，恢复管路液体流畅。

4. 输液部位有回血　升高输液管路。

5. 输液部位有渗漏　①立即关闭输液管路，重新输液后拔出渗漏部位的留置针；②立即询问麻醉医生渗漏的麻醉药对局部组织的危害性，如果危害大，及时相应处理：

挤出一部分渗漏的麻醉药后，用硫酸镁粉 100g 溶于 200ml 热水，将纱布浸湿后湿敷渗漏部位，达到消炎、消肿的目的。

6. 术中输血管路管理　术中若有输血管路，则将输液管路与输血管路分别挂到挂柱的两边，便于观察及梳理。

7. 深静脉置管的管理　①尽量不从深静脉置管处输血，防止栓塞发生；②严格无菌技术操作，严防管路感染。

（三）术后的管理重点

（1）将患者搬运至推床前，先将输液袋挂到推床的挂柱上，将静脉输液管路、深静脉置管管路放于患者身上，搬运时不可受压。患者到推床后立即检查管路有无折叠或扭曲，连接有无漏液等。

（2）为患者保暖及适当约束，防止躁动的患者抓脱静脉输液管路、深静脉置管管路。

二、排出性管道的管理

（一）术前的管理重点

1. 尿液的管理　术前导出的尿液必须放掉，便于观察术中尿量。对于膀胱高度膨胀者第一次放尿不应超过 1000ml。

2. 摆放侧卧位时的管理　男性侧卧位患者的尿管需放置于患者前面手术床头端，女性侧卧位患者的尿管根据病情放置于患者前面或后面手术床头端均可，便于保持尿管的通畅及麻醉师、巡回护士观察小时尿量。

3. 尿袋放置的位置　①肩颈部手术患者的尿袋悬挂于手术床尾端床缘，洗手护士的对面，便于巡回护士及麻醉医生观察尿液；②其余手术患者的尿袋悬挂于手术床头端床缘，便于巡回护士及麻醉医生观察尿液。

（二）术中管理重点

1. 留置尿管的管理　观察留置尿管是否有弯曲、打折、堵塞现象，如果不通畅要立即梳理。

2. 引流尿液的管理　观察每小时引流尿液的量、颜色、性状。如有异常，立即告知手术医生及麻醉医生进行相应的处理。

3. 胸腔引流管的管理　胸腔引流管连接水封瓶后，巡回护士立即将其放于手术床下，用胶布标记水位线，观察水柱的波动，观察引流液的色、质、量。

（三）术后的管理重点

（1）将患者搬运，至推床前，必须放掉术中的尿液，便于病房统计术后尿液。

（2）胸腔引流管的管理搬运，至推床前先夹闭胸腔引流管，患者在推床后将胸腔引流管及水封瓶放于推床下层，取消夹闭，观察水柱的波动，观察引流液的色、质、量。

（3）患者到推床后立即检查留置尿管、各类骨科手术引流管有无折叠、扭曲、受压并进行梳理，然后妥善放置于推床下层并继续观察引流液的色、质、量。

（4）为患者保暖及适当约束，防止躁动的患者抓脱留置尿管、各类骨科手术引流管。

三、监测性管道

（一）术前的管理重点

1. 预留术中摆放体位后便于监测的足够长度 患者可处于仰卧位、侧卧位、俯卧位等体位，但有创动脉置管的长度必须方便麻醉医生就近观察与管理。

2. 防止摆放手术体位时有创动脉置管脱出 使用胶布加固有创动脉置管，确保摆放手术体位时有创动脉置管仍然固定牢固，否则一旦脱出，将引起大出血。

3. 传感器位置必须与心脏平齐 传感器矫“O”时，需与大气相通；传感器管道需肝素化，肝素浓度为5U/ml生理盐水。

4. 摆放手术体位时的管理

（1）手术医生、麻醉医生、巡回护士摆放体位前，先将连接有创动脉置管的肝素生理盐水袋与静脉输液及深静脉置管的输液袋分开挂到手术床两边的挂柱，标识清楚，便于管理。

（2）体位摆放完毕必须检查有创动脉置管部位的连接有无渗漏，检查有创动脉置管有无受压、扭曲、折叠并确保通畅。

（3）有创动脉置管部位必须易于观察并适宜保暖。

（二）术中管理重点

（1）观察有创动脉置管是否有弯曲、打折、堵塞现象，如果不通畅要立即梳理。

（2）不允许从有创动脉置管内加药。

（三）术后的管理重点

（1）为患者保暖及适当约束，防止躁动的患者抓脱有创动脉置管。

（2）有创动脉置管拔出后需压迫穿刺部位5min以上。

（杨小蓉　郭祖艳）

第六章　手术室骨科临床护理教学

手术室是为患者提供手术及抢救的场所，是医院的重要技术部门，同时也是外科教学实习的重要基地之一。四川大学华西医院是一所综合性教学医院，华西医院手术室是一个专业技术性、整体性、协作性及应急性强的科室，有9个外科手术专业（骨科是其中之一），在教学活动中承担着多层次、多批次的教学任务。在教学活动中，骨科临床教学老师承担着各类教学管理的任务，如何提高教学质量并保证自身的身心健康以智慧和阳光的姿态进行教学是教学老师需要迎接的挑战。多年来，骨科临床教学老师在护理部及护士长领导下认真备课、上课及临床带教，形成严谨的知识结构，严格要求学生，尊重学生，发扬民主教学，使学生学有所得，并顺利完成教学任务。

第一节　骨科临床教师面临的压力及应对策略

一、手术室骨科临床教师的主要教学压力因素

（一）教学对象层次多，如何培训的压力

手术室骨科教学对象有：①在校实习护生（本科、大专、中专3个层次）；②规范化培训护士；③进修护士；④专科护士；⑤手术室新进护士；⑥手术室5年内轮转护士。新手护士进入复杂的手术室骨科环境，常常会感觉到难以胜任工作，其工作质量进而受到影响，甚至会导致护士的离职。因此，对于新手护士来讲，高质量的培训项目对于提供优质安全的护理治疗、促进新手护士角色转变、减少离职是至关重要的，也是教师的压力之一。

（二）作为职业暴露高风险的手术专业，教学对象职业安全保障的压力

护生是医务人员中技能、知识都处于相对薄弱的特殊群体，工作中发生职业伤害的危险性远大于其他医院工作人员。四川大学华西医院骨科手术量大，护生人数多，规范化培训护士、手术室新进护士都是才从学校毕业踏入临床，他们基础知识储备不够，临床技能缺乏，工作经验和应急能力明显不足，难面对专科手术配合要求高、骨科手术复杂的工作环境，对于职业暴露的自我防护意识及能力也很不足。此外进修护士、专科护士来自全国各地，有的进修护士刚刚参加工作就来进修学习，需要从头培

养，他们对于职业暴露的自我防护意识及能力仍然不足。因此，担心教学对象发生职业暴露成为临床教师面临的压力之一。

（三）教学老师综合素质如何持续提高的压力

随着现代医学科学技术飞速发展和新业务、新技术的引进，对手术护理也提出了更高的要求和挑战。现在的护理教学对象的个性特点：知识面广，个性突出，在教学活动中思维活跃，对带教老师的期望值较高。因此，教学老师如何更新知识，全面提升自己，达到真正“师者，所以传道授业解惑也”的境界是手术室骨科教学老师面临的压力之一。

二、应对策略

（一）分层次针对性教学，提高教学质量

1. 根据教学对象科学进行分层次教育 根据教育对象分为学校教育和继续教育。①学校教育，根据护士学生的来源分为本科、大专、中专三个不同层次，结合每个层次的特点有针对性制订教学大纲，根据教学大纲的要求进行教学。中专护生教学活动的重点是要求掌握手术室基础理论及基本操作；大专护生教学活动的重点是要求掌握手术室基础理论及基本操作，熟悉骨科手术配合特点，能较好地总结手术配合程序；本科护生教学活动的重点是要求熟悉围术期护理，激发学习热情与科研创新精神。为培养本科护生的主动学习和自学能力，增加了本科护生 PBL（problem based learning，以问题为导向的教学方法）教学内容。②继续教育，根据教育对象的来源分为本院护士的继续教育和进修护士、专科护士的继续教育。本院护士继续教育又分为：1 年内轮转护士教育、2～5 年的低年资护士教育。1 年内轮转护士教学活动的重点是以“通过培训，能够胜任手术室专业护士岗位的护理工作”为目标。2～5 年的低年资护士教学重点是对骨科专科手术配合的临床业务能力培养，能够胜任骨科大、中、小手术配合。对于进修护士的继续教育，教学活动的重点是根据进修的专业要求，培养骨科专业护士，掌握专科手术配合理论和技能，学习新理论、新观念，并具有较强的实际操作能力，成为临床业务骨干。专科护士教学活动的重点是以原卫生部手术室专科护士培训要求为大纲，结合四川省手术室专科护士的要求，融入更多骨科实用的理论与技能培训。

2. 教材讲义的制订与规范 在基础理论培训环节重视教材的选用，四川大学华西医院使用原卫生部十一五规划教材《手术室护理学》为主要的培训教材。此外护生不能很好适应手术室专科实习，固然因为手术室与病房的工作性质迥然不同，但其客观原因之一是针对实习护生的导向性资料缺乏。目前，手术配合的书籍多是医生的手术操作内容，护生对这类书籍较难理解。目前已有极少数手术配合护理的书籍，但由于各医院提供的手术物品的差异性、对手术器械的习惯、说法上的出入和外科医生的手术习惯不同，该类书籍亦不能很好地指导我院实习护生的手术准备及配合。因此，根据教学大纲的要求，结合手术室对学生的要求及科室工作特点，手术室组织编写了《手术室行为指南与规范》和9个专科《手术配合细则》。《手术室行为指南与规范》作为新进手术室学生的岗前教育资料，并在手术室宣传栏上长期宣传。其中《骨科手术配合细则》则对骨科常见手术的术前准备、手术步骤及术中配合要领作出详细说明，手术配合专册放置在手术室，供带教老师、所有层次教学对象借阅。

3. 建立手术室影像资料，授课方式多样化 ①临床毕业实习是护理教学中的重要组成部分，是将医学、护理基础理论与基本知识融会贯通的关键环节。护生对手术室的环境和工作流程等了解较少，刚到手术室常有一种陌生、无所适从的感觉。影像资料形象地介绍了手术室工作环境、手术配合流程，使学生有一个整体、形象的手术室环境与操作感观认识。教学医院手术室不仅面对护理学生，同时也面对医学生和进修医生。为了便于他们了解手术室环境和规范其操作，该资料也用于临床医学生和进修医生的规范操作训练。②在授课方式上多下工夫，提倡授课形式多样化，主要为讲授法、演示法、案例法等教学方法，力求所讲内容能让各级护士在最短的时间内掌握较全面的手术室骨科护理知识并调动他们的积极性。教学中不断提高与强化护士技能和综合能力的培养，最后通过考核和反馈以检查学习效果。对每一批次出科的各个层次护士实行教学问卷调查，及时评价教学效果。

（二）合理排班，减少教学对象职业暴露

各个层次教学对象在经过岗前培训、情景模拟教学后，通过合理排班，提高教学对象应对职业暴露的能力。安排骨科工作经验丰富、具有扎实的理论知识和实践技能，热爱教学、责任心强，掌握教学方法，具有护师以上职称的护士担任临床带教老师，并严格放手不放眼，避免职业暴露的发生。

（三）教学老师注重终身教育，提高自身的教学能力和综合素质

1. 在教学活动中总结经验，教学相长 现在的护理教学对象知识面广，个性突出，在教学活动中思维活跃，因此，从他们身上学习，取长补短，不断吸收新知识，改进教学方法，提升自我教学能力。与每一批次出科的各个层次护士座谈，倾听他们对教学的建议并记录作为今后的参考。对每一年卫生部、护理部的教学检查过程中提出存在的问题要记录并修正。每一年的教学要不断创新，并围绕创新点开展工作。

2. 扎根临床，业精于勤 学生都喜爱懂专业、知识面广并善于传授知识的老师带教，因此，教学老师必须努力提高业务能力及教学能力。

3. 外出学习开阔视野 作为教师要不断学习、总结，积极撰写学术论文和外出参会学习，了解护理最新进展，最重要的是不作“井底之蛙”，了解差距，并最终为缩短差距而努力！

教书育人责任重大。教师面对的是一群有思想感情、有主观能动性的活生生的人，这一特点决定了教学工作的复杂性。教学过程中有时难免感到身心疲惫。因此采取以下

策略缓解职业心理压力以阳光的姿态进行教学非常重要：与同事和谐相处；遇到棘手的问题及时向护士长及高年资老师请教；培养多种业余爱好；积极锻炼身体；建立心理支持系统；真正热爱教学工作，才能更快乐地工作！

附（图 6-1-1）：教师教学点滴。

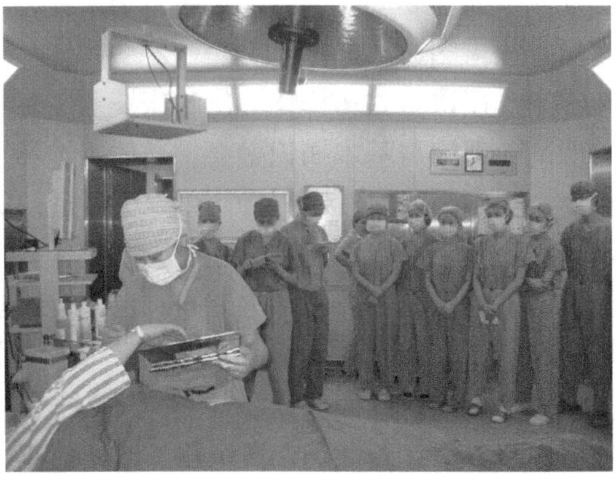

图 6-1-1　手术患者安全核查

第二节　手术室骨科临床护理共性教学模式

手术室骨科临床带教老师在教学活动中承担着多层次、多批次的教学任务，各个层次虽有其教学重点，但共性的教学模式是 3 个月规范化培训。

护士规范化培训是指在完成护理专业院校基础教育后所接受的护理专业化培训，是使护士所学的知识、技能得到全面深入提高的教育和实践过程，是完善我国毕业后护士继续教育和培训制度的组成部分，是培养临床护理人才、提高我国临床护理工作水平的重要措施之一。

护理人员重使用、轻培养的现象较为普遍，护士规范化培训尚未在我国发展成熟。Lois Bolden 等报道新毕业护士面临的挑战：新毕业护士在第一年要面临从学生到执照护士的转变，由不熟悉环境所带来的震惊，语言的侮辱，甚至暴力行为和压力都是非常常见的。新护士觉得他们不受欢迎，不被支持，没有准备好，成为导致新手护士离职的重要因素。对工作的不满意度，打击了士气。据报道，新手护士的离职率中位数波动在 35%～61%。而随着医疗技术的发展，以及高精尖医疗设备的引入，对手术室护士的要求更高，因此，必须进行规范化培训！

一、教学对象

在校实习护生、规范化培训护士、进修护士、专科护士、手术室新进护士、手术室 5 年内轮转护士。

二、教学方法

（一）教学目标

根据 Benner 的护士从新手到专家的职业发展理论，规范化培训护士定位为新手护士，其教学目标为在专业素质和综合素质全面提高的基础上能够胜任手术室骨科专业 1 年级洗手护士岗位的护理工作。

（二）教学内容

1. 骨科专科理论、技能培训（骨科专业教学组长计划并组织）

（1）专题讲座：①手术室骨科血源性职业暴露预防；②抗菌薄膜黄金组合；③内镜设备保护原则和管理；④电动气压止血仪的使用；⑤特殊感染手术的处理；⑥Valleylab ForceTriad 能量平台；⑦骨科手术物品清点；⑧骨科手术感染控制；⑨X 线正确防护；⑩骨科动力系统日常保养与维护等。

（2）业务查房：①骨科各类手术患者整体护理；②手术患者安全核查；③骨科各类手术体位摆放；④骨科手术各类管路管理；⑤骨科各类手术患者搬运方法；⑥手术间物品摆放；⑦锐器盒正确使用；⑧碳纤维床的临床应用；⑨电外科的安全使用；⑩手术护理记录规范填写等。

（3）操作演示：①铺无菌桌、外科洗手、穿无菌衣+无触及戴手套；②静脉输液、静脉药物配制；③男患者导尿、女患者导尿；④体位摆放：仰卧位、俯卧位、胸侧卧位、肾侧卧位、漂浮体位、沙滩椅位；⑤手术床的使用；⑥髋关节置换术体位板的使用；⑦牵引床的使用；⑧高频电刀的安全使用；⑨电动气压止血仪的使用等。

（4）自学：《骨科手术配合细则》、《手术室中的患者护理》、《关节外科手术操作与技巧》、《常用脊柱外科术中护理技术》、《坎贝尔骨科手术学》等。

2. 在岗前培训的基础上，进一步巩固并提高手术室基础操作能力

（1）临床带教老师一对一带教 2 周，带教老师放手不放眼，要求教学对象熟练掌握手术室基础操作内容：铺无菌桌、外科洗手、穿无菌衣、无触及戴手套、整理无菌桌、手术物品的清点、铺巾、手术器械的放置、手术无菌区域的管理、穿针引线、传递器械、“手术中间传递区”的应用、高频电刀的安全使用、术中各项无菌操作技术、手术结束后手术物品的处理。

（2）重视薄弱环节：针对教学对象对手术无菌区域的管理意识薄弱（易导致无菌区域的污染）和对手术室护理风险意识薄弱（易导致不认真清点手术物品等）的环节，带教时重点强调。

（3）临床带教老师对手术各个操作环节已经发生的血源性职业暴露一一进行案例警示，以引起教学对象高度重视。

3. 教学对象独立完成手术配合，不断提高专业手术配合能力

（1）教学对象相对定手术间、定骨科亚专业、定手术医生配合手术，临床带教老师放手不放眼，有利于他们在短时间内熟悉工作流程，掌握工作职责，掌握手术医生的工作节奏及习惯，牢记每个手术的配合步骤，促进医护手术配合更默契，缩短与四川大学华西医院骨科手术室护士老师的差距，切实保障手术配合质量；也利于护士之间工作更协调，减轻工作压力。

（2）带教老师查阅教学对象的工作笔记并进行批阅。

（3）掌握骨科手术配合的技术路线（图 6-2-1）。

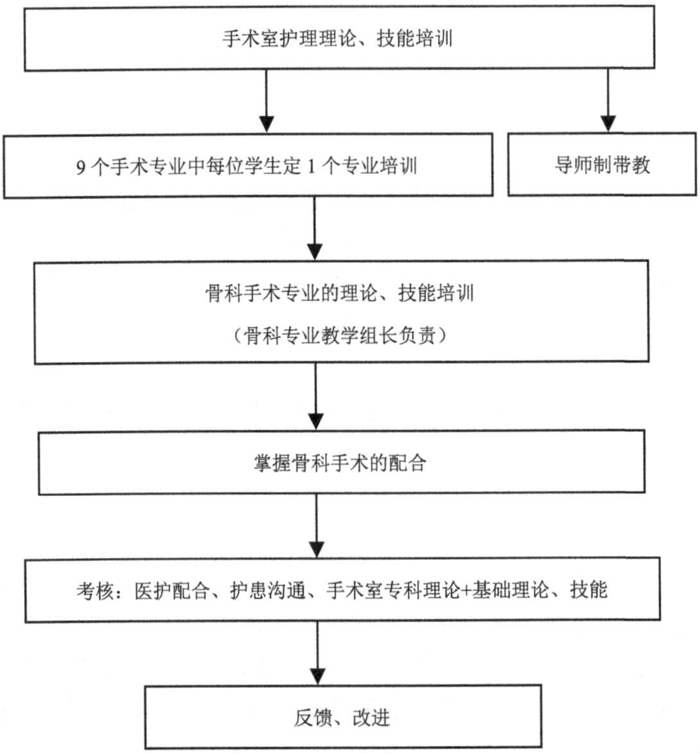

图 6-2-1　掌握骨科手术配合的技术路线

（三）教学管理重点

1. 不定期座谈，重视心理疏导　骨科手术专业性强，手术配合要求高，各个层次教学对象普遍反馈压力大。教学老师、护士长积极引导、鼓励、鞭策，促进学生战胜困难。

2. 防止发生手术室骨科血源性职业暴露的管理　①合理排班，减少教学对象职业暴露：安排工作经验丰富、具有扎实的理论知识和实践技能，热爱教学、责任心强，掌握教学方法，具有护师以上职称的护士担任临床带教老师，并严格放手不放眼，避免手术室骨科血源性职业暴露的发生；②手术室护士长在临床工作中检查、督促；③宣传壁报等。

3. 学习培训管理　学习培训管理技术路线见图 6-2-2。

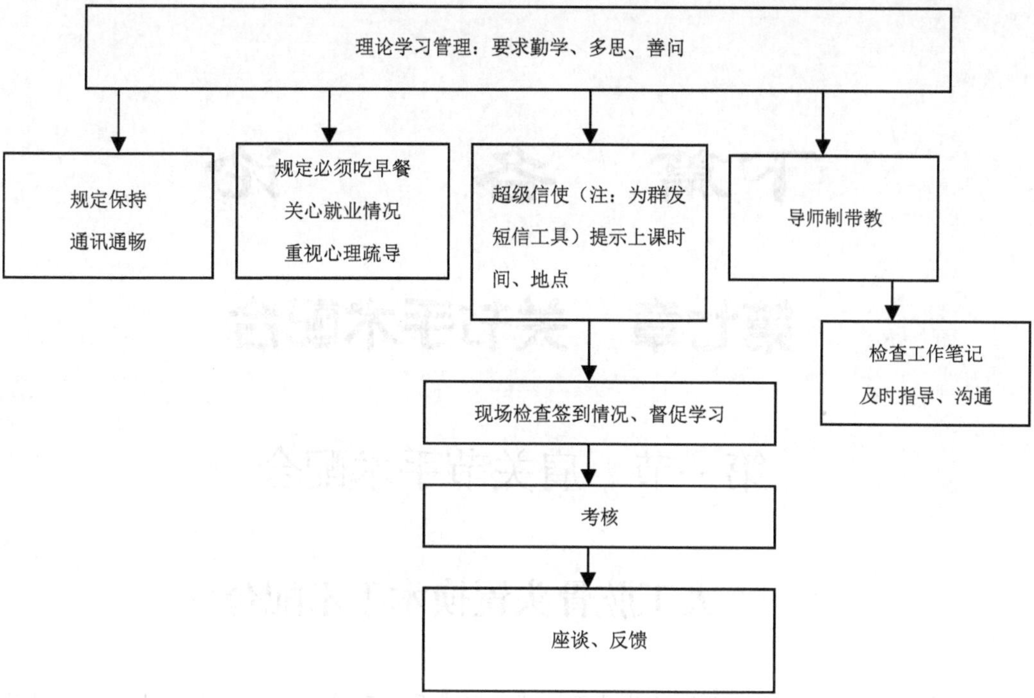

图 6-2-2　学习培训管理技术路线

（四）岗位胜任能力评价

学生轮转出科前考评一次。由护理部考评，包括岗位胜任能力、合作性及创新、工作知识与技能、主动性与责任性、勤勉勤出 5 个项目。考核细则由护理部制定，以百分制评分，总分≥85 分为能胜任手术室骨科 1 年级洗手护士岗位。评分依据如下：①岗位胜任能力 20 分，重点考评个人独立工作能力及质量、工作正确性、慎独、一贯工作效率；②合作性及创新 20 分，考评对工作、同事、组织、与人合作的态度，是否乐意尝试创新；③工作知识与技能 20 分，考评对本职工作的要求、方法、系统理论的掌握程度；④主动性与责任性 20 分，考核在无人监督下的工作情况，以及在无人指导下的工作能力；⑤勤勉勤出 20 分，考核贡献于工作的程度及工作纪律。

总之，护理人员的成长具有实践性和晚熟性的特点，要通过不断的实践才能掌握、积累、提高。在手术室基础理论、前沿理论培训的基础上，强化了教学对象对手术室骨科专科理论知识的掌握。在岗前技能培训的基础上，骨科专科手术技能的训练与强化，使教学对象能够迅速、熟练、准确配合手术操作，缩短了手术准备时间，提高了应对骨科专科手术配合的能力。通过临床实践，帮助护士将片段的知识与手术室骨科操作技能融合贯穿起来，提高了护士手术室工作的综合能力。而综合能力考核则在知识和技能掌握的基础上，对规范化培训护士所要求达到的各项核心能力进行具体量化考核，更注重护士整体素质和岗位胜任能力的提升。

（杨小蓉　安晶晶　黄俊华）

下篇　各　论

第七章　关节手术配合

第一节　肩关节手术配合

一、人工肱骨头置换术手术配合

肩关节由肱骨头与肩胛骨的关节盂构成，是典型的球窝关节。关节盂小而浅，边缘附有盂唇；关节囊薄而松弛，囊内有肱二头肌长头腱通过；关节囊外有喙肱韧带、喙肩韧带及肌腱加强其稳固性，唯有囊下部无韧带和肌加强，最为薄弱，故肩关节脱位时，肱骨头常从下部脱出，脱向前下方。关节面大小相差较大，关节囊薄弱松弛，连接它的约有三条韧带和肌腱，三角肌包裹在肩峰的三面（图 7-1-1）。

人工肱骨头置换术适用于肱骨头缺血性坏死、肱骨近端粉碎骨折（Neer Ⅳ 型骨折）、肩关节肿瘤。随着手术技巧的不断改进和肩关节假体研究的不断深入，人工肱骨头置换已成为保守治疗无效的严重肱骨头疾患的常用有效手段。

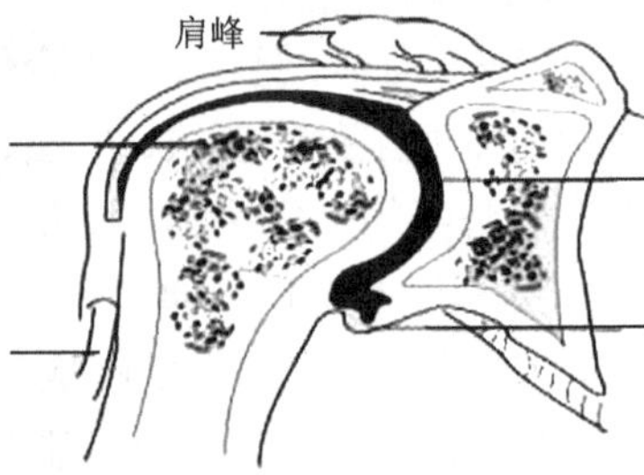

图 7-1-1　肩关节（冠状切面）

（一）手术用物

1. 常规布类　剖腹手术盆，手术衣，剖口单，桌单，治疗巾。

2. 手术器械　髋下肢器械，肩关节特殊器械，人工肱骨头置换专用器械。

3. 一次性用物

（1）常规物品：一次性电刀笔 1 个，一次性使用吸引管 1 套，电刀清洁片 1 张，20

号手术刀片 2 张，11 号手术刀片 1 张，髋下肢套针 1 板，骨蜡 1 板，45cm×45cm 医用粘贴膜 3 张，一次性使用冲洗器 1 个，无菌垃圾袋 1 个，骨科引流管 1 根，一次性引流袋 1 个，纱布绷带 2 卷，手套按需准备。真空骨水泥搅拌器 1 套。

（2）缝线

1）非吸收线：3-0 丝线×1 包、2-0/T 丝线×1 包、0 号丝线×1 包，2 号进口胸骨圆体角针缝线 1～2 包。

2）可吸收线：0 号可吸收线 1 根，2-0 可吸收线 1 根。

3）皮肤缝合器：皮肤缝合器 1 把。

4. 人工肩关节假体　根据患者术前肩关节 X 线片的测量，准备各种型号的人工肩关节假体及骨水泥。

5. 骨科动力系统　骨科电钻，骨科摆锯，电池 2 个。

（二）体位

沙滩椅体位：

（1）取下手术床的尾端，将沙滩椅体位架与手术床紧密相连后，将沙滩椅体位架转至头侧（图 7-1-2）。

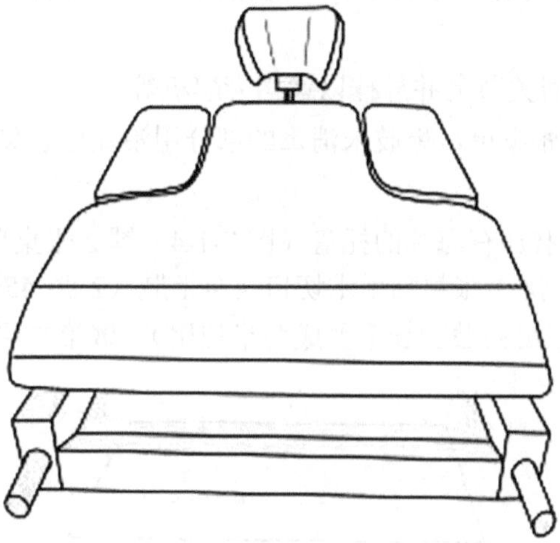

图 7-1-2　沙滩椅体位架

（2）患者平卧于手术床，头部枕于头托上，微偏向健侧，处于功能位，不能过伸或扭曲。抬高沙滩椅体位架 30°～40°，使床的中 1/3 与下 1/3 形成夹角，使髋随之屈曲 90°～110°，床的中 1/3 与下 1/3 所形成的夹角，使膝屈曲 20°～30°，臀部处于卧位的最低点。

（3）健侧上肢自然放于腹部并以棉垫纱布绷带固定于床沿，束脚带固定于患者膝上 3～5cm 处。

（4）患者约束完毕后，撤去手术侧肩板以充分显露手术视野及便于旋转与牵引（图 7-1-3）。

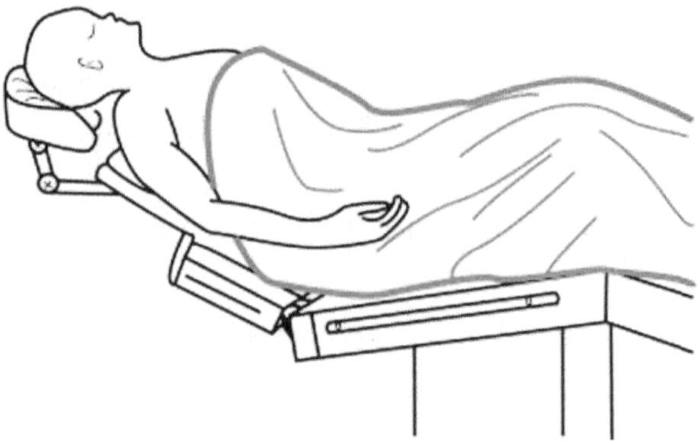

图 7-1-3 沙滩椅体位图

（三）消毒、铺巾

1. 消毒液 75%医用乙醇脱脂，碘伏消毒。

2. 消毒范围 上至颈根部、对侧至健侧锁骨中线、下过肋下缘、患侧肩胛骨及下部（即切口周围 15～20cm），患肢消毒到前臂中份。

3. 铺巾

（1）1/4 折的治疗巾 1 张垫于肩下、1/4 折的治疗巾 3 张铺切口，用 4 把巾钳固定治疗巾。

（2）1 张桌单铺于肩关节上并悬挂以遮挡麻醉机等。

（3）腋下纵行铺 1 张桌单，患肢未消毒的部分用治疗巾包裹、纱布绷带包扎。

（4）铺剖口单 1 张。

（5）将放置患侧上肢加有海绵的托盘（图 7-1-4）铺 2 张桌单后放于患肢肘部。

4. 其他 医用粘贴膜 3 张粘贴手术切口及全上肢（2 张 45cm×45cm 医用粘贴膜整张，1 张 45cm×45cm 医用粘贴膜长形剪成两半使用）。戴第二层手套，固定一次性电刀笔、一次性使用吸引管，上灯柄。

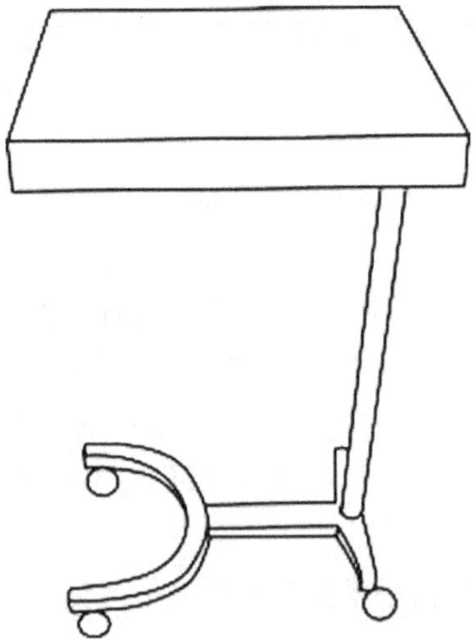

图 7-1-4 加有海绵的托盘（放置患侧上肢）

（四）手术配合

1. 手术切口 采用肩关节前内侧切口，切口起自肩锁关节前部，沿三角肌前缘与胸大肌之间至三角肌起点与止点间的中、下 1/3 交界处止，长 14～16cm 弧形切口（图 7-1-5）。

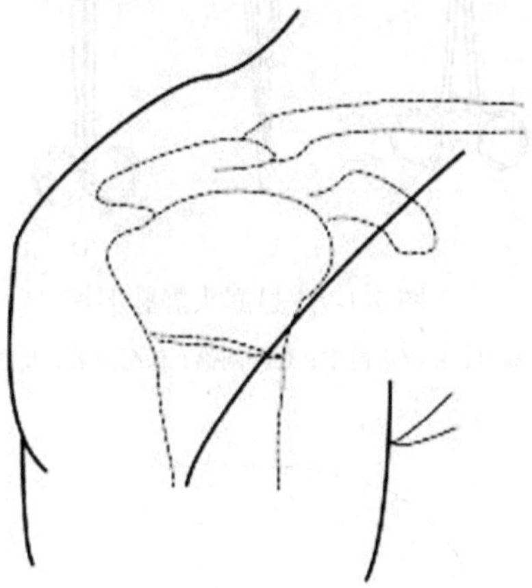

图 7-1-5 胸-三角肌间沟切口

2. 切开皮肤及皮下组织 洗手护士、巡回护士共同清点手术用物后，备圆刀 2 把、纱布 2 张、皮肤拉钩 2 把、组织镊 1 把、13×24 圆针 3-0 丝线等（图 7-1-6）。主刀医生确认手术开始，递纱布 2 张，接着递第一把圆刀切皮后换下，递第二把圆刀或用电刀笔切开皮下组织，在切开过程中组织出血时，视情况用中弯止血钳或解剖镊夹持组织电烙止血或 3-0 丝线结扎或用 3-0 丝线缝扎止血。

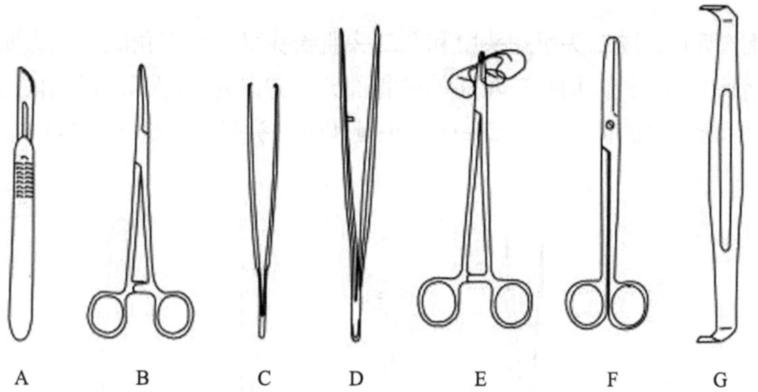

图 7-1-6 切开皮肤及皮下组织器械

A.手术圆刀；B.弯止血钳；C.组织镊；D.解剖镊；E.持针器及针线；F. 组织剪；G.甲状腺拉钩

3. 显露头静脉 切开深筋膜，游离皮瓣，显露三角肌、胸大肌及位于两肌之间的头静脉（图 7-1-7，图 7-1-8），将头静脉和胸大肌一起分向内侧，并保护头静脉。

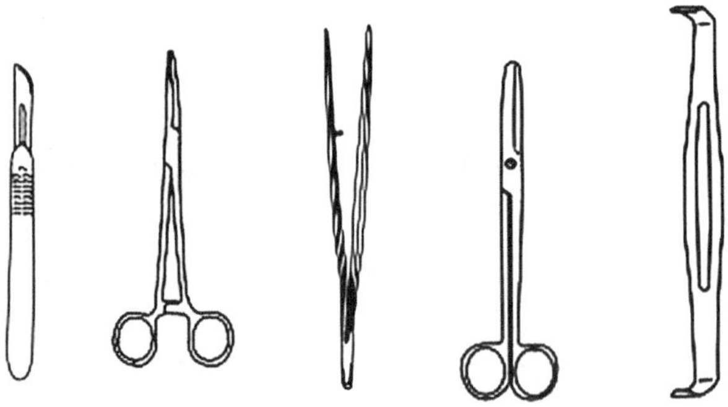

图 7-1-7　显露头静脉器械

A.手术圆刀；B.弯止血钳；C.解剖镊；D.组织剪；E.甲状腺拉钩

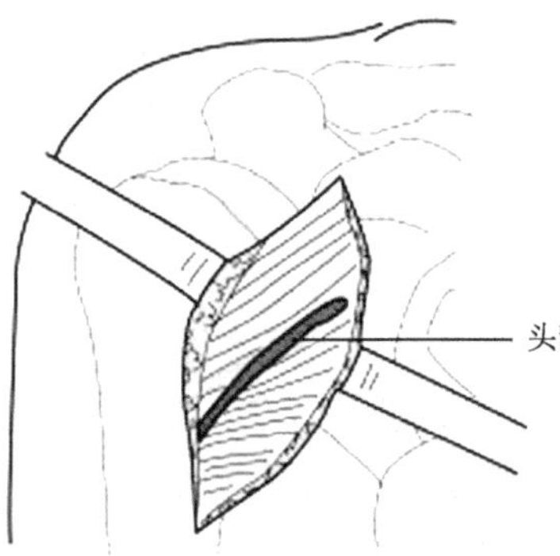

图 7-1-8　显露并保护头静脉

4. 显露喙肱肌腱、肱二头肌短头腱和肱二头肌长头腱　自三角肌与胸大肌之间隙将两肌分开，在距锁骨 0.5cm 处，切断三角肌的锁骨部分，并向外侧翻开，再向内侧牵开胸大肌及头静脉。显露附着的喙肱肌腱、肱二头肌短头腱和肱二头肌长头腱（图 7-1-9，图 7-1-10）。

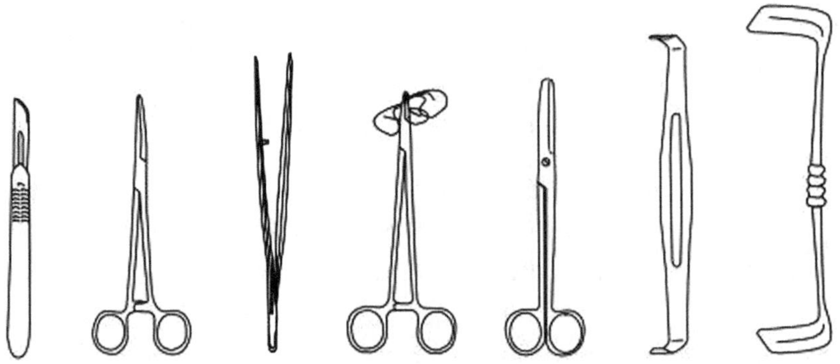

图 7-1-9　显露肱二头肌长头腱器械

A.手术圆刀；B.弯止血钳；C.解剖镊；D.持针器及针线；E.组织剪；F.甲状腺拉钩；G.腹腔拉钩

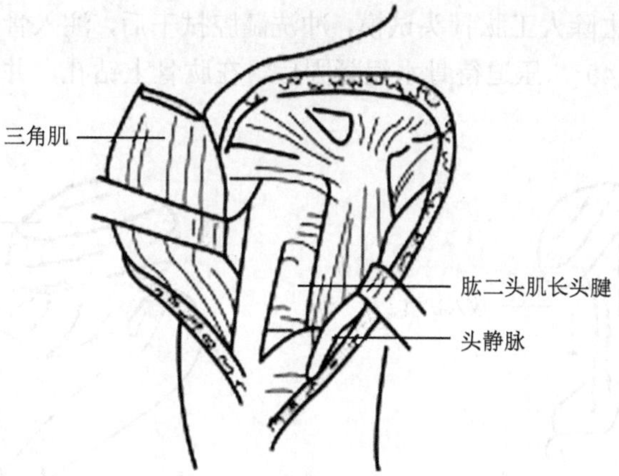

图 7-1-10　显露肱二头肌长头腱

5. 显露关节盂　保护好头静脉，在胸大肌与三角肌之间分离，切断三角肌前部止点并切断胸大肌止点上 1/3 及喙肩韧带，向两侧牵开。外展、后伸、外旋使肱骨头脱出，并测量肱骨头大小，清理骨折碎块，显露关节盂并进行冲洗。检查骨折远端骨质情况，将骨折块进行复位并临时固定（图 7-1-11，图 7-1-12）。

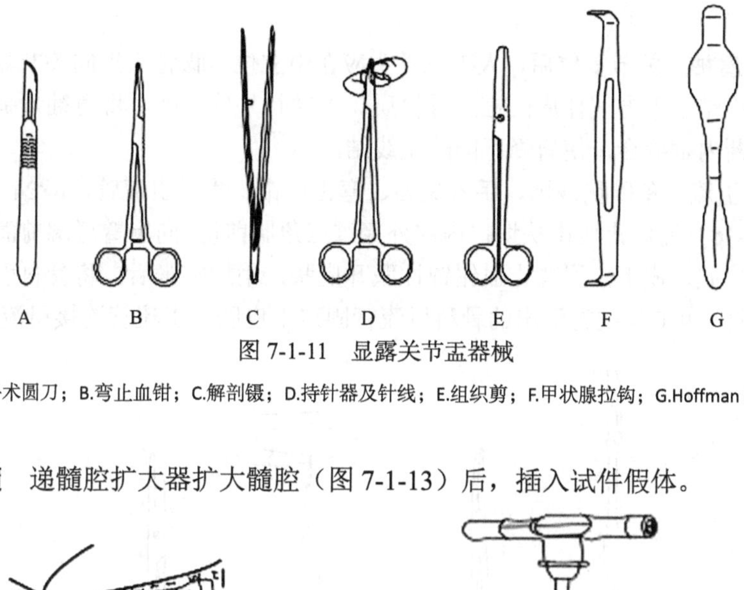

图 7-1-11　显露关节盂器械

A.手术圆刀；B.弯止血钳；C.解剖镊；D.持针器及针线；E.组织剪；F.甲状腺拉钩；G.Hoffman 拉钩

6. 扩髓　递髓腔扩大器扩大髓腔（图 7-1-13）后，插入试件假体。

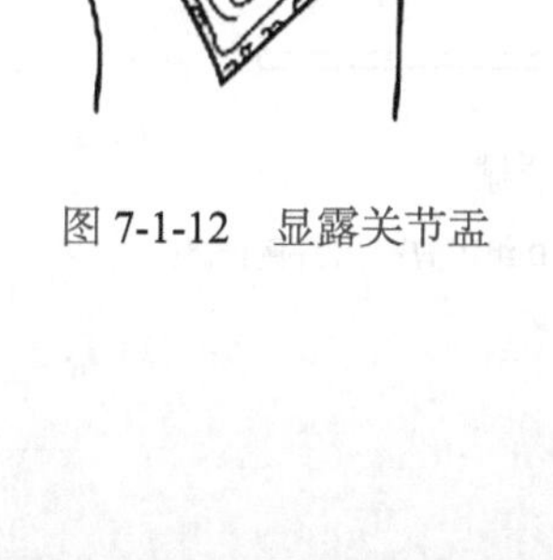

图 7-1-12　显露关节盂

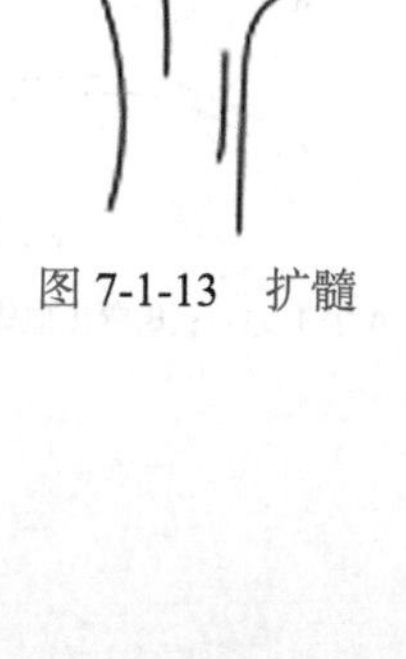

图 7-1-13　扩髓

7. 安放假体 去除人工肱骨头试模，冲洗髓腔拭干后，注入骨水泥将人工肱骨头假体植入在后倾 30°～40°，压迫待骨水泥凝固后，在肱骨上钻孔，并预置肩袖缝合线（图 7-1-14，图 7-1-15）。

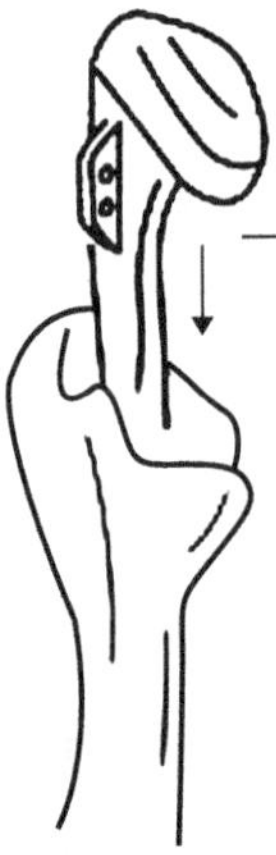

图 7-1-14 注入骨水泥，放入假体柄及试模，检查肱骨头假体高度，并在肱骨远端转孔预留缝线

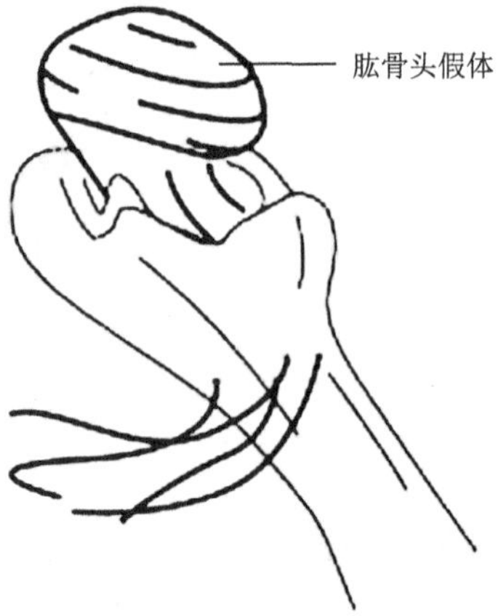

图 7-1-15 检查肱骨头假体后倾角和高度合适后，放入肱骨头金属假体

8. 缝合肩袖 关节复位后，人工肱骨头应在中立位，肱骨头指向关节盂，并稍高出大结节，大小结节下方假体周围植入骨松质。上臂行外旋 40°，将肩袖预制缝合线闭合间隙，并间断内袖缝合，使肩峰下间隙无线结。

9. 放置引流 备碘伏纱球、手术尖刀、弯止血钳、骨科引流管、8×24 三角针 2-0/T 丝线（图 7-1-16）。递弯止血钳从切口内向外穿过三角肌前份，向上臂近端前面顶起皮肤，用尖刀切开皮肤、皮下，用弯止血钳钝性戳开皮肤，稍加扩张后，将骨科引流管引出切口内，三角针 2-0/T 丝线将引出的骨科引流管固定于皮肤，引流管连接引流袋。

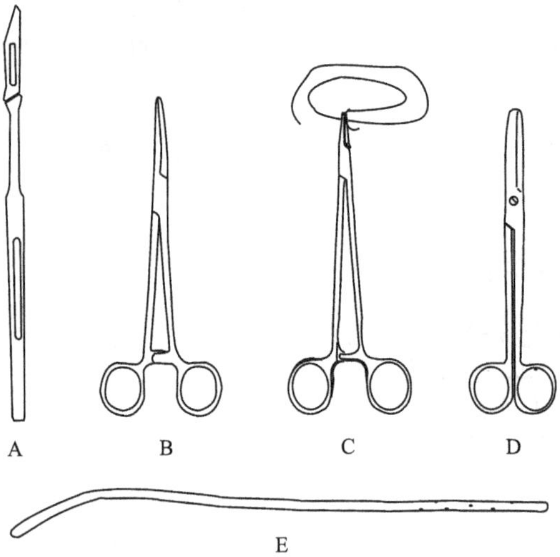

图 7-1-16 安置引流器械

A.手术尖刀；B.弯止血钳；C.持针器及针线；D.组织剪；E.骨科引流管

10. 缝合切口　备 13×24 圆针 0 号丝线、13×24 圆针 3-0 丝线、8×24 三角针 3-0 丝线、组织镊、弯止血钳等（图 7-1-17），洗手护士、巡回护士共同清点手术用物无误后，递圆针 0 号丝线全层或分层缝合肌层，圆针 3-0 丝线缝合皮下脂肪组织层，递碘伏纱球消毒切口，递三角针 3-0 丝线缝合皮肤（也可以使用 0 号可吸收缝线关闭肌层，2-0 可吸收线关闭皮下脂肪组织层，皮肤缝合器缝合皮肤）。递碘伏纱球再次消毒切口，递切口敷贴和有孔敷贴覆盖切口，再用抖散的烧伤纱布覆盖，卷带适当加压包扎后结束手术（图 7-1-18）。腋部夹枕或支具保持肩关节于功能位（外展 45°～60°、前屈 15°～25°）。

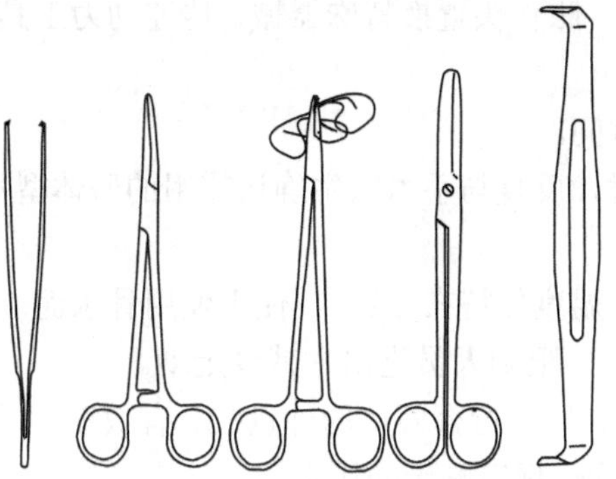

图 7-1-17　缝合切口器械

A.组织镊；B.弯止血钳；C.持针器及针线；D.组织剪；E.甲状腺拉钩

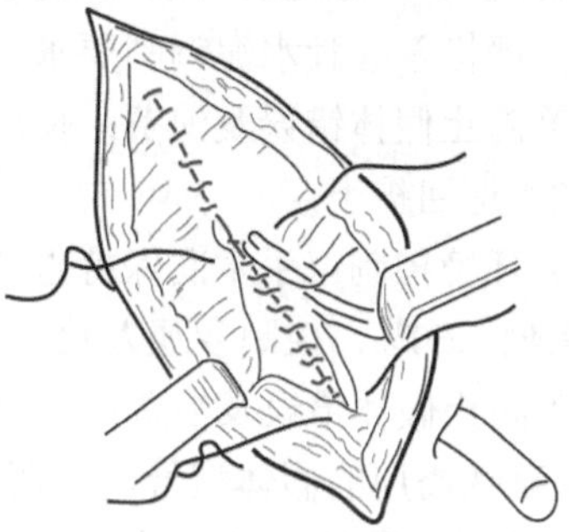

图 7-1-18　关闭切口

11. 术后 C 形臂 X 线机透视　肱骨头假体位置良好（图 7-1-19，图 7-1-20）。

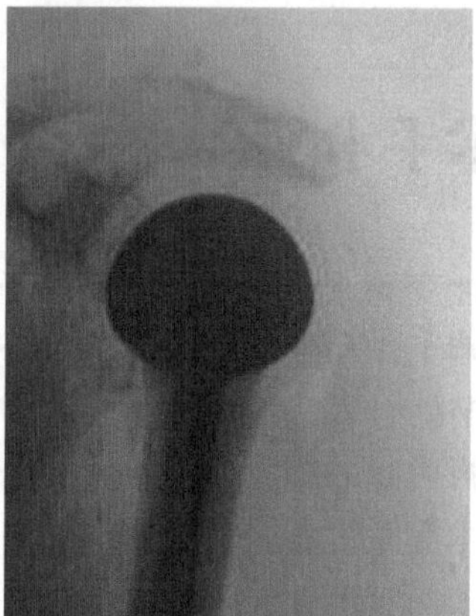

图 7-1-19　肩关节假体侧位位置良好

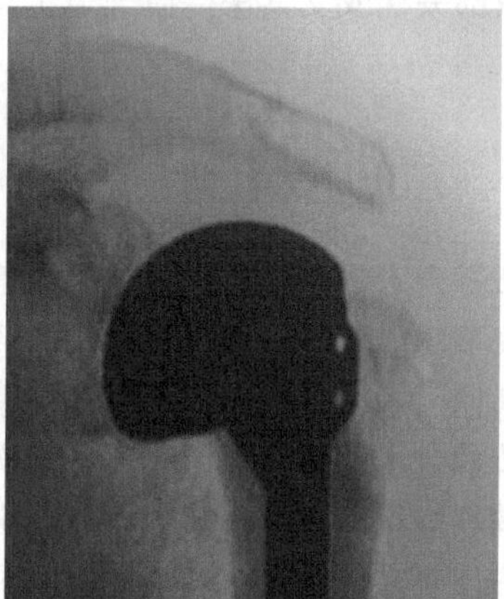

图 7-1-20　肩关节假体正位位置良好

（五）特殊关注点

1. 麻醉诱导期　护士的关注点：

（1）患者术前较为紧张，担心术后恢复效果，麻醉前应多关心、鼓励患者，使其轻松面对麻醉。

（2）麻醉诱导期前输入抗菌药物。

（3）密切关注患者生命体征，协助麻醉医生静脉给药。

2. 体位准备 护士应注意哪些要点：

（1）搬动患者时一定将患肢牵引平抬，患者能自行移动的，手术室护士一定在旁协助，避免跌床、骨折断端再度损伤血管及神经。

（2）着力点等部位均垫棉垫或软枕，避免发生体位并发症。

3. 手术配合过程中 护士的关注点：

（1）洗手护士

1）熟悉手术步骤，准确传递手术器械、肱骨头置换特殊器械，传递动力工具时使用“中间传递区”，避免伤及医务人员。

2）严格掌握骨水泥调制要求、固化时间。

3）防止假体错误及浪费：使用假体时，反复与手术医生确认需用的假体型号。

（2）巡回护士

1）环境控制：手术间保持整洁安静，温度保持在 22℃，便于使用骨水泥。湿度保持在 40%～60%，控制参观人数（≤3 人），限制人员进出，减少走动。

2）防止假体错误及浪费：使用假体时，严格检查假体的外包装、有效期，反复与手术医生确认需用的假体型号，保留所有的假体标签贴于病历上。

4. 麻醉清醒期 护士的关注点：巡回护士和主管医生应留守在患者旁，防止患者烦躁坠床，适当约束并盖好被子保暖。

5. 搬运患者 护士的关注点：

（1）保持引流管通畅，防止脱出、受压、折叠等。

（2）腋部夹枕或支具保持肩关节于功能位。

二、肩关节融合术手术配合

肩关节融合术是由于关节外伤、炎症、退行性变等原因发生对应关节面不相称，引起严重的关节功能障碍，或顽固的关节疼痛，影响工作和生活，经非手术治疗无效，又不适合用其他手术来保留关节动度者，宜施行关节融合术。

肩关节融合术的适应证：①肩关节关节内骨折引起的严重创伤性关节炎，化脓性关节炎后周围软组织有大量瘢痕，不宜行关节成形术等手术者。②成人全关节结核，关节面破坏，估计不能保留关节功能，可在病灶清除的同时施行关节融合术；并有畸形者，可同时矫正畸形。③由于神经病变或损伤而致肌肉瘫痪，引起关节严重不稳，影响整个肢体功能，而单纯肌腱转移又不足以维持关节稳定和恢复足够的有效功能，固定局部关节可以改善肢体功能者，宜施行关节融合术。例如，脊髓前角灰质炎后遗三角肌瘫痪，上肢不能上举，若将肩关节固定于功能位，可借肩胛胸间的滑动而改善上肢的功能。

除一般择期手术的禁忌证以外，有下列情况者也应禁忌融合：①邻近关节已有骨性强直者，不宜做关节融合术。如髋关节融合后，其活动可由正常的腰椎及膝关节来代偿，以适应工作与生活活动的需要。若下腰椎或膝关节已经僵硬，髋关节融合将会给患者造成极大困难。②两侧肢体的相同关节中，一侧已有强直者，对侧不宜施行关节融合术。如肩关节两侧均融合，起、卧、行、坐均会有很大困难。③儿童关节软骨丰富，关节融合不易发生骨性融合，还容易损伤骨骺，影响生长发育；同时，儿童在肢体发育阶段和肌肉的持续作用下，融合了的关节可以再发生变形。因此，年龄在12岁以下的儿童，不宜施行关节融合术。

（一）手术用物

1. 常规布类 剖腹手术盆，手术衣，剖口单，桌单，治疗巾。

2. 手术器械 髋下肢器械，肩关节特殊器械。

3. 一次性用物

（1）常规物品：一次性电刀笔1个，一次性使用吸引管1套，电刀清洁片1张，20号手术刀片2张，11号手术刀片1张，髋下肢套针1板，骨蜡1板，45cm×45cm医用粘贴膜3张，20cm×30cm医用粘贴膜1张，一次性使用冲洗器1个，无菌垃圾袋1个，骨科引流管1根，一次性引流袋1个，纱布绷带2卷，手套按需准备。

（2）缝线

1）非吸收线：3-0丝线×1包、2-0/T丝线×1包、0号丝线×1包，2号进口胸骨圆体角针缝线1～2包。

2）可吸收线：0号可吸收线1根，2-0可吸收线1根。

3）皮肤缝合器：皮肤缝合器1把。

4. 骨科动力系统 骨科电钻，骨科摆锯，电池2个。

（二）体位

仰卧位：

（1）患者仰卧于手术台中线偏患侧，头转向健侧，病侧肩胛部及躯干下垫以沙袋，使病肩离开手术台，决定肩关节融合位置（外展45°～60°、前屈15°～25°、外旋25°）（图7-1-21，图7-1-22）。

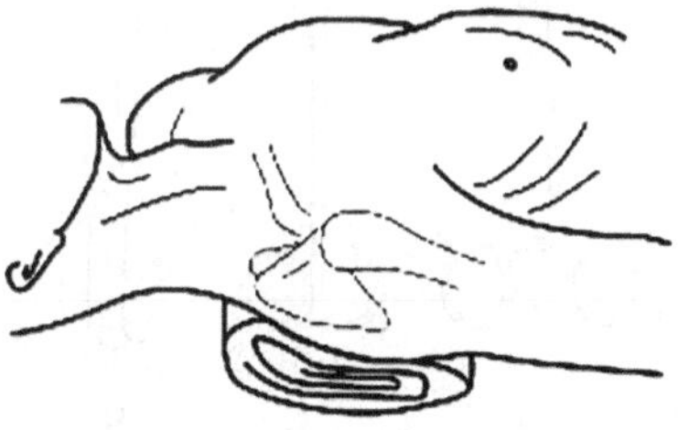

图 7-1-21 患者仰卧，垫高患侧肩部

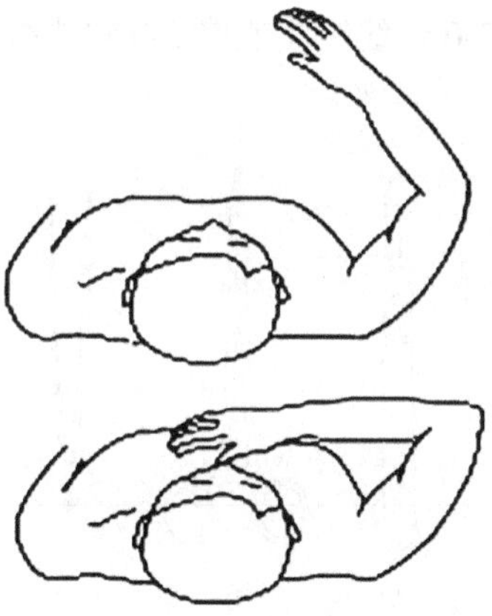

图 7-1-22 决定肩关节融合位置

（2）健侧上肢平放于身侧，用束手带将健侧上肢固定后用中单将上肢包裹、保护、固定。

（3）电凝器负极板贴于患者体毛较少且肌肉丰厚处。

（4）头架固定于主刀医生对侧床头。

（5）双下肢膝部用束脚带固定。

（三）消毒、铺巾

1. 消毒液 75%医用乙醇脱脂，碘伏消毒。

2. 消毒范围 上至颈根部，对侧至健侧锁骨中线，下过肋下缘、患侧肩胛骨及下部（即切口周围 15～20cm），患肢消毒到前臂中份。同侧的髂嵴前方消毒以备取骨。

3. 铺巾

（1）1/4 折的治疗巾 1 张垫于肩下、1/4 折的治疗巾 3 张铺切口，用 4 把巾钳固定治疗巾，再用 1 张桌单铺于肩关节上并悬挂以遮挡麻醉机等。

（2）1/4 折的治疗巾 4 张铺髂嵴前方切口，用 20cm×30cm 医用粘贴膜 1 张贴手术切口。髂嵴前方切口下方横铺 1 张桌单。

（3）腋下纵行铺 1 张桌单，患肢未消毒的部分用治疗巾包裹、纱布绷带包扎后再铺剖口单 1 张，髂嵴前方铺剖口单 1 张。

4. 其他 医用粘贴膜 3 张粘贴手术切口及全上肢（2 张 45cm×45cm 医用粘贴膜整张，1 张 45cm×45cm 医用粘贴膜长形剪成两半使用）。戴第二层手套，固定一次性电刀笔、一次性使用吸引管，上灯柄。

（四）手术配合

1. 手术切口 采用肩关节前内侧切口（见肩关节前内侧显露途径）。切口下端沿三角肌前缘适当后延 4～5cm，以扩大显露。

2. 切开皮肤及皮下组织 洗手护士、巡回护士共同清点手术用物后，备圆刀 2 把、纱布 2 张、皮肤拉钩 2 把、组织镊 1 把、13×24 圆针 3-0 丝线等（图 7-1-23）。主刀医生确认手术开始后，递纱布 2 张，接着递第一把圆刀切皮后换下，递第二把圆刀或用电刀笔切开皮下组织，在切开过程中组织出血时，视情况用中弯止血钳或解剖镊夹持组织电烙止血或 3-0 丝线结扎或用 3-0 丝线缝扎止血。

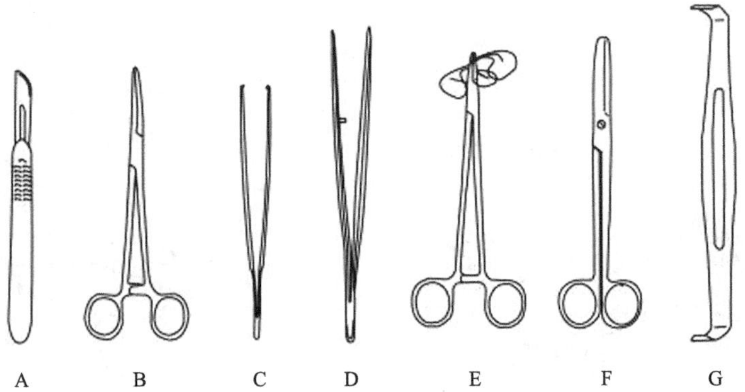

图 7-1-23 切开皮肤及皮下组织器械

A.手术圆刀；B.弯止血钳；C.组织镊；D.解剖镊；E.持针器及针线；F. 组织剪；G.甲状腺拉钩

3. 显露肱骨头与肩胛盂 沿切口走向将三角肌在起点下 0.5cm 处从锁骨、肩峰及肩胛冈上切下，连同皮瓣向后下翻转。在分开三角肌后缘时，应注意避免损伤经小圆肌下缘穿出的腋神经和旋后动脉，在前侧应保护在喙突及腹股沟镰内后方下行的腋动、静脉及神经干。而后切开肱横韧带，分离并拉开肱二头肌腱长头，沿肱骨纵行切断肩胛下肌，再横行切开腱袖及关节囊，充分显露肱骨头与肩胛盂（图 7-1-24，图 7-1-25）。

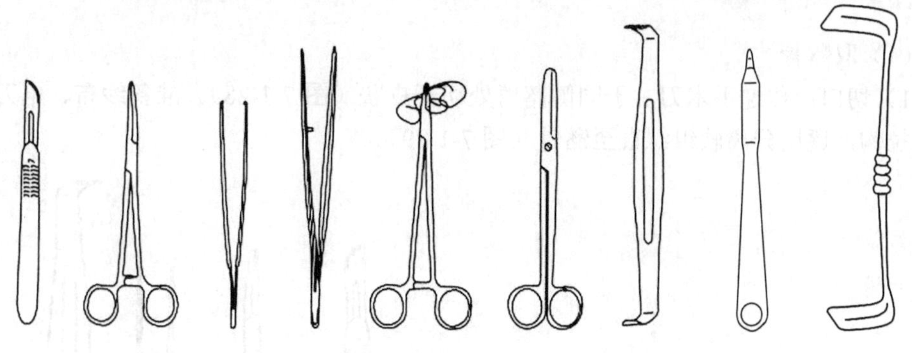

图 7-1-24 显露肱骨头与肩胛盂器械

A.手术圆刀；B.弯止血钳；C.组织镊；D.解剖镊；E.持针器及针线；F.组织剪；G.甲状腺拉钩；H.Hoffman 拉钩；I.腹腔拉钩

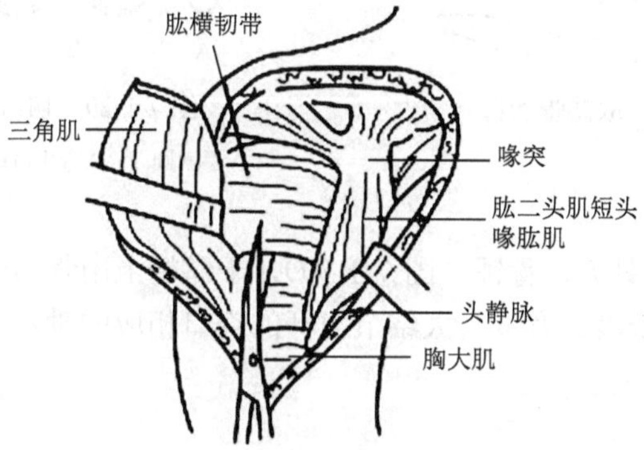

图 7-1-25 切开肱横韧带，分离肱二头肌

4. 切除软骨面、关节内融合 如关节有病变，先外旋上臂，将关节脱位，切除有病变的滑膜及关节囊后，凿除肱骨头及肩胛盂的软骨面；冲洗伤口，清除残留的软骨屑，复位关节。如关节面不对立，则尽量修整骨面，使粗糙的骨面能保持密切接触（图 7-1-26，图 7-1-27）。

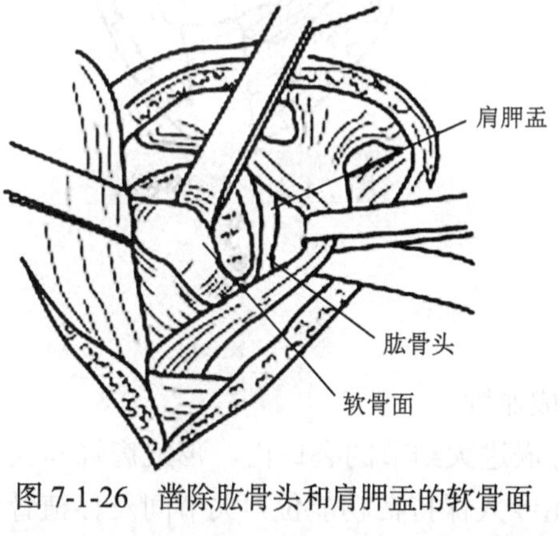

图 7-1-26 凿除肱骨头和肩胛盂的软骨面

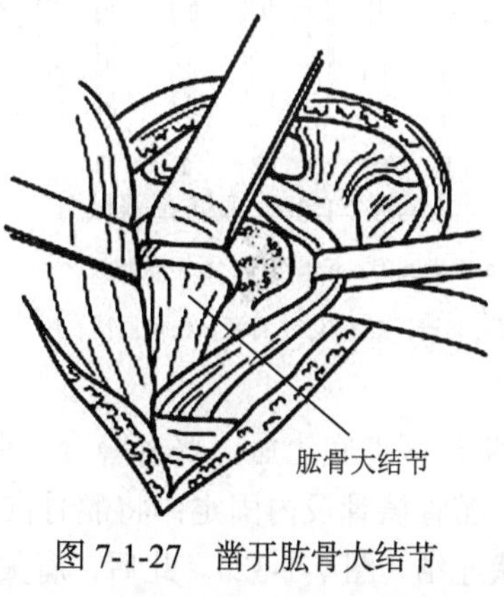

图 7-1-27 凿开肱骨大结节

5. 关节外骨移植加强融合 骨膜下剥离肱骨大结节，沿矢状面不全凿开大结节（保持其基底部与肱骨的连续性），以备植骨嵌入用。然后，在骨膜下剥离部分肩峰及肩胛冈后缘。剥离时需注意避免损伤位于肩胛切迹部的肩胛横动脉与肩胛上神经，将肩峰表面凿毛。

（1）取髂骨

1）切口：传递手术刀，于同侧髂嵴处切开皮肤（图 7-1-28）。准备纱布、电刀笔、皮肤拉钩，逐层分离软组织直至髂骨（图 7-1-29）。

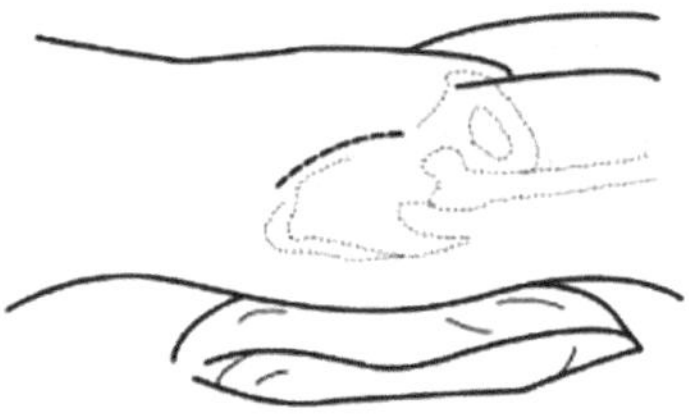

图 7-1-28 取髂骨切口

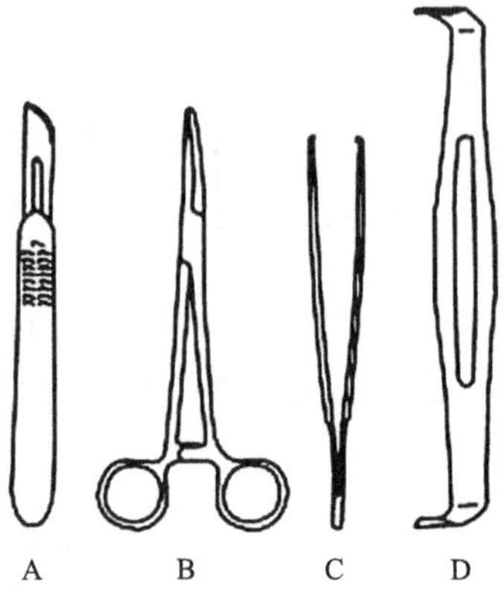

图 7-1-29 切口显露器械

A.手术圆刀；B.弯止血钳；C.有齿镊；D.甲状腺拉钩

2）取髂骨：传递骨刀、骨锤（图 7-1-30），于髂嵴上用骨刀开一长方形骨板做窗口（图 7-1-31），凿下一长度、宽度与大结节凿开的裂口相应的骨片。取出骨松质后将骨板扣回原窗口处。

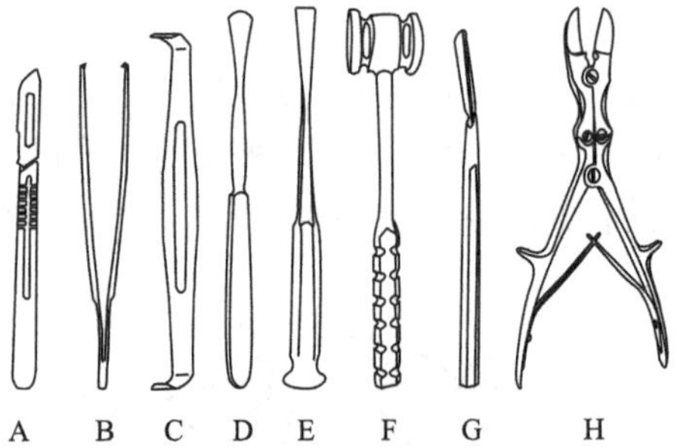

图 7-1-30 取髂骨器械

A.手术圆刀；B.组织镊；C.甲状腺拉钩；

D.骨膜剥离器；E.骨刀；F.骨锤；G.峨眉凿；H.骨剪

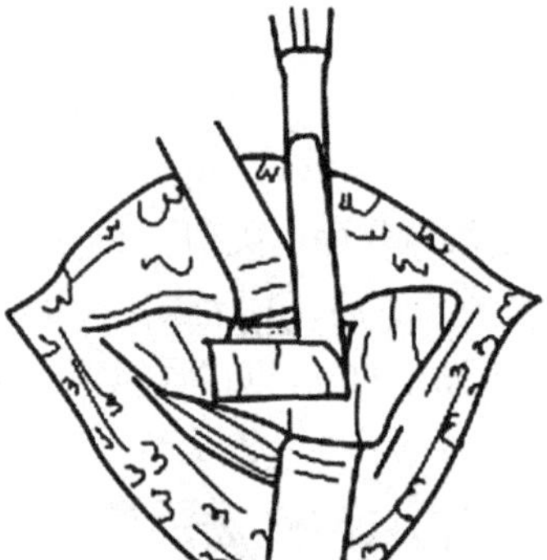

图 7-1-31 髂骨开窗

3）将供区彻底止血，严密缝合，避免形成血肿。

（2）髂骨植骨及内固定：将髂骨向下滑行嵌进大结节的裂口内，形成肩峰与大结节间的桥状连结（图 7-1-32）。此后，肩关节应由专人保持在功能位，关节间及移植骨片下的空隙用取自肱骨或髂骨的骨松质碎骨填充。如关节面有缺损，或对应面大小很不相称，复位后很不稳定，可用1～2根克氏针或螺钉，从肱骨大结节穿过肱骨头直达肩胛盂内，内固定关节在功能位（外展45°～60°、前屈15°～25°、外旋25°），必要时使用钢板螺钉内固定（图7-1-33）。检查无明显出血，关节融合位置合适后，即可复位肌肉瓣，钢针内固定的针尾弯屈、切断于骨外。

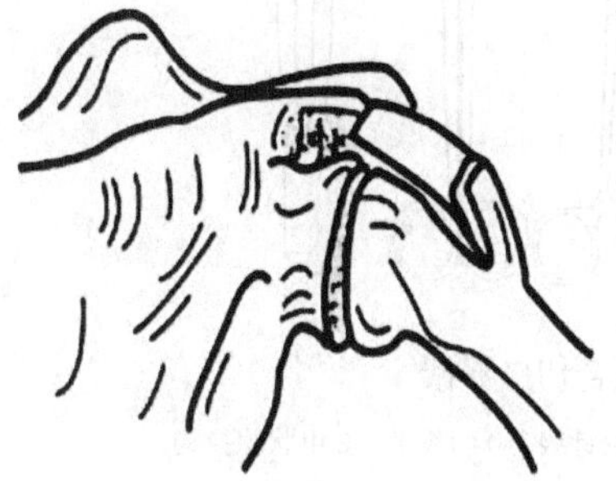

图7-1-32 取肩峰将髂骨滑行嵌入大结节裂隙植骨，加强融合

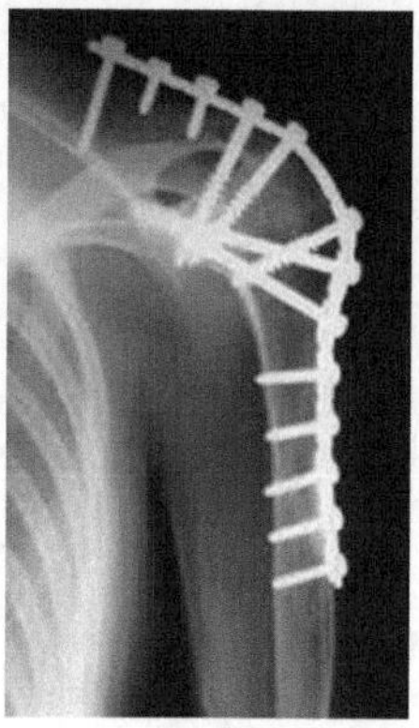

图7-1-33 钢板螺钉内固定

6. 放置引流 备碘伏纱球、手术尖刀、弯止血钳、骨科引流管、8×24三角针2-0/T丝线（图7-1-34）。于切口中下段外份用尖刀切开皮肤、皮下，用弯止血钳钝性戳开皮肤，稍加扩张后将骨科引流管引出切口外，三角针2-0/T丝线将引出之骨科引流管固定于皮肤，引流管连接引流袋。

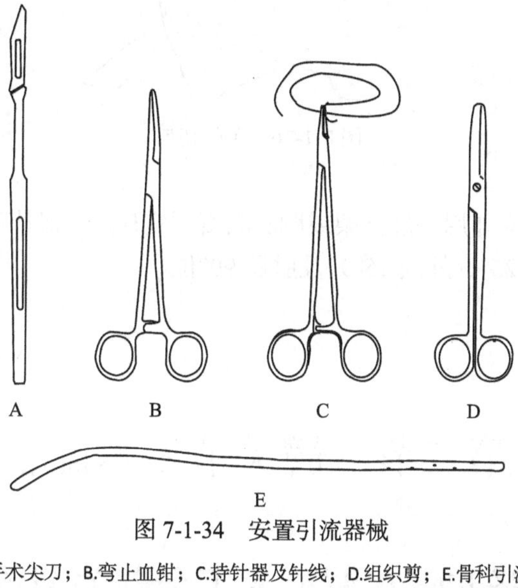

图7-1-34 安置引流器械

A.手术尖刀；B.弯止血钳；C.持针器及针线；D.组织剪；E.骨科引流管

7. 缝合切口 备13×24圆针0号丝线、13×24圆针3-0丝线、8×24三角针3-0丝线、组织镊、弯止血钳等（图7-1-35），洗手、巡回护士共同清点手术用物无误后，递圆针0号丝线全层或分层缝合肌层，圆针3-0丝线缝合皮下脂肪组织层，递碘伏纱球消毒切口，递三角

针 3-0 丝线缝合皮肤（也可以使用 0 号可吸收缝线关闭肌层，2-0 可吸收线关闭皮下脂肪组织层，皮肤缝合器缝合皮肤）。递碘伏纱球再次消毒切口，递切口敷贴和有孔敷贴覆盖切口，再用抖散的烧伤纱布覆盖，纱布绷带适当加压包扎（图 7-1-36）。

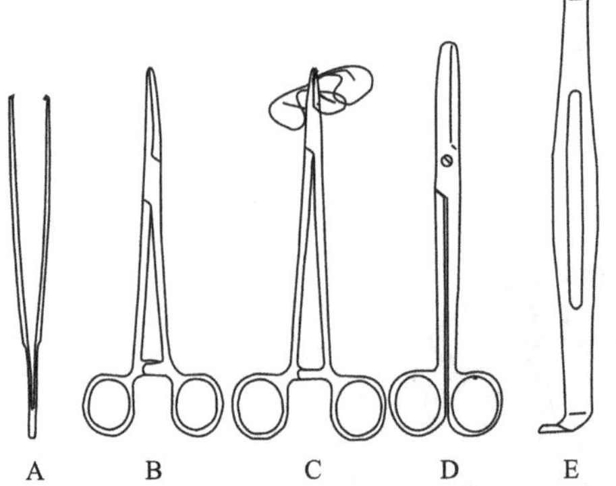

图 7-1-35 缝合切口器械

A.组织镊；B.弯止血钳；C.持针器及针线；D.组织剪；E.甲状腺拉钩

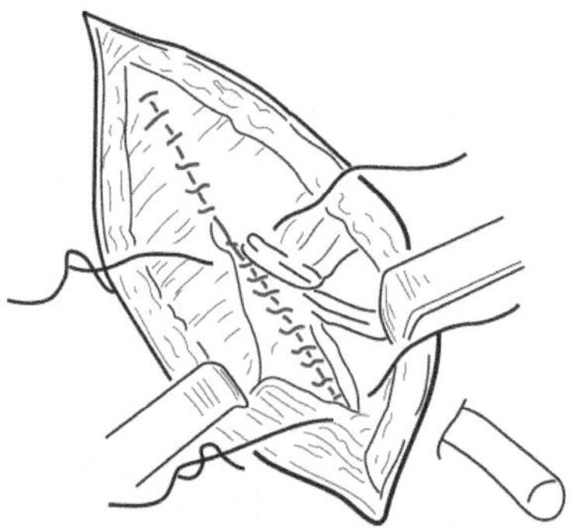

图 7-1-36 关闭切口

8. 外固定 术后立即用外展支架或胸肱石膏固定病肢，保持肩关节于功能位（外展 45°～60°、前屈 15°～25°、外旋 25°）及肘屈 90°位。

（王 慧 钟 刚）

第二节 髋关节手术配合

一、后外侧入路非骨水泥型人工全髋关节置换术手术配合

髋关节由髋臼、股骨头、关节软骨及周围的韧带、软组织构成，是人体主要的承重关节，同时适应人体行走、跑、跳、下蹲等重要的功能（图 7-2-1）。人工关节置换术是指采用金属、高分子聚乙烯、陶瓷等材料，根据人体关节的形态、构造及功能制成人工

关节假体，通过外科技术植入人体内，代替患病关节功能，达到缓解关节疼痛，恢复关节功能的目的。人工全髋关节假体由人工髋臼外杯假体、髋臼内衬假体、股骨柄假体、股骨头假体四部分组成。

人工全髋关节置换术适用于：①严重的骨关节炎，活动受限；②类风湿髋关节炎，关节强直，病变稳定；③股骨头坏死和陈旧性股骨颈骨折并发股骨头坏死，并严重变形，塌陷和继发髋关节骨关节炎；④髋臼发育不良继发骨关节炎。

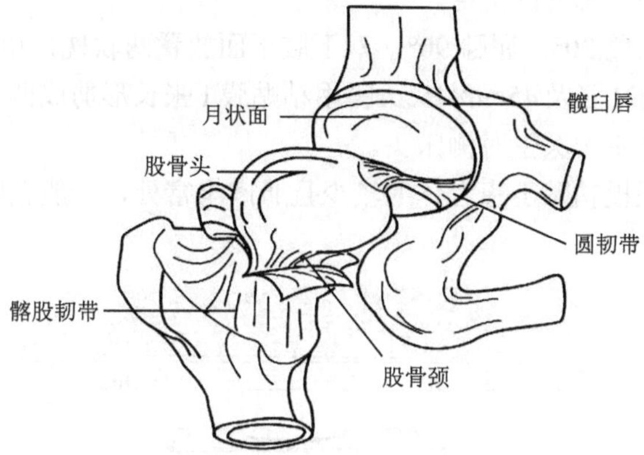

图 7-2-1 髋关节解剖图

（一）手术用物

1. 常规布类 剖腹手术盆，手术衣，剖口单，桌单，治疗巾。

2. 手术器械 髋置换普通器械，髋置换特殊器械，髋置换特殊配套器械。

3. 一次性用物

（1）常规物品：一次性使用吸引管 1 根，一次性使用吸引头 1 根，一次性电刀笔 1 个，电刀清洁片 1 张，髋下肢套针 1 板，20 号手术刀片 2 张，11 号手术刀片 1 张，骨蜡 1 板，纱布 10～20 张，方纱 3 张，45cm×45cm 医用粘贴膜 4 张，无菌纱布绷带 1 卷，骨科引流管 1 根，一次性使用引流袋 1 个，一次性使用冲洗器 1 个，灯柄 2 个，手套按需准备，一次性使用延长电极 1 根，吸收性明胶海绵 2 包备用。

（2）缝线

1）非吸收线：2-0/T 丝线×1 包。

2）可吸收线：0 号可吸收线×2 根，2-0 可吸收线×1 根。

3）皮肤缝合器：皮肤缝合器 1 把。

4. 人工髋关节假体 根据患者术前关节 X 线片测量，准备各种型号的人工髋关节假体。

5. 骨科动力系统 骨科电钻，骨科摆锯，电池。

（二）体位

安置患者于全侧卧位（先将髋关节置换术体位板固定在手术床上，铺上硅胶软垫，再将患者移到手术床上，患侧在上，与手术床平面呈 90°侧卧），在腋下、双层托手架上、着力点等部位均垫软枕，松紧适宜，避免发生体位并发症（图 7-2-2～图 7-2-5）。

（1）患者侧卧，患侧在上，双手呈抱拳状放置于双层托手架上并固定，腋下垫一腋枕，腋下可通过一拳，防止血管、神经受压。

（2）髂前上棘处垫一泡沫垫。

（3）骶尾部和耻骨联合部各插 2 根固定棒固定骨盆，然后在胸骨柄平面及对应的背部各插 1 根固定棒固定患者的上身。

（4）健侧下肢屈髋 30°，屈膝 90°，双下肢下面放置两软枕，束脚带固定。

（5）用敷料纱布 1 张及 45cm×45cm 医用粘贴膜 1 张长形剪成两半粘贴封闭会阴部。

（6）头架固定于主刀医生对侧床头。

（7）电凝器负极板粘贴于患者体毛较少且肌肉丰富处，一般粘贴于患者健侧大腿中份（图 7-2-6）。

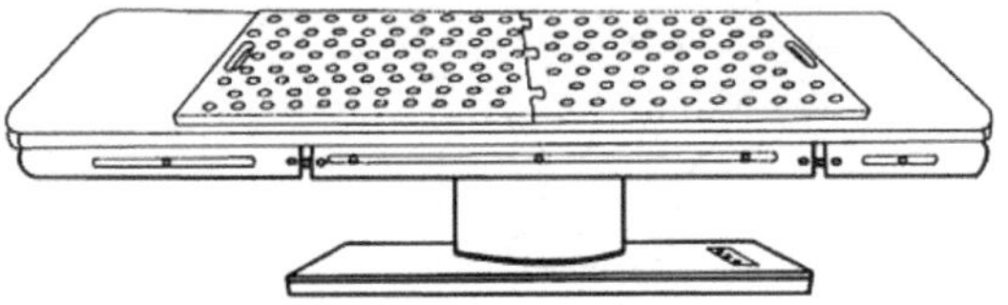

图 7-2-2　髋关节置换术体位板

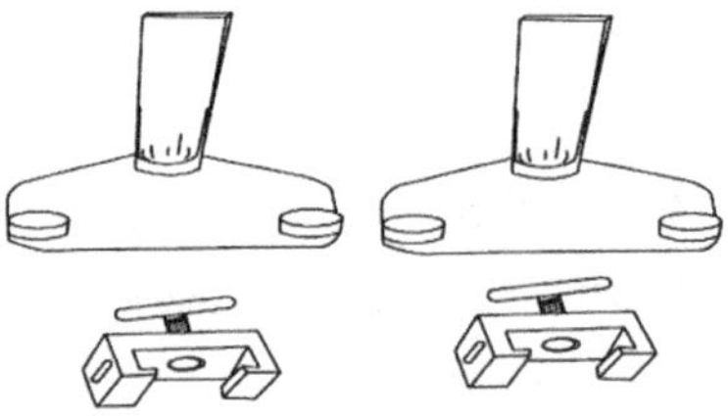

图 7-2-3　髋关节置换术体位板附件——固定器

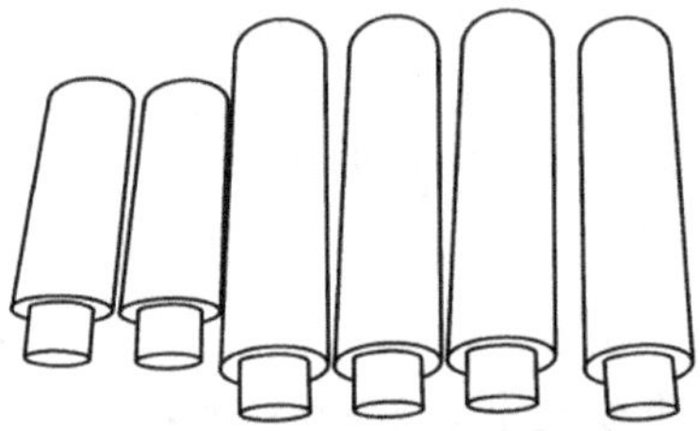

图 7-2-4 髋关节置换术体位板附件——固定棒

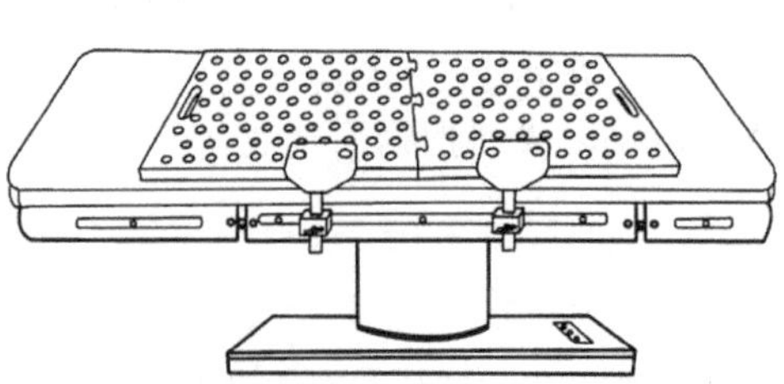

图 7-2-5　髋关节置换术体位板（安装后）

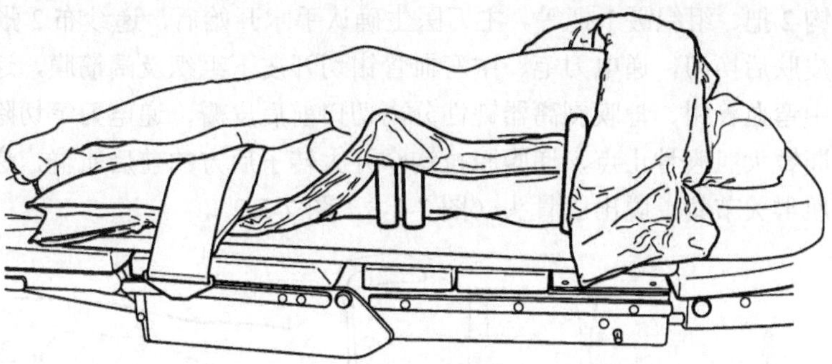

图 7-2-6　全侧卧位

（三）消毒铺巾

1. 消毒液　75%医用乙醇脱脂，碘伏消毒。

2. 消毒范围　上至剑突，下过患侧踝关节，前后过正中线。

3. 铺巾

（1）治疗巾 3 张反折 1/4 铺于髋关节外侧口，巾钳 3 把固定。

（2）桌单 1 张铺于患肢下，上缘齐患肢根部，同时遮盖健侧肢体及会阴部。

（3）治疗巾 2 张打开重叠在一起包扎未被消毒的患肢远端，纱布绷带固定。

（4）桌单 1 张横行铺于切口上方覆盖上肢及头架。

（5）患肢穿剖口单，桌单 1 张纵形铺于患侧肢体下。

（6）医用粘贴膜 4 张粘贴手术切口及全下肢（3 张 45cm×45cm 医用粘贴膜整张，1 张 45cm×45cm 医用粘贴膜长形剪成两半使用），戴第二层手套，固定一次性电刀笔、一次性使用吸引管，上灯柄。

（四）手术配合

1. 经髋关节后外侧切口入路

（1）手术切口：髋关节后外侧切口（图 7-2-7），以股骨大转子顶点远侧 1～2cm 为中心，向近端与股骨解剖轴线成向后 30°～40°角，长约 5cm，远端呈轻度弧形并向远端延伸 5～8cm。

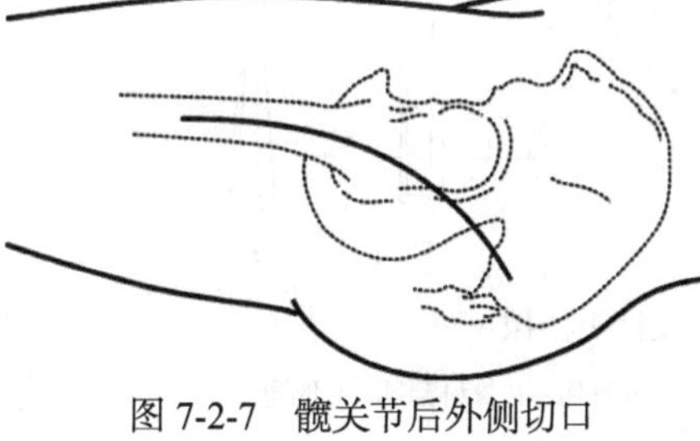

图 7-2-7　髋关节后外侧切口

（2）显露髋关节：洗手护士、巡回护士共同清点手术用物后，备圆刀 2 把、纱布 2

张、皮肤拉钩 2 把、组织镊 1 把等。主刀医生确认手术开始后，递纱布 2 张，接着递 20 号刀片切开皮肤后换刀，递电刀笔、中弯血管钳切开皮下组织及阔筋膜，递皮肤拉钩牵开切口。递中弯血管钳、骨膜剥离器钝性分离切口前后皮瓣，递电刀笔切除大转子周围的滑囊，切断臀大肌股骨止点，递腹腔拉钩牵开大转子后方的前后肌群，递电刀笔切开后方短外旋肌群关节囊，脱出股骨头（图 7-2-8，图 7-2-9）。

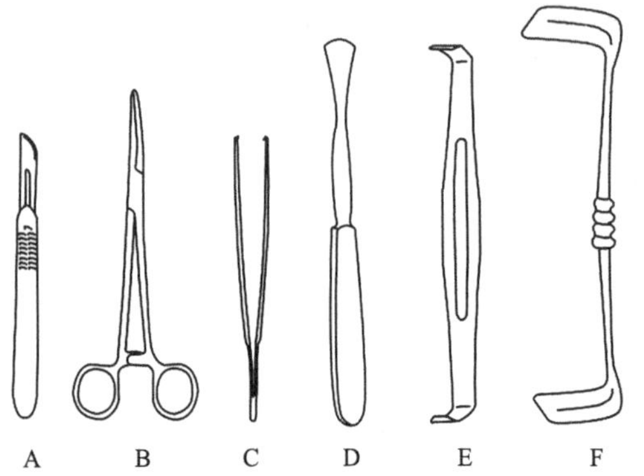

图 7-2-8 显露髋关节器械

A.手术圆刀；B.弯血管钳；C.组织镊；D.骨膜剥离器；E.甲状腺拉钩；F.腹腔拉钩

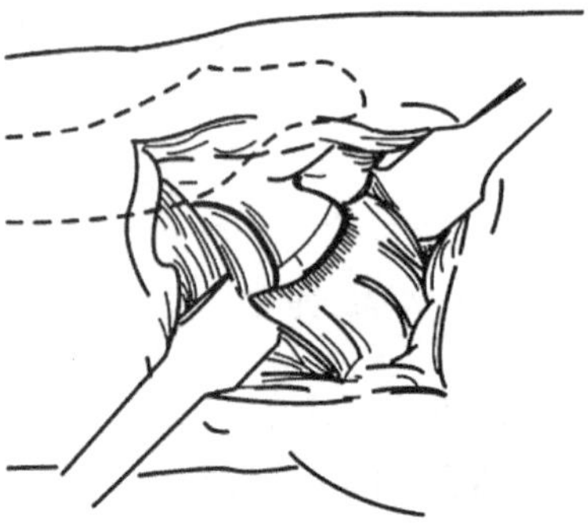

图 7-2-9 显露髋关节

2. 置换髋臼

（1）处理髋臼

1）股骨颈截骨：屈曲、内旋患髋 90°，递宽 Hoffman 拉钩、皮肤拉钩显露股骨头、颈，递摆锯在小粗隆上 1.5cm 处垂直于股骨颈处切除股骨头、颈，递宽骨刀、骨锤取出股骨头、颈，备植骨及送检（图 7-2-10，图 7-2-11）。

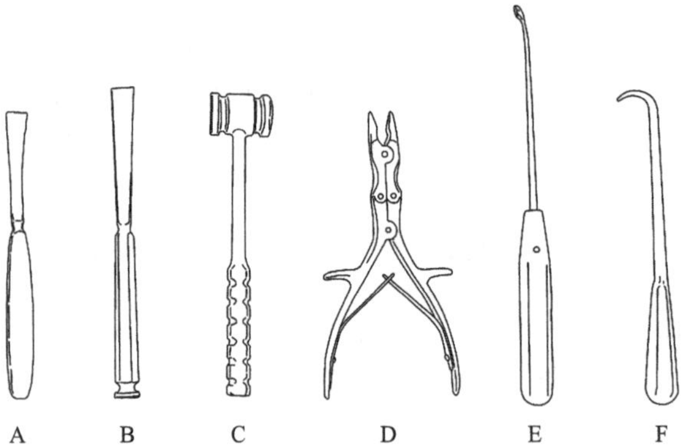

图 7-2-10 取下股骨头器械

A.骨膜剥离器；B.骨刀；C.骨锤；D.咬骨钳；E.骨科刮匙；F.骨钩

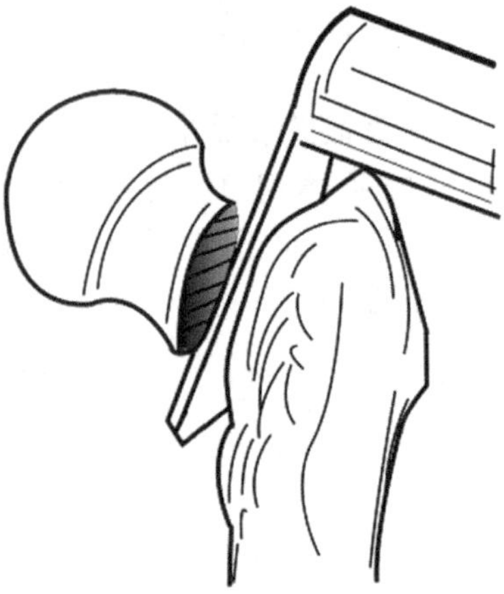

图 7-2-11 取下股骨头

2）显露髋臼：递骨钩牵开股骨断端，递 2 把髋臼拉钩安放于髋臼前下、后下壁，递椎板拉钩安放于髋臼后上壁，递另一椎板拉钩牵开臀中肌，取出骨钩充分显露髋臼（图 7-2-12，图 7-2-13）。

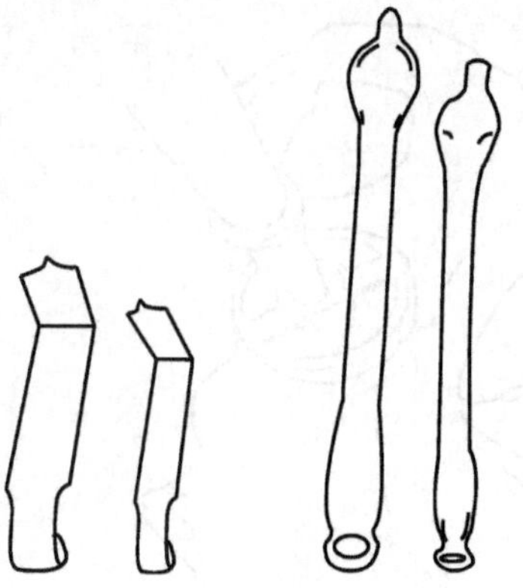

A　　B

图 7-2-12　显露髋臼器械

A.椎板拉钩；B.髋臼拉钩

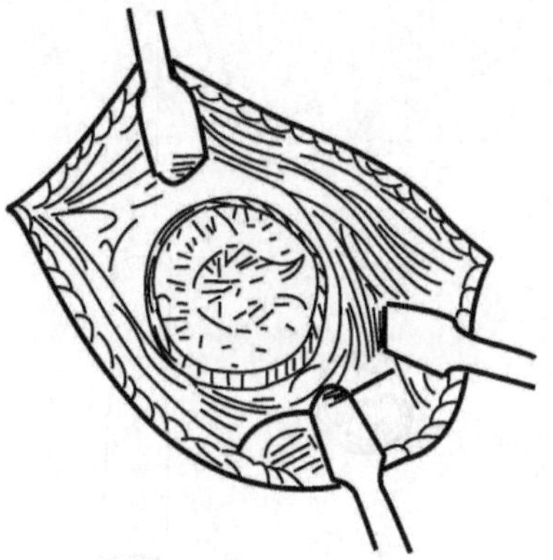

图 7-2-13　显露髋臼

3）修整髋臼：递电刀笔切除增生关节囊、髋臼盂唇、髋臼圆韧带，递窄骨刀、骨锤、咬骨钳修整髋臼缘增生的骨赘（图 7-2-14）。

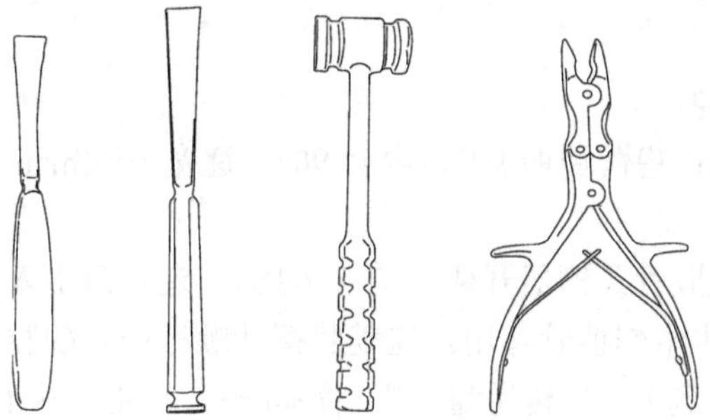

A　B　C　D

图 7-2-14　修整髋臼器械

A.骨膜剥离器；B.窄骨刀；C.骨锤；D.咬骨钳

4）磨削髋臼：髋臼锉（图 7-2-15）由小到大依次传递磨削髋臼（骨泥分次放置弯盘内，便于植骨），递生理盐水冲洗。

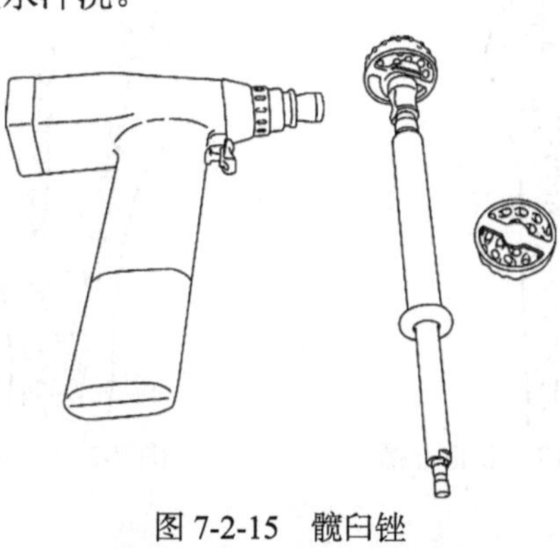

图 7-2-15　髋臼锉

（2）安放髋臼假体

1）传递并安放合适的髋臼试模（图 7-2-16，图 7-2-17）。

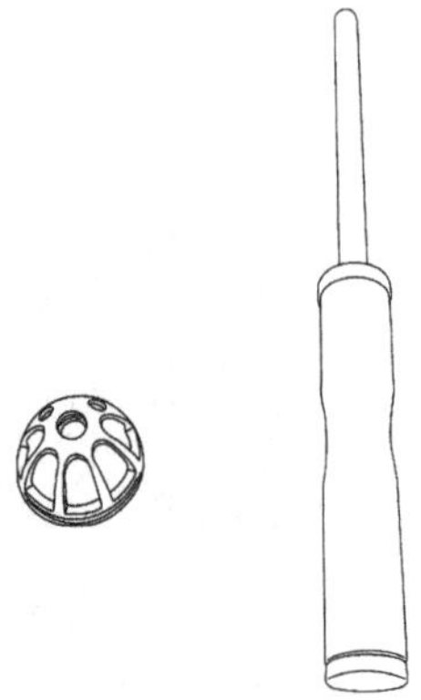

图 7-2-16　试模器械

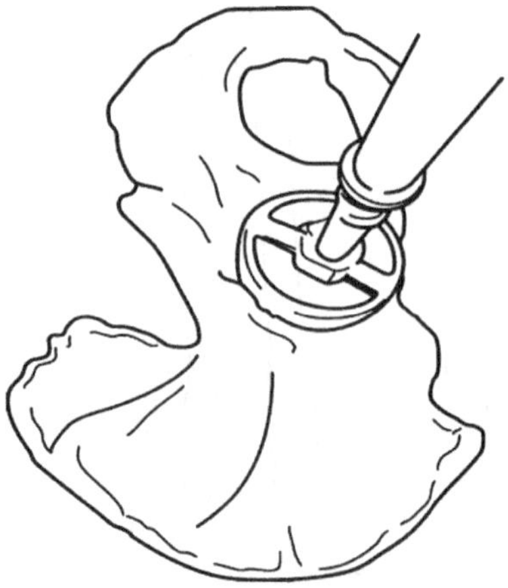

图 7-2-17　安放髋臼试模

2）取出试模，安放非骨水泥型髋臼假体，递击入器、骨锤均匀用力锤击。

3）安放相应配套的聚乙烯内衬假体或陶瓷内衬，递击入器、骨锤击入。

3. 置换股骨

（1）处理股骨髓腔

1）显露股骨上端：患髋屈曲 90°、内旋 90°，递宽 Hoffman 拉钩及皮肤拉钩显露股骨上端。

2）股骨开槽：递股骨开槽器开槽（图 7-2-18），递骨锤击入。取出开槽器内的骨松质浸泡于少量生理盐水中作植骨备用。递髓腔探针顺行插入髓腔。

3）股骨扩髓：由小到大依次传递髓腔锉，骨锤击入，递生理盐水冲洗髓腔（图 7-2-19）。

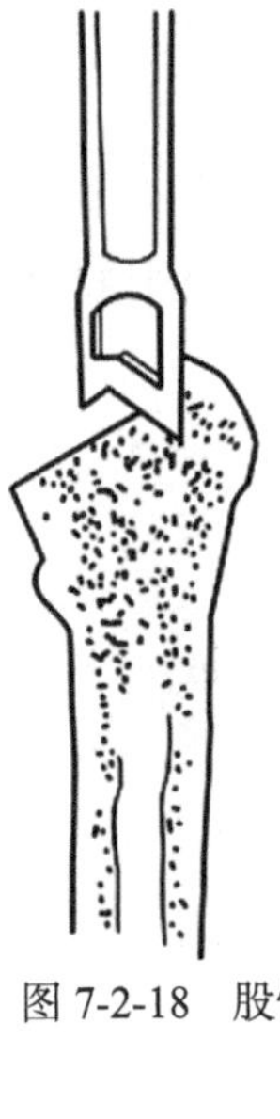

图 7-2-18　股骨开槽

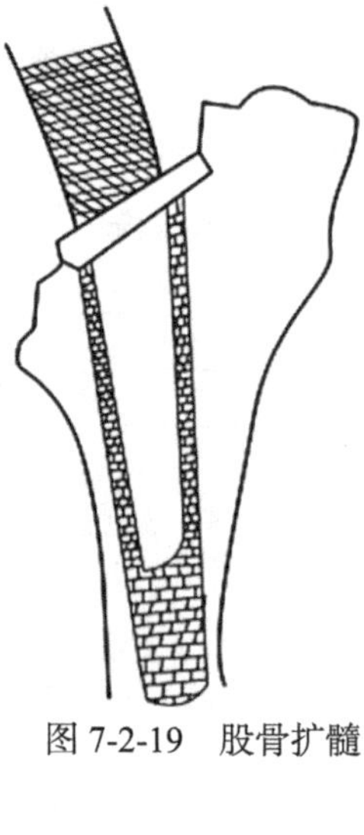

图 7-2-19　股骨扩髓

4）传递及安放股骨头试模，测试其长度及稳定性。测试后，屈曲、内旋脱出关节，取出股骨头试模，递髓腔锉手柄取出髓腔锉。

（2）安放股骨假体

1）安放测试好的非骨水泥型假体柄，递击入器、骨锤均匀用力打击至柄完全进入髓腔。

2）股骨头试模再次测试其长度及稳定性。

3）安放测试好的股骨头假体，关节复位（图 7-2-20）。

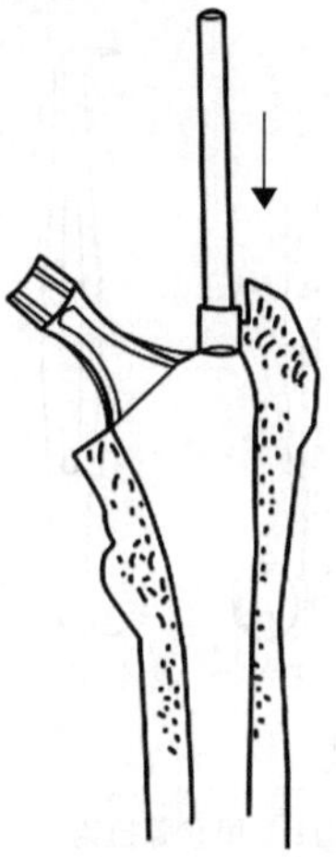

图 7-2-20　安放股骨假体

4. 放置引流，关闭切口

（1）止血：大量生理盐水冲洗关节腔，彻底止血。

（2）关闭切口

1）洗手护士、巡回护士共同清点手术用物无误后，关节腔内放置骨科引流管（图 7-2-21）。

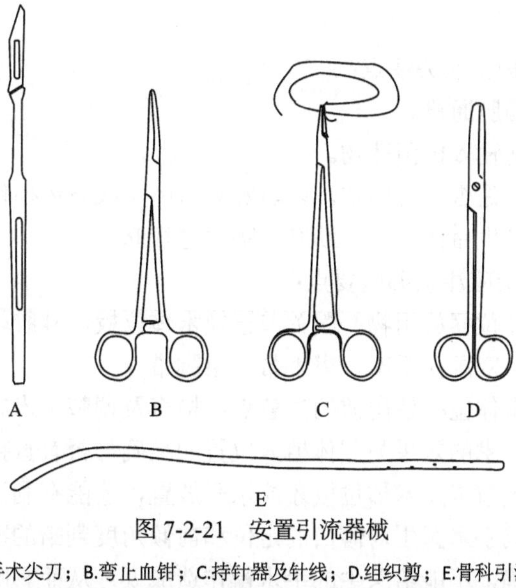

图 7-2-21　安置引流器械

A.手术尖刀；B.弯止血钳；C.持针器及针线；D.组织剪；E.骨科引流管

2）后方关节囊及短外旋肌层缝合：0 号可吸收线间断缝合。

3）深筋膜缝合：0 号可吸收线连续缝合。

4）皮下缝合：2-0/T 可吸收线间断缝合。

5）皮肤缝合：洗手护士、巡回护士共同清点手术用物无误后，递 3-0 可吸收线间断缝合或皮肤缝合器缝合皮肤（用皮肤缝合器时备 2 把组织镊）（图 7-2-22，图 7-2-23）。皮肤缝合完毕，洗手护士、巡回护士再次共同清点手术用物无误。

6）连接引流袋，医用敷贴粘贴切口。

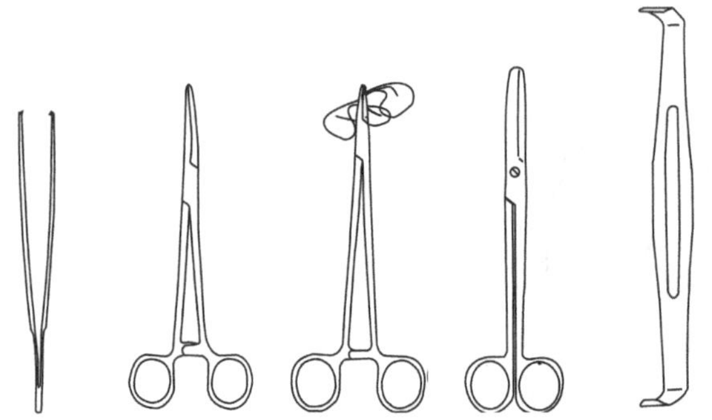

图 7-2-22　关闭切口器械

A.组织镊；B.弯止血钳；C.持针器及针线；D.组织剪；E.甲状腺拉钩

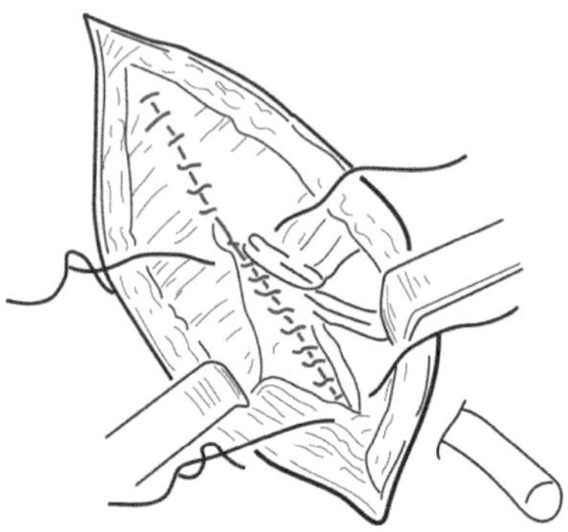

图 7-2-23　关闭切口

（3）归还器械：分类退回清洗间并登记。

（五）搬运患者

患者双大腿中间放置梯形枕，患肢外展 30°，避免内收引起关节脱位。

（六）特殊关注点

1. 麻醉诱导期　护士的关注点：

（1）建立可靠的静脉通路。

（2）麻醉诱导期前输入抗菌药物。

（3）再次观察患者是否妥善固定，以防麻醉后坠床或肢体损伤。

（4）密切关注患者生命体征，协助麻醉医生进行麻醉。

2. 体位准备　护士应注意哪些要点：

（1）提前准备好体位摆放用物：髋关节置换术体位板、硅胶软垫、固定棒、软枕、腋枕、泡沫垫、棉垫、双层托手架、束手带、束脚带。

（2）髋关节置换术体位板使用前的注意点：检查及调整手术床务必处于水平位置的重要性。髋关节置换手术的效果与假体植入位置的准确与否有直接关系，髋关节置换术要求手术床水平，髋关节置换术体位板才能水平放置，才能有利于准确摆放手术体位，而手术体位可直接影响手术医生对髋臼的定位和前倾角度判断的准确性。因此，要求摆放的手术体位必须准确，不能给医生的手术操作造成误差从而影响手术效果。

（3）髋关节置换术体位板使用中注意点

1）准确运用固定棒：利用几何学上两点决定一条直线的原理在骶尾部和耻骨联合部各插2根固定棒固定骨盆，然后在胸骨柄平面及对应的背部各插1根固定棒固定患者的上身，医生的操作振动就不会造成患者体位的改变。

2）防止压疮发生：硅胶软垫必须遮盖固定棒，防止压疮发生。

3）髋部固定必须松紧适宜，避免压迫股动脉（检查方法：固定棒固定髋部后，巡回护士检查足背动脉有无搏动；观察健侧下肢颜色有无变化，时间 5min），避免发生体位并发症。

4）注意保护隐私及保暖。

3. 手术配合过程中　护士的关注点：

（1）洗手护士

1）熟悉手术步骤，准确传递每个手术步骤所需要的关节置换特殊器械。

2）使用假体时的注意事项：髋臼内衬是超高分子聚乙烯，其余假体是钴铬钼不锈钢合金产品。器械护士在操作时一定要注意，其表面不要接触其他金属或玻璃等坚硬物体，因为不锈钢的氧化铬防护层会因刮痕而被破坏。假体一旦植入，将持续地浸在体液中的弱氯化物环境中，假体会从表面破坏点开始发生侵蚀，一旦出现侵蚀，假体就会产生应力和裂缝，导致手术失败。此类人工关节价值不菲，因此，器械护士应全力维护它们价值的可用性。正确安装假体与打入器备用，避免用手套直接接触假体表面，传递时不要碰触坚硬物体，避免假体表面涂层因刮痕而被破坏。

（2）巡回护士

1）环境控制：手术间保持整洁安静，温度保持在22～25℃，湿度保持在40%～60%，严格控制参观人员、开关门次数及人员走动。

2）做好手术患者安全核查工作，尤其手术部位的核对。

3）心理护理贯穿于围术期，尽可能减轻患者焦虑和紧张心理，使其积极主动配合手术。

4）防止假体错误及浪费：使用假体时，严格检查假体的外包装、有效期，反复与手术医生确认需用的假体型号，保留所有的假体标签贴于病历上。

4. 麻醉清醒期　护士的关注点：

（1）术毕，与手术医生及麻醉医生一起将患者改为仰卧位。

（2）保证各管路通畅，妥善固定患者，以免坠床。

（3）为患者穿上患者服，着装整洁。

（4）协助手术医生固定梯形枕。

（5）观察手术切口及引流情况。

5. 搬运患者　护士的关注点：

（1）与手术医生、麻醉医生、运输工人一起将患者搬运至推床上。搬动时注意维持患肢外展中立位，防止由于患肢旋转而引起脱位。

（2）检查各个管路，保证通畅。

（3）记录患者转运交接单，离室时带齐患者所有用物。

（李秀英　黄俊华　巴学园　帅文彬）

二、直接前入路非骨水泥型人工全髋关节置换术手术配合

微创全髋关节置换（total hip arthroplasty, THA）的优点是对组织损伤小、出血少、患者疼痛轻、术后康复快、住院时间短。微创 THA 除了前些年曾经流行一时的前方小切口入路、后外侧小切口入路外，近年来，直接前入路（the direct anterior approach，DAA）下进行 THA 越来越多地受到关节外科医生的关注和应用。DAA 入路无肌肉软组织损伤、离断，纯肌间隙入路，出血少，术后康复快，术后关节脱位发生率低，步态较其他入路较快恢复至正常。

直接前入路非骨水泥型人工全髋关节置换术适应证：①股骨近端无明显畸形、无既往手术史的各类非感染性髋关节疾病全髋关节置换；②股骨头坏死头颈开窗保头治疗；③股骨近端骨肿瘤活检、病灶清除。

（一）手术用物

1. 常规布类 剖腹手术盆，手术衣，剖口单，桌单，治疗巾。

2. 手术器械 髋置换器械，髋置换特殊器械。

3. 一次性用物

（1）常规物品：一次性电刀笔 1 个，一次性使用延长电极 1 根，一次性使用吸引管 1 套，电刀清洁片 1 张，髋下肢套针 1 板，纱布 20 张，方纱 3 张，45cm×45cm 医用粘贴膜 6 张，20 号刀片 2 张，11 号刀片 1 张，骨科引流管 1 根（备用），卷带 1 包，一次性使用冲洗器 1 个，骨蜡 1 包，吸收性明胶海绵 2 包（备用），灯柄 2 个，手套按需准备，根据手术医生喜好准备可吸收缝线和皮肤缝合器。

（2）缝线

1）非吸收线：2-0/T 丝线×1 包，0 号丝线×1 包。

2）可吸收线：0 号可吸收线×2 根，2-0 可吸收线×1 根。

3）皮肤缝合器：皮肤缝合器 1 把。

4. 人工髋关节假体 根据患者术前关节 X 线片测量，准备各种型号的人工髋关节假体。

5. 骨科动力系统 骨科电钻，骨科摆锯，电池。

（二）体位

仰卧位：

（1）患者仰卧于手术台（碳纤维手术床）中线，耻骨联合正对碳纤维手术床中间可活动轴（图 7-2-24），便于术中将下肢过伸显露股骨近端和髋臼。

（2）患侧上肢放于单层托手板上，健侧上肢平放于身侧，在保证双上肢各穿刺通道通畅、安全的情况下，用中单将双上肢包裹、保护、固定。

（3）电凝器负极板贴于患者体毛较少且肌肉丰厚处。

（4）头架固定于主刀医生对侧床头。

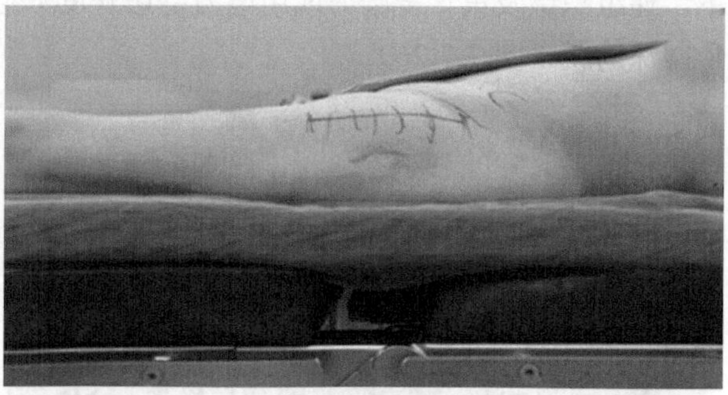

图 7-2-24　患者仰卧、中立位，耻骨联合平面正对碳纤维床可活动轴

（三）消毒、铺巾

1. 消毒液　75%医用乙醇脱脂，碘伏消毒。

2. 消毒范围　两侧肢体均消毒。上至剑突，下至踝关节。

3. 铺巾

（1）治疗巾 4 张反折 1/4 铺于髋关节手术切口，巾钳 4 把固定。

（2）桌单 1 张铺于双下肢肢体下方，上缘齐患肢根部。

（3）每侧下肢用治疗巾 2 张打开重叠在一起包扎未被消毒的远端，纱布绷带固定。

（4）桌单 1 张横行铺于切口上方覆盖上肢及头架。

（5）双下肢穿剖口单，桌单 1 张纵形铺于双侧肢体下。

（6）医用粘贴膜 6 张粘贴手术切口及全下肢，戴第二层手套，固定一次性电刀笔、一次性使用吸引管，上灯柄。

（四）手术配合

1. 经髋关节直接前切口入路

（1）手术切口：髋关节直接前入路切口（图 7-2-25），切口于髂前下嵴下外侧各 2cm 处，于阔筋膜张肌外侧缘、长 10～12cm。

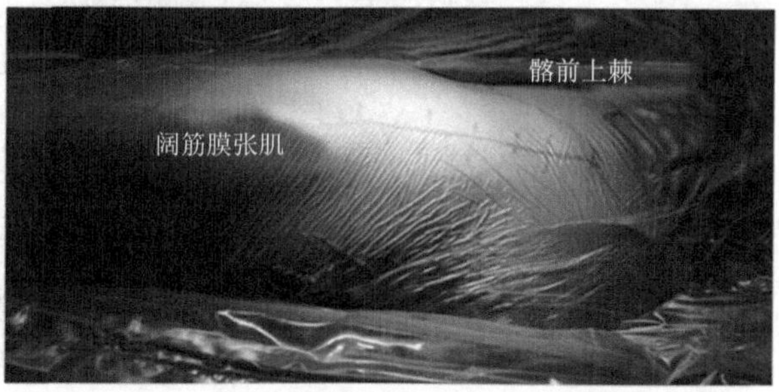

图 7-2-25　髋关节直接前入路手术切口

（2）显露髋关节

1）显露深筋膜：洗手护士、巡回护士共同清点手术用物后，备圆刀 2 把、纱布 2

张、皮肤拉钩 2 把、组织镊 1 把等。主刀医生确认手术开始后，递纱布 2 张，接着递第一把圆刀切皮后换下，递组织镊及第二把圆刀或用电刀笔切开皮下组织，切开浅筋膜，递甲状腺拉钩 2 把显露深筋膜（图 7-2-26）。

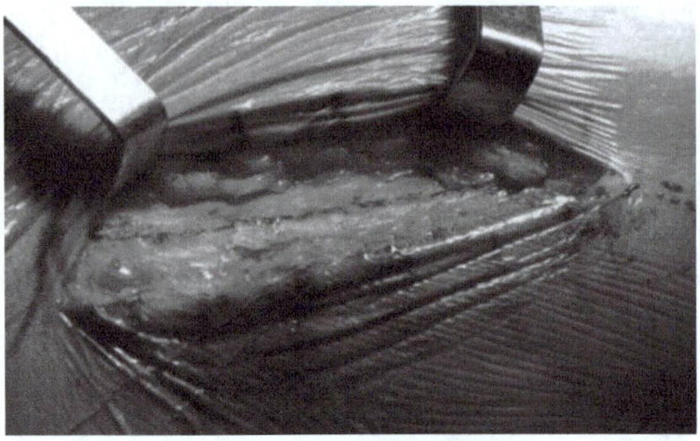

图 7-2-26 显露深筋膜

2）分离阔筋膜张肌、股直肌间隙：递电刀笔仔细沿切口方向切开深筋膜，递鼠齿钳 2 把，分别提起深筋膜内侧边缘，仔细分离，显露内侧股直肌、外侧阔筋膜张肌，分离阔筋膜张肌、股直肌间隙，并向上下分离（图 7-2-27）。

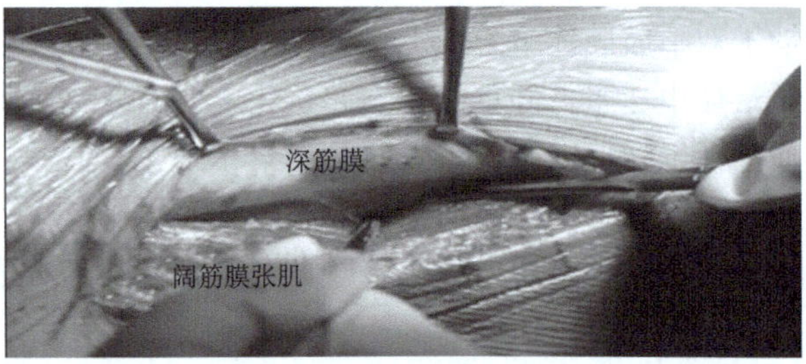

图 7-2-27 于股直肌、阔筋膜张肌间隙分离

3）显露并结扎旋股外侧血管束：递甲状腺拉钩、腹腔拉钩显露旋股外侧血管束，递 2 把钳带线结扎旋股外侧血管束，递组织剪剪断旋股外侧血管束（图 7-2-28）。

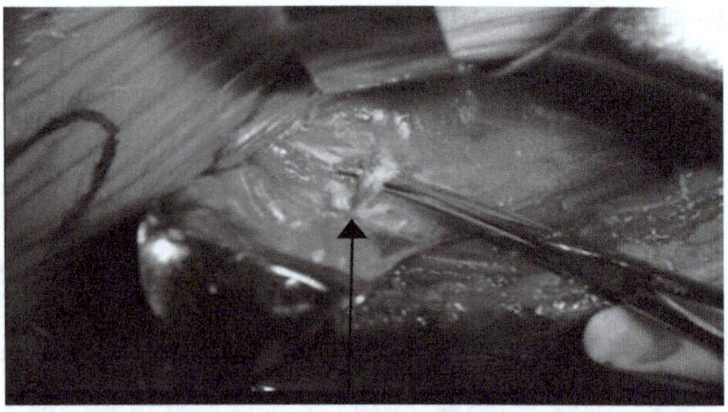

图 7-2-28 显露并结扎旋股外侧血管束

4）显露股骨颈基底和关节囊：递组织镊、中弯止血钳、电刀笔切开股骨转子间、股骨颈前方筋膜，切除脂肪组织，显露股骨颈基底和关节囊。当主刀医生倒 T 形切开关节

囊后，立即递圆针 0 号丝线在关节囊两个角处各缝一针，便于牵引显露股骨颈基底，假体植入后还可直接利用这两根缝线关闭关节囊（图 7-2-29）。

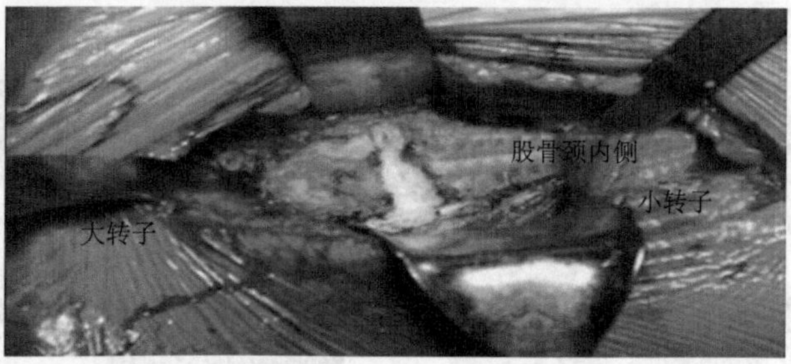

图 7-2-29　倒 T 形切开关节囊

5）显露髋关节：缝线牵引显露股骨颈基底后，递 2 把 Hoffman 拉钩，分别置于股骨颈上、下方，同时递髋臼拉钩，置于髋臼上方，显露髋关节。

2. 置换髋臼

（1）处理髋臼

1）股骨颈截骨：递摆锯在小粗隆上 1.5cm 处垂直于股骨颈用摆锯切除股骨头、颈，递取头器取出股骨头（图 7-2-30）。有时股骨头取出困难，主刀医生可能需行股骨颈二次截骨，注意观察手术进程，再次准备摆锯。取出股骨头后，使用无菌口袋保存股骨头备用，可用于植骨，也便于术后直接送病检。

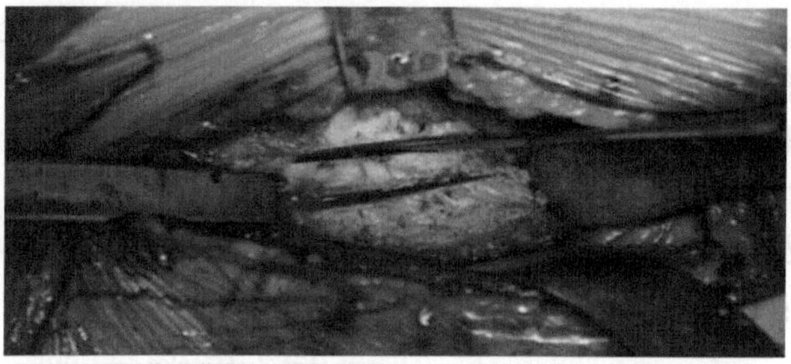

图 7-2-30　股骨颈二次截骨，切断股骨颈，取出股骨头

2）显露、修整髋臼：递 3 把髋臼拉钩，分别置于髋臼 7 点、12 点、5 点，显露髋臼（图 7-2-31）。递组织镊和电刀笔，切除髋臼盂唇及卵圆窝组织。

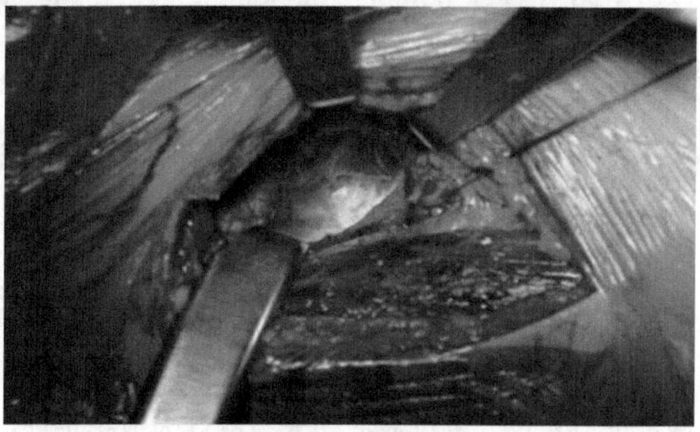

图 7-2-31　显露髋臼

3）磨削髋臼：准备髋臼锉，注意与主刀医生沟通最开始的型号，然后逐次增大（图 7-2-32，图 7-2-33）。磨削完成后，递冲洗器冲洗髋臼，同时与主刀医生及巡回护士沟通，准备适合型号的髋臼假体。

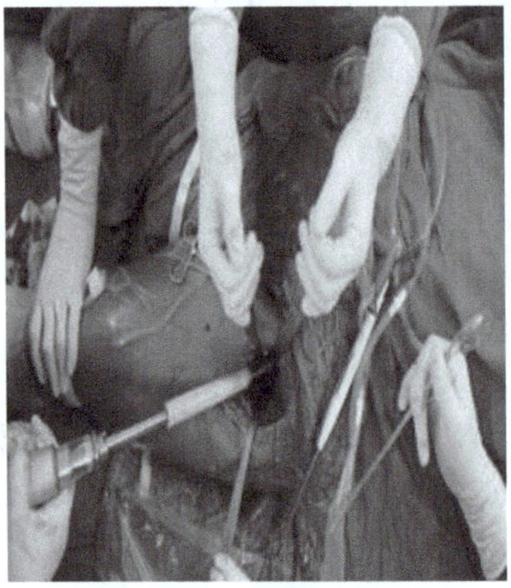

图 7-2-32 磨削髋臼

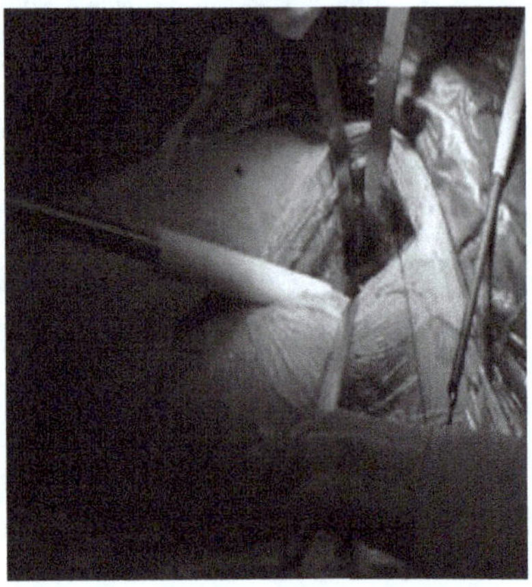

图 7-2-33 髋臼前倾角、外展角确定

（2）置换髋臼：递髋臼假体和骨锤植入。

3. 置换股骨

（1）处理股骨髓腔

1）显露股骨近端：主刀医生将患侧肢体置于对侧肢体上方使其处于内收位，以便于显露股骨近端。递电刀笔松解股骨颈内侧关节囊至小转子水平；递骨钩置于股骨颈截骨面并向上提起股骨近端，再次递电刀笔松解股骨大转子内关节囊，必要时切断梨状肌止点，以便于更好地显露股骨近端。待松解股骨近端后，递 2 把特制股骨拉钩分别置于股骨小转子处、大转子尖，显露股骨近端（图 7-2-34，图 7-2-35）。

2）股骨开槽：递股骨开槽器开槽，骨锤击入。

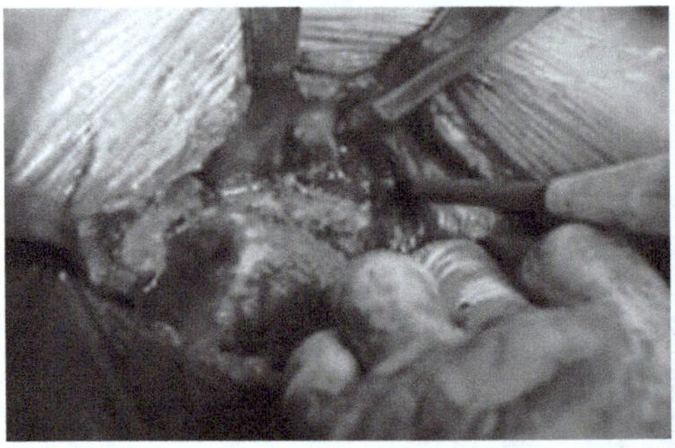

图 7-2-34 股骨近端松解

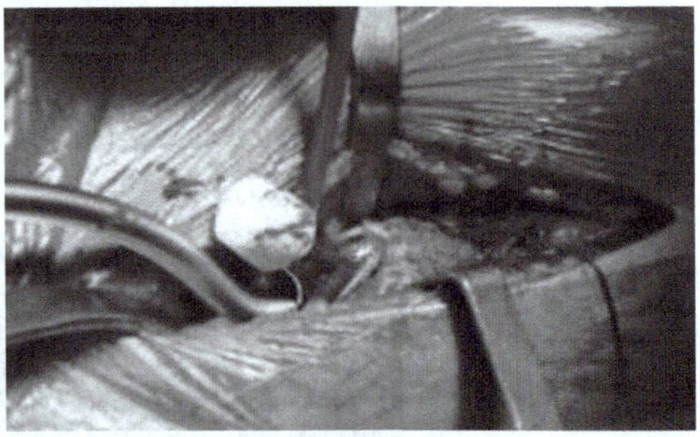

图 7-2-35 股骨近端显露

3）股骨扩髓：确定股骨头颈试模，由小到大依次传递髓腔锉，骨锤击入，生理盐水冲洗髓腔。扩髓完成后，最后髓腔锉不取出，和主刀医生沟通确定股骨头颈试模，然后牵引患侧肢体并内旋，关节复位。复位后活动关节测试关节稳定性，并两侧肢体置于中立对称位置，比较两侧肢体长度是否等长（图 7-2-36）。

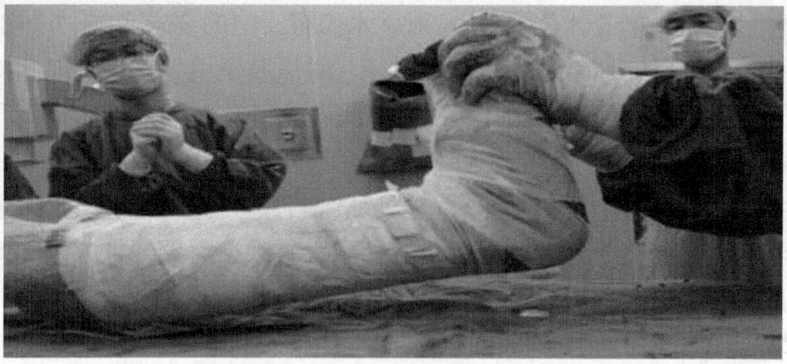

图 7-2-36 术中两侧肢体长度对比

4）确定假体型号后，关节脱位，递骨锤和扩髓手柄，取出试模，递冲洗器反复冲洗术区，准备假体植入。

（2）安放股骨假体

1）安放测试好的非骨水泥型假体柄，递击入器、骨锤均匀用力打击至柄完全进入髓腔。

2）股骨头试模再次测试其长度及稳定性。

3）安放测试好的股骨头假体，关节复位。

4. 放置引流，关闭切口

（1）止血：大量生理盐水冲洗关节腔，彻底止血。

（2）关闭切口

1）洗手护士、巡回护士共同清点手术用物无误后，关节腔内放置骨科引流管。

2）关节囊及肌层缝合：0 号可吸收线间断缝合。

3）深筋膜缝合：0 号可吸收线连续缝合。

4）皮下缝合：2-0/T 可吸收线间断缝合。

5）皮肤缝合：洗手护士、巡回护士共同清点手术用物无误后，3-0 可吸收线间断缝合或皮肤缝合器缝合皮肤（用皮肤缝合器时备 2 把组织镊）。皮肤缝合完毕，洗手护士、巡回护士再次共同清点手术用物无误。

6）连接引流袋，医用敷贴粘贴切口。

（3）归还器械：分类退回清洗间并登记。

（五）特殊关注点

1. 麻醉诱导期 护士的关注点：

（1）建立可靠的静脉通路。

（2）麻醉诱导期前输入抗菌药物。

（3）再次观察患者是否妥善固定，以防麻醉后坠床或肢体损伤。

（4）密切关注患者生命体征，协助麻醉医生进行麻醉。

2. 体位准备 护士应注意哪些要点：

（1）DAA 入路患者仰卧位即可，无需特殊摆放体位。但是，由于术中需要在处理髋臼及股骨髓腔过程中患侧肢体位置移动，对手术床有一定的要求。在国外，初期进行 DAA 入路下全髋关节置换时，通常采用特殊牵引床，对患肢牵引、移动。但此特殊牵引床价格昂贵、操作相对复杂，近年来逐渐被普通碳纤维床所替代。但普通床需中间可以调节、升降。

（2）直接前入路髋关节置换手术最重要也最难的是显露股骨近端，一定要使用可调节普通碳纤维床。患者处于仰卧中立位，耻骨联合必须正对碳纤维床中间可活动轴，便于术中将下肢过升便于显露股骨近端。

3. 手术配合过程中 护士的关注点：

（1）洗手护士

1）直接前入路全髋关节置换手术用具不多，切口表浅，纱布、方纱等均用量不大，但手术变化大，经常需调整下肢体位，一定注意关注手术进程。

2）整个手术过程要反复多次冲洗术区。

3）使用假体时的注意事项：髋臼内衬是超高分子聚乙烯或陶瓷，其余假体是钴铬钼不锈钢合金产品，器械护士在操作时一定要注意，其表面不要接触其他金属或玻璃等坚硬物体，因为不锈钢的氧化络防护层会因刮痕而被破坏，假体一旦植入，将持续地浸在体液中的弱氯化物环境中，假体会从表面破坏点开始发生侵蚀，一旦出现侵蚀，假体就会产生应力和裂缝，导致手术失败。此类人工关节价值不菲，因此，器械护士应全力维护它们价值的可用性。正确安装假体与打入器备用，避免用手套直接接触假体表面，传递时不要碰触坚硬物体，避免假体表面涂层因刮痕而被破坏。

（2）巡回护士

1）环境控制：手术间保持整洁安静，温度保持在 22～25℃，湿度保持在 40%～60%，严格控制参观人员及开关门次数。

2）做好手术患者安全核查、核对工作，尤其手术部位的核对。

3）心理护理贯穿于围术期，尽可能减轻患者焦虑和紧张心理，使其积极主动配合手术。

4）防止假体错误及浪费：使用假体时，严格检查假体的外包装、有效期，反复与手术医生确认需用的假体型号，保留所有的假体标签贴于病历上。

5）直接前入路全髋关节置换手术切口表浅，手术用具不多，但手术变化大，经常需调整下肢体位，一定注意关注手术进程，随时调整碳纤维床位置。

6）仰卧位容易使髋臼前倾角安放过大，因此，在挫磨髋臼时注意控制髋臼前倾角，必要时可透视确定。

4. 麻醉清醒期 护士的关注点：

（1）检查患者主动屈伸活动踝关节，了解有无神经损伤。

（2）保证各管路通畅，妥善固定患者，以免坠床。

（3）为患者穿上患者服，着装整洁。

（4）协助手术医生固定梯形枕。

（5）观察手术切口及引流情况。

5. 搬运患者　护士的关注点：

（1）与手术医生、麻醉医生、运输工人一起将患者搬运至推床上。搬动时注意维持患肢外展中立位，防止由于患肢旋转而引起脱位。

（2）检查各个管路，保证通畅。

（3）记录患者转运交接单，离室时带齐患者所有用物。

（马　俊　杨小蓉　李秀英）

三、髋关节脱位切开复位术手术配合

髋关节（图 7-2-37）脱位分为前脱位与后脱位两大类，临床常见为后脱位。

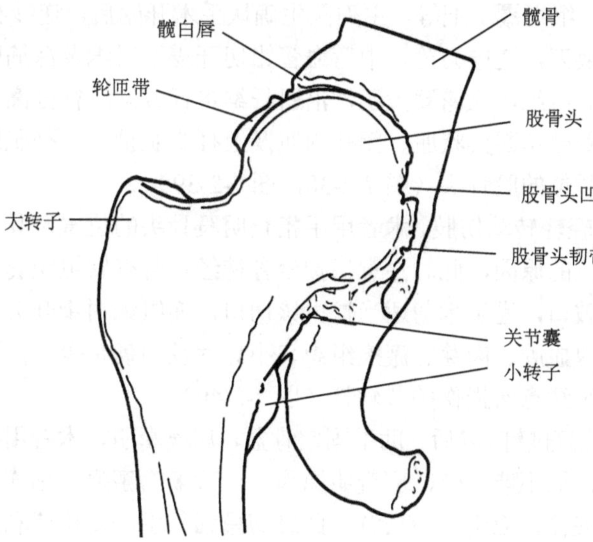

图 7-2-37　髋关节解剖图

髋关节脱位切开复位术手术适应证：①因软组织嵌入影响复位，经手法复位失败者；②合并髋臼或股骨头骨折者；③合并同侧股骨颈或转子间骨折者；④伴有骨盆耻骨体骨折或耻骨联合分离者；⑤合并坐骨神经损伤需要术中探查坐骨神经者。

（一）手术用物

1. 常规布类　剖腹手术盆，手术衣，剖口单，桌单，治疗巾。

2. 手术器械　髋下肢器械，髋置换特殊器械。

3. 一次性用物　一次性电刀笔 1 个，一次性使用延长电极 1 根，一次性使用吸引管 1 套，电刀清洁片 1 张，髋下肢套针 1 板，2-0/T 丝线×1 包，0 号丝线×1 包，纱布 10 张，45cm×45cm 医用粘贴膜 5 张，20 号刀片 2 张，11 号刀片 1 张，无菌纱布绷带 1 卷，一次性使用冲洗器 1 个，手套按需准备。灯柄 2 个。

（二）体位

全侧卧位，见本章本节后外侧入路非骨水泥型人工全髋关节置换术手术配合。

（三）消毒、铺巾

见本章本节后外侧入路非骨水泥型人工全髋关节置换术手术配合。

（四）手术配合

1. 经髋关节后外侧切口入路

（1）手术切口：采用髋关节后外侧切口。

（2）显露关节囊：洗手护士、巡回护士共同清点手术用物后，备圆刀 2 把、纱布 2 张、皮肤拉钩 2 把、组织镊 1 把等。主刀医生确认手术开始后，递纱布 2 张，接着递 20 号刀片切开皮肤后换刀，递电刀笔、中弯血管钳切开皮下组织及深筋膜，传递有齿镊及皮肤拉钩，牵开前后组织，显露臀大肌，沿肌纤维走行方向纵行分离臀大肌，传递腹腔拉钩，自大转子附着处切断梨状肌、闭孔内肌及上孖肌肌腱、下孖肌肌腱、股方肌，此时可显露关节囊及脱位的股骨头（图 7-2-38，图 7-2-39）。

2. 清理髋臼　轻轻转动伤肢，术者用手指查明股骨头的位置及其与周围组织的关系，查找阻碍股骨头复位的原因，此时注意保护坐骨神经。若有软组织套住股骨颈则应进行松解。若关节囊有破口，递手术剪适当扩大该切口，递组织钳牵开关节囊，传递刮匙或止血钳清除关节囊内血肿、肉芽、瘢痕组织、小骨片及圆韧带等，沿股骨头及颈部分离周围的粘连。清除时注意勿损伤关节软骨（图 7-2-40）。

3. 复位　彻底清理髋臼以后，助手固定骨盆，屈髋牵引，术者用手指向髋臼方向推股骨头，即可复位，如不能复位，应查明原因。一般多为瘢痕和粘连剥离不够，或股骨头被挛缩的关节囊夹住，应进一步松解。此时切忌强行手法复位或利用剥离器等器械的杠杆作用进行复位，以免造成骨折或关节软骨面的损伤。

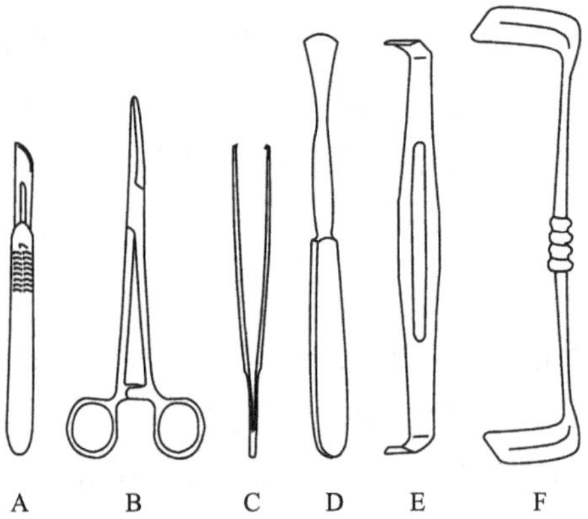

图 7-2-38　显露阶段器械

A.手术圆刀；B.弯止血钳；C.组织镊；D.骨膜剥离器；E.甲状腺拉钩；F.腹腔拉钩

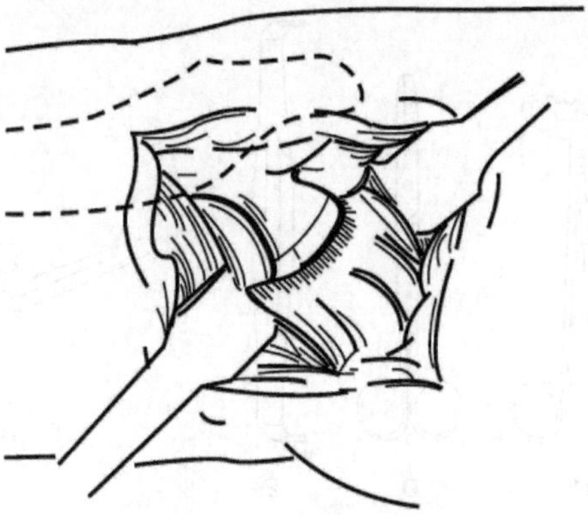

图 7-2-39　显露关节囊

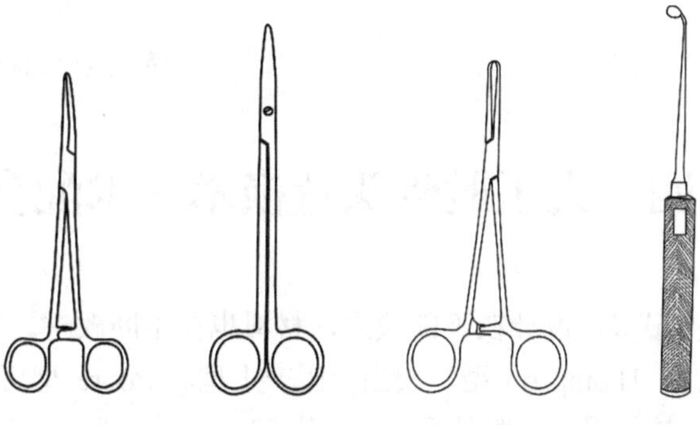

A　B　C　D

图 7-2-40　清理髋臼器械

A.弯止血钳；B.剥离剪；C.组织钳；D.骨科刮匙

4. 修复关节囊　复位后，专人维持位置。递止血钳、持针器及针线、组织剪及皮肤拉钩，修整关节囊，尽可能缝合修复（图 7-2-41，图 7-2-42）。

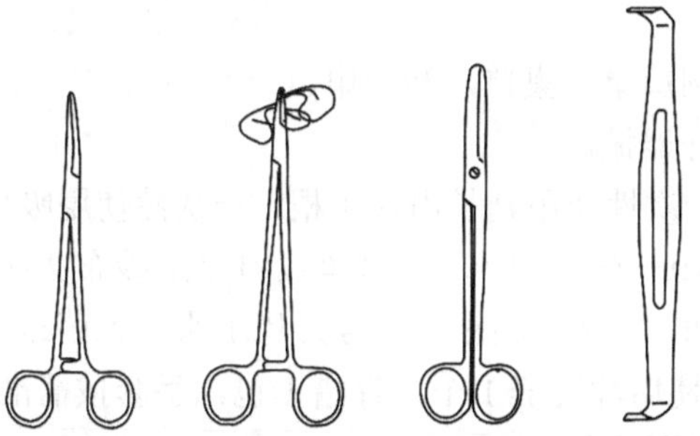

A　B　C　D

图 7-2-41　修复关节囊器械

A.弯止血钳；B.持针器及针线；C.组织剪；D.甲状腺拉钩

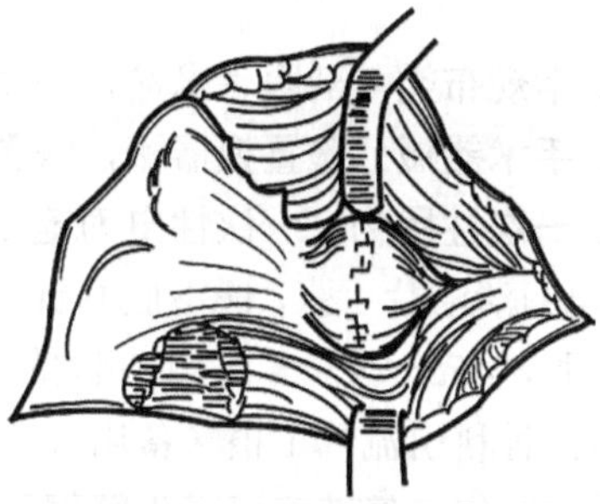

图 7-2-42　修复关节囊

5. 缝合切口　递大量无菌生理盐水冲洗伤口，彻底止血。洗手护士与巡回护士认真清点手术用所有器械、物品及敷料，确认无误后，准备有齿镊、持针器、手术剪及皮肤拉钩配合缝合各层（图 7-2-43，图 7-2-44）。

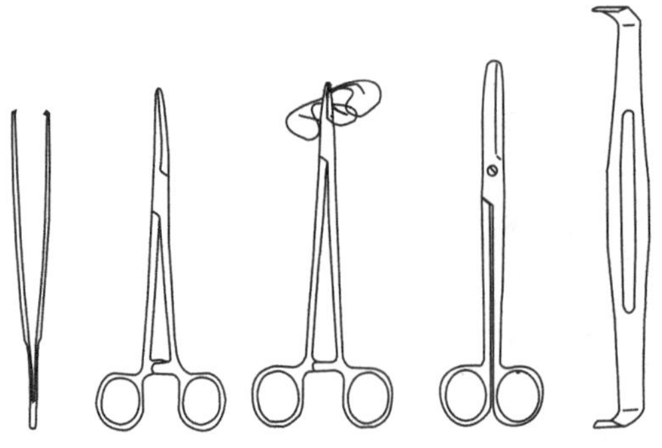

图 7-2-43 关闭切口器械

A.组织镊；B.弯止血钳；C.持针器及针线；D.组织剪；E.甲状腺拉钩

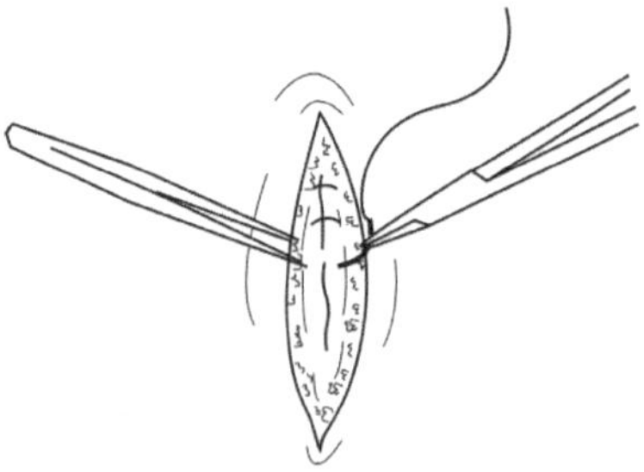

图 7-2-44 关闭切口

（黄俊华 蒋林娟 朱 燕）

四、人工股骨头置换术手术配合

人工股骨头种类很多，设计在不断改进，材料也在不断改进。目前常用的是 Moore 型，相当于国产Ⅱ型；Thompson 型，相当于国产Ⅰ型。Moore 型可保留充足的股骨距，柄孔中可植骨，临床较常用。对股骨距小者可用 Thompson 型。人工股骨头置换具有关节活动好、下床早的优点。但并发症不少，主要有 4 种：感染、脱位、松动和假体柄折断，处理上较困难。所以，虽然这仅为人工半关节置换，仍应严格掌握手术适应证。

人工股骨头置换术主要适用于老年人囊内粉碎性股骨颈骨折或头下型骨折伴严重旋转移位，手法复位失败者。

（一）手术用物

1. 常规布类 剖腹手术盆，手术衣，剖口单，桌单，治疗巾。

2. 手术器械 髋置换器械，髋置换特殊器械。

3. 一次性用物 一次性电刀笔 1 个，一次性使用延长电极 1 根，一次性使用吸引管 1 套，电刀清洁片 1 张，髋下肢套针 1 板，2-0/T 丝线×1 包，0 号丝线×1 包，纱布 20 张，方纱 3 张，45cm×45cm 医用粘贴膜 5 张，20 号刀片 2 张，11 号刀片 1 张，无菌纱布绷带 2 卷，骨科引流管 1 根（备用），一次性使用冲洗器 1 个，骨蜡 1 包，手套按需准备，根据手术医生喜好准备可吸收缝线和皮肤缝合器。

4. 人工股骨头假体 根据患者术前关节 X 线片测量，准备各种型号的人工股骨头假体。

5. 骨科动力系统 骨科电钻，骨科摆锯，电池。

（二）体位

全侧卧位，见本章本节后外侧入路非骨水泥型人工全髋关节置换术手术配合。

（三）消毒、铺巾

见本章本节后外侧入路非骨水泥型人工全髋关节置换术手术配合。

（四）手术配合

1. 经髋关节后外侧切口入路

（1）手术切口：采用髋关节后外侧切口（图 7-2-45）。

（2）显露髋关节：洗手护士、巡回护士共同清点手术用物后，备圆刀 2 把、纱布 2 张、皮肤拉钩 2 把、组织镊 1 把等。主刀医生确认手术开始后，递纱布 2 张，接着递 20 号刀片切开皮肤后换刀，递电刀笔、中弯止血钳切开皮下组织及阔筋膜，传递有齿镊及皮肤拉钩，逐步分离进入深层组织。切除大转子周围的滑囊，切断短外旋肌群，切开后关节囊，充分显露髋关节。此时换用腹腔拉钩显露手术部位（图 7-2-46）。

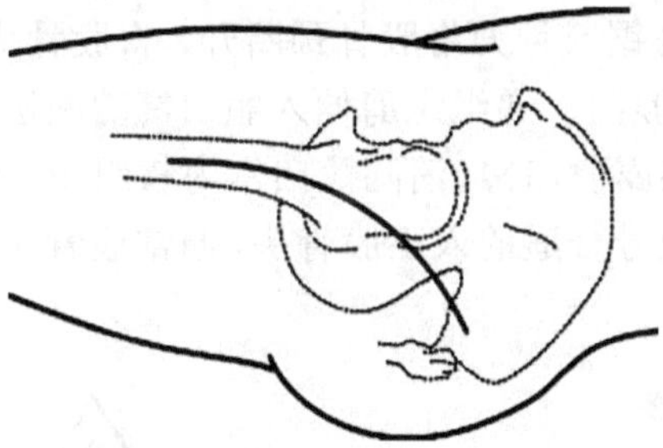

图 7-2-45　后外侧切口示意图

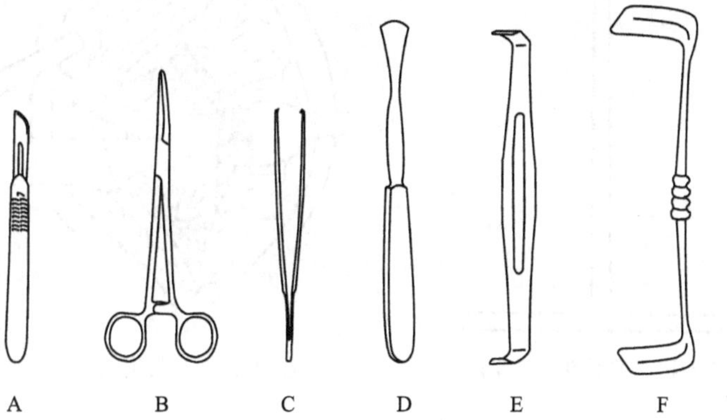

图 7-2-46　显露阶段器械

A.手术圆刀；B.弯止血钳；C.组织镊；D.骨膜剥离器；E.甲状腺拉钩；F.腹腔拉钩

2. 探查股骨头　必要时传递手术刀或电刀笔切除周围挛缩的关节囊及其他组织，以便清晰显露股骨头部位进行探查（图 7-2-47，图 7-2-48）。屈曲、内旋内收髋关节使股骨头脱出。若股骨颈骨折，则脱出股骨颈后再递取头器取出股骨头。

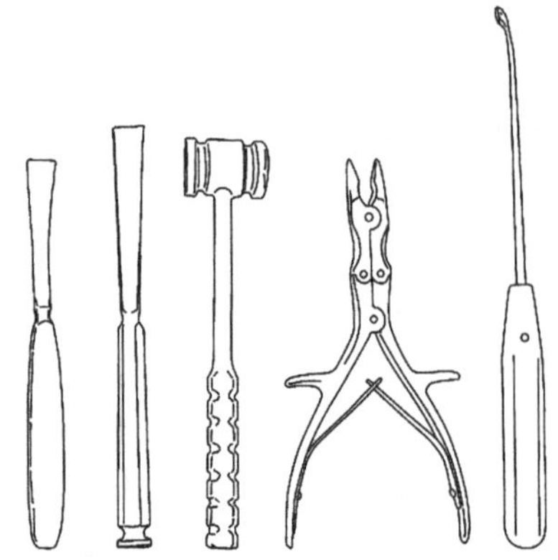

图 7-2-47　探查股骨头器械

A.骨膜剥离器；B.骨刀；C.骨锤；D.咬骨钳；E.骨科刮匙

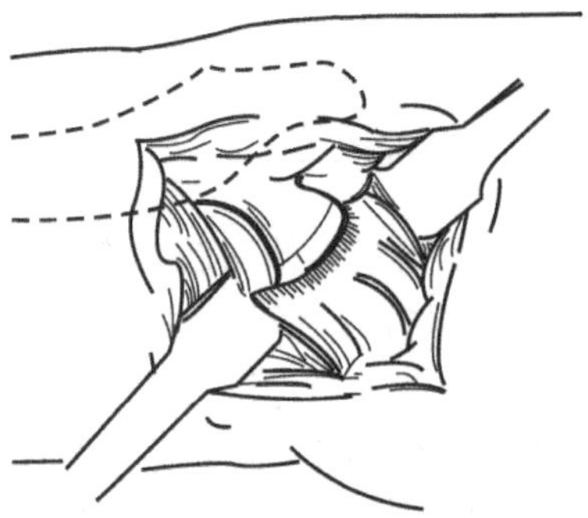

图 7-2-48　探查股骨头

3. 切除股骨头　递摆锯或骨刀将股骨颈断开，将股骨头取出器（图 7-2-49）转入头部（图 7-2-50），拉离髋臼，递组织剪伸入髋臼窝剪断圆韧带即可将股骨头取出。递髋臼拉钩及椎板拉钩显露髋臼窝，清除髋臼窝内软组织。递测量尺测量股骨头直径，结合术前影像资料选择型号合适的人工股骨头，通常股骨头大小应等于或小于原股骨头直径 1mm 左右。

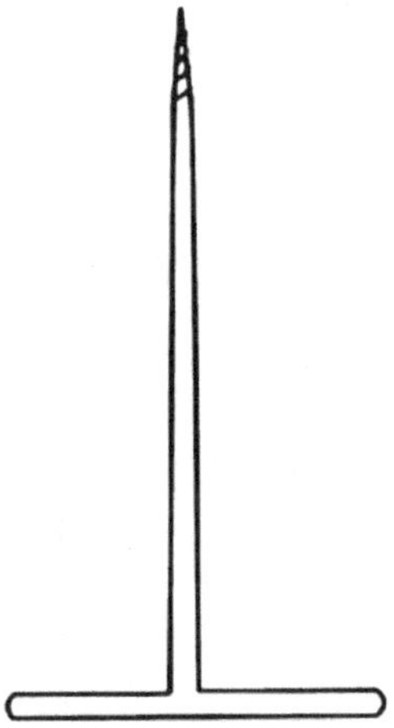

图 7-2-49　股骨头取出器

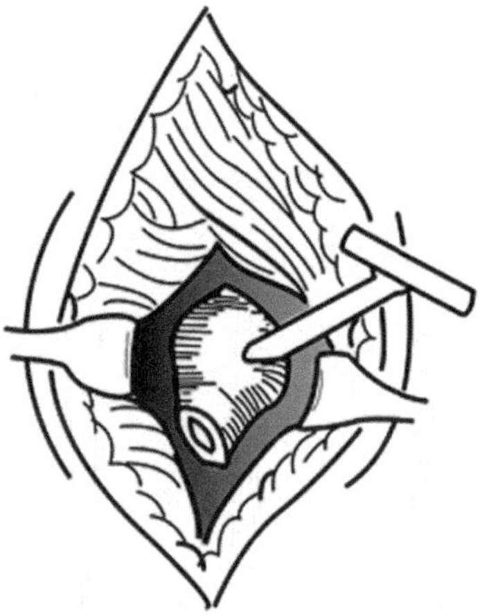

图 7-2-50　取出股骨头

4. 修整股骨颈　将患肢内旋，修整股骨颈残端。递摆锯或骨刀切除多余的股骨颈，递刮匙顺股骨颈纵轴，凿开、刮除骨质，使其呈斜坡形，向前倾斜 15°角（图 7-2-51，图 7-2-52）。

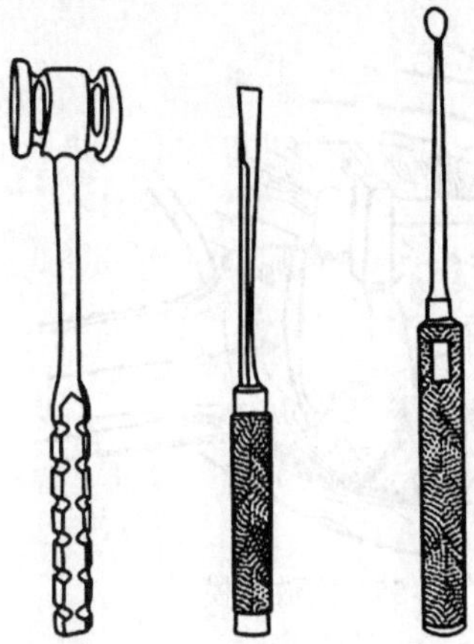

图 7-2-51　修整股骨颈器械

A.骨锤；B.骨刀；C.骨科刮匙

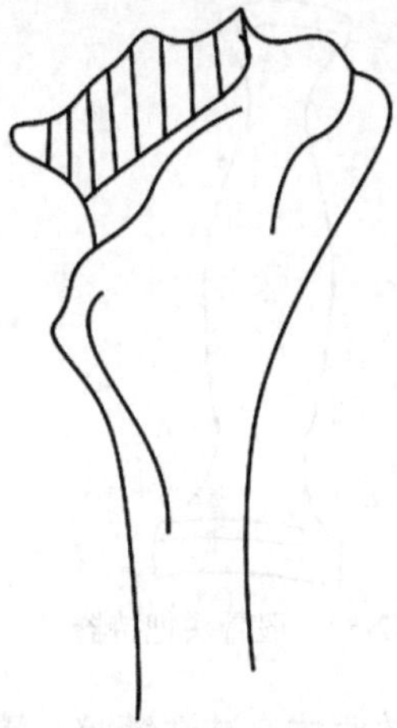

图 7-2-52　修整股骨颈

5. 修整骨髓腔　由小到大依次传递髓腔锉扩大髓腔至相当于假体柄的大小，注意扩髓的方向及力度，动作不可粗暴以免股骨干穿破。最后插入股骨头柄检查，切除多余的骨质，不可过分扩大，以防止术后假体松动（图 7-2-53）。

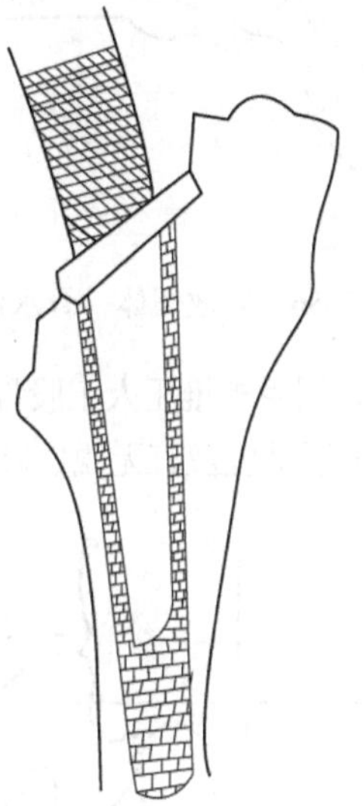

图 7-2-53　修整骨髓腔

6. 安放试模　将最后一个型号髓腔锉不取出，传递并安放合适股骨头试模头，牵引患肢，将关节复位，检查假体安放位置及人工关节活动范围是否合适，检查其稳定性及肢体长度。如有不当应予补救后再作最后固定。脱位，取下股骨头及股骨柄试模（图 7-2-54，图 7-2-55）。

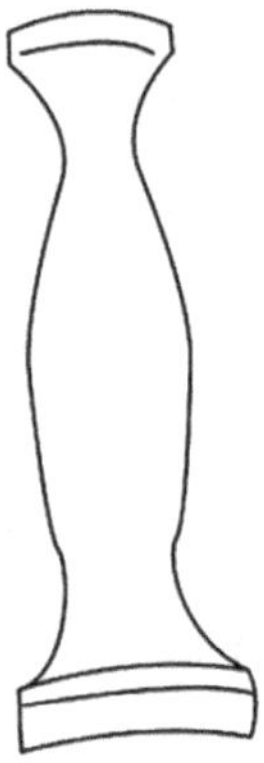

图 7-2-54　股骨头把持器

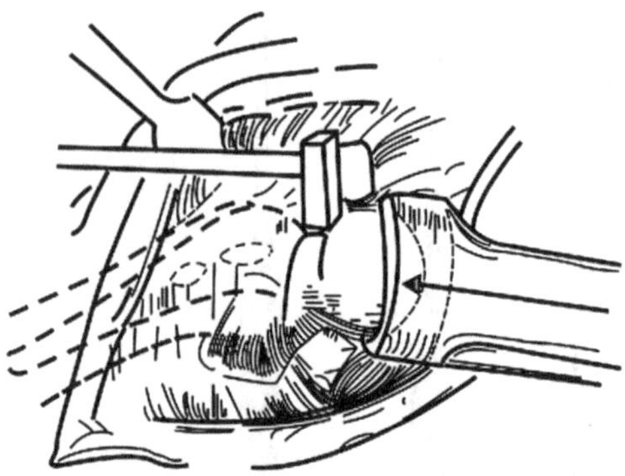

图 7-2-55　安放试模

7. 安放假体　冲洗髓腔，清除所有骨屑、血液及凝块，然后递干纱布填塞止血。骨水泥固定则需要将髓腔适当再扩大些，递肾上腺素生理盐水纱布填塞止血，远端植入骨水泥栓，将调拌好的骨水泥用骨水泥枪加压注入髓腔，填充于股骨干髓腔内，填充的深度需超过假体柄长度，假体置入后要持续保持股骨柄于正确的位置，待骨水泥聚合完成、干固后（需 10～20min），才能放松保持力（图 7-2-56）。

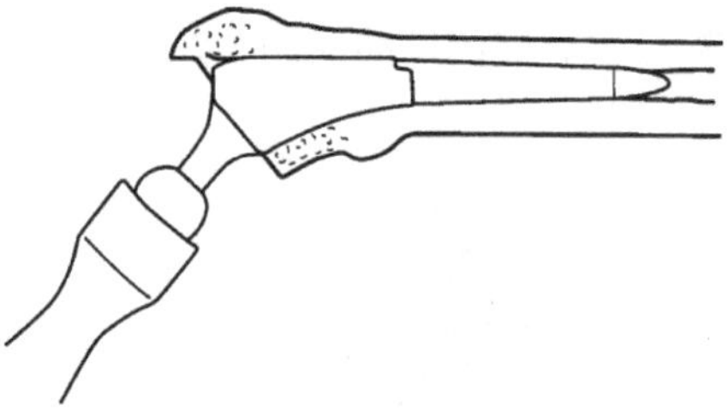

图 7-2-56　安放假体，骨水泥固定

8. 复位人工股骨头　牵引肢体，用手指推压人工股骨头，使头进入髋臼。复位后将患肢进行外展、内收髋关节测试，观察关节活动度及有无脱位倾向，测试关节稳定性（图 7-2-57）。

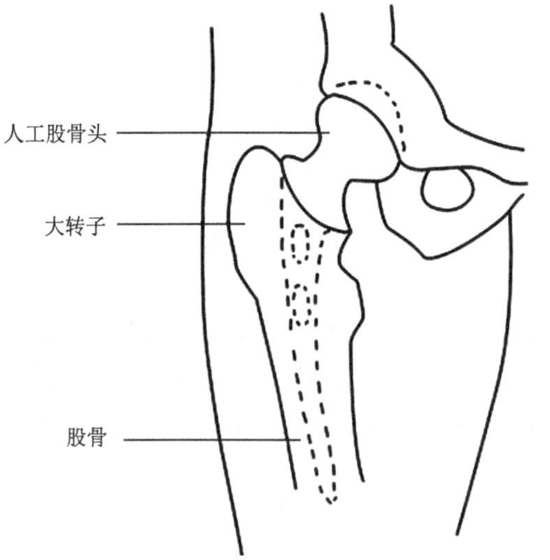

图 7-2-57　复位后的髋关节

9. 缝合切口　递大量无菌生理盐水冲洗伤口，彻底止血。洗手护士与巡回护士认真清点手术用所有器械、物品及敷料，确认无误后放置骨科引流管，配合缝合关节囊及其他各层（图 7-2-58，图 7-2-59）。

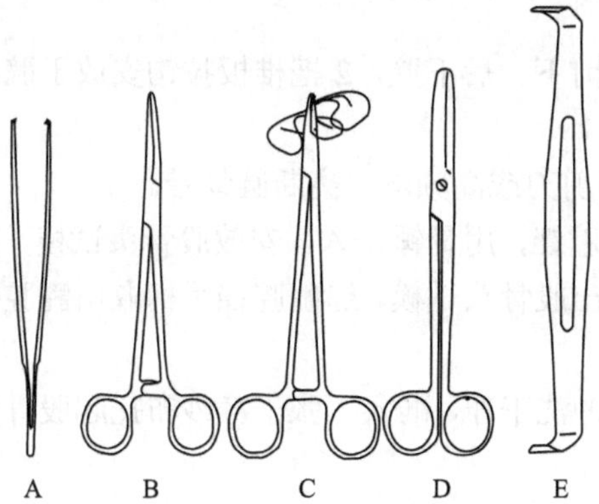

图 7-2-58　关闭切口器械

A.组织镊；B.弯止血钳；C.持针器及针线；D.组织剪；E.甲状腺拉钩

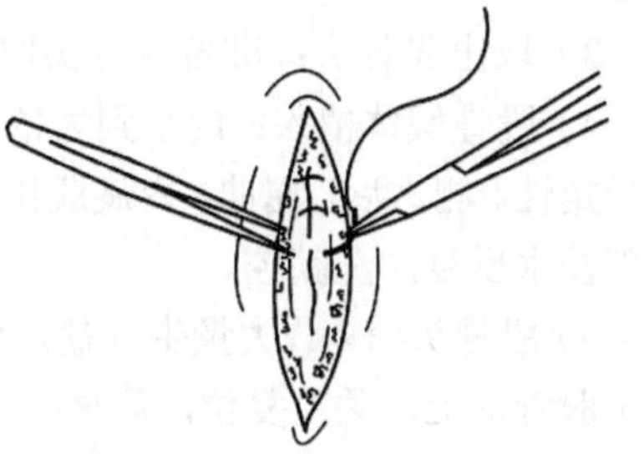

图 7-2-59　关闭切口

（五）特殊关注点

1. 麻醉诱导期　护士的关注点：

（1）建立可靠的静脉通路。

（2）麻醉诱导期前输入抗菌药物。

（3）再次观察患者是否妥善固定，以防麻醉后坠床或肢体损伤。

（4）密切关注患者生命体征，协助麻醉医生进行麻醉。

2. 体位准备　护士应注意哪些要点：

（1）提前准备好体位摆放用物：髋关节置换术体位板、硅胶软垫、固定棒、软枕、腋枕、泡沫垫、棉垫、双层托手架、束手带、束脚带。

（2）髋关节置换术体位板使用前的注意点：检查及调整手术床务必处于水平位置的重要性。髋关节置换手术的效果与假体植入位置的准确与否有直接关系，髋关节置换术要求手术床水平，髋关节置换术体位板才能水平放置，才能有利于准确摆放手术体位，而手术体位可直接影响手术医生对髋臼的定位和前倾角度判断的准确性。因此，要求摆放的手术体位必须准确，不能给医生的手术操作造成误差从而影响手术效果。

（3）髋关节置换术体位板使用中注意点

1）准确运用固定棒：利用几何学上两点决定一条直线的原理在骶尾部和耻骨联合部各插 2 根固定棒固定骨盆，然后在胸骨柄平面及对应的背部各插 1 根固定棒固定患者的上身，医生的操作振动就不会造成患者体位的改变。

2）防止压疮发生：硅胶软垫必须遮盖固定棒，防止压疮发生。

3）髋部固定必须松紧适宜，避免压迫股动脉（检查方法：固定棒固定髋部后，巡回护士检查足背动脉有无搏动；观察健侧下肢颜色有无变化，时间 5min），避免发生体位并发症。

4）注意保护隐私及保暖。

3. 手术配合过程中 护士的关注点：

（1）洗手护士

1）显露髋关节：由浅入深依次准备皮肤拉钩及腹腔拉钩各 2 把，切皮后及时更换纱布和刀片。

2）暴露髋臼：2 把髋臼拉钩安放于髋臼前下、后下壁，2 把椎板拉钩安放于髋臼后上壁。

3）取出股骨头：准备股骨头取出器，用剪刀或高频电刀离断圆韧带。

4）股骨假体植入：由小到大依次传递髓腔锉，用骨锤击入。安放股骨头试模，测试其稳定性。测试后，屈曲，内旋脱出关节，取出股骨头试模，递髓腔锉手柄取出髓腔锉。生理盐水反复冲洗髓腔。

5）股骨头植入：大量生理盐水将髋臼处冲洗干净，准备 1 张干净纱布托起股骨头安装于股骨柄上，关节复位，测试关节活动度。

6）使用假体时的注意事项：器械护士在操作时一定要注意，其表面不要接触其他金属或玻璃等坚硬物体，因为不锈钢的氧化络防护层会因刮痕而被破坏，假体一旦植入，将持续地浸在体液中的弱氯化物环境中，假体会从表面破坏点开始发生侵蚀，一旦出现侵蚀，假体就会产生应力和裂缝，导致手术失败。此类人工关节价值不菲，因此，器械护士应全力维护它们价值的可用性。正确安装假体与打入器备用，避免用手套直接接触假体表面，传递时不要碰触坚硬物体，避免假体表面涂层因刮痕而被破坏。

7）使用骨水泥的注意事项：务必在干燥环境下填入骨水泥。为不使骨水泥与手套上的血、水及骨屑混合，术者应另换干燥并洁净的手套操作。然后开始调制骨水泥，将拔丝期呈黏糊状的骨水泥用骨水泥枪加压注入在股骨髓腔内，下端要超过股骨头柄的下端，远端要植入骨水泥栓。假体置入后要持续保持股骨柄的位置，待骨水泥聚合完成、干固后（需 10～20min），才能放松保持力。

8）与巡回护士一起完成手术物品清点工作。

（2）巡回护士

1）环境控制：手术间保持整洁安静，温度保持在 22～25℃，湿度保持在 40%～60%，严格控制参观人员、开关门次数及限制人员走动。

2）做好手术患者安全核查工作，尤其手术部位的核对。

3）心理护理贯穿于围手术期，尽可能减轻患者焦虑和紧张心理，使其积极主动配合手术。

4）建立有效静脉通路，在术前半小时预防性使用抗生素，保持术中药物在血液中的有效浓度。

5）防止假体错误及浪费：使用假体时，严格检查假体的外包装、有效期，反复与手术医生确认需用的假体型号，保留所有的假体标签并贴于手术清点记录单。

6）使用骨水泥单体的注意事项：骨水泥的单体有一定的毒性，如大量迅速进入血流循环可致血压下降，严重者会导致休克、呼吸抑制、心脏骤停等严重并发症。因此，使用骨水泥前必须做好抗休克的急救准备；术中要保持足够的血容量；骨水泥单体使用后具有毒性作用，但可经肺排除，巡回护士应通知麻醉师加大潮气量排毒。对有心脏病或老年患者应用时更应慎重。

7）与洗手护士一起做好手术用物清点工作，并填写手术清点记录单。

8）做好标本留送工作。

4. 麻醉清醒期 护士的关注点：

（1）术毕，与手术医生及麻醉医生一起将患者改为仰卧位。

（2）保证各管路通畅，妥善固定患者，以免坠床。

（3）为患者穿上患者服，着装整洁。

（4）观察手术切口及引流情况。

5. 搬运患者 护士的关注点：

（1）与手术医生、麻醉医生、运输工人一起将患者搬运至推床上并立即将梯形枕放于两腿之间，维持患肢外展中立位，防止由于患肢旋转而引起脱位。

（2）检查各个管路，保证通畅。记录患者转运交接单，离室时带齐患者所有用物。

（黄俊华 蒋林娟）

五、股骨头钻孔减压植骨术手术配合

股骨头坏死钻孔减压术又称股骨头髓芯减压术。该手术打开了股骨头髓腔的封闭状态，降低了周围血管阻力、骨内压，增加了血流量，解除滋养血管痉挛，使新生血管能顺骨孔长入缺血区，可改善股骨头的血液循环，有利于骨骼的再生，终止或逆转股骨头坏死进程，主要目的在于缓解髋部周围的疼痛，推迟行髋关节置换的时间。

股骨头钻孔减压植骨术主要适用于股骨头坏死但无关节面塌陷的早期的患者，是治疗股骨头坏死早期的主要方法之一。

（一）手术用物

1. 常规布类 剖腹手术盆，手术衣，剖口单，桌单，治疗巾。

2. 手术器械 髋下肢器械，钻孔器械。

3. 一次性用物 一次性电刀笔1个，一次性使用吸引管1套，电刀清洁片1张，髋下肢套针1板，2-0/T丝线×1包，0号丝线×1包，纱布10张，20cm×30cm医用粘贴膜1张，50cm×60cm脑外医用粘贴膜1张，20号刀片1张，C形臂X线机保护套1个，一次性使用冲洗器1个，骨蜡1包，克氏针、手套按需准备。

4. 骨科动力系统 骨科电钻，电池。

（二）体位

牵引仰卧位：

（1）将牵引床正确连接在手术床上，会阴柱套上大棉垫，手术床垫上大棉垫。

（2）安置患者于牵引仰卧位，4人合力提起床单将患者向床尾方向水平移动至会阴柱，男性患者将阴囊、阴茎用纱布包好固定于健侧腹股沟。患者仰卧，双下肢置于牵引脚架上，患腿牵引，健腿自然伸直放于牵引脚架上，健侧上肢放于身体旁或外展，患侧上肢屈肘至于胸前或包裹后悬吊于头架上（或者年龄≤60岁者采取仰卧位，头部垫一软枕抬高3～5cm，以保持前驱，有利于放松颈部肌肉和静脉回流；肩部适当抬高，使颈部处于水平位置；双臂外展≤90°，防止臂丛神经损伤；双手臂远端放于软枕上并在颈部两侧呈抱头状，这样手臂远端关节都高于近端关节，有利于上肢肌肉、韧带放松及静脉回流；双手腕处用束手带适当固定；血压计袖带位于心脏平面）。着力点等部位均垫棉垫软枕，避免发生体位并发症。

（3）将患者足跟、足背及踝关节予以棉垫包裹，固定于牵引架的足托上，调节患肢牵引架保持踝关节自然生理位置。

（4）头架放在健侧（图7-2-60）。

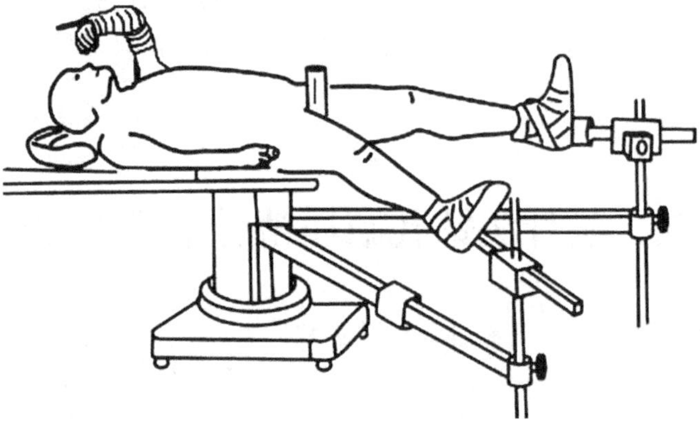

图7-2-60　牵引仰卧位

（三）消毒、铺巾

1. 消毒液　75%医用乙醇脱脂，碘伏消毒。

2. 消毒范围　切口周围15～20cm。

3. 铺巾

（1）治疗巾4张均反折1/4铺于切口侧口，医用粘贴膜固定。

（2）2张桌单分别顺下肢方向打开，遮盖双下肢。

（3）桌单1张横铺于切口上方覆盖上肢。

（4）铺剖口单1张。

（5）脑外粘贴膜贴于手术部位。

（6）C形臂X线机罩上C形臂X线机保护套，注意无菌操作。操作者戴第二层手套，上灯柄，固定一次性电刀笔及一次性使用吸引管。

（四）手术配合

1. 切口　洗手护士、巡回护士共同清点手术用物无误后，备圆刀2把、纱布2张、皮肤拉钩2把、组织镊1把等。主刀医生确认手术开始后，递纱布2张，接着递20号刀片切开皮肤后换刀，在股骨大粗隆下切开约4cm（图7-2-61）。传递有齿镊、皮肤拉钩及电刀笔，逐层分离、切开软组织（图7-2-62）。

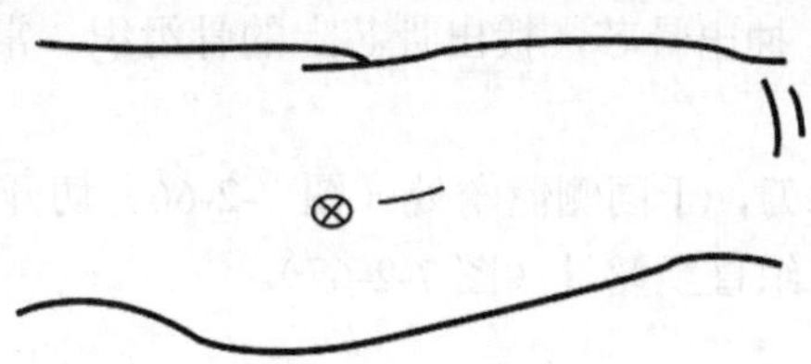

图 7-2-61　手术切口示意图

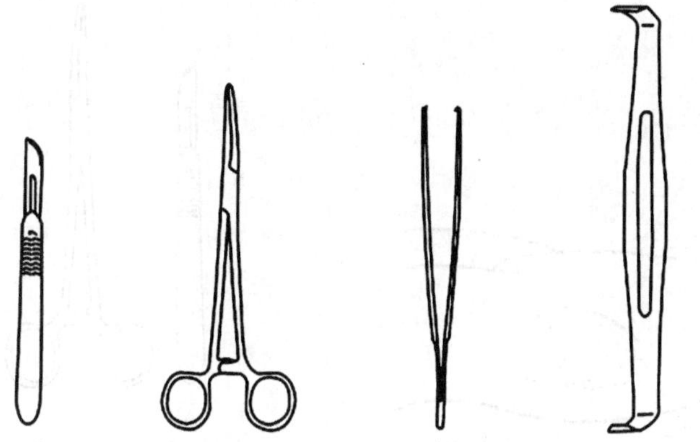

图 7-2-62　显露阶段器械

A.手术圆刀；B.弯止血钳；C.组织镊；D.甲状腺拉钩

2. 钻孔

（1）准备电钻、克氏针（图 7-2-63），于大转子下 2.5cm 处紧贴股骨颈前方插入一枚克氏针作为第一根导针，保持颈干角 135º 左右，或根据患者颈干角调整至合适角度，直达股骨头、颈交界处，并达坏死区，并注意控制前倾角。在 C 形臂 X 线机透视下确认导针方法是否大致正确并指向坏死区。

（2）同样的方法，经股骨外侧皮质，大转子下 2.5cm 左右平行于第一根导针的前倾角钻入 2 根克氏针到达股骨头坏死区域，作为空心钻的导针（图 7-2-64）。

（3）准备 8mm 空心钻头，在 C 形臂 X 线机透视下，经导针钻入坏死区骨质并到达软骨下骨 5mm（图 7-2-65）。

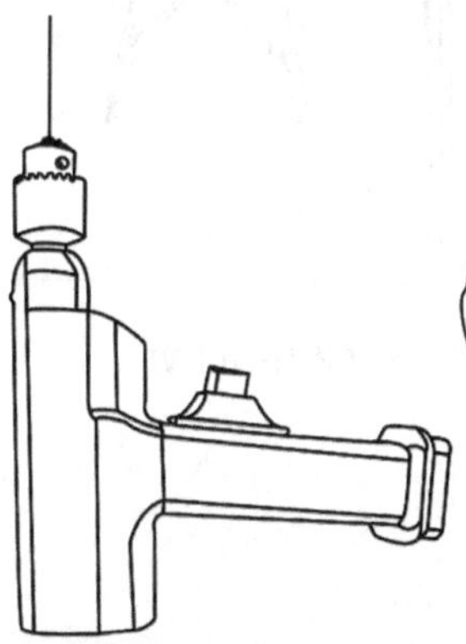

图 7-2-63　电钻

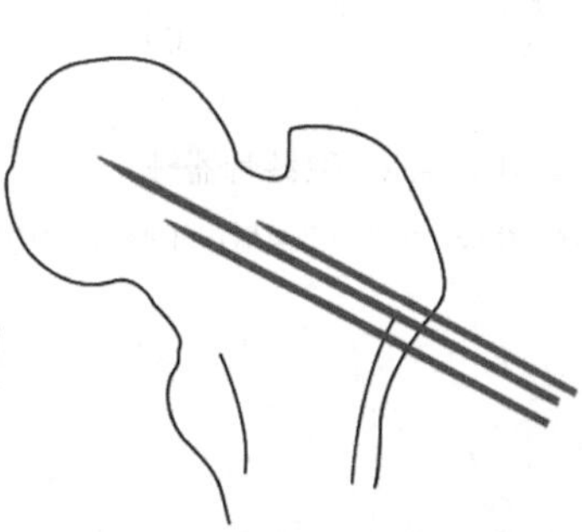

图 7-2-64　钻入髓芯降压的导针

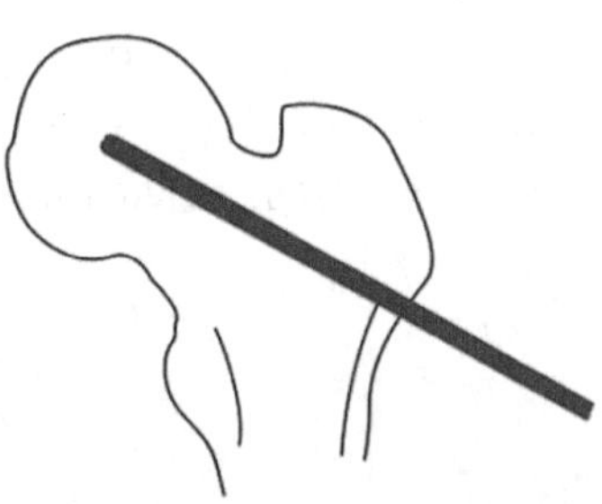

图 7-2-65　钻入空心钻头

3. 取病理检查组织 抽出骨芯，拨出骨芯上的骨组织，常规送组织学检查。

4. 取髂骨

（1）切口：传递手术刀，于同侧髂嵴处（图 7-2-66）切开皮肤。递纱布、电刀笔、皮肤拉钩，逐层分离软组织直至髂骨（图 7-2-67）。

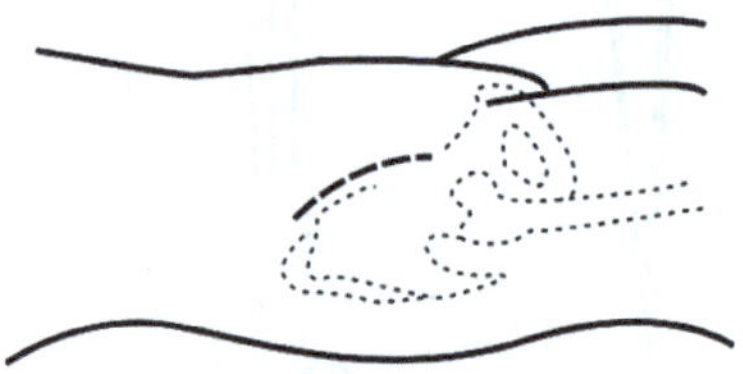

图 7-2-66 取髂骨切口示意图

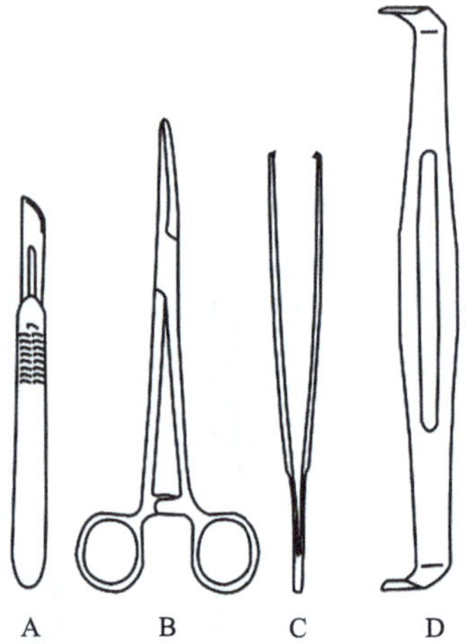

图 7-2-67 切口显露器械

A.手术圆刀；B.弯止血钳；C.组织镊；D.甲状腺拉钩

（2）取髂骨：传递骨刀、骨锤，于髂嵴上用骨刀开一长方形骨板做窗口，长约 3cm，宽约 0.4cm。递窄的峨眉凿经窗口处取骨松质骨条 4 根，备植骨用。取出骨松质后将骨板扣回原窗口处（图 7-2-68，图 7-2-69）。将供区彻底止血，严密缝合，避免形成血肿。

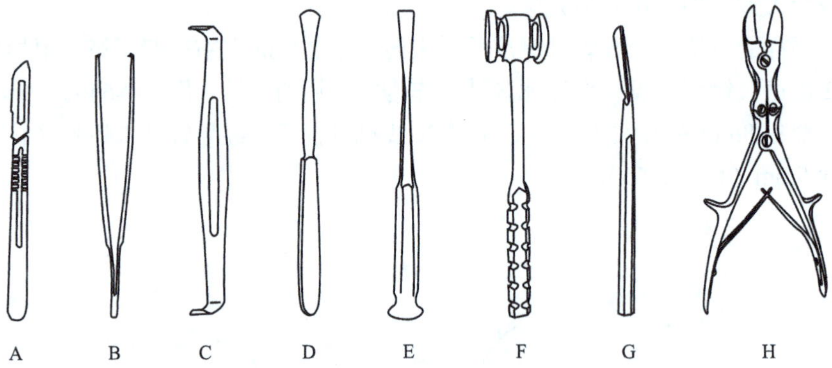

图 7-2-68 取髂骨器械

A.手术圆刀；B.组织镊；C.甲状腺拉钩；D.骨膜剥离器； E.骨刀；F.骨锤；G.峨眉凿；H.骨剪

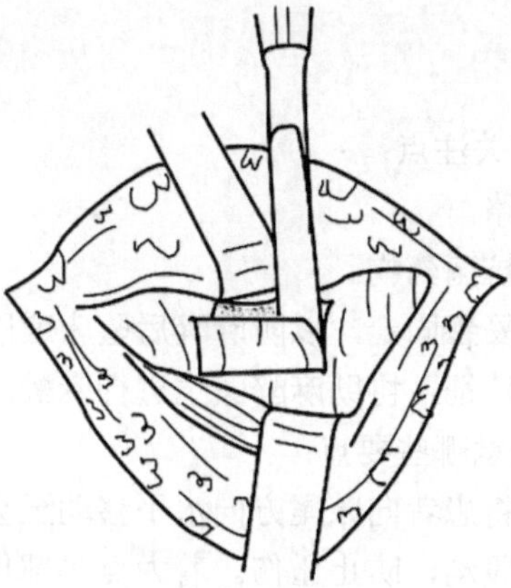

图 7-2-69　髂骨开窗

5. 植骨　将准备好的骨条经钻孔处植入股骨头内，传递圆柱状击入器和骨锤（图 7-2-70），轻轻击入送达坏死区。

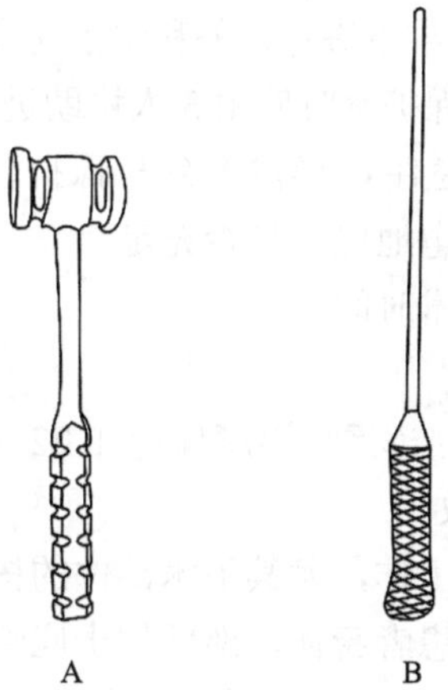

图 7-2-70　植骨器械

A.骨锤；B.击入器

6.关闭切口　递生理盐水冲洗切口，彻底止血。洗手护士、巡回护士共同清点手术用物无误后，准备持针器、有齿镊及线剪等（图 7-2-71），逐层关闭切口（图 7-2-72）。

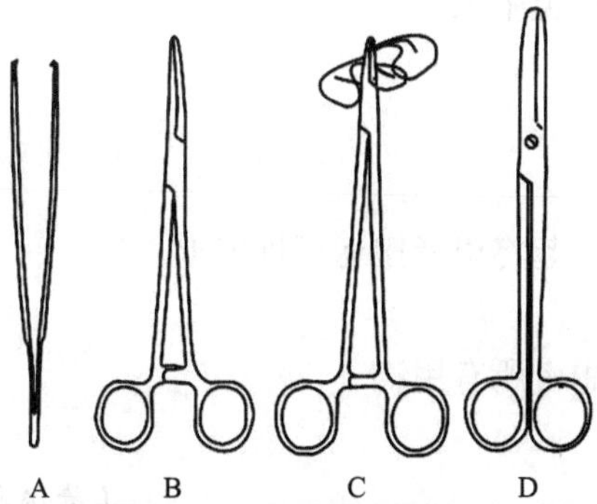

图 7-2-71　关闭切口器械

A.组织镊；B.弯止血钳；C.持针器及针线；D.组织剪

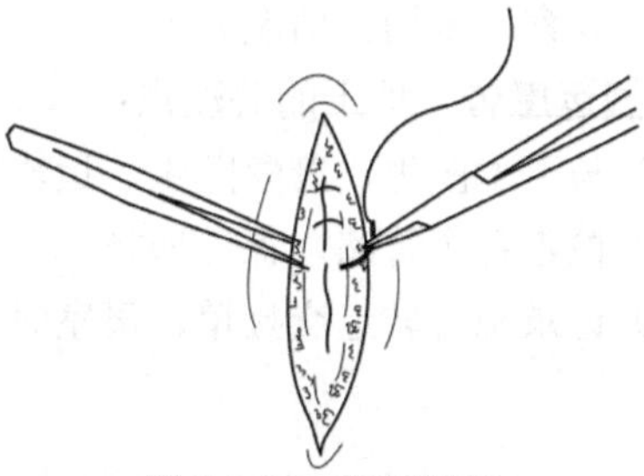

图 7-2-72　关闭切口

（五）特殊关注点

1. 麻醉诱导期 护士的关注点：

（1）建立可靠的静脉通路。

（2）麻醉诱导期前输入抗菌药物。

（3）再次观察患者是否妥善固定，以防麻醉后坠床或肢体损伤。

（4）密切关注患者生命体征，协助麻醉医生进行麻醉。

2. 体位准备 护士应注意哪些要点：

（1）4 人合力提起床单将患者向床尾方向水平移动至会阴柱，男性患者将阴囊、阴茎用纱布包好固定于健侧腹股沟，防止压伤。着力点等部位均垫棉垫软枕，避免发生体位并发症。

（2）将患者足跟、足背及踝关节予以棉垫包裹，防止术后局部压疮的形成。

3. 手术配合过程中 护士的关注点：

（1）洗手护士

1）手术需要在 X 线透视引导下进行，外科洗手前穿上铅衣、铅围脖等防护用具。C 形臂 X 线机罩上 C 形臂 X 线机保护套时应由 3 人协助进行，2 人将 C 形臂 X 线机保护套罩住 C 形臂 X 线机，巡回护士拉住 C 形臂 X 线机保护套的边缘，将其收紧后稳妥固定。

2）提前安装好电钻，检查电池电量是否充足。

3）娴熟配合手术，缩短手术时间。

（2）巡回护士

1）环境控制：手术间保持整洁安静，温度保持在 22～25℃，湿度保持在 40%～60%，严格控制参观人员及开关门次数。

2）做好手术患者安全核查工作，尤其手术部位的核对。

3）该手术体位会大量暴露患者身体，巡回护士应注意及时遮盖，做好保暖工作。

4）心理护理贯穿于围手术期，尽可能减轻患者焦虑和紧张心理，使其积极主动配合手术。

5）因手术需要在 X 线透视引导下进行，所以此手术最好安置在有铅屏的手术间，同时准备好可移动的铅屏，做好个人防护，穿上铅衣、铅围脖等防护用具。

4. 麻醉清醒期 护士的关注点：

（1）保证各管路通畅，妥善固定患者，以免坠床。

（2）为患者穿上患者服，着装整洁。

（3）观察手术切口情况。

5. 搬运患者 护士的关注点：

（1）与手术医生、麻醉医生、运输工人一起将患者搬运至推床上。

（2）检查各个管路，保证通畅。

（3）记录患者转运交接单，离室时带齐患者所有用物。

（黄俊华）

六、髋关节翻修术手术配合

髋关节（hip joint）由股骨头与髋臼相对构成，属于杵臼关节。髋臼内仅月状面被覆关节软骨，髋臼窝内充满脂肪，可随关节内压的增减而被挤出或吸入，以维持关节内压的平衡。人工髋关节翻修术是指由于感染、脱位、无菌性松动或操作技术等因素造成人工关节失败，需再次手术翻修的补救手术。手术过程主要包括两部分：第一部分是取出部分或全部原植入的假体；第二部分是重新安装新的假体。

全髋关节翻修术适应证：①关节假体松动；②假体断裂；③反复性脱位或无法复位的脱位；④关节置换术后感染；⑤假体周围骨折。

（一）手术用物

1. 常规布类　剖腹手术盆，手术衣，剖口单，桌单，治疗巾。

2. 手术器械　髋置换器械，髋置换特殊器械，髋翻修器械。

3. 一次性用物　一次性电刀笔1个，一次性使用延长电极1根，一次性使用吸引管1套，电刀清洁片1张，髋下肢套针1板，2-0/T丝线×1包，0号丝线×1包，纱布20张，方纱3张，45cm×45cm医用粘贴膜5张，20号刀片2张，11号刀片1张，骨科引流管1根（备用），无菌纱布绷带2卷，一次性使用冲洗器1个，骨蜡1包，吸收性明胶海绵2包（备用），灯柄2个，手套按需准备，根据手术医生喜好准备可吸收缝线和皮肤缝合器。

4. 人工髋关节假体　根据患者术前关节X线片测量，准备各种型号的人工髋关节假体。

5. 骨科动力系统　骨科电钻，骨科摆锯，电池。

（二）体位

全侧卧位，见本章本节后外侧入路非骨水泥型人工全髋关节置换术手术配合。

（三）消毒、铺巾

见本章本节后外侧入路非骨水泥型人工全髋关节置换术手术配合。

（四）手术配合

1. 显露髋关节　洗手护士、巡回护士共同清点手术用物无误后，主刀医生确认手术开始后，经原髋关节置换术切口切开（图7-2-73），递20号圆刀切开皮肤，更换20号圆刀切开阔筋膜，递电刀笔电凝止血，切除部分瘢痕组织，切开后关节囊，充分显露假体（图7-2-74）。

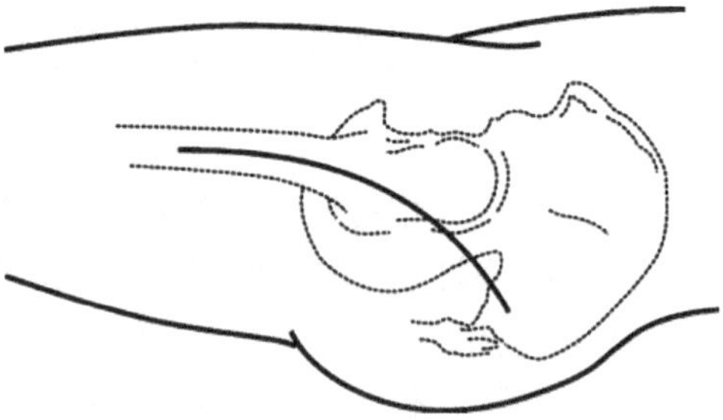

图 7-2-73　手术切口示意图

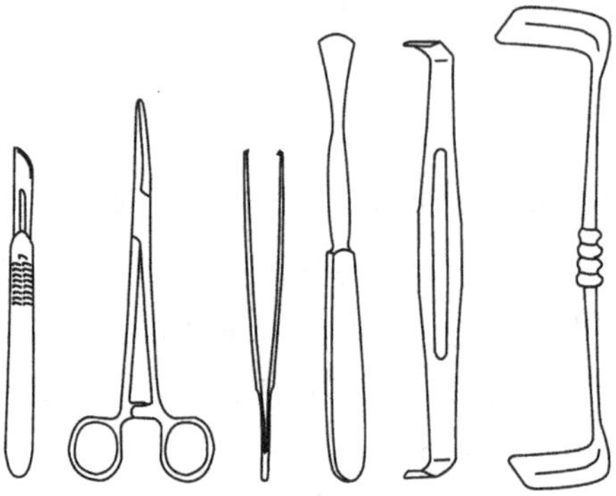

A　B　C　D　E　F

图 7-2-74　显露髋关节器械

A.手术圆刀；B.弯止血钳；C.组织镊；D.骨膜剥离器；E.甲状腺拉钩；F.腹腔拉钩

2. 显露髋臼　递电刀笔切除关节周围瘢痕组织，使髋关节脱位，递髋臼拉钩安放于髋臼前下、后下壁，递椎板拉钩安放于髋臼后上壁（图 7-2-75），皮肤拉钩牵开臀中肌，脱出股骨头，充分显露髋臼窝（图 7-2-76）。脱出时应格外小心，手法轻柔，避免粗暴用力，预防骨折。

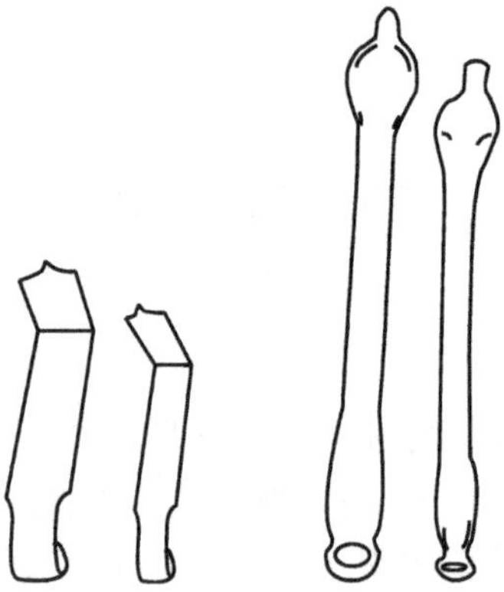

A　B

图 7-2-75　显露髋臼器械

A.椎板拉钩；B.髋臼拉钩

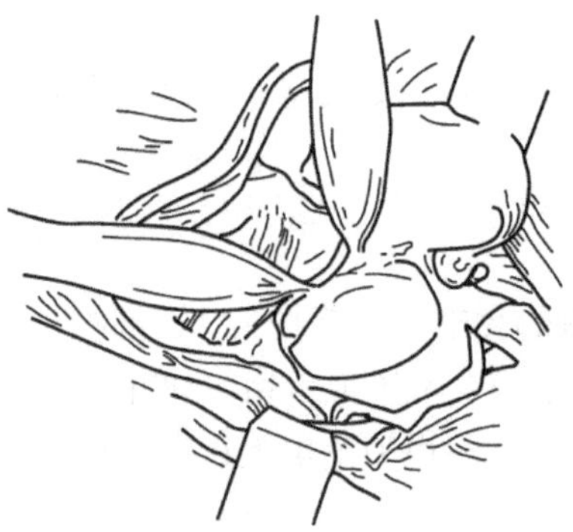

图 7-2-76　显露髋臼

3. 取出原髋关节假体　取假体和骨水泥的原则是尽可能保护骨床，避免发生骨折、穿孔等并发症，以减少重建困难。

（1）取出髋臼假体：已经松动的假体臼递止血钳即可取出。先递骨刀凿开周缘，将骨刀插入假体下缘向中心推进，边凿边撬取假体，如果臼杯在骨盆上固定非常牢固，则供给切割锯将臼杯切为数块后取出，注意冲洗，吸除碎屑。递刮匙或咬骨钳去除骨水泥碎屑和纤维肉芽组织（图 7-2-77，图 7-2-78）。

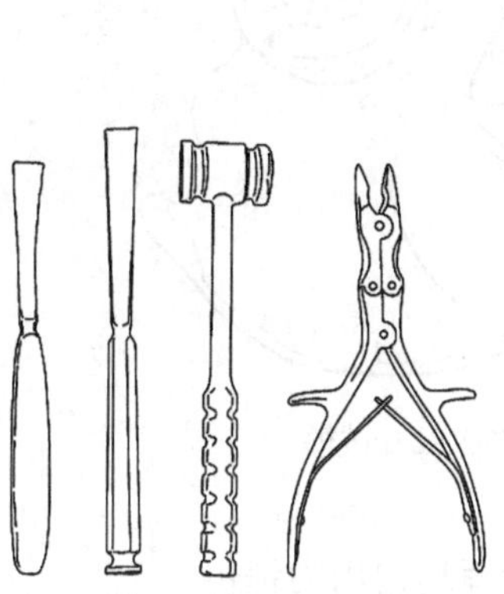

图 7-2-77　清理髋臼器械

A.骨膜剥离器；B.骨刀；C.骨锤；D.咬骨钳；E.骨科刮匙

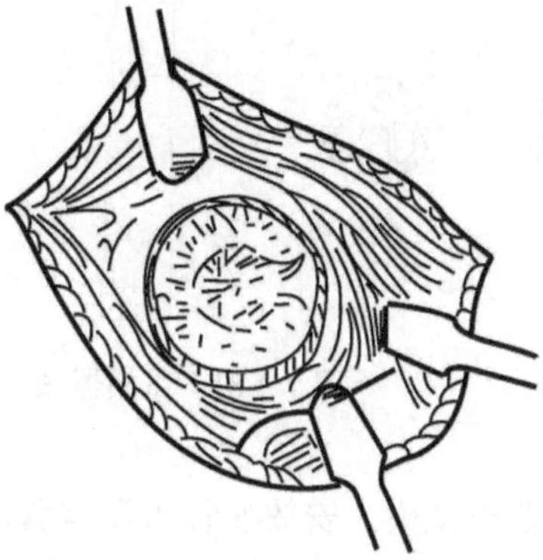

图 7-2-78　清理髋臼

(2)取出股骨头与柄：递专用打拔器械取出假体(图 7-2-79)，对于表面预涂有骨水泥的假体，根据术中所见供给圆头电动磨钻磨切，待假体柄拔出后再准备骨凿以清理髓腔内骨水泥，大量冲洗去除骨水泥碎屑。

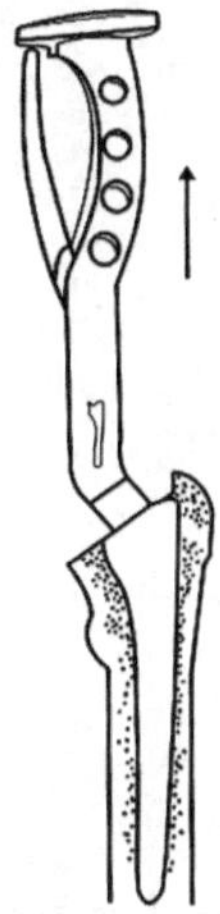

图 7-2-79　取出股骨柄

4. 髋关节假体植入　洗手护士准备好大量生理盐水将骨水泥渣屑冲洗干净，为新假体的植入做好准备。巡回护士严格检查假体的外包装、有效期、型号后，再次与主刀医生核对后将假体放入手术台上，保留所有的假体标签贴于病历上。

（1）髋臼假体植入

1)递咬骨钳或刮匙清除臼内软组织,递髋臼锉(图 7-2-80)扩大髋臼（骨泥分次放置弯盘内，便于植骨时使用），大量生理盐水冲洗髋臼窝,去除骨渣及软组织,根据术中情况进行植骨,打压填塞或固定在缺损部位，保证再置入假体的稳固性。

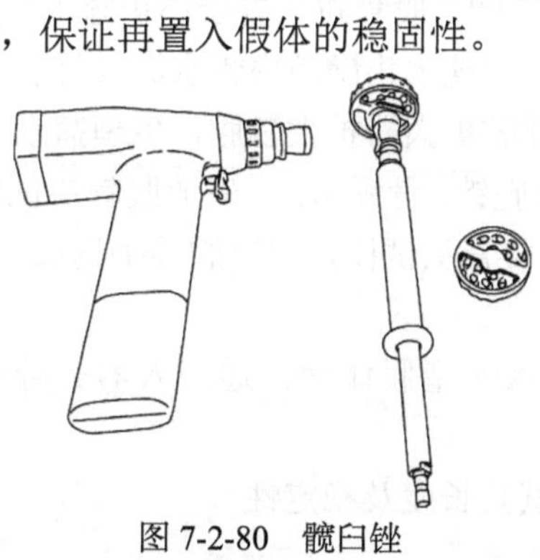

图 7-2-80　髋臼锉

2）安放合适髋臼试模（图 7-2-81，图 7-2-82）。

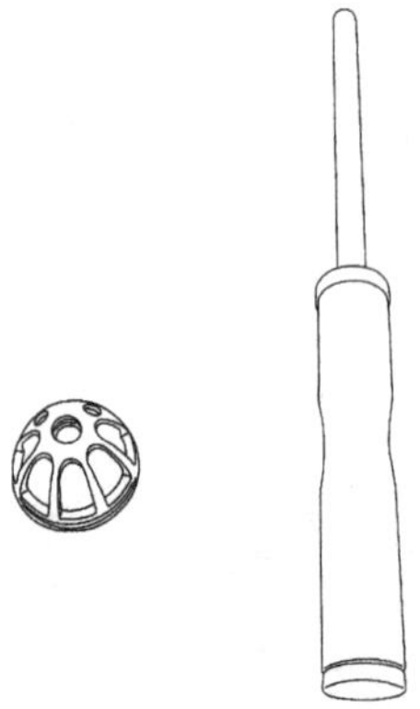

图 7-2-81　试模器械

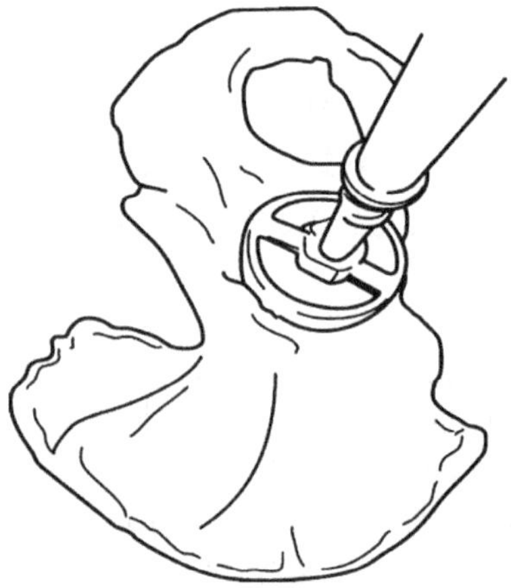

图 7-2-82　试模

3）取出试模，安放非骨水泥型髋臼假体，递骨锤均匀用力锤击。

4）递窄骨刀、骨锤、咬骨钳修整髋臼缘多余的增生骨质（图 7-2-83），安放相应配套的聚乙烯内衬。

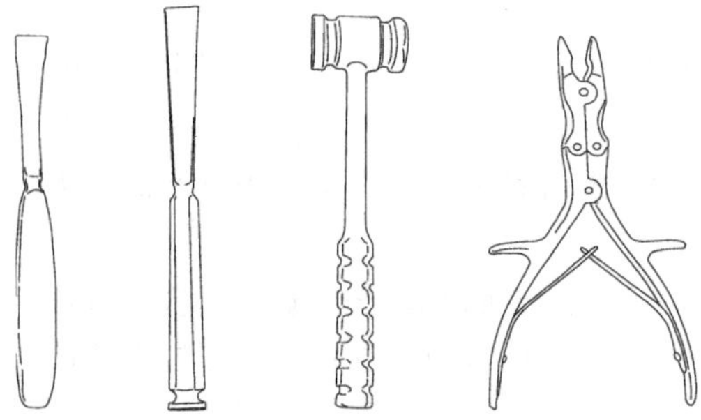

A　B　C　D

图 7-2-83　修整髋臼器械

A.骨膜剥离器；B.骨刀；C.骨锤；D.咬骨钳

（2）股骨假体植入

1）患髋屈曲 90°，内旋 90°，股骨拉钩置于小粗隆下，显露股骨上端。

2）处理髓腔，递大量生理盐水将髓腔内骨水泥及骨屑冲洗干净。

3）由小到大依次传递髓腔扩大器扩大髓腔，生理盐水反复冲洗髓腔。

4）由小到大依次传递髓腔锉，骨锤击入。安放股骨头试模，测试其稳定性。测试后，屈曲，内旋脱出关节，取出股骨头试模，递髓腔锉手柄取出髓腔锉。生理盐水反复冲洗髓腔。

5）安放测试好的非骨水泥型假体柄，递击入器、骨锤均匀用力打击至柄完全进入髓腔。

6）股骨头试模再次测试其长度及稳定性。

7）安放测试好的股骨头假体，关节复位（图 7-2-84）。

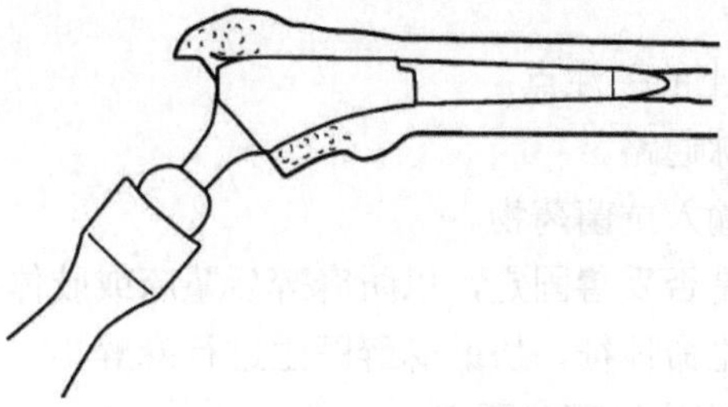

图 7-2-84　安放假体

5. 关闭切口　递大量生理盐水冲洗伤口，彻底止血。洗手护士与巡回护士认真清点手术用所有器械、物品及敷料，确认无误后放置骨科引流管（图 7-2-85），配合缝合关节囊及其他各层（图 7-2-86，图 7-2-87）。

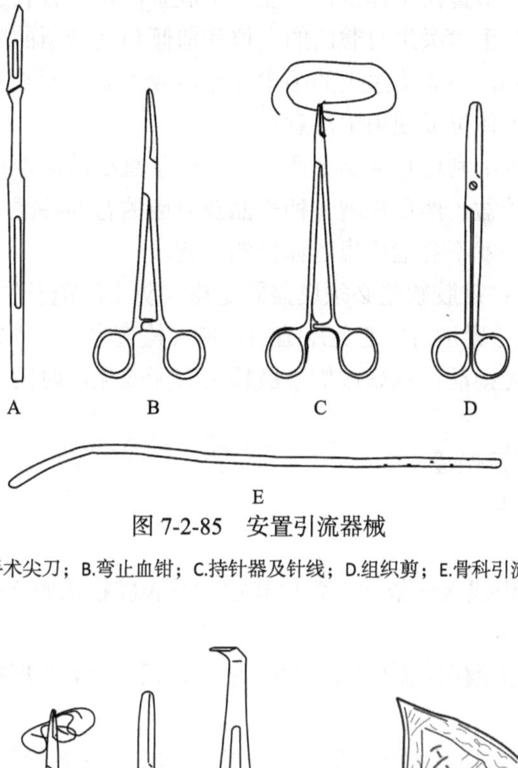

图 7-2-85　安置引流器械

A.手术尖刀；B.弯止血钳；C.持针器及针线；D.组织剪；E.骨科引流管

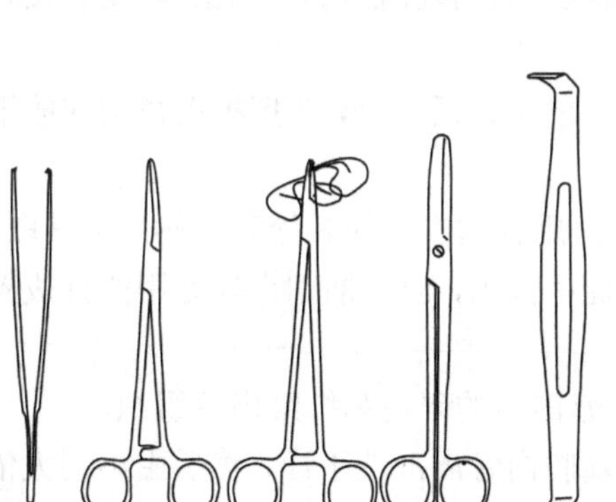

图 7-2-86　关闭切口器械

A.组织镊；B.弯止血钳；C.持针器及针线；D.组织剪；E.甲状腺拉钩

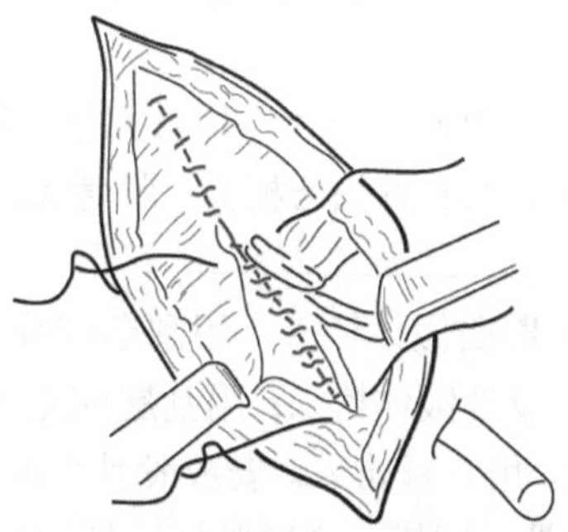

图 7-2-87　关闭切口

（五）特殊关注点

1. 麻醉诱导期 护士的关注点：

（1）建立可靠的静脉通路。

（2）麻醉诱导期前输入抗菌药物。

（3）再次观察患者是否妥善固定，以防麻醉后坠床或肢体损伤。

（4）密切关注患者生命体征，协助麻醉医生进行麻醉。

2. 体位准备 护士应注意哪些要点：

（1）提前准备好体位摆放用物：髋关节置换术体位板、硅胶软垫、固定棒、软枕、腋枕、泡沫垫、棉垫、双层托手架、束手带、束脚带。

（2）髋关节置换术体位板使用前的注意点：检查及调整手术床务必处于水平位置的重要性。髋关节置换手术的效果与假体植入位置的准确与否有直接关系，髋关节置换术要求手术床水平，髋关节置换术体位板才能水平放置，才能有利于准确摆放手术体位，而手术体位可直接影响手术医生对髋臼的定位和前倾角度判断的准确性。因此，要求摆放的手术体位必须准确，不能给医生的手术操作造成误差从而影响手术效果。

（3）髋关节置换术体位板使用中注意点

1）准确运用固定棒：利用几何学上两点决定一条直线的原理在骶尾部和耻骨联合部各插 2 根固定棒固定骨盆，然后在胸骨柄平面及对应的背部各插 1 根固定棒固定患者的上身，医生的操作振动就不会造成患者体位的改变。

2）防止压疮发生：硅胶软垫必须遮盖固定棒，防止压疮发生。

3）髋部固定必须松紧适宜，避免压迫股动脉（检查方法：固定棒固定髋部后，巡回护士检查足背动脉有无搏动；观察健侧下肢颜色有无变化，时间 5min），避免发生体位并发症。

4）注意保护隐私及保暖。

3. 手术配合过程中

（1）洗手护士

1）显露髋关节：由浅入深依次准备皮肤拉钩及腹腔拉钩各 2 把，切皮后及时更换纱布和刀片。

2）显露髋臼：2 把髋臼拉钩安放于髋臼前下、后下壁，2 把椎板拉钩安放于髋臼后上壁。

3）取出髋臼假体：用骨刀撬动髋臼杯，用骨锤击打使其松动，然后将其取出。

4）取出股骨头与柄需：股骨头通常可徒手拔出，股骨柄则需要专用的打拔器械将其取出。

5）髋臼假体植入：用刮匙或咬骨钳将髋臼内的碎屑和纤维肉芽组织。

6）股骨假体植入：用刮匙或髓核钳把髓腔内骨屑冲洗干净，然后由小到大依次传递髓腔锉，用骨锤击入。安放股骨头试模，测试其稳定性。测试后，屈曲，内旋脱出关节，取出股骨头试模，递髓腔锉手柄取出髓腔锉。生理盐水反复冲洗髓腔。

7）股骨头植入：大量生理盐水将髋臼处冲洗干净，准备一张干净纱布托起股骨头安装于股骨柄上，关节复位，测试关节活动度。

8）使用假体时的注意事项：髋臼内衬是超高分子聚乙烯，其余假体是钴锘钼不锈钢合金产品，器械护士在操作时一定要注意，其表面不要接触其他金属或玻璃等坚硬物体，因为不锈钢的氧化络防护层会因刮痕而被破坏，假体一旦植入，将持续地浸在体液中的弱氯化物环境中，假体会从表面破坏点开始发生侵蚀，一旦出现侵蚀，假体就会产生应力和裂缝，导致手术失败。此类人工关节价值不菲，因此，器械护士应全力维护它们价值的可用性。正确安装假体与打入器备用，避免用手套直接接触假体表面，传递时不要碰触坚硬物体，避免假体表面涂层因刮痕而被破坏。

（2）巡回护士

1）尽量选择空间大的手术间，以摆放多张手术器械台，摆放翻修所需的器械和材料。

2）环境控制：手术间保持整洁安静，温度保持在22～25℃，湿度保持在40%～60%，严格控制参观人员及开关门次数。

3）做好手术患者安全核查工作，尤其手术部位的核对。

4）心理护理贯穿于围手术期，尽可能减轻患者焦虑和紧张心理，使其积极主动配合手术。

5）建立有效静脉通路，在术前半小时预防性使用抗菌药物，保持术中药物在血液中的有效浓度。

6）防止假体错误及浪费：使用假体时，严格检查假体的外包装、有效期，反复与手术医生确认需用的假体型号，保留所有的假体标签贴于病历上。

7）异体骨的使用：首先将经过灭菌的异体骨放在－80℃深低温冰箱中冷藏备用，护士在术前24h取出放于4℃普通冰箱中进行升温，术前1h在无菌条件下打开包装，将异体骨取出浸泡于5%碘伏液内30min后，去除皮质骨，用碎骨机打碎骨松质，用75%乙醇脱脂后以大量生理盐水冲洗至异体骨色泽发白，拌入去甲万古霉素备用。

8）与洗手护士一起做好手术用物清点工作，并填写手术清点记录单。

9）做好标本留送工作。

4. 麻醉清醒期　护士的关注点：

（1）术毕，与手术医生及麻醉医生一起将患者改为仰卧位。

（2）保证各管路通畅，妥善固定患者，以免坠床。

（3）为患者穿上患者服，着装整洁。

（4）协助手术医生固定梯形枕。

（5）观察手术切口及引流情况。

5. 搬运患者　护士的关注点：

（1）与手术医生、麻醉医生、运输工人一起将患者搬运至推床上。搬动时注意维持患肢外展中立位，防止由于患肢旋转而引起脱位。

（2）检查各个管路，保证通畅。

（3）记录患者转运交接单，离室时带齐患者所有用物。

（黄俊华）

第三节 膝关节手术配合

一、全膝关节置换术手术配合

膝关节是人体最大、最复杂的关节，由股骨内、外侧髁，胫骨内、外侧髁及髌骨及其周围滑膜、关节囊、韧带、半月板和肌肉等组织共同构成（图 7-3-1，图 7-3-2）。其主要的运动方式是屈膝和伸膝，半屈曲位时有轻微旋转活动。全膝关节置换术的目的是用人工假体取代已经受到严重损坏而不能行使正常功能的膝关节，从而消除膝关节的疼痛，矫正畸形，恢复其稳定性和活动度。全膝关节假体由股骨假体、胫骨假体、髌骨假体及胫骨平台垫片四部分组成（图 7-3-3）。

全膝关节置换术适用于：①膝关节各种炎症性关节炎，如类风湿关节炎、骨关节炎、血友病性关节炎、强直性脊柱炎造成的关节破坏、畸形和功能丧失等；②少数创伤性骨关节炎；③胫骨高位截骨术失败后的骨关节炎；④少数老年人的髌骨关节炎；⑤膝关节感染治愈后继发骨关节炎；⑥少数原发性或继发性骨软骨坏死性疾病。

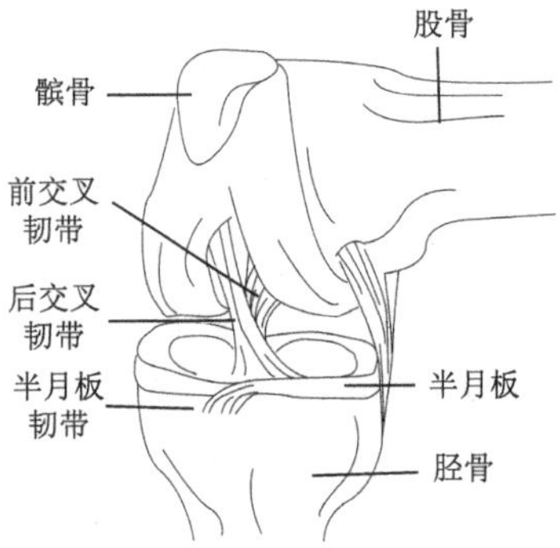

图 7-3-1 膝关节侧面

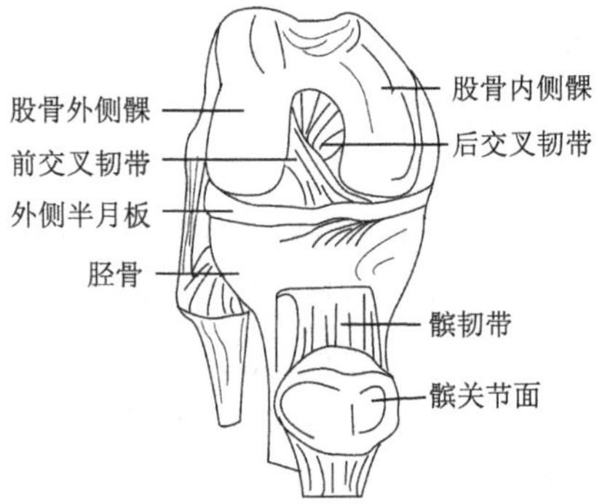

图 7-3-2 膝关节正面

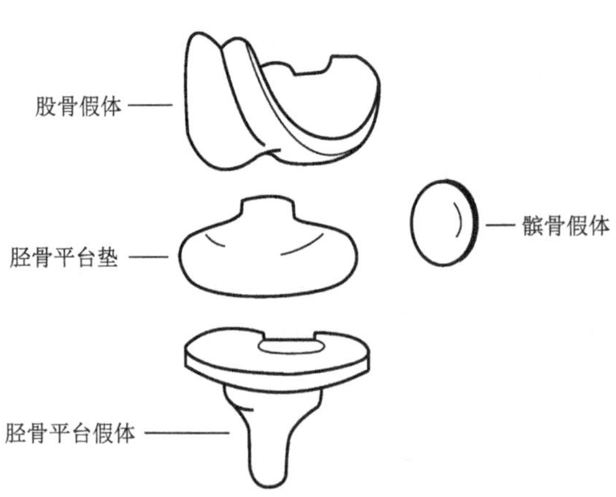

图 7-3-3 全膝关节假体

（一）手术用物

1. 常规布类　剖腹手术盆，手术衣，剖口单，桌单，治疗巾。

2. 手术器械　膝置换普通器械，膝置换特殊器械，膝置换特殊配套器械。

3. 一次性用物

（1）常规物品：一次性使用吸引管 1 根，一次性使用吸引头 1 根，一次性电刀笔 1 个，电刀清洁片 1 张，髋下肢套针 1 板，20 号手术刀片 2 张，11 号手术刀片 1 张，骨蜡 1 板，纱布 10～20 张，方纱 3 张，45cm×45cm 医用粘贴膜 5 张，纱布绷带 2 卷，驱血带 1 卷，骨科引流管 1 根，一次性使用引流袋 1 个，一次性使用冲洗器 1 个，灯柄 2 个，纱布垫 1 包，弹力绷带 2 个，高压脉冲器 1 套，真空骨水泥搅拌器 1 套。手套按需准备。

（2）缝线

1）非吸收线：2-0/T 丝线×1 包、1 号丝线×1 包。

2）可吸收线：0 号可吸收线×2 根，2-0 可吸收线×1 根。

3）皮肤缝合器：皮肤缝合器 1 把。

4. 人工膝关节假体　根据患者术前膝关节 X 线片的测量，准备各种型号的人工膝关节假体及骨水泥。

5. 骨科动力系统　骨科电钻，骨科摆锯，电池。

（二）体位

仰卧位：

（1）患侧上肢外展平放于托手板上，外展不超过 90°，以免拉伤臂丛神经，用中单保护，束手带固定。健侧上肢平放于身体一侧，用中单将上肢包裹、保护、固定。

（2）患肢大腿上 1/3 上止血袖带，松紧以一指通过，用 45cm×45cm 医用粘贴膜 1 张剪成四等份粘贴保护止血袖带，同时防止消毒时消毒液流入袖带下烧伤皮肤。

（3）患肢伸直在足后跟跟腱处上膝关节置换术支架（图 7-3-4），支架高度 10～15cm 固定于床边，使膝关节下方保持一定空间，术者需要过伸时方便操作；在小腿肌肉最丰富处上另一膝关节支架，膝关节屈曲时，足底蹬在支撑架上，便于术中操作。

（4）健侧下肢膝关节上方 3～5cm 处用束脚带固定。

（5）高频电刀负极板粘贴于患者体毛较少且肌肉丰富处，一般粘贴于患者健侧大腿中份。

（6）头架固定于主刀医生对侧床头（图 7-3-5）。

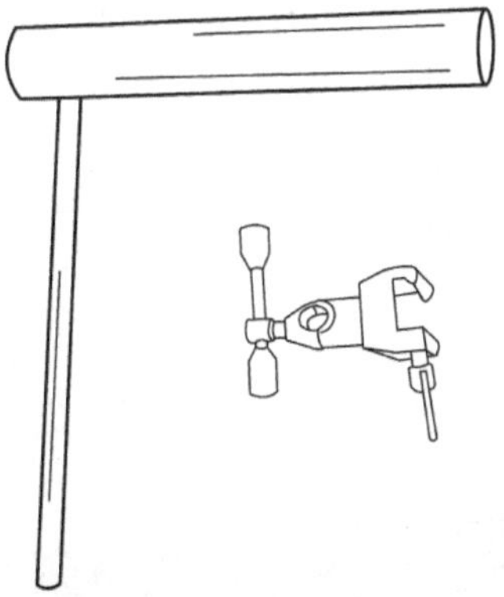

图 7-3-4　膝关节置换术支架

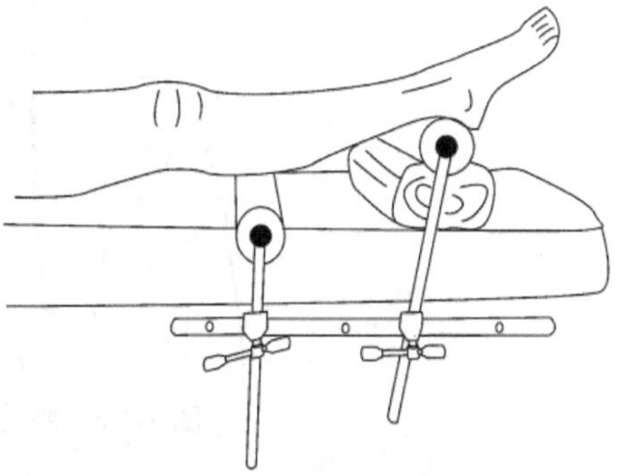

图 7-3-5　体位图侧面观

（三）消毒、铺巾

1. 消毒液 75%医用乙醇脱脂，碘伏消毒。

2. 消毒范围 上至大腿上止血带处，下至足底。

3. 铺巾

（1）治疗巾 2 张反折 1/4 铺于大腿上止血带处下缘前、后方，2 把巾钳固定。

（2）桌单 1 张纵铺于患肢下，上缘齐患肢根部，同时遮盖健侧肢体及会阴部。

（3）治疗巾 1 张完全打开放于患肢足跟，临时包裹足部，避免铺单时手套直接接触皮肤。

（4）桌单 1 张横铺于切口上方覆盖上肢及头架。

（5）患肢穿剖口单，桌单 1 张纵铺于患侧肢体下。

（6）医用粘贴膜 4 张粘贴手术切口及全下肢（3 张 45cm×45cm 医用粘贴膜整张，1 张 45cm×45cm 医用粘贴膜长形剪成两半使用），1 张 45cm×45cm 医用粘贴膜平铺于患肢大腿平面下的桌单上，避免术中冲洗浸湿无菌单。戴第二层手套，固定一次性电刀笔、一次性使用吸引管，上灯柄。

（四）手术配合

1. 患肢驱血

（1）用物清点：洗手护士、巡回护士对点器械、纱布、纱球、缝针等所有用物。

（2）驱血：主刀医生确认手术开始后，递驱血带、治疗巾 1 张完全打开包裹患肢驱血，驱血后启动电动气压止血仪，压力根据患者收缩压高低决定，常规收缩压加 150mmHg。一般设定为 260mmHg，时间设定 1h。递湿纱布 1 张，擦掉患肢残余的滑石粉。

2. 经膝关节前正中切口入路，显露膝关节

（1）手术切口：膝关节前正中切口，近端至髌骨上 4cm，远端止于胫骨结节下 1～2cm（图 7-3-6）。

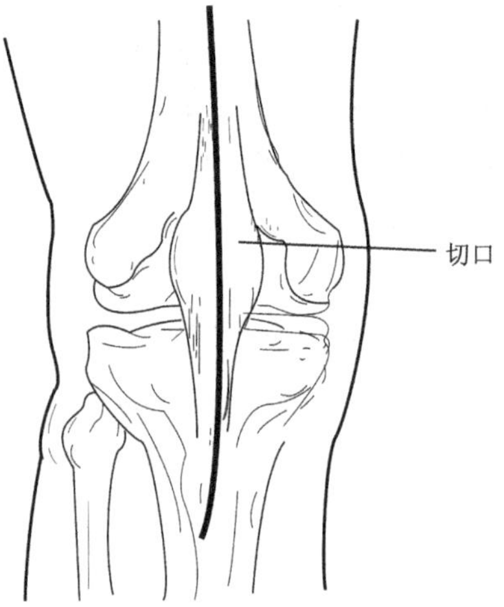

图 7-3-6 膝关节前正中切口

（2）显露膝关节前侧及股四头肌腱：递碘伏纱球擦拭切口，递纱布 2 张、组织镊、20 号手术刀切开皮肤后换刀，递电刀笔切开皮下组织，递皮肤拉钩显露膝关节前侧及股四头肌腱。

（3）显露膝关节：经股四头肌腱、髌骨内侧缘至胫骨结节内侧弧形切开髌上囊及膝关节囊，将髌骨向外侧翻转，屈膝 90°切除其增生的滑膜组织、前后交叉韧带，递 Hoffman 拉钩显露膝关节（图 7-3-7，图 7-3-8）。

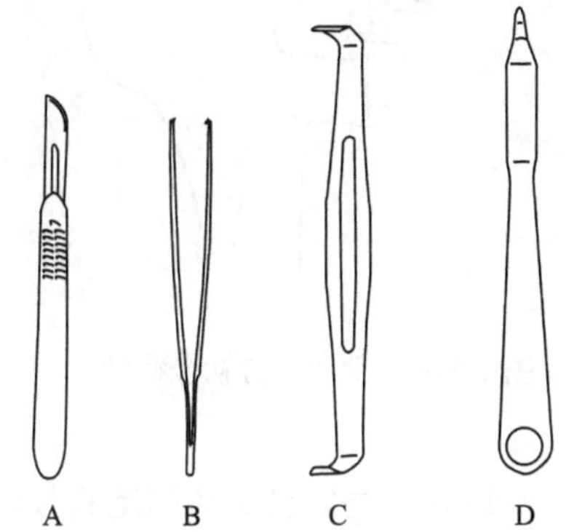

图 7-3-7　膝关节显露器械

A.手术圆刀；B.组织镊；C.甲状腺拉钩；D.Hoffman 拉钩

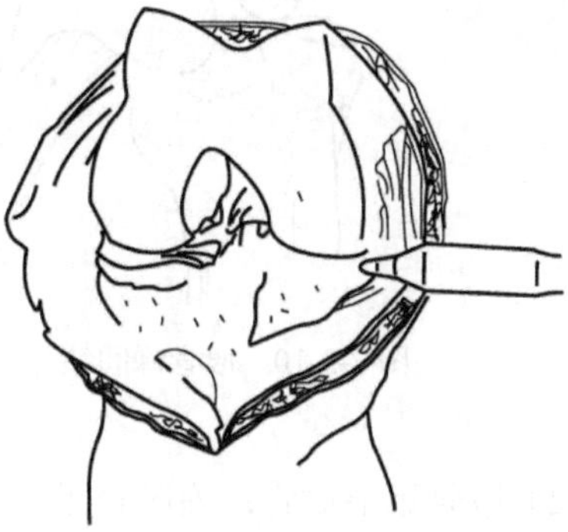

图 7-3-8　膝关节显露

3. 股骨截骨

（1）股骨前方初步截骨：递电钻于股骨髁间前交叉韧带起点外上 5mm 处钻孔，股骨髁上髓内定位器定位，可设定外翻 5°～9°（根据下肢力线测量结果），向股骨髓腔插入髓内定位杆一套，递电钻钻孔上固定钉 2 枚以固定股骨前方截骨板于股骨远端上，递骨锤敲击。递测深器测前方截骨厚度，递蟹爪测深器再次确认截骨厚度，递摆锯做股骨前方初步截骨（图 7-3-9～图 7-3-11）。

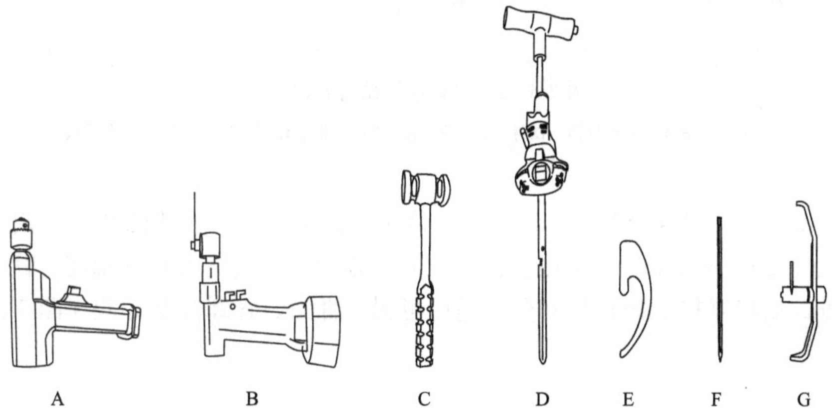

图 7-3-9　股骨前方初步截骨阶段器械

A.电钻；B.摆锯；C.骨锤；D.股骨髁上髓内定位器；E.蟹爪测深器；F.固定钉；G.测深器

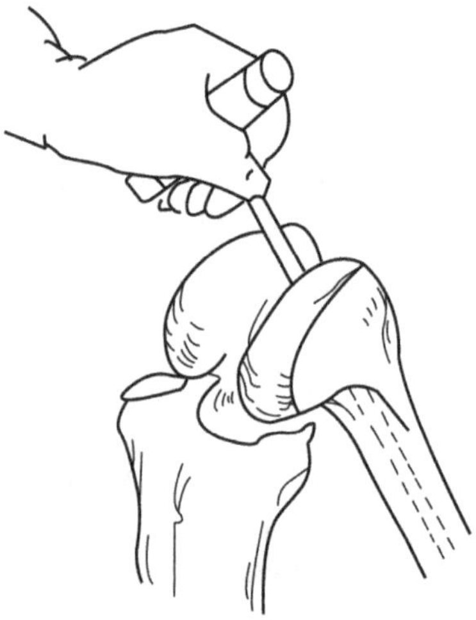

图 7-3-10　股骨髁间钻孔

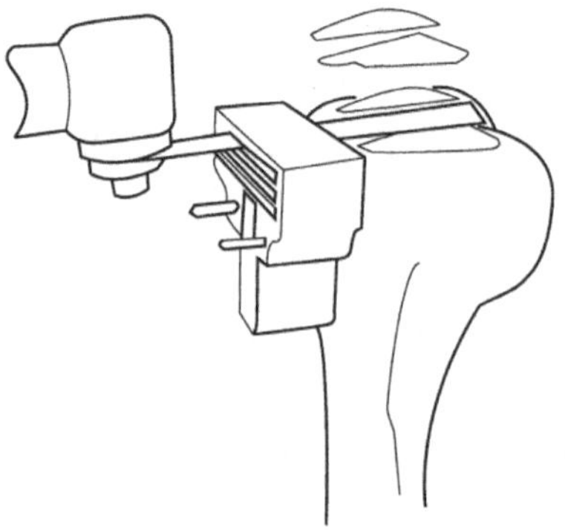

图 7-3-11　股骨前方初步截骨

（2）股骨远端截骨：递股骨远端截骨板，递电钻钻孔，固定钉 3 枚固定股骨远端截骨板，递骨锤敲击。递拔钉器拔除股骨远端固定钉，取出定位杆一套。递摆锯做股骨远端截骨，递骨刀、骨锤、咬骨钳去除股骨远端内外侧骨赘（图 7-3-12）。

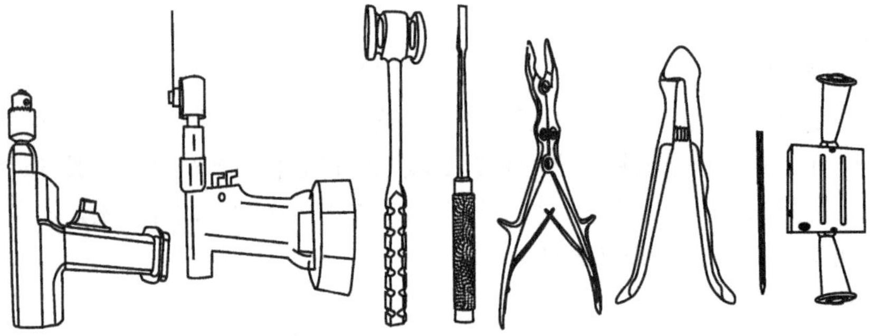

图 7-3-12　股骨远端截骨阶段器械

A.电钻；B.摆锯；C.骨锤；D.骨刀；E.咬骨钳；F.拔钉器；G.固定钉；H.四合一截骨板

（3）股骨远端四合一截骨：递股骨假体试模测量，安放合适的四合一截骨板，递电钻钻孔上 2 枚镙纹短钉固定截骨板于股骨远端上，递摆锯做股骨髁前、后方及前后斜面截骨，拔出器拔出截骨导向器。递可可钳、骨刀、骨锤取除骨块（图 7-3-13，图 7-3-14）。

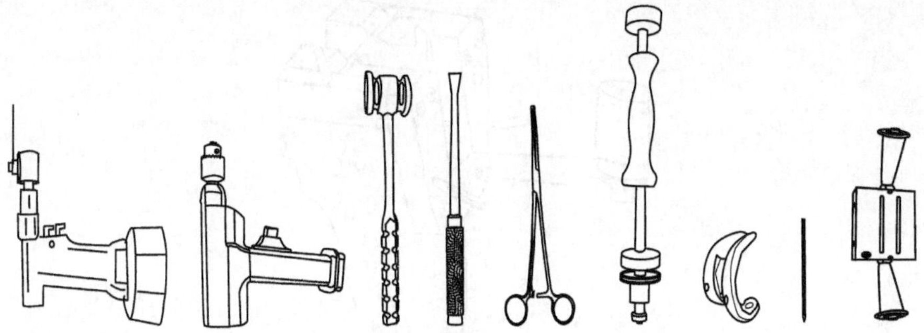

图 7-3-13　股骨远端四合一截骨阶段器械

A.摆锯；B.电钻；C.骨锤；D.骨刀；E.可可钳；F.截骨导向器拔出器；G.股骨假体试模；H.固定钉；I.四合一截骨板

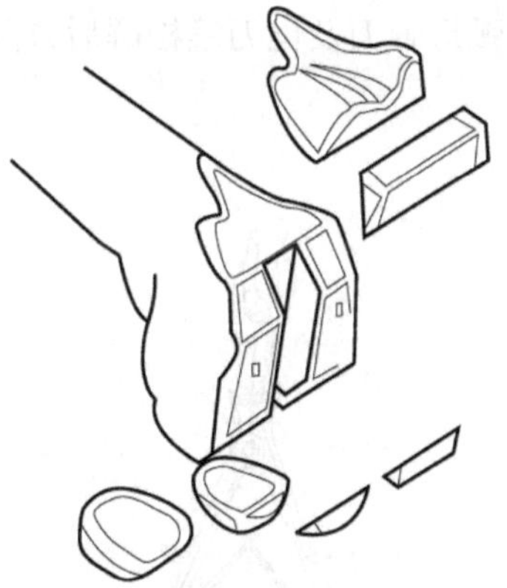

图 7-3-14　股骨远端四合一截骨

（4）确定股骨假体：根据各个公司提供的测试器，测量股骨髁确定股骨假体大小型号并确定股骨外旋。

（5）股骨髁间截骨：安放合适的股骨髁间截骨板，递摆锯做股骨髁间截骨（图 7-3-15，图 7-3-16），递骨刀、骨锤、咬骨钳取下骨块做植骨备用。递骨锤、股骨取出器取出截骨导向器。

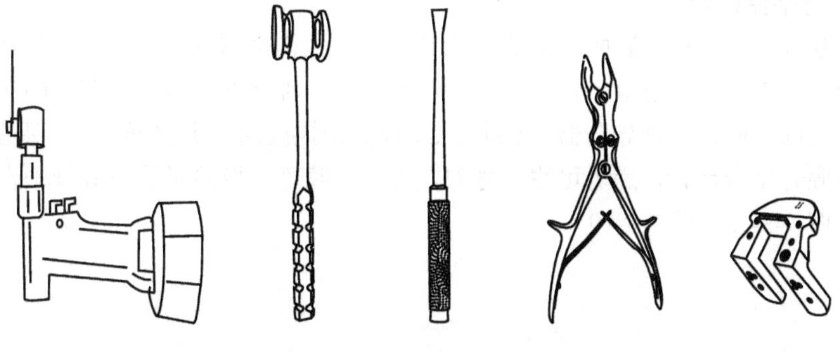

图 7-3-15　股骨髁间截骨阶段器械

A.摆锯；B.骨锤；C.骨刀；D.咬骨钳；E.股骨髁间沟截骨板

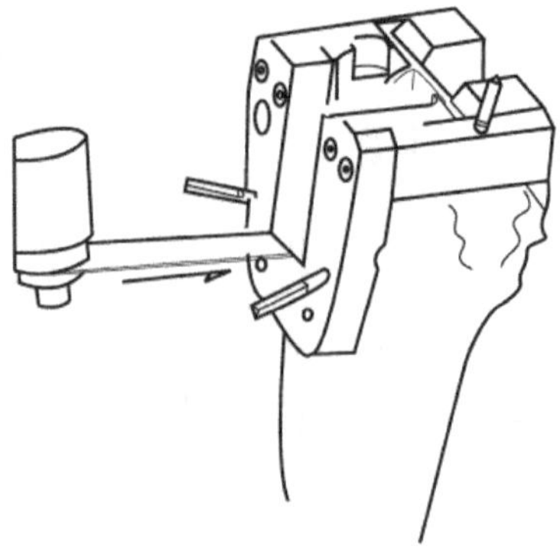

图 7-3-16　股骨髁间截骨

（6）清除股骨髁后方骨赘：递骨钩提起股骨髁，递咬骨钳、可可钳清除股骨髁后方骨赘（图 7-3-17）。必要时递弧形骨刀及电刀笔松解后方关节囊。

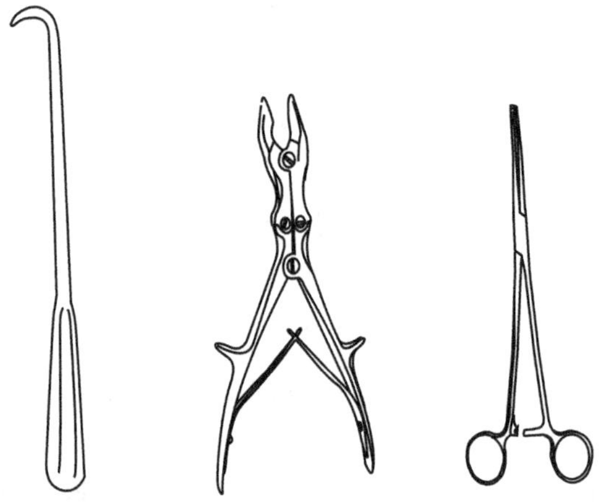

图 7-3-17　清除股骨髁后方骨赘器械

A.骨钩；B.咬骨钳；C.可可钳

4. 胫骨平台截骨

（1）胫骨平台截骨：屈曲膝关节，递 Hoffman 拉钩暴露胫骨平台。递胫骨髓外定位器一套定位，骨锤敲击近端定位钉，递测深器测量截骨厚度，蟹爪测深器确认。电钻上固定钉 2 枚固定胫骨截骨导向器，骨锤敲击，拔出器拔出髓外定位器一套，保留截骨板，递摆锯做胫骨平台截骨，递可可钳、骨刀、骨锤、咬骨钳取除骨块及胫骨平台周围增生的骨赘（图 7-3-18，图 7-3-19）。

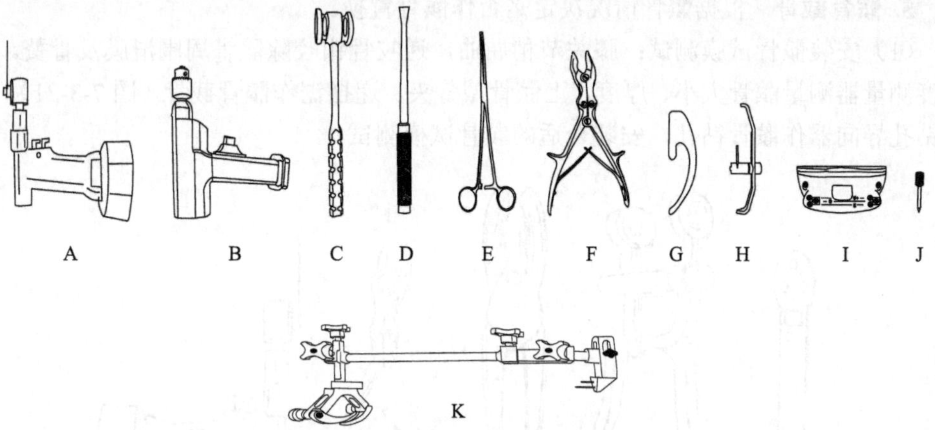

图 7-3-18　胫骨平台截骨阶段器械

A.摆锯；B.电钻；C.骨锤；D.骨刀；E.可可钳；F.咬骨钳；G.蟹爪测深器；
H.测深器；I.胫骨截骨导向器；J.固定钉；K.胫骨髓外定位器

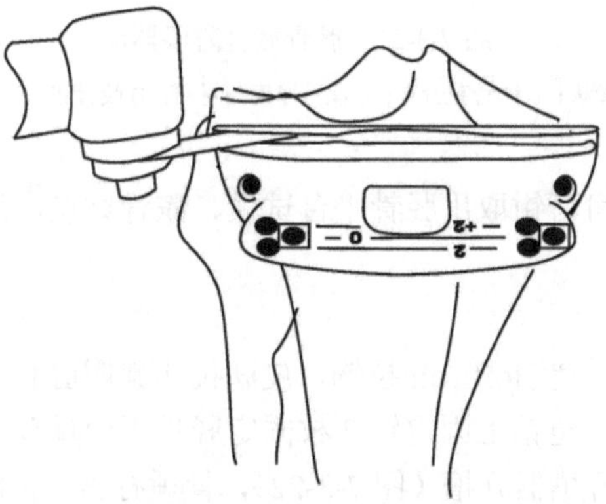
图 7-3-19　胫骨平台截骨

（2）假体试模植入：安放膝关节的股骨侧和胫骨侧假体试模，递 2 轴线棒在伸膝状态下测定下肢力线（图 7-3-20）。必要时递骨膜剥离器及电刀笔松解内侧或外侧软组织。

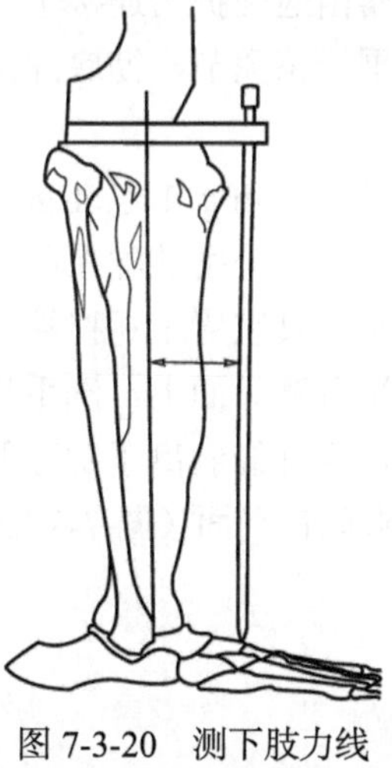
图 7-3-20　测下肢力线

5. 髌骨截骨 根据髌骨情况决定是否作髌骨置换。

（1）安装髌骨试膜测试：膝关节稍屈曲，递咬骨钳咬除髌骨周围滑膜及骨赘。髌骨厚度测量器测量髌骨大小、厚度，上髌骨截骨夹，递摆锯作髌骨截骨（图 7-3-21）。递髌骨钻孔导向器作髌骨钻孔，安装合适的髌骨试模测试。

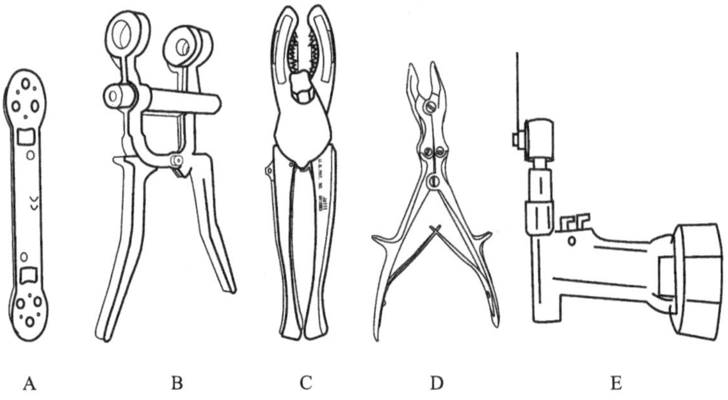

图 7-3-21 髌骨截骨阶段器械

A.模板；B.髌骨截骨夹；C.髌骨厚度测量器；D.咬骨钳；E.摆锯

（2）取出试膜：递可可钳取出胫骨平台试模、髌骨试模，递骨锤、股骨击入器取出股骨试模。

6. 胫骨开槽

（1）取除胫骨试模：递 Hoffman 拉钩、皮肤拉钩暴露胫骨平台，递带力线手柄的胫骨平台试模作轴线测试，电钻上固定钉 2 枚固定胫骨平台试模，递骨锤敲击，上钻孔套筒作胫骨钻孔，递胫骨开槽器开槽（图 7-3-22），骨锤打击。拔除器拔除开槽器，拔钉器拔钉取除胫骨试模。

（2）再次测试患肢力线：递股骨、胫骨、髌骨试模分别上于股骨、胫骨、髌骨截骨面，递 2 轴线棒再次测试患肢力线。

（3）冲洗关节腔：高压脉冲器由巡回护士连接于 3000ml 无菌生理盐水袋上，递 2 张治疗巾完全打开重叠长行对折围于膝关节，彻底冲洗关节腔。

7. 安放假体

（1）术前准备：巡回护士将骨水泥 40g 1 包准备于手术台上，根据术中测试的假体型号，洗手护士将胫骨假体、股骨假体分别装配在胫骨、股骨假体植入器上备用。

（2）安放胫骨假体：洗手护士用真空骨水泥搅拌器将骨水泥 40g 充分调配至接近成团期。递少量骨水泥涂抹于胫骨平台截骨面上，洗手护士将胫骨假体内面涂抹少量骨水泥，安放胫骨假体，递骨锤击入，递神经剥离子刮除假体周边多余骨水泥。递胫骨击入器、骨锤再次击入，使之完全贴附截骨平面（图 7-3-23）。保存刮除的骨水泥，以便医生掌握骨水泥凝固时间。

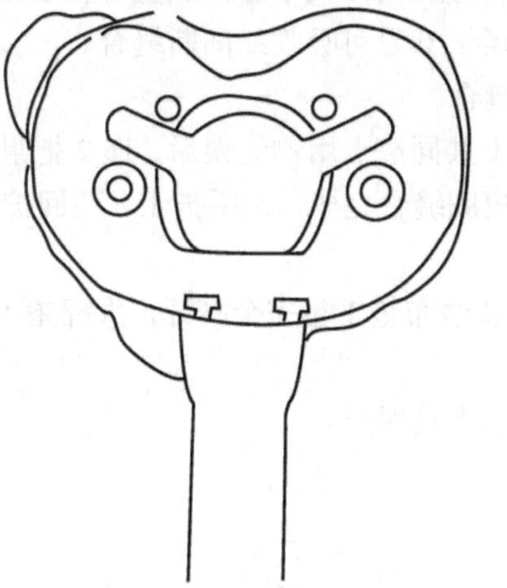

图 7-3-22　胫骨开槽

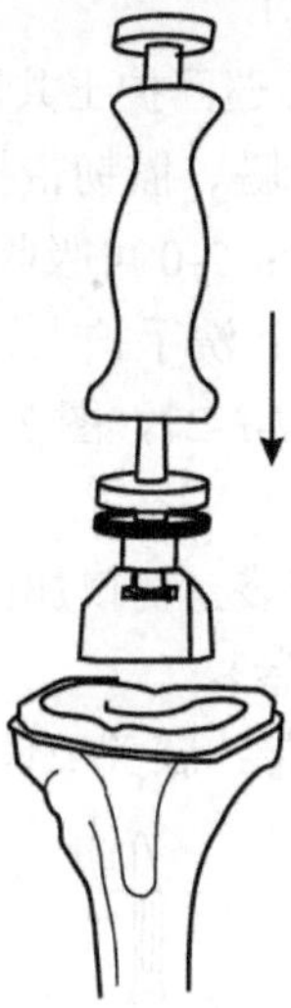

图 7-3-23　胫骨假体植入

（3）安放股骨髁假体：递调配的骨水泥少量涂抹于股骨截骨面上，洗手护士将少量骨水泥涂抹于假体的内面，安放股骨髁假体至完全匹配用骨锤击入，神经剥离子刮除假体周边多余的骨水泥，递股骨击入器、骨锤再次击入，使之紧密贴附股骨髁（图 7-3-24）。

（4）安放髌骨假体：递调配的骨水泥少量涂抹于髌骨截骨面，洗手护士将少量骨水泥涂于髌骨假体内面，安放髌骨假体，用髌骨固定夹固定，神经剥离子刮除多余骨水泥（图 7-3-25）。

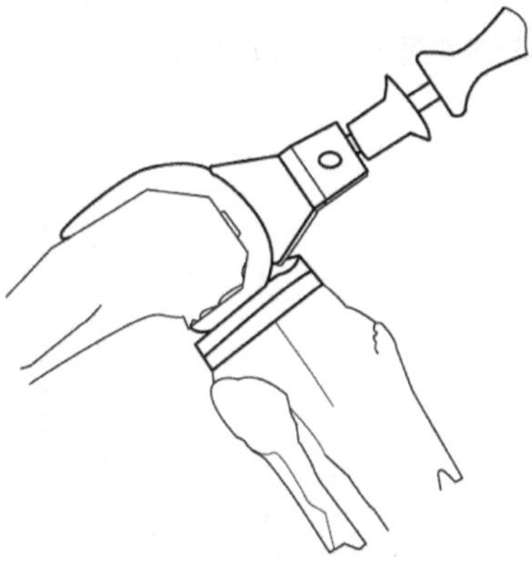

图 7-3-24　安放股骨髁假体

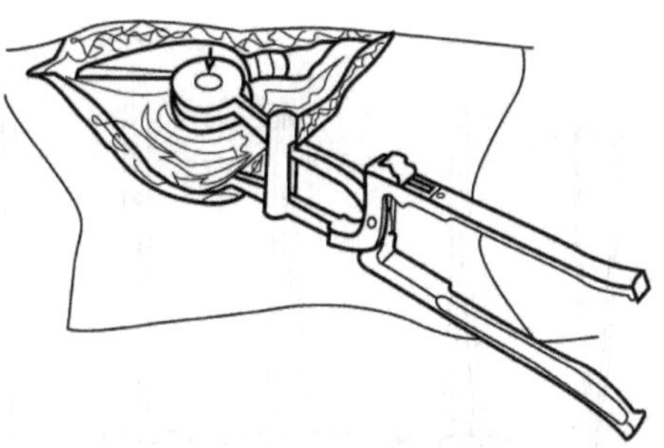

图 7-3-25　安放髌骨假体

（5）安放胫骨平台垫片试模：复位后再次测试轴线。

（6）安放胫骨平台垫片：递击入器、骨锤击入。

8. 放置引流，关闭切口

（1）止血：大量生理盐水冲洗关节腔，彻底止血。

（2）关闭切口

1)洗手护士、巡回护士共同清点用物无误后，关节腔内放置骨科引流管（图 7-3-26）。

2）股四头肌腱、髌韧带扩张部缝合：0 号可吸收线间断缝合。

3）皮下缝合：2-0 可吸收线间断缝合。

4）皮肤缝合：洗手护士、巡回护士共同清点用物无误后，递 2 把组织镊、皮肤缝合器缝合皮肤（图 7-3-27，图 7-3-28）。皮肤缝合完毕，洗手护士、巡回护士再次共同清点用物无误。

5）连接引流袋，切口加压包扎（备纱布垫 1 包完全打开，大棉垫 1 个，纱布绷带 1 卷，弹力绷带 2 卷）。

（3）松止血带：膝关节伸直 0°位上支具保护。

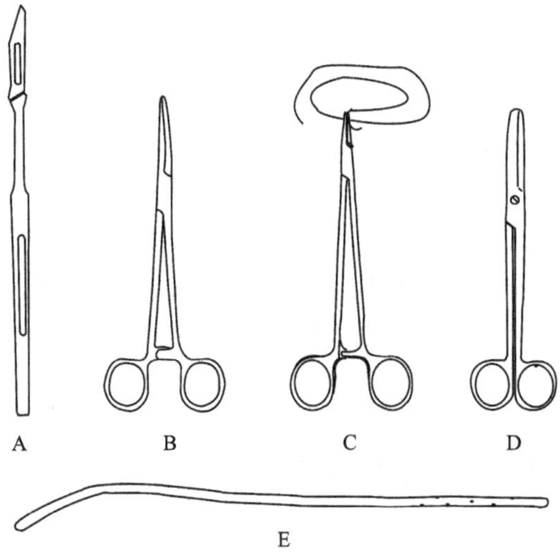

图 7-3-26　安置引流器械

A.手术尖刀；B.弯止血钳；C.持针器及针线；D.组织剪；E.骨科引流管

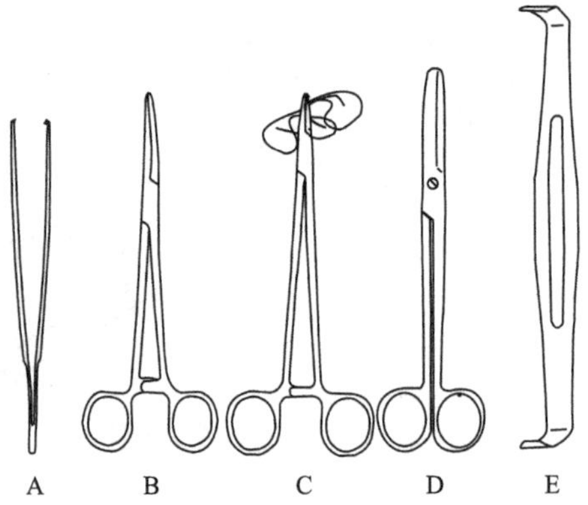

图 7-3-27　缝合切口器械

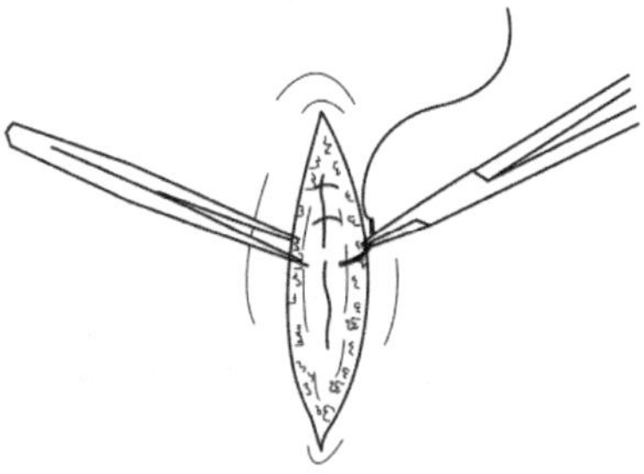

图 7-3-28　关闭切口

A.组织镊；B.弯止血钳；C.持针器及针线；D.组织剪；E.甲状腺拉钩；

（五）特殊关注点

1. 麻醉诱导期　护士的关注点：

（1）麻醉诱导期前输入抗菌药物。

（2）再次检查患者是否妥善固定，以防麻醉后坠床或肢体损伤。

（3）密切关注患者生命体征，协助麻醉医生静脉给药。

2. 体位准备　护士应注意哪些要点：

（1）提前准备好体位摆放用物：2个膝关节置换术支架、单层托手板、束手带、束脚带。

（2）注意膝关节置换术支架放置的位置：一个位于患肢踝关节跟腱处，一个位于患肢小腿肌肉最丰富处。

（3）待麻醉管路固定稳妥、留置导尿操作以后由巡回护士与手术医生、麻醉医生一起进行体位摆放，注意首先置止血带于大腿根部并严格按照气囊止血带使用流程安全应用止血带。

3. 手术配合过程中　护士的关注点：

（1）洗手护士

1）关注手术进程，积极灵活传递器械特别是膝置换特殊器械。

2）掌握使用骨水泥的注意事项，关注骨水泥固化时间，及时提醒手术医生骨水泥固化时间及硬度。

3）使用假体时的注意事项：①防止假体错误及浪费，使用假体时，反复与巡回护士、手术医生确认需用的假体型号。②膝关节聚乙烯垫片是超高分子聚乙烯，其余假体是钴铬钼不锈钢合金产品，器械护士在操作时一定要注意，其表面不要接触其他金属或玻璃等坚硬物体，因为不锈钢的防护层会因刮痕而被破坏，假体一旦植入，将持续地浸在体液中的弱氯化物环境中，假体会从表面破坏点开始发生侵蚀，一旦出现侵蚀，假体就会产生应力和裂缝，导致手术失败。此类人工关节价值不菲，因此，器械护士应全力维护它们价值的可用性。正确安装假体与打入器备用，避免用手套直接接触假体表面，传递时不要碰触坚硬物体，避免假体表面涂层因刮痕而被破坏。

（2）巡回护士

1）环境控制：手术间保持整洁安静，温度保持在22～25℃，湿度保持在40%～60%，控制参观人数（≤3人），限制人员进出，减少走动。

2）防止假体错误及浪费：使用假体时，严格检查假体的外包装、有效期，反复与手术医生确认需用的假体型号，保留所有的假体标签贴于病历上。

3）正确使用电动止血仪，防止止血带应用的副损伤。

4. 麻醉清醒期　护士的关注点：

（1）保证各管路通畅，妥善固定患者，以免坠床。

（2）协助手术医生固定下肢支具。

（3）观察手术切口及引流情况，观察肢体颜色及活动度。

5. 搬运患者　护士的关注点：

（1）与手术医生、麻醉医生、运输工人一起将患者搬运至推床上。检查各个管路，保证通畅。

（2）记录患者转运交接单，离室时带齐患者所有用物。

（李秀英　帅文彬　谢　静　莫　宏）

二、膝关节单髁置换术手术配合

膝关节单髁置换术（unicompartmental knee arthroplasty，UKA）是指仅对膝关节内侧或外侧室进行表面置换，其主要目的是替代膝关节胫股骨受破坏的软骨表面。它始于20世纪70年代初，Gunston、Marmor为单髁置换术使用及发展的先驱者。1975年日本学者渡部还对原Marmor型人工假体进行了改进，1986年西方学者Thornhill T. S.再次报道了UKA，对UKA有了进一步的论述，并被相当一部分学者所接受。膝单髁关节置换术（UKA）与全膝关节置换术（TKA）相比其优越性就在于最小的骨丢失，保留前后交叉韧带，完好地保留髌股关节的咬合，较短的手术时间，提高活动度，以及由于快速简单的手术过程而使感染率降低。但是，总体来说UKA手术效果较TKA来说并不尽如人意，Insall于1980年发表文章，对22例UKA术后5～7年的随访结果，认为UKA的失败率较高。1978年Laskin报道了37例Marmor UKA手术的短期随访，结果也不令人满意。术后疼痛的缓解率只有65%，86%患者胫骨平台假体出现X线透亮带。因此，UKA的应用逐渐被忽视。

但是，对于单髁骨关节炎和骨性坏死，仅关节镜下冲洗清理其远期疗效是令人失望的，胫骨高位截骨术在短期是有效的；但是长期随访研究表明，无论通过截骨术是否获得了力线的矫正，很多初期效果良好的病例病情都随着时间的推移出现了恶化，而采用全膝关节置换术虽然具有良好的长期效果，但这却是一个高额代价的过程。因此，UKA依然对关节外科医师有巨大的吸引力。

近年来，随着假体设计的改进、恰当的患者选择、聚乙烯材质的改良与增厚及成熟的手术技术使单髁系统临床效果大大提高，UKA的应用趋于复兴。Sisto指出：勿容置疑，单髁置换术是一个有效的手段，对内侧室患有骨关节炎的患者具有明确的外科治疗效果。争论的焦点应该集中在哪种患者更适合于胫骨高位截骨，哪些患者更适合行单髁置换术，而哪些患者更适合全膝关节置换术。1974～1985年，Cobb等对42例双膝骨关节炎的患者采用了一侧单髁关节置换，另一侧全膝关节置换术的治疗方法。术后平均6.5年的随访结果表明，单髁置换术后膝关节活动平均119°，而全膝关节置换术为平均111°，两者有显著性差异。约50%的患者认为单髁关节置换术效果好于全膝关节置换术。1987年McQueary报道了100例单髁关节置换术10年以上随访结果，表明术后疼痛缓解率达87%，膝关节活动度平均115°。Jack M. Bert在“带金属托的单髁假体置换术9年随访”一文中对100例Bioment单髁关节置换术的总结中指出：UKA能增加活动，减少费用，减少住院日，更能保持正常的解剖，改善功能及改善生物力学。

单髁关节置换术的适应证：①单间室的骨关节炎或骨坏死，放射学检查提示对侧间隔可以保留且髌股关节未受累或只是轻度退变；②膝关节至少有90°的活动度，屈曲挛缩小于 5°，内翻畸形小于 10°，外翻畸形小于 15°；③相对指征为：年龄在 55～65 岁，职业的活动量要较少的工作，如办公室工作等，体重最好<85kg；④对于年龄较大，身体一般状况不良，不愿意行全膝置换时也可行单髁置换术；⑤关节疼痛主要集中在活动时，休息时疼痛轻微。

单髁关节置换术的禁忌证：①中度以上的双间室或三间室的 X 线退变不适合施行单髁置换；②膝关节炎伴有外侧和（或）髌股的疼痛；③内翻角度>15°；④肥胖患者，尤其是体重＞100kg；⑤关节不稳，关节内外侧半脱位，移位>3mm 者；⑥剧烈活动的人；⑦类风湿关节炎；⑧近期有感染史；⑨活动量大的患者，如年龄<55 岁的年轻患者。

（一）手术用物

1. 常规布类 剖腹手术盆，手术衣，剖口单，桌单，治疗巾。

2. 手术器械 膝置换普通器械，膝置换特殊器械，膝置换特殊配套器械。

3. 一次性用物

（1）常规物品：一次性使用吸引管 1 根，一次性使用吸引头 1 根，一次性电刀笔 1 个，电刀清洁片 1 张，髋下肢套针 1 板，20 号手术刀片 2 张，11 号手术刀片 1 张，骨蜡 1 板，纱布 10～20 张，方纱 3 张，45cm×45cm 医用粘贴膜 5 张，纱布绷带 2 卷，驱血带 1 卷，骨科引流管 1 根，一次性使用引流袋 1 个，一次性使用冲洗器 1 个，灯柄 2 个，纱布垫 1 包，弹力绷带 2 个，高压脉冲器 1 套，真空骨水泥搅拌器 1 套。手套按需准备。

（2）缝线

1）非吸收线：2-0/T 丝线×1 包、0 号丝线×1 包。

2）可吸收线：0 号可吸收线×2 根，2-0 可吸收线×1 根。

3）皮肤缝合器：皮肤缝合器 1 把。

4. 人工膝关节假体 根据患者术前膝关节 X 线片的测量，准备各种型号的人工膝关节假体及骨水泥。

5. 骨科动力系统 骨科电钻，骨科摆锯，电池。

（二）体位

同初次全膝关节置换术。详见第七章第三节全膝关节置换术手术配合。

（三）消毒、铺巾

1. 消毒液 75%医用乙醇脱脂，碘伏消毒。

2. 消毒范围 上至大腿上止血带处，下至足底。

3. 铺巾

（1）治疗巾 2 张均反折 1/4 铺于止血带处，鱼口状完全覆盖止血带，巾钳 2 把固定。

（2）桌单 1 张铺于患肢下方。

（3）治疗巾 1 张打开临时包扎足踝部。

（4）桌单 1 张横铺于切口上方覆盖髋部、躯干及头颈。

（5）患肢穿剖口单后再铺 2 张桌单分别于患者上下方。

（6）医用粘贴膜包裹全下肢，去掉临时包裹足踝部治疗巾。操作者戴第二层手套，固定一次性电刀笔、一次性使用吸引管，上灯柄。

（四）手术配合

膝单髁人工关节置换可分内侧室和外侧室两种情况，但仍以内侧室为主，无论是内侧室还是外侧室，在手术方法上基本相同，通常内侧入路，但如果做外侧室置换，也可膝关节外侧入路，且分离组织少，只是当术中临时放弃单髁置换术而改为全膝关节置换术时会影响手术操作步骤。鉴于绝大部分的膝骨关节炎多先以内侧室损害为主，内侧室置换占单髁置换的 85%～95%，本章以内侧室为例介绍手术配合过程。

1. 患肢驱血

（1）用物清点：洗手护士、巡回护士对点器械、纱布、纱球、缝针等所有用物。

（2）驱血：主刀医生确认手术开始后，递驱血带、治疗巾 1 张完全打开包裹患肢驱血，驱血后启动电动气压止血仪，压力根据患者收缩压高低决定，常规收缩压+150mmHg。一般设定为 260mmHg，时间设定 1h。递湿纱布 1 张，擦掉患肢残余的滑石粉。

2. 经膝关节内侧入路，显露膝关节

（1）手术切口：同全膝关节置换术，但切口长度较短，为 8～10cm。

（2）递碘伏纱球擦拭切口，递纱布 2 张、20 号刀片切开皮肤后换刀，同时递有齿镊切开皮下组织及阔筋膜，递 2 把皮肤拉钩牵开切口，递电刀笔止血。

（3）通常在股四头肌内侧头与股直肌相连腱性部分纵形切开髌上囊，向远端延长至髌骨内缘，切开内侧支撑带及关节囊，达胫骨结节内侧。此时准备 20ml 空针，根据情况可能需行关节穿刺抽液送病检或细菌培养。

（4）屈曲膝关节 90°～100°，髌骨向外翻转，递 Hoffman 拉钩显露膝关节，递湿纱布覆盖非手术区关节面，保护软骨，阻止碎屑进入对侧膝间室。

3. 股骨截骨

（1）递鼠齿钳或齿镊，准备切除内侧半月板，松解内侧副韧带深层，并递骨刀、骨锤、咬骨钳清除位于胫骨、股骨内侧边缘及髁间窝骨赘。

（2）如果有严重的内翻畸形，医师准备进一步松解内侧软组织时，准备递骨膜剥离器。

（3）递电刀笔或无菌标记笔，标记胫骨截骨面的前缘正对股骨髁关节面的位置。

（4）屈膝 90°，递股骨标记模具，将其前缘对正关节面上打出的标记处（此为股骨内髁的负重面）。

（5）确定股骨髁前切割点后，递测量尺，测量从髁前标记处到后髁的距离。

（6）递电钻和开口器，在后叉韧带股骨髁止点稍前钻髓；递髓内定位杆，插入定位杆，递股骨远端截骨模板后递固定钉和骨锤，固定后截骨。

4. 胫骨截骨

（1）显露胫骨，屈曲膝关节，递弯 Hoffman 拉钩及纱布卷置于髁间，两直 Hoffman 拉钩于胫骨平台两侧，充分显露胫骨。

（2）递髓外定位杆和测深尺，主刀医生定位后递固定钉和骨锤，固定截骨模块后递摆锯截骨。

5. 试模

（1）截骨完成后递假体试模，观察主刀医生被动屈伸膝关节，如关节不稳，准备更换更厚的垫片，如关节间隙紧张，无法伸直膝关节，可能需准备小号垫片。

（2）如果术中单髁置换不能满足从矢状面上看，内侧髁假体不出现过伸过屈。站立位时，假体负重区应正好对应于平台假体中央的条件，应准备改行全膝关节置换。详见初次全膝关节置换手术配合章节。

（3）递 2 轴线棒测患肢力线。

（4）确认试模位置良好后，屈膝 90°，递血管钳，取下试模。

6. 冲洗关节腔　高压脉冲器由巡回护士连接于 3000ml 无菌生理盐水袋上，递 2 张治疗巾完全打开重叠长行对折围于膝关节，彻底冲洗关节腔。

7. 安放假体

（1）装配胫骨假体、股骨假体：巡回护士将骨水泥 40g1 包准备于手术台上，洗手护士准备搅拌骨水泥，每分钟向主刀医生汇报骨水泥搅拌进程。根据术中测试的假体型号，洗手护士将胫骨假体、股骨假体分别装配在胫骨、股骨假体植入器上备用。骨水泥准备妥当后，提醒主刀医生，并将骨水泥分别涂抹于假体上，递骨锤、击入器，分别安置胫骨及股骨假体，递神经剥离子刮除假体周边多余骨水泥。

（2）冲洗术区：待假体固定于胫骨及股骨髁上后，递冲洗器冲洗术区。

8. 放置引流，关闭切口

（1）止血：大量生理盐水冲洗关节腔，彻底止血。

（2）关闭切口

1）洗手护士、巡回护士共同清点用物无误后，关节腔内放置骨科引流管。

2）股四头肌腱、髌韧带扩张部缝合：0 号可吸收线间断缝合。

3）皮下缝合：2-0 可吸收线间断缝合。

4）皮肤缝合：洗手护士、巡回护士共同清点用物无误后，递 2 把组织镊、皮肤缝合器缝合皮肤。皮肤缝合完毕，洗手护士、巡回护士再次共同清点用物无误。

5）连接引流袋，切口加压包扎（备纱布垫 1 包完全打开，大棉垫 1 个，纱布绷带 1 卷，弹力绷带 2 卷）。

（3）松止血带：膝关节伸直 0°位上支具保护。

（4）归还器械：器械需分类退回清洗间并登记。

（五）搬运患者

患者膝关节支具固定后，抬离手术床，出室前嘱患者主动屈伸活动踝关节，检查有无腓总神经损伤。

（六）特殊关注点

1. 麻醉诱导期　护士的关注点：

（1）建立可靠的静脉通路。

（2）麻醉诱导期前输入抗菌药物，确保输入抗生素后30～120min切皮。

（3）再次观察患者是否妥善固定，以防麻醉后坠床或肢体损伤。

（4）密切关注患者生命体征，协助麻醉医生进行麻醉。

2. 体位准备 护士应注意哪些要点：

（1）膝关节单髁置换术对于体位的要求不高，患者仰卧位即可。注意膝关节置换术支架摆放的位置，一个位于踝关节跟腱处，一个位于小腿肌肉最丰富处。

（2）待麻醉管路固定稳妥、留置导尿操作以后由巡回护士与手术医生、麻醉医生一起进行体位摆放，注意首先置止血带于大腿根部。

3. 手术配合过程中 护士的关注点：

（1）洗手护士

1）膝关节单髁置换手术器械不多，但术中变化较大，甚至可能需更改术式，行全膝关节置换，要随时关注术区，提前准备。

2）使用假体时的注意事项：膝关节聚乙烯垫片是超高分子聚乙烯，其余假体是钴铬钼不锈钢合金产品，器械护士在操作时一定要注意，其表面不要接触其他金属或玻璃等坚硬物体，因为不锈钢的防护层会因刮痕而被破坏，假体一旦植入，将持续地浸在体液中的弱氯化物环境中，假体会从表面破坏点开始发生侵蚀，一旦出现侵蚀，假体就会产生应力和裂缝，导致手术失败。此类人工关节价值不菲，因此，器械护士应全力维护它们价值的可用性。正确安装假体与打入器备用，避免用手套直接接触假体表面，传递时不要碰触坚硬物体，避免假体表面涂层因刮痕而被破坏。

3）使用骨水泥的注意事项：第3代骨水泥使用离心法或真空法搅拌，大大减少空气进入，用加压脉冲冲洗泵冲洗髓腔，使用具有加压能力的骨水泥枪打入骨水泥，并且用预涂式骨水泥假体，股骨假体上有中置系统，有效降低骨水泥的空隙率，加强骨水泥的强度。

4）与巡回护士一起完成手术物品清点工作。

（2）巡回护士

1）尽量选择空间大的手术间，以摆放多张手术器械台。

2）环境控制：手术间保持整洁安静，温度保持在22～25℃，湿度保持在40%～60%，严格控制参观人员及开关门次数。

3）做好手术患者安全核查、核对工作，尤其手术部位的核对。

4）心理护理贯穿于围术期，尽可能减轻患者焦虑和紧张心理，使其积极主动配合手术。

5）建立有效静脉通路，在术前半小时预防性使用抗生素，保持术中药物在血液中的有效浓度。

6）医生驱血后立即进行止血带充气，根据患者血压选择压力大小，通常大于收缩压100～150mmHg。

7）防止假体错误及浪费：使用假体时，严格检查假体的外包装、有效期，反复与手术医生确认需用的假体型号，保留所有的假体标签贴于病历上。

8）与洗手护士一起做好手术用物清点工作，并填写手术清点记录单。

9）做好标本留送工作。

4. 麻醉清醒期　护士的关注点：

（1）术毕，与手术医生及麻醉医生一起关注患者生命体征变化。

（2）保证各管路通畅，妥善固定患者，以免坠床。

（3）为患者穿上患者服，主要注意遮挡会阴部，保证着装整洁。

（4）协助手术医生固定膝关节支具。

（5）观察手术切口及引流情况。

5. 搬运患者　护士的关注点：

（1）与手术医生、麻醉医生、运输工人一起将患者搬运至推床上。搬动时注意维持膝关节伸直位，同时观察患者能否主动背伸踝关节，判断腓总神经有无损伤。

（2）检查各个管路，保证通畅。

（3）记录患者转运交接单，离室时带齐患者所有用物。

（马　俊　蒋林娟）

三、膝关节翻修术手术配合

膝关节翻修术是指由于感染、脱位、无菌性松动或操作技术等因素造成人工关节失败，需再次手术翻修的补救手术，手术过程主要包括两部分：第一部分是取出部分或全部原植入的假体；第二部分是重新安装新的假体。

膝关节翻修术适应证：①假体之一或两者都有无菌性松动；②股骨与胫骨间半脱位或不稳定；③畸形；④聚乙烯安装后异常增加的摩擦力和塑料畸形，这通常是半脱位或畸形后过度负重的后遗症，通常在负重面过小，特别是关节面不匹配的情况下发生；⑤金属部件疲劳骨折；⑥股骨与胫骨骨折，不适合行内固定；⑦髌股关节前移造成髌股关节疼痛（无论髌骨未被置换，部分或全部置换）；⑧肢体活动受限，按摩手法无法解除，关节活动受限，只有再次胫骨截骨术解决；⑨膝过伸时，令患者不安；⑩假体周围感染，冲洗术无法控制感染，需要一期或二期翻修来置换假体。

（一）手术用物

1. 常规布类　剖颅手术盆，手术衣，剖口单，桌单，治疗巾。

2. 手术器械　膝置换普通器械，膝置换特殊器械，膝置换特殊配套器械。

3. 一次性用物

（1）常规物品：一次性使用吸引管1根，一次性使用吸引头1根，一次性电刀笔1个，电刀清洁片1张，髋下肢套针1板，20号手术刀片2张，11号手术刀片1张，骨蜡1板，纱布10～20张，方纱3张，45cm×45cm医用粘贴膜5张，纱布绷带2卷，驱血带1卷，骨科引流管1根，一次性使用引流袋1个，一次性使用冲洗器1个，灯柄2个，纱布垫1包，弹力绷带2个，高压脉冲器1套，真空骨水泥搅拌器1套。手套按需准备。

（2）缝线

1）非吸收线：2-0/T丝线×1包、0号丝线×1包。

2）可吸收线：0 号可吸收线×2 根，2-0 可吸收线×1 根。

3）皮肤缝合器：皮肤缝合器 1 把。

4. 人工膝关节假体 根据患者术前膝关节 X 线片的测量，准备各种型号的人工膝关节假体及骨水泥。

5. 骨科动力系统 骨科电钻，骨科摆锯，电池。

（二）体位

仰卧位。同初次全膝关节置换术。详见第七章第三节全膝关节置换术手术配合。

（三）消毒、铺巾

同初次全膝关节置换术。详见第七章第三节全膝关节置换术手术配合。

（四）手术配合

1. 患肢驱血

（1）用物清点：洗手护士、巡回护士对点器械、纱布、纱球、缝针等所有用物。

（2）驱血：主刀医生确认手术开始后，递驱血带、治疗巾 1 张完全打开包裹患肢驱血，驱血后启动电动气压止血仪，压力根据患者收缩压高低决定，常规收缩压+150mmHg。一般设定为 260mmHg，时间设定 1h。递湿纱布 1 张，擦掉患肢残余的滑石粉。

2. 显露膝关节

（1）手术切口：手术切口尽可能沿用旧切口，递碘伏纱球擦拭切口，递纱布 2 张、组织镊、20 号手术刀切开皮肤后换刀，递电刀笔切开皮下组织，递皮肤拉钩显露膝关节前侧及股四头肌腱。有时关节周围瘢痕明显，需切除部分瘢痕组织。

（2）显露膝关节：经股四头肌腱、髌骨内侧缘至胫骨结节内侧弧形切开髌上囊及膝关节囊，将髌骨向外侧翻转，屈膝 90°切除其增生的滑膜组织、前后交叉韧带，递 Hoffman 拉钩显露膝关节（图 7-3-29，图 7-3-30）。

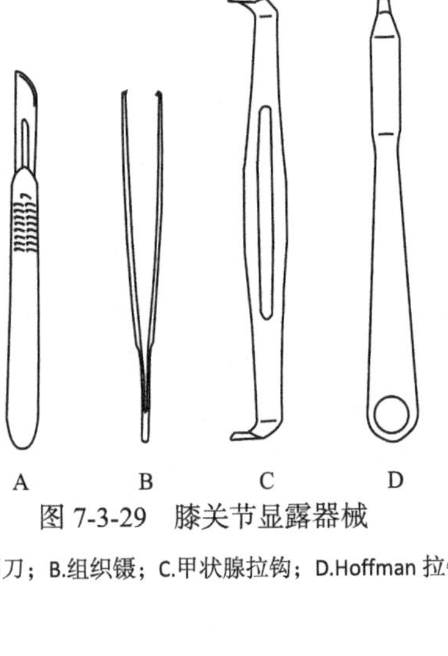

图 7-3-29 膝关节显露器械

A.手术圆刀；B.组织镊；C.甲状腺拉钩；D.Hoffman 拉钩

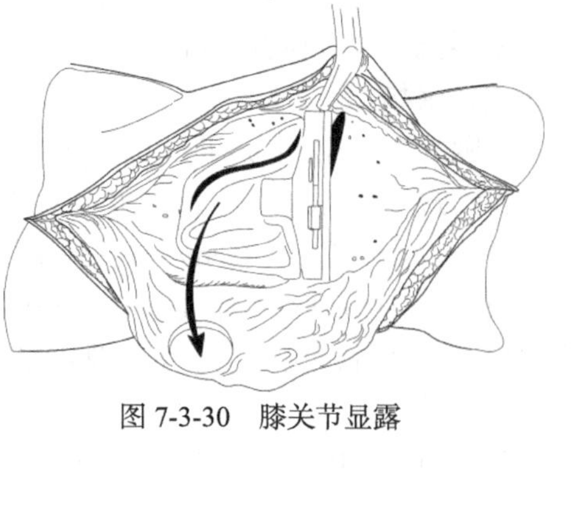

图 7-3-30 膝关节显露

3. 取出旧假体

（1）递进口骨刀、骨锤将骨水泥击松，取出假体。

（2）递刮匙、咬骨钳清理骨创面。

（3）递摆锯修整骨创面（图 7-3-31，图 7-3-32）。

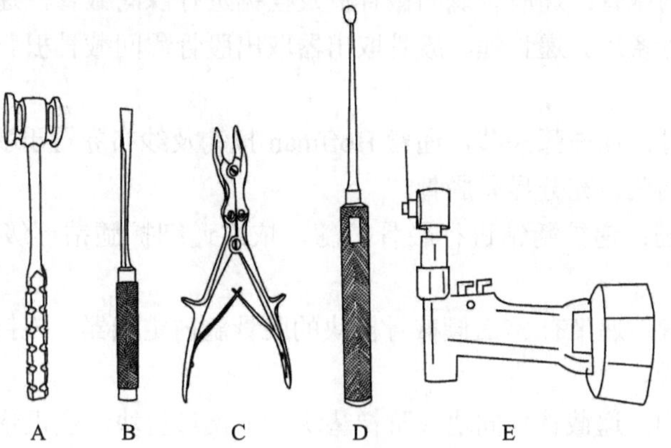

图 7-3-31 假体取出器械

A.骨锤；B.进口骨刀；C.咬骨钳；D.骨科刮匙；E.摆锯

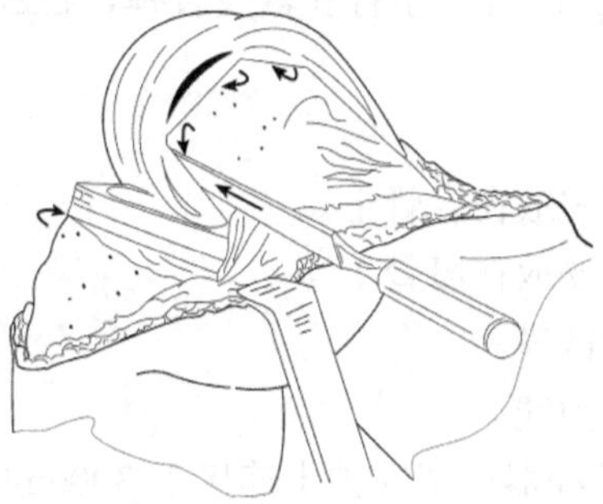

图 7-3-32 取出原膝关节假体

4. 股骨准备

（1）股骨扩髓：递扩髓钻进行股骨扩髓，依次递细扩髓钻逐级增粗进行股骨髓腔扩髓（图 7-3-33）。

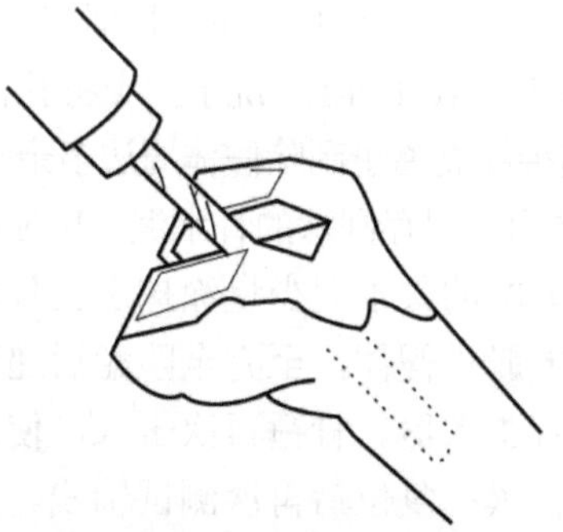

图 7-3-33 股骨扩髓

（2）股骨远端截骨：递股骨定位器及远端截骨模板安置于髓内杆上，并与股骨远端相抵，递摆锯进行股骨远端截骨。

（3）股骨前后截骨：递股骨前后截骨模块、摆锯进行股骨前后截骨。递骨刀、骨锤、咬骨钳去除骨赘。

（4）股骨髁间截骨：递股骨髁间截骨板及摆锯进行髁间截骨，递骨刀、骨锤、咬骨钳取下骨块作植骨备用。递骨锤、股骨取出器取出股骨髁间截骨板。

5. 胫骨准备

（1）显露胫骨：屈曲膝关节，递弯 Hoffman 拉钩及纱布卷置于髁间，两直 Hoffman 拉钩于胫骨平台两侧，充分显露胫骨。

（2）胫骨扩髓：递扩髓钻进行胫骨扩髓，依次递细扩髓钻逐级增粗进行胫骨髓腔扩髓。

（3）胫骨截骨：递带有 3°后倾截骨模块的胫骨髓内定线器，连接到髓内杆上，递摆锯，进行胫骨截骨。

（4）胫骨切割：递截骨导向块（阶梯垫块、半楔形垫块、全楔形垫块）进行胫骨切割。存在胫骨骨缺损时，需根据具体情况采用同种异体骨植骨或金属垫块进行修复骨缺损，根据具体需要进行相应骨面处理及植骨或植入金属垫块。

（5）胫骨托试模植入：截骨完成后，递胫骨托试模复合体固定在截骨面上，用 Specialis+2 型标准化字的胫骨“T”字打孔器及骨锤，在胫骨托试模相应的槽口位置击打入髓腔。

6. 试模

（1）递胫骨试模及骨锤安放在胫骨上。

（2）递股骨试模及骨锤安放在股骨上。

（3）递合适厚度的垫片试模。

（4）递 2 轴线棒测患肢力线。

7. 冲洗关节腔　高压脉冲器由巡回护士连接于 3000ml 无菌生理盐水袋上，递 2 张治疗巾完全打开重叠长行对折围于膝关节，彻底冲洗关节腔。

8. 安放假体

（1）装配胫骨假体、股骨假体：巡回护士将骨水泥 40g 1 包准备于手术台上，根据术中测试的假体型号，洗手护士将胫骨假体、股骨假体分别装配在胫骨、股骨假体植入器上备用。

（2）安放胫骨假体：洗手护士用真空骨水泥搅拌器将骨水泥 40g 充分调配至接近成团期。递少量骨水泥涂抹于胫骨平台截骨面上，洗手护士将胫骨假体内面涂抹少量骨水泥，安放胫骨假体，递骨锤击入，递神经剥离子刮除假体周边多余骨水泥。递胫骨击入器、骨锤再次击入，使之完全贴附截骨平面。保存刮除的骨水泥，以便医生掌握骨水泥凝固时间。

（3）安放股骨假体：递调配的骨水泥少量涂抹于股骨截骨面上，洗手护士将少量骨水泥涂抹于假体的内面，安放股骨假体，至完全匹配后递骨锤击入，神经剥离子刮除假体周边多余的骨水泥，递股骨击入器、骨锤再次击入，使之紧密贴附股骨髁。

（4）安放胫骨平台垫片试模：复位后再次测试轴线。

（5）安放胫骨平台垫片：递击入器、骨锤击入。

9. 放置引流，关闭切口

（1）止血：大量生理盐水冲洗关节腔，彻底止血。

（2）关闭切口

1）洗手护士、巡回护士共同清点用物无误后，关节腔内放置骨科引流管（图 7-3-34）。

2）股四头肌腱、髌韧带扩张部缝合：0 号可吸收线间断缝合。

3）皮下缝合：2-0 可吸收线间断缝合。

4）皮肤缝合：洗手护士、巡回护士共同清点用物无误后，递 2 把组织镊、皮肤缝合器缝合皮肤（图 7-3-35，图 7-3-36）。皮肤缝合后，洗手护士、巡回护士再次共同清点用物无误。

5）连接引流袋，切口加压包扎（备纱布垫 1 包完全打开，大棉垫 1 个，纱布绷带 1 卷，弹力绷带 2 卷）。

（3）松止血带：膝关节伸直 0°位上支具保护。

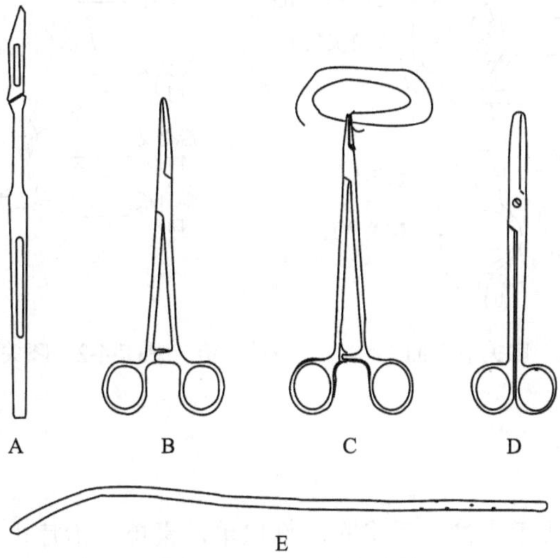

图 7-3-34　安置引流器械

A.手术尖刀；B.弯止血钳；C.持针器及针线；D.组织剪；E.骨科引流管

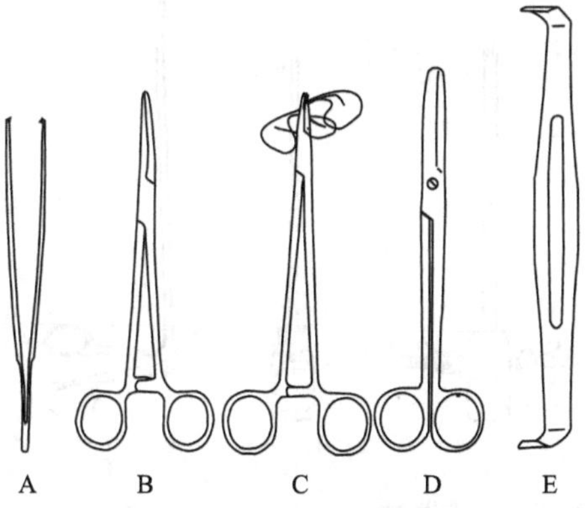

图 7-3-35　缝合切口器械

A.组织镊；B.弯止血钳；C.持针器及针线；D.组织剪；E.甲状腺拉钩

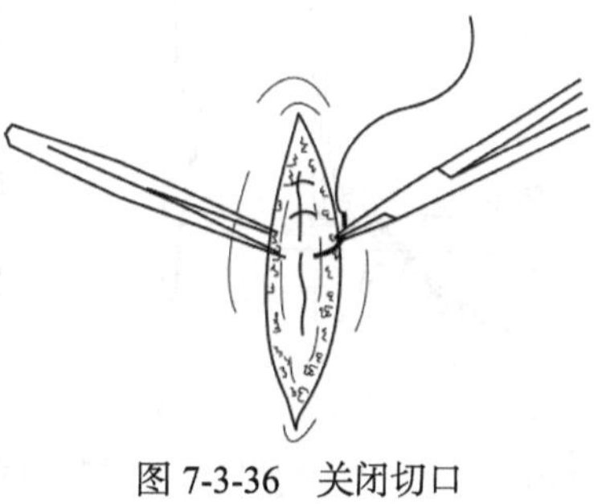

图 7-3-36　关闭切口

（蒋林娟　黄俊华　谢　静）

第四节　膝关节镜手术配合

一、膝关节前交叉韧带重建术手术配合

膝关节由股骨和胫骨及前方的髌骨组成。前交叉韧带（anterior cruciate ligament，ACL）起自股骨外侧髁内侧面的后份，向前内下方止于胫骨髁间嵴的前方，可以防止胫骨向前移动和膝关节过伸（图 7-4-1，图 7-4-2）。

ACL 重建术适用于前交叉韧带断裂并产生膝关节不稳定者。

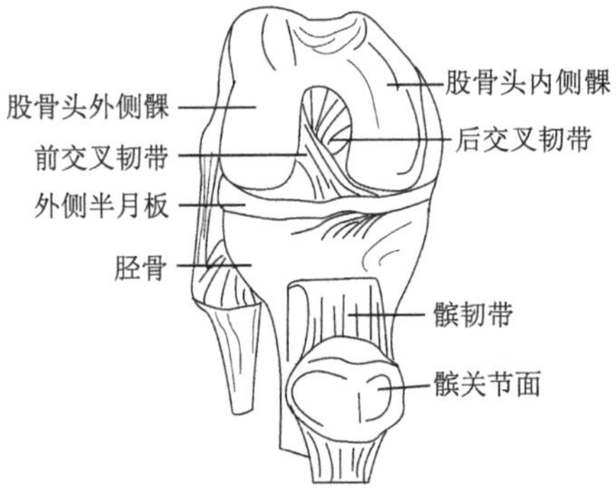

图 7-4-1　膝关节正面

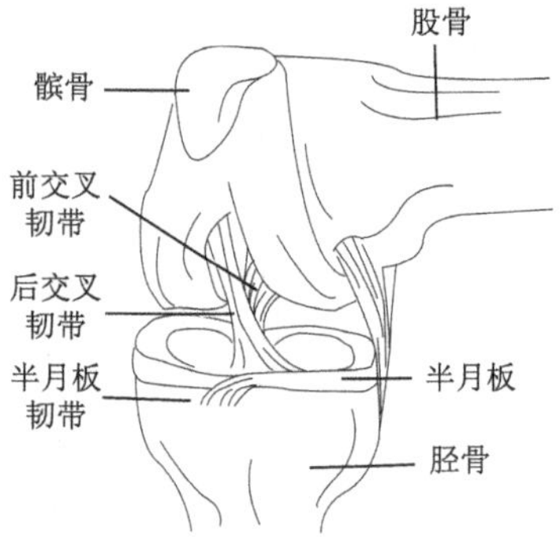

图 7-4-2　膝关节侧面

（一）手术用物

1. 常规布类　剖腹手术盆，手术衣，剖口单，桌单，治疗巾。

2. 手术器械　手外器械，叉韧带重建器械，膝关节镜特殊器械（图 7-4-3，图 7-4-4），膝关节镜盒器械（图 7-4-5），内固定器械。

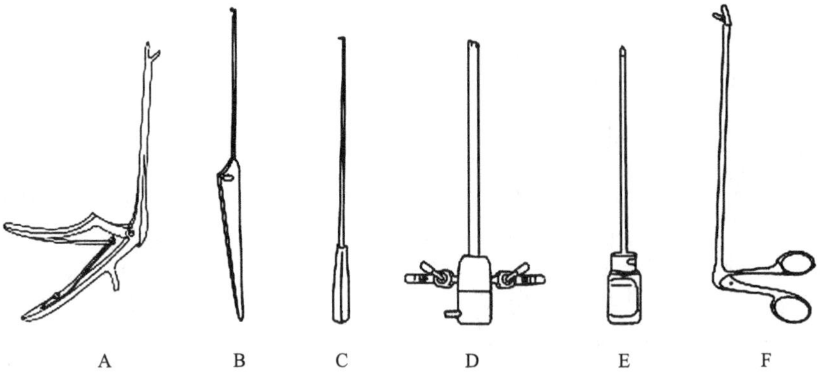

图 7-4-3　膝关节镜特殊器械

A.直髓核钳；B.钩刀；C.探针；D.可旋转镜鞘；E.钝头穿刺椎；F.游离体抓钳

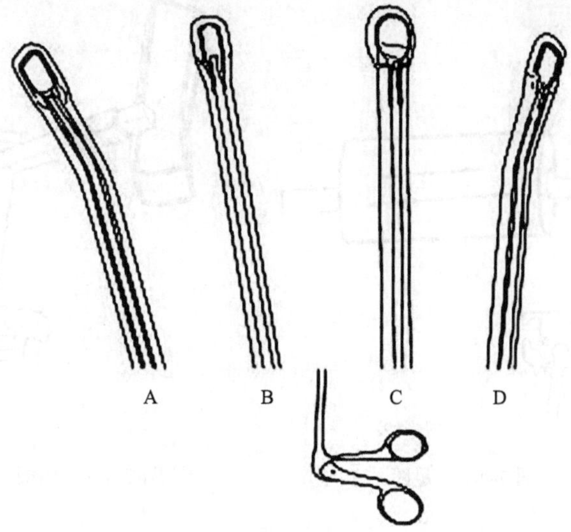

图 7-4-4　膝关节镜特殊器械

A.左弯钳；B.直钳（蓝钳）；C.上咬钳；D.右弯钳

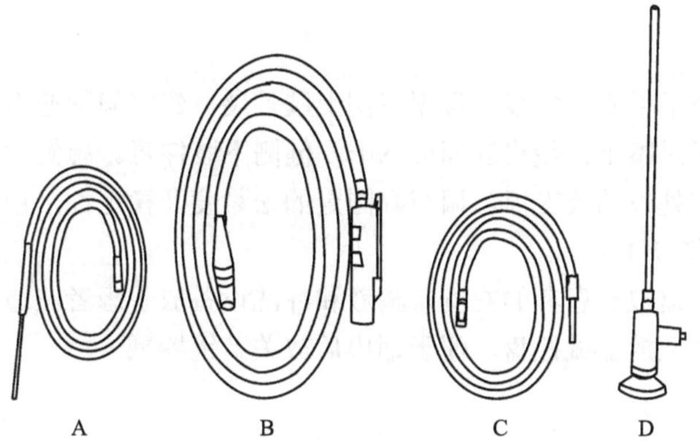

图 7-4-5　膝关节镜盒器械

A.射频气化笔；B.刨刀电缆线；C.光纤；D.30°关节镜镜头

3. 一次性用物

（1）常规物品：45cm×45cm 医用粘贴膜 1 张，45cm×45cm 脑外科专用医用粘贴膜 1 张，15 号刀片 2 张，11 号尖刀片 1 张，LC 套针 1 板，纱布 10 张，无菌小棉垫 2 个，一次性使用吸引管 3 根，冲洗管路 1 套，0.9%生理盐水 3000ml×2 袋，驱血带 1 卷，纱布绷带 2 卷，腹腔镜套 1 个，手套按需准备。

（2）缝线

1）非吸收线：3-0 丝线×1 包，5 号进口胸骨圆体角针缝线 1 包（4 根）。

2）可吸收线：0 号可吸收线×1 根。

4. 动力系统　电钻，电池 2 个。

5. 特殊用物　足蹬 1 个（图 7-4-6），挡板 1 个（图 7-4-7）。

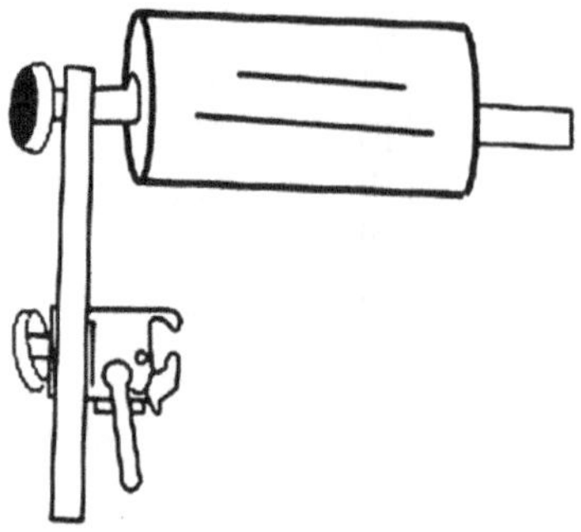

图 7-4-6　足蹬

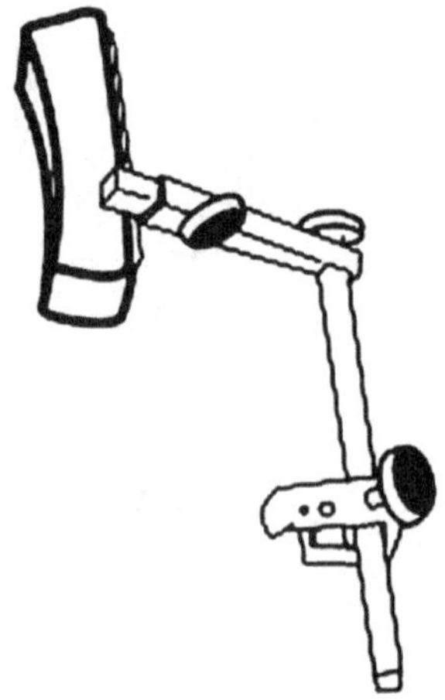

图 7-4-7　挡板

6. 仪器　膝关节镜机器 1 套，电动气压止血仪 1 台。

（二）体位

仰卧位：

（1）患者仰卧于手术台中线，常规左侧上肢外展，建立静脉通道，右侧上肢固定于身侧，患侧足置于足蹬上，使患膝屈曲 90°，健侧下肢伸直。患侧大腿根部上气囊止血带，将大腿止血带处以挡板支撑，调节好固定的松紧度及稳定性，使髋关节处于旋转中立位（图 7-4-8，图 7-4-9）。

（2）关节镜机器放于患者的右侧，输液和冲洗设备放于患者左边头侧。

（3）患者胸腹上放器械托盘，便于铺巾后放关节镜器械。

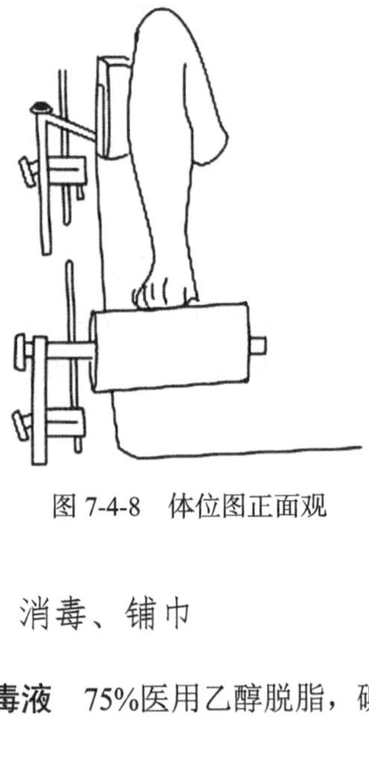

图 7-4-8　体位图正面观

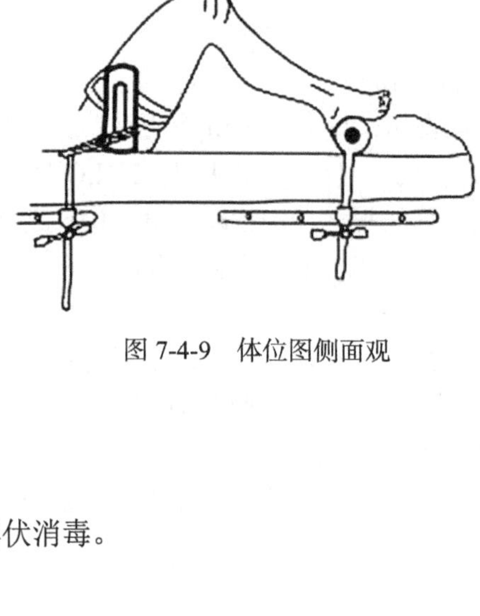

图 7-4-9　体位图侧面观

（三）消毒、铺巾

1. 消毒液　75%医用乙醇脱脂，碘伏消毒。

2. 消毒范围　上至大腿根部上止血带处，下至踝关节。

3. 铺巾

（1）在患肢膝部上方铺 1 张桌单，边缘超过止血带远端约 10cm，在患肢下方围 1 张桌单，桌单边缘反叠向下约 10cm，完全密闭隔离大腿上未消毒部分。

（2）治疗巾 1 张长形对折围绕患肢大腿桌单返折处一圈，紧压桌单返折处，巾钳固定，再横行对折治疗巾 1 张盖于大腿近端上面。

（3）2 张治疗巾对齐重叠完全展开，足和小腿置于治疗巾后 2/3 正中，先长轴对折，后尾部反折再逆时针方向裹压，无菌绷带缠扎，足、踝戴一只 7 号半手套，在膝关节处粘贴 1 张 45cm×45cm 医用粘贴膜封盖大腿及膝关节，小腿及踝关节处粘贴 45cm×45cm 脑外医用粘贴膜 1 张，脑外粘贴膜的集液袋置于小腿中段后份，粘贴膜的纸张放于膝关节下方，有利于隔离术中漏液浸湿手术台。

（4）铺剖口单：患侧肢体从剖口单内穿出，剖口单顺 1 张、反 1 张铺盖。

（四）手术配合

1. 连接关节镜的器械和管道　术者脚下放置关节镜脚踏开关，刨削机器及射频足踏开关控制台放于其上，置于患者左侧手术床旁及床尾，用无菌腔镜套隔离摄像镜头及连接线，连接好各种线路（连接光源系统、影像系统、刨削系统），将关节镜的焦距、对比度、白平衡调至最佳状态。调节刨削器的转速，一般采用 2800r/min，接 1 根注水管于患者左侧，2 根吸引管于两侧，检测负压是否合适，打开冷光源，调节好电视屏幕。

2. 驱血　主刀医生确认手术开始后，先将患腿抬高 45°1min，然后递驱血带从远心端向近心端缠绕直至大腿根部，尽快充气加压（压力为患者收缩压加 100～150mmHg），同时设定加压时间，最长不超过 2h，超过 1h 后每 20min 提醒手术主刀医生一次，记录使用时间。递湿纱布 1 张，擦掉患肢残余的滑石粉。

3. ACL 重建配合

（1）手术切口：递组织镊、11 号尖刀片做膝前内侧上方斜向外侧下方入路切口（图 7-4-10，图 7-4-11），换刀片，逐层分开，显露肌腱。

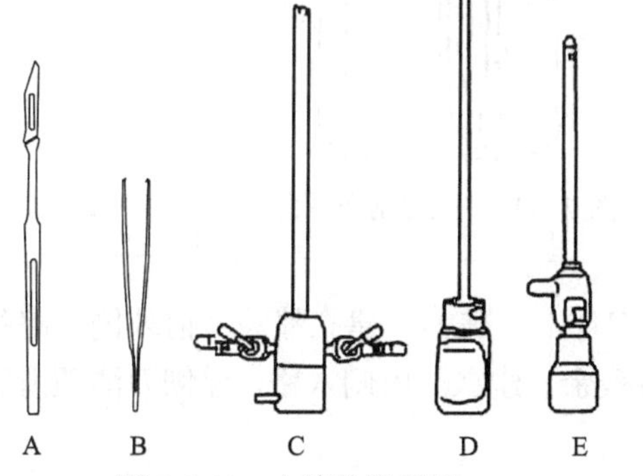

图 7-4-10　入路阶段器械

A.手术尖刀；B.组织镊；C.可旋转镜鞘；D.钝头穿刺椎；E.穿刺鞘

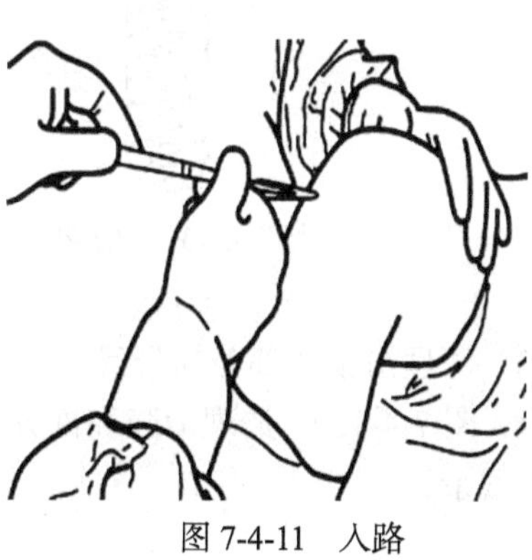

图 7-4-11　入路

（2）自体肌腱切取和准备：递 15 号刀片、甲状腺拉钩、直角钳、剥离剪（图 7-4-12）分别切取出股薄肌，半腱肌肌腱在胫骨上附着处，递持针器，5 号进口胸骨圆体角针缝线于肌腱尾部作长约 3cm 的编织缝合，留 15～20cm 作牵引线。递取腱器（图 7-4-13）取腱，肌腱制作平台制备肌腱（图 7-4-14），递直径测量器测量四股肌腱的直径，以移植物能够通过的最小直径作为移植物的直径指导钻取骨隧道的直径。

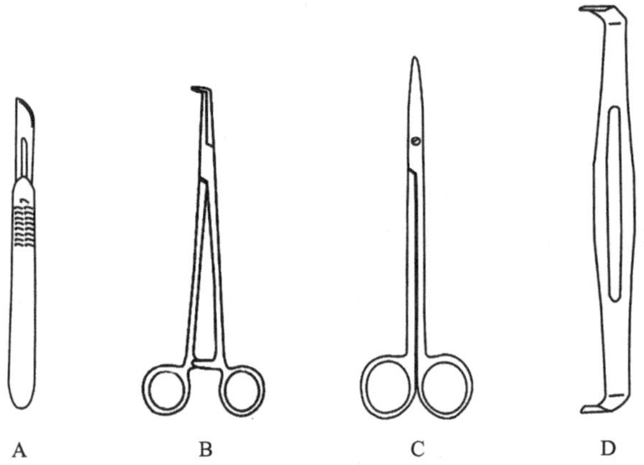

图 7-4-12　切取肌腱器械

A.手术圆刀；B.直角钳；C.剥离剪；D.甲状腺拉钩

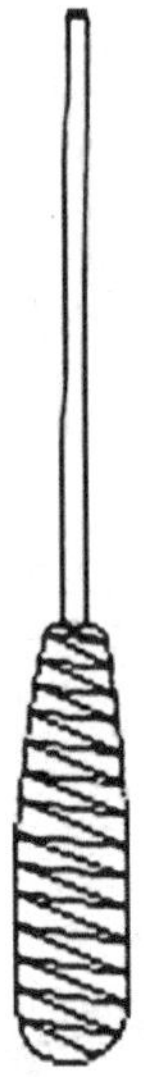

图 7-4-13　取腱器

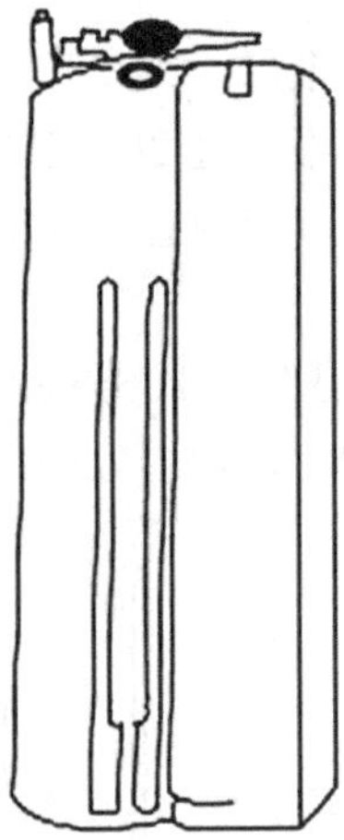

图 7-4-14　肌腱制作平台

（3）清理滑膜和部分韧带残余：递尖刀片、穿破器，建立膝关节前外侧入路行关节镜检查（图 7-4-15），清理滑膜和部分韧带残余，建立前内侧入路，递刨刀清理滑膜和部分韧带残余。

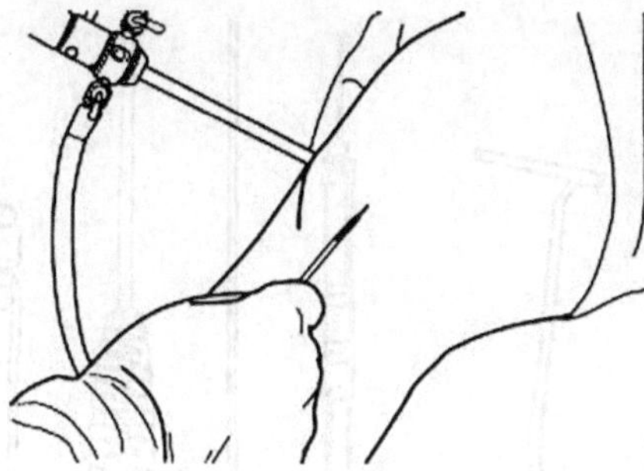

图 7-4-15　关节镜检查

（4）建立骨隧道：膝关节 120°屈曲，递电钻，2.0mm 克氏针钻股骨外髁内侧面骨皮质，递 4.5mm 空心钻头，扩骨隧道，递探针测量骨隧道深度，根据所需隧道直径，从 5mm 逐次空心钻头沿克氏针扩大骨隧道；屈膝 90°，递胫骨定位器（图 7-4-16）定位前交叉韧带胫骨止点，从胫骨内侧平台下方取肌腱切口内钻入 2.0mm 克氏针，根据所需直径沿克氏针扩大骨隧道（图 7-4-17）。

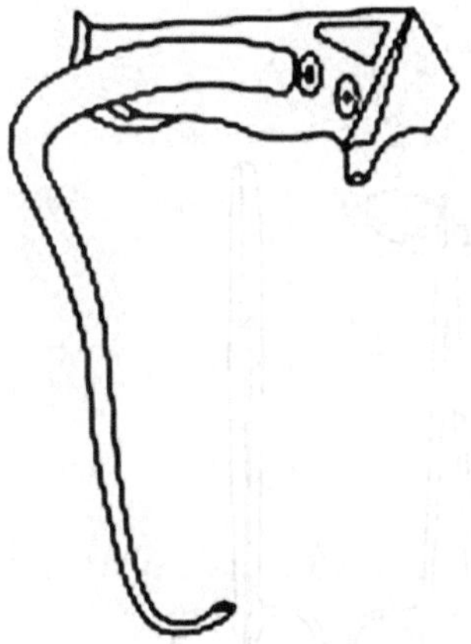

图 7-4-16　胫骨定位器

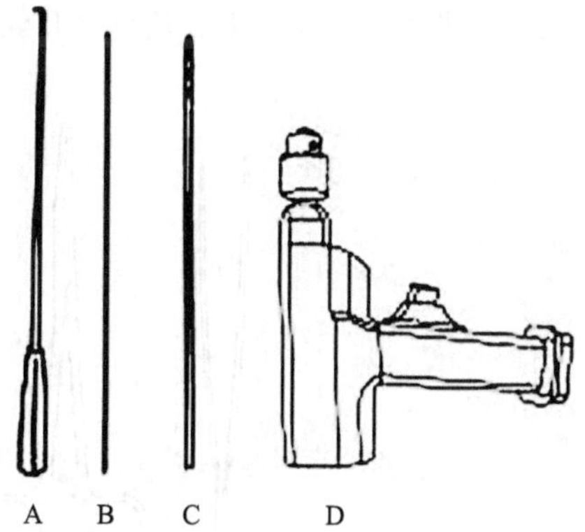

图 7-4-17　建立骨隧道器械

A.探针；B.克氏针；C.空心钻头；D.电钻

（5）移植物的植入和固定：递带尾孔克氏针，将编织好的肌腱束完全牵引入骨隧道内，向胫骨端回拉肌腱收紧纽扣，膝关节屈伸 20 次，递电钻，3.5mm 钻头胫骨骨隧道外口下方钻孔，递测深器，测量深度，递丝锥、螺丝钉及改锥，拧入皮质骨螺钉 1 枚，将前叉韧带移植物牵引线拴桩固定于螺钉尾部，检查稳定性恢复后，递螺丝刀拧紧螺钉。递挤压螺钉导针，沿胫骨骨隧道插入导针，扩孔器扩孔后沿导针拧入可吸收挤压螺钉 1 枚（图 7-4-18）。

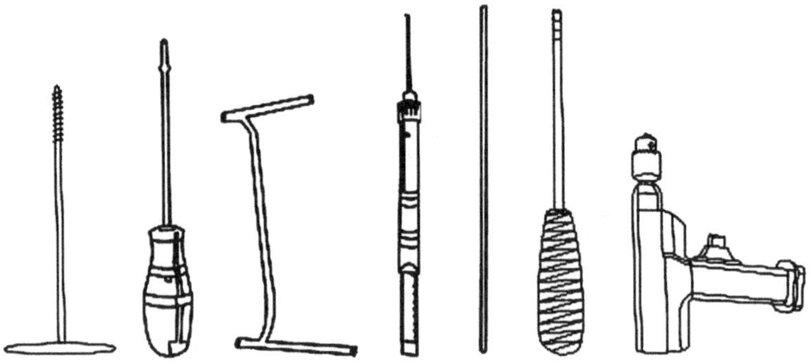

A　B　C　D　E　F　G

图 7-4-18　前叉韧带固定器械

A.丝锥；B.改锥；C.导向定位器；D.测深器；E.挤压螺钉导针；F.扩孔器；G.电钻

4. 关闭切口

（1）肌腱膜及皮下缝合：检查关节稳定性，生理盐水冲洗切口，递 0 号可吸收缝线缝合肌腱膜及皮下，完全覆盖螺钉尾及骨隧道口。

（2）皮肤缝合：8×24 三角针 3-0 丝线缝合（图 7-4-19）。

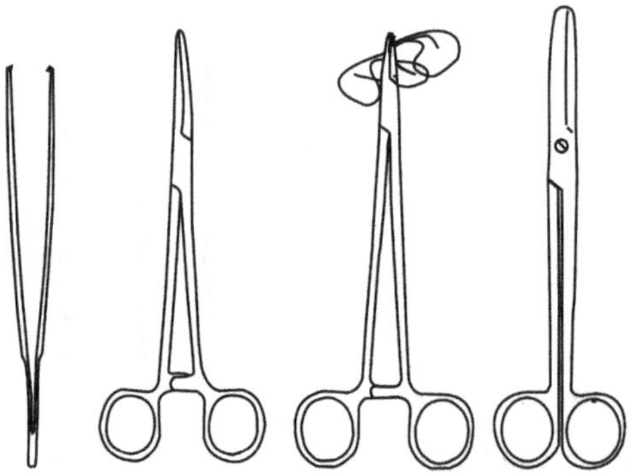

A　B　C　D

图 7-4-19　关闭切口阶段器械

A.组织镊；B.弯止血钳；C.持针器及针线；D.组织剪

5. 包扎　递纱布及 2 个小棉垫、绷带加压包扎膝关节，包扎完毕，缓慢放松止血带。

（五）特殊关注点

1. 麻醉诱导期　护士的关注点：

（1）保障静脉通道通畅。

（2）麻醉诱导期前输入抗菌药物。

（3）再次观察患者是否妥善固定，以防麻醉后坠床或肢体损伤。

（4）密切关注患者生命体征，协助麻醉医生静脉给药。

2. 体位准备　护士应注意哪些要点：

（1）提前准备好体位摆放特殊用物：足蹬及挡板。

（2）规范应用气囊止血袖带。

3. 手术配合过程中 护士的关注点：

（1）洗手护士：积极正确传递器械。

1）建立工作通路：尖刀片，穿破器，镜头导管。

2）自体肌腱切取和准备：15 号刀片，甲状腺拉钩，直角钳，组织剪，线剪，取腱器，肌腱制作平台，5 号进口胸骨圆体角针缝线。

3）镜下清理关节内病变组织：刨削刀，探针，射频气化笔。

4）建立骨隧道：胫骨定位器，股骨定位器，电钻，2.0mm 克氏针，空心钻。

5）移植物的植入和固定：甲状腺拉钩，直角钳，线剪，带尾孔导针，纽扣钢板，导针，扩孔器，皮质骨螺钉，螺丝刀，可吸收挤压螺钉。

6）检查、冲洗关节腔：刨削刀，可吸收缝线。

7）关闭切口：组织镊，持针器，线剪。

8）关节镜的维护：洗手护士应管理好器械台，摆放合理，轻拿轻放，同时保护好光缆及摄像器具等，不得过度扭曲或打折成角，以免损坏各种光缆线；掌握仪器的拆装方法。

（2）巡回护士

1）建立可靠的静脉通路（常规留置 18G 留置针），在术前半小时预防性使用抗菌药物。

2）做好手术患者安全核查、核对工作，尤其手术部位的核对。

3）熟练掌握各仪器的性能，使用步骤，连接方式和注意事项，同时要掌握术中各种简单故障的排除方法。

4. 麻醉清醒期 护士的关注点：

（1）保证各管路通畅，妥善固定患者，以免坠床。

（2）为患者穿上患者服，着装整洁。

（3）观察手术切口情况。

5. 搬运患者 护士的关注点：

（1）与手术医生、麻醉医生、运输工人一起将患者搬运至推床上。搬动时注意检查各个管路，保证通畅。

（2）记录患者转运交接单，离室时带齐患者所有用物。

二、膝关节后交叉韧带重建术手术配合

后交叉韧带（posteriorcruciateligament，PCL）起自股骨髁间窝的内侧面（即股骨内侧髁的外侧面）前份，向后外下方止于胫骨髁间嵴后方斜坡，后叉韧带维护膝关节的后向稳定。

膝关节后交叉韧带重建术适用于后交叉韧带实质部断裂，产生膝关节不稳定者。

（一）手术用物

1. 常规布类 剖腹手术盆，手术衣，剖口单，桌单，治疗巾。

2.手术器械 手外器械，叉韧带重建器械，钢丝剪，膝关节镜特殊器械，膝关节镜盒，内固定器械。

3. 一次性用物

（1）常规物品：45cm×45cm 医用粘贴膜 1 张，45cm×45cm 脑外科专用医用粘贴膜 1 张，15 号刀片 2 张，11 号尖刀片 1 张，LC 套针 1 板，纱布 10 张，无菌小棉垫 2 个，一次性使用吸引管 3 根，冲洗管路 1 套，0.9%生理盐水 3000ml×2 袋，驱血带 1 卷，纱布绷带 2 卷，腹腔镜套 1 个，手套按需准备。

（2）缝线

1）非吸收线：3-0 丝线×1 包，5 号进口胸骨圆体角针缝线（4 根）。

2）可吸收线：0 号可吸收线×1 根。

（3）钢丝：0.8mm 钢丝。

4. 动力系统 电钻，电池 2 个。

5. 特殊用物 足蹬 1 个，挡板 1 个。

6. 仪器 膝关节镜机器 1 套，电动气压止血仪 1 台。

（二）体位

仰卧位，见本章本节膝关节前交叉韧带重建术手术配合。

（三）消毒、铺巾

消毒、铺巾方法见本章本节膝关节前交叉韧带重建术手术配合。

（四）手术配合

1. 连接关节镜的器械和管道 见本章本节膝关节前交叉韧带重建术手术配合。

2. 驱血 见本章本节膝关节前交叉韧带重建术手术配合。

3. PCL 重建配合

（1）手术切口：递组织镊，15 号手术刀片做膝前内侧上方斜向外侧下方入路切口，换刀片，逐层分开，显露肌腱。

（2）自体肌腱切取和准备：递 15 号刀片、甲状腺拉钩、直角钳、剥离剪分别切取出股薄肌，半腱肌肌腱在胫骨上附着处（图 7-4-20），递持针器、5 号进口胸骨圆体角针缝线于肌腱尾部作长约 3cm 的编织缝合，留 15～20cm 作牵引线。递取腱器取腱，肌腱制作平台制备肌腱，递直径测量器测量四股肌腱的直径，以移植物能够通过的最小直径作为移植物的直径指导钻取骨隧道的直径。

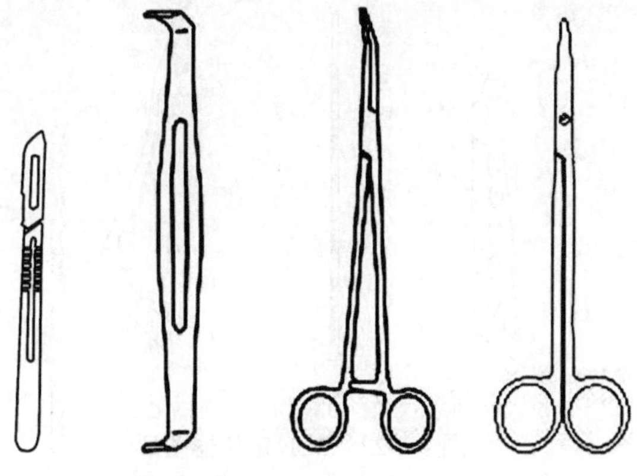

图 7-4-20　自体肌腱切取器械

A.手术圆刀；B.甲状腺拉钩；C.直角钳；D.剥离剪

（3）清理滑膜和部分韧带残余：递尖刀片，穿破器，建立膝关节前外侧入路行关节镜检查；建立前内侧入路，递刨刀清理滑膜和部分韧带残余。

（4）建立胫骨隧道：患膝屈曲 90°，递 PCL 残端剥离器，剥离后关节囊，递 PCL 胫骨定位器定位 PCL 胫骨止点；递电钻、2.0mm 克氏针，自取腱切口经定位器钻入克氏针，注意使用定位器保护后方神经血管束；根据移植物直径确定骨隧道直径（通常为 8～10mm），使用空心钻沿克氏针钻取骨隧道（图 7-4-21）。从直径 4.5mm 开始递增钻取胫骨隧道，钻孔过程中，使用 PCL 定位器（图 7-4-22）保护好后方神经血管束。骨隧道完成后，递 0.8mm 双股鲁克氏钢丝自胫骨外通过胫骨道引入关节内。

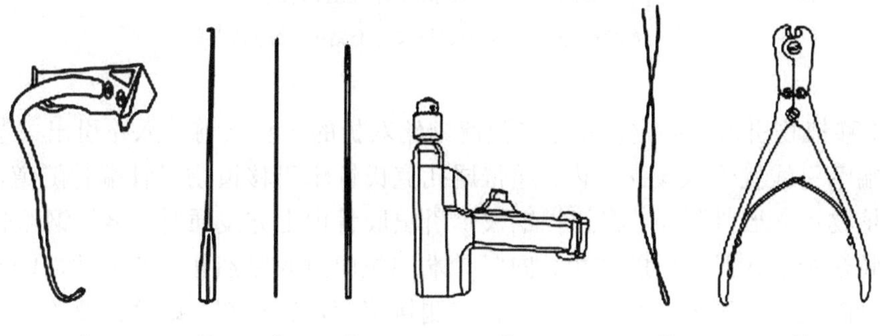

图 7-4-21　建立胫骨隧道器械

A.胫骨定位器；B.探针；C.克氏针；D.空心钻头；E.电钻；F.双股鲁克氏钢丝；G.钢丝剪

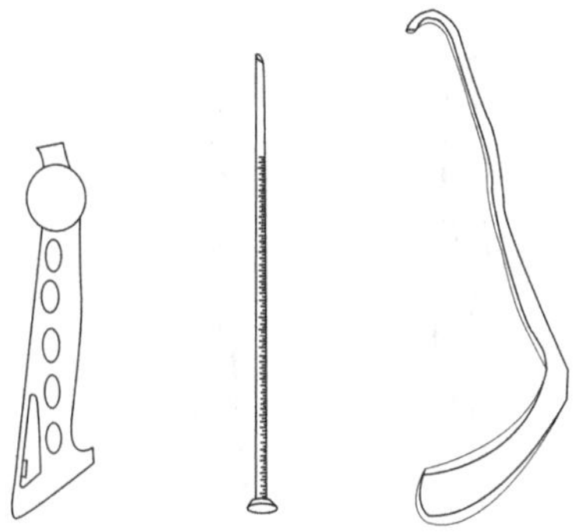

A　　B　　C

图 7-4-22　PCL 定位器图

A.手柄；B.套筒；C.前叉（后叉）定位背

（5）建立股骨隧道：屈膝 90°，递电钻，在 PCL 股骨解剖止点处使用 2.0mm 克氏针向后内上方钻入，根据所需隧道直径以 4.5mm 空心钻头扩隧道，测量深度，选择纽扣钢板，再根据移植物直径依次扩隧道（图 7-4-23）。

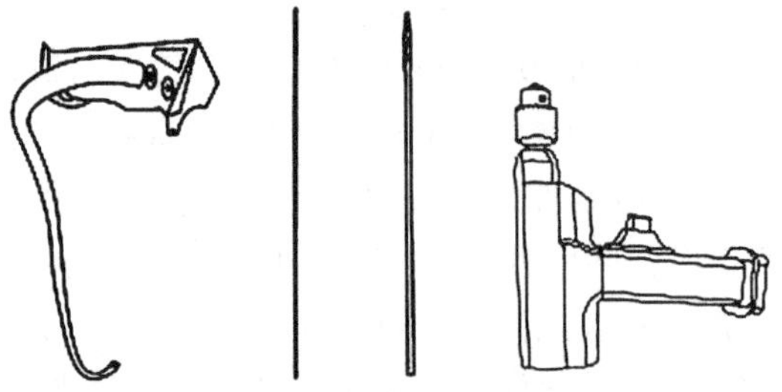

A　　B　　C　　D

图 7-4-23　建立股骨隧道器械

A.股骨定位器；B.克氏针；C.空心钻头；D.电钻

（6）移植物引入及固定：首先将预留钢丝双折的一头自前外入路引出关节外移植物胫骨端牵引线置于双股钢丝内，递带尾孔克氏针牵引移植物股骨端骨隧道，随后先牵引移植物进入股骨隧道，将纽扣钢板牵引出股骨内上方皮质骨，再将钢丝收紧将移植物胫骨端牵引入胫骨骨隧道内，向胫骨端回拉肌腱收紧纽扣，递电钻、3.5mm 钻头于胫骨骨隧道外口下方钻孔，递测深器，测量深度，递丝锥、螺丝钉及改锥，拧入皮质骨螺钉 1 枚，将 PCL 移植物牵引线拴桩固定于螺钉尾部，检查稳定性后拧紧螺钉。递挤压螺钉导针，沿胫骨骨隧道插入，扩孔器扩孔后沿导针拧入可吸收挤压螺钉 1 枚（图 7-4-24）。

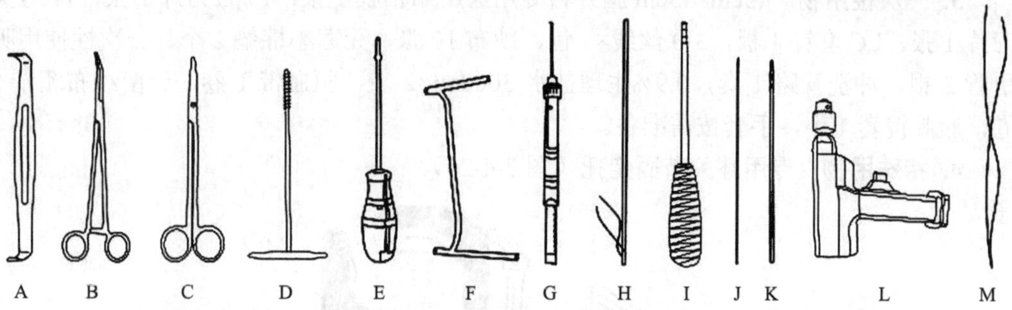

图 7-4-24　移植物引入及固定器械

A.甲状腺拉钩；B.直角钳；C.线剪；D.丝锥；E.改锥；F.导向器；G.测深器；H.带尾孔克氏针；I.挤压螺钉导针；J.克氏针；K.钻头；L.电钻；M.鲁克氏钢丝

4. 关闭切口

（1）肌腱膜及皮下缝合：检查关节稳定性，生理盐水冲洗切口，递 0 号可吸收缝线缝合肌腱膜及皮下，完全覆盖螺钉尾及骨隧道口。

（2）皮肤缝合：递 8×24 三角针 3-0 丝线缝皮肤。

5. 包扎　递纱布及 2 个小棉垫、绷带加压包扎膝关节，包扎完毕，缓慢放松止血带。

三、膝关节镜下半月板损伤修复术手术配合

膝关节半月板（图 7-4-25）由纤维软骨构成，共有两块。内侧半月板呈 C 形；外侧半月板呈 O 形。内外侧半月板分别位于股骨和胫骨的同名髁之间。半月板的上面微凸，下面平坦，可使股、胫两骨的关节面更为适应，从而增强关节的灵活性和稳定性。

膝关节镜下半月板损伤修复术适用于膝关节外伤后出现交锁状态、弹响、疼痛等。

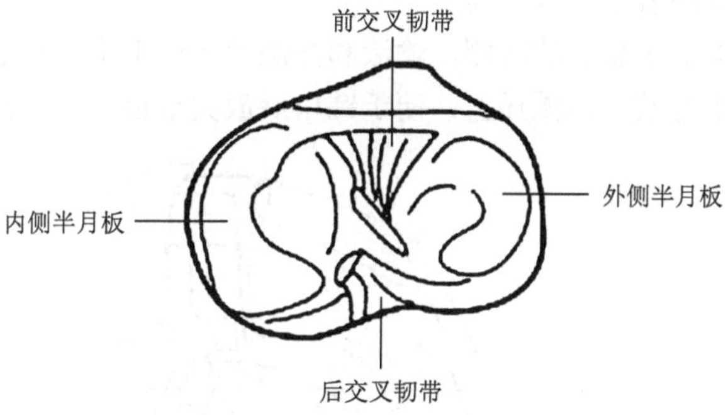

图 7-4-25　膝关节半月板解剖图

（一）手术用物

1. 常规布类　剖腹手术盆，手术衣，剖口单，桌单，治疗巾。

2. 手术器械　膝关节镜普通器械，膝关节镜特殊器械，膝关节镜盒。

3. 一次性用物 45cm×45cm 脑外科专用医用贴粘膜 1 张，15 号刀片 1 张，11 号尖刀片 1 张，LC 套针 1 板，3-0 丝线×1 包，纱布 10 张，无菌小棉垫 2 个，一次性使用吸引管 3 根，冲洗管路 1 套，0.9%生理盐水 3000ml×2 袋，驱血带 1 卷，无菌纱布绷带 2 卷，腹腔镜套 1 个，手套按需准备。

4. 特殊用物 专用膝关节固定托（图 7-4-26）。

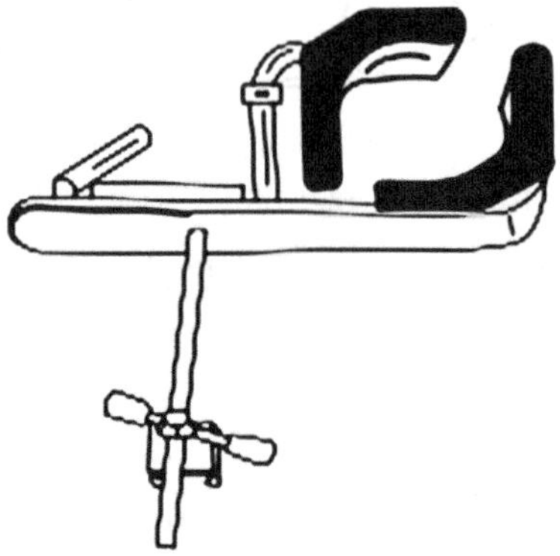

图 7-4-26 膝关节固定托

5. 仪器 膝关节镜机器 1 套，电动气压止血仪 1 台。

（二）体位

双膝悬垂仰卧位：

（1）左侧上肢外展，留置针静脉输液，右侧上肢固定于体侧，测血压袖带包绕上臂。确定患侧肢体后，大腿根部上气囊止血带袖套，然后将大腿上止血带处固定于专用膝关节固定托内，调节好压迫的松紧度及稳定性。

（2）将床尾部取下或下压到与床平面呈 90°左右，双侧肢体自然下垂。

（3）手术开始前患者下肢放于凳上。

（4）关节镜机器放于患者的右侧，输液和冲洗设备放于患者左边头侧。

（5）患者胸腹上方放一器械托盘，便于铺巾后放关节镜器械（图 7-4-27）。

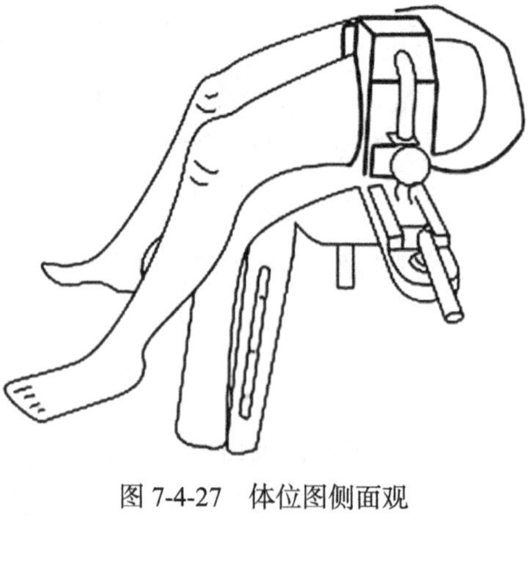

图 7-4-27 体位图侧面观

（三）消毒、铺巾

1. 消毒液　75%医用乙醇脱脂，碘伏消毒。

2. 消毒范围　上至大腿根部上止血带处，下至踝关节。

3. 铺巾

（1）在患肢膝部上方铺 1 张桌单，边缘向下超过止血带远端约 10cm，在患肢下方围 1 张桌单，桌单边缘反叠向下约 10cm，完全密闭隔离大腿上未消毒部分。

（2）治疗巾 1 张长形对折围绕患肢大腿桌单返折处一圈，紧压桌单返折处，巾钳固定，再横行对折治疗巾 1 张盖于大腿近端上面。

（3）2 张治疗巾对齐重叠完全展开，足和小腿置于治疗巾后 2/3 正中，先长轴对折，后尾部反折再逆时针方向裹压，无菌绷带缠扎，足踝戴一只 7 号半手套，在膝关节处铺 1 张脑外专用 45cm×45cm 医用粘贴膜，封盖大腿及膝关节，接水袋最好置于小腿中段后份，保证手术野的干燥和无菌，同时防止残存在皮肤毛孔内细菌污染伤口及器械。

（4）铺剖口单：患侧肢体从剖口单内穿出，剖口单顺 1 张、反 1 张铺盖。

（四）手术配合

1. 连接关节镜的器械和管道　术者脚下放置关节镜脚踏开关，刨削机器及射频足踏开关控制台放于其上，置于患者左侧手术床旁及床尾，用无菌腔镜套隔离摄像镜头及连接线，连接好各种线路（连接光源系统、影像系统、刨削系统），将关节镜的焦距、对比度、白平衡调至最佳状态。调节刨削器的转速，一般采用 2800 r/min，接 1 根注水管于患者左侧，2 根吸引管于两侧，检测负压是否合适，打开冷光源，调节好电视屏幕。

2. 驱血　主刀医生确认手术开始后，先将患腿抬高 45°1min，然后递驱血带从远心端向近心端缠绕直至大腿根部，尽快充气加压（压力为患者收缩压＋100～150mmHg），同时设定加压时间，最长不超过 2h，超过 1h 后每 20min 提醒手术主刀医生一次，记录使用时间。递湿纱布 1 张，擦掉患肢残余的滑石粉。

3. 暴露膝关节

（1）建立入路：递尖刀片，穿破器做膝前外侧切口（图 7-4-28），置套管后插入关节镜，注入生理盐水，使膝关节髌上囊膨起，观察半月板损伤情况（图 7-4-29）。再递尖刀片，穿破器做膝前内侧切口。

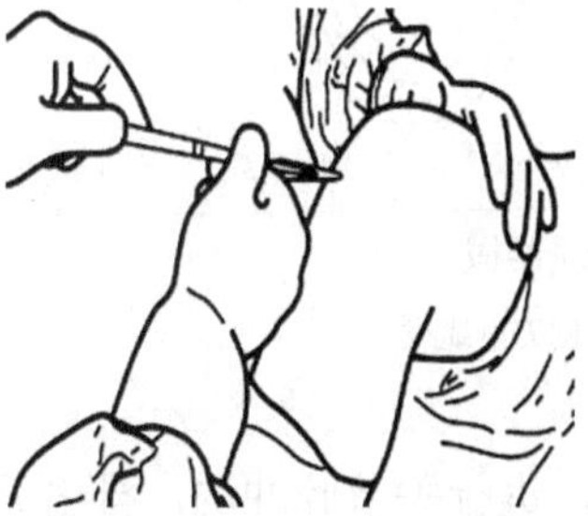

图 7-4-28　入路

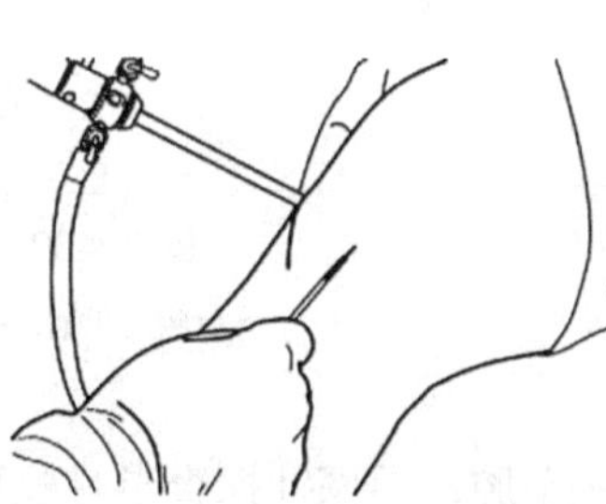

图 7-4-29　关节镜检

（2）半月板修整：递直钳经前内侧入路切割撕裂的半月板，递髓核钳钳住碎片取出关节外（图 7-4-30，图 7-4-31）。

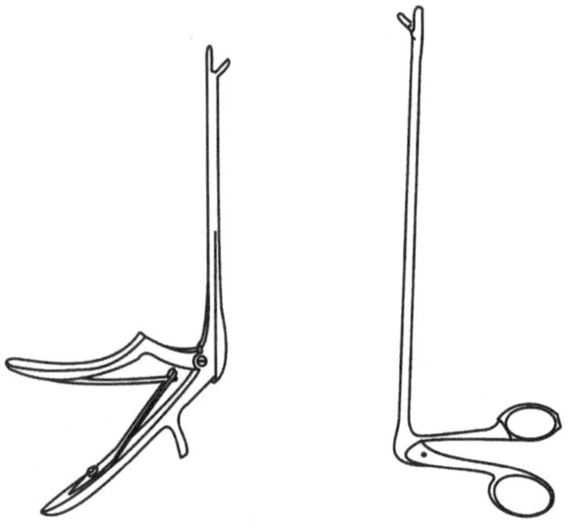

A B

图 7-4-30 修整半月板器械

A.髓核钳；B.直钳

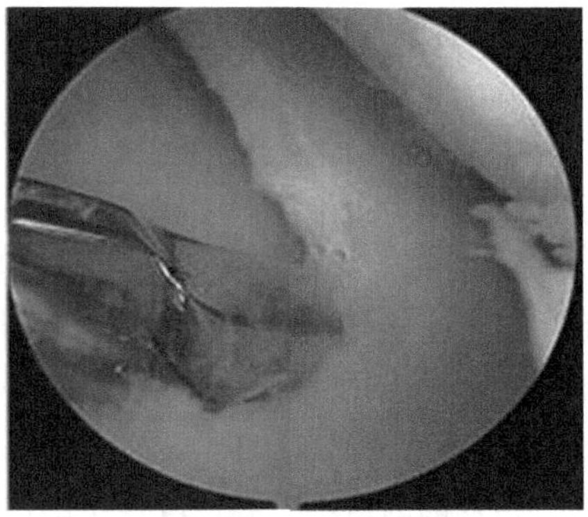

图 7-4-31 修整半月板

（3）半月板缝合修复：半月板滑膜缘破裂可行缝合修复术。将半月板破裂口使用刨刀、锉等新鲜化创面，递探针复位半月板，使用缝合器械行缝合修复，递剪线器剪断缝线。

（4）关节清理：递刨刀、射频气化笔修整剩余半月板，使其外形光滑，随后进行创面止血（图 7-4-32）。

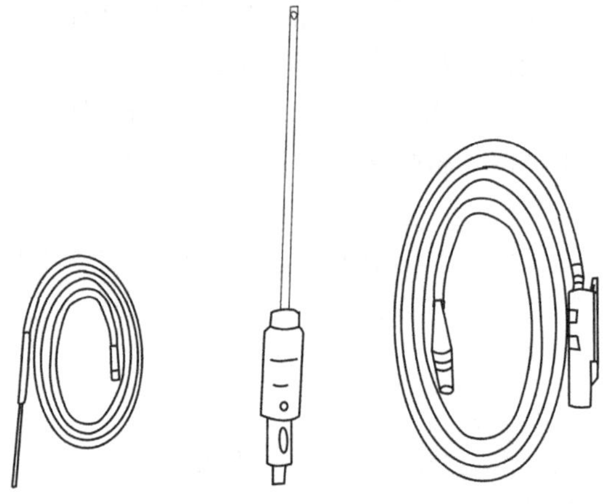

A B C

图 7-4-32 关节清理器械

A.射频气化笔；B.刨刀；C.刨刀电缆线

（5）检查关节腔：用探针探查半月板稳定性，进行关节腔冲洗，排出关节腔内冲洗液，拔出关节镜。

4. 关闭切口 关闭入路：8×24 三角针 3-0 丝线缝合皮肤，两入路各 1 针。

5. 包扎 用纱布及2个小棉垫、绷带加压包扎膝关节，包扎完毕，缓慢放松止血带。

四、膝关节清理术手术配合

膝骨关节炎是慢性的关节疾病，病理改变为关节疼痛和肢体的灵活度下降。

膝关节清理术适用于没有明显膝关节力线异常的骨关节炎患者，包括：①存在关节内游离体；②骨赘增生造成伸屈膝功能障碍，以及韧带磨损和撞击；③长期膝关节肿胀积液，滑膜增生明显，伴或不伴腘窝囊肿，内科治疗无效；④半月板损伤；⑤局限性软骨损伤；⑥年轻、不适合进行人工关节置换或不愿进行人工关节置换的膝关节骨关节炎患者。

（一）手术用物

1. 常规布类 剖腹手术盆，手术衣，剖口单，桌单，治疗巾。

2. 手术器械 膝关节镜普通器械，膝关节镜特殊器械，膝关节镜盒。

3. 一次性用物 45cm×45cm脑外科专用医用粘贴膜1张，15号刀片1张，11号尖刀片1张，LC套针1板，3-0丝线×1包，纱布10张，无菌小棉垫2个，一次性使用吸引管3根，冲洗管路1套，0.9%生理盐水3000ml×2袋，驱血带1卷，无菌纱布绷带2卷，腹腔镜套1个，手套按需准备。10ml注射器针头1个。

4. 特殊用物 专用膝关节固定托。

5. 仪器 膝关节镜机器1套，电动气压止血仪1台。

（二）体位

双膝悬垂仰卧位：

（1）左侧上肢外展，留置针静脉输液，右侧上肢固定于体侧，测血压袖带包绕上臂。确定患侧肢体后，大腿根部上气囊止血带袖套，然后将大腿上止血带处固定于专用膝关节固定托内，调节好压迫的松紧度及稳定性。

（2）将床尾部取下或下压到与床平面呈90°左右，双侧肢体自然下垂。

（3）手术开始前患者下肢放于凳上。

（4）关节镜机器放于患者的右侧，输液和冲洗设备放于患者左边头侧。

（5）患者胸腹上方放一器械托盘，便于铺巾后放关节镜器械。

（三）消毒、铺巾

1. 消毒液 75%医用乙醇脱脂，碘伏消毒。

2. 消毒范围 上至大腿根部上止血带处，下至踝关节。

3. 铺巾

（1）在患肢膝部上方铺1张桌单，边缘向下超过止血带远端约10cm，在患肢下方围

1 张桌单，桌单边缘反叠向下约 10cm，完全密闭隔离大腿上未消毒部分。

（2）治疗巾 1 张长形对折围绕患肢大腿桌单返折处一圈，紧压桌单返折处，巾钳固定，再横行对折治疗巾 1 张盖于大腿近端上面。

（3）2 张治疗巾对齐重叠完全展开，足和小腿置于治疗巾后 2/3 正中，先长轴对折，后尾部反折再逆时针方向裹压，无菌绷带缠扎，足踝戴一只 7 号半手套，在膝关节处铺 1 张脑外专用 45×45cm 医用粘贴膜，封盖大腿及膝关节，接水袋最好置于小腿中段后份，保证手术野的干燥和无菌，同时防止残存在皮肤毛孔内细菌污染伤口及器械。

（4）铺剖口单：患侧肢体从剖口单内穿出，剖口单顺 1 张、反 1 张铺盖。

（四）手术配合

1. 连接关节镜的器械和管道 术者脚下放置关节镜脚踏开关，刨削机器及射频足踏开关控制台放于其上，置于患者左侧手术床旁及床尾，用无菌腔镜套隔离摄像镜头及连接线，连接好各种线路（连接光源系统、影像系统、刨削系统），将关节镜的焦距、对比度、白平衡调至最佳状态。调节刨削器的转速，一般采用 2800r/min，接 1 根注水管于患者左侧，2 根吸引管于两侧，检测负压是否合适，打开冷光源，调节好电视屏幕。

2. 驱血 主刀医生确认手术开始后，先将患腿抬高 45° 1min，然后递驱血带从远心端向近心端缠绕直至大腿根部，尽快充气加压（压力为患者收缩压＋100～150mmHg），同时设定加压时间，最长不超过 2h，超过 1h 后每 20min 提醒手术主刀医生一次，记录使用时间。递湿纱布 1 张，擦掉患肢残余的滑石粉。

3. 暴露膝关节

（1）建立入路：递尖刀片、穿破器做膝前外侧入路，置套管后插入关节镜（图 7-4-33），注入生理盐水，使膝关节髌上囊膨起，观察滑膜增生肥厚的程度，半月板、软骨、韧带情况，游离体、骨赘的位置，以及动态检查骨赘有无撞击（图 7-4-34）。

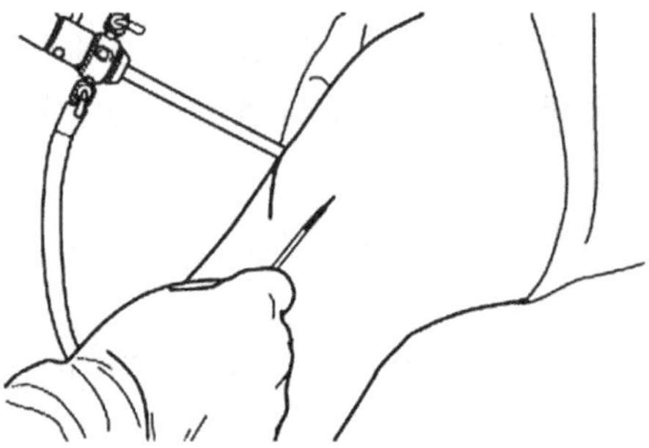

图 7-4-33 入路

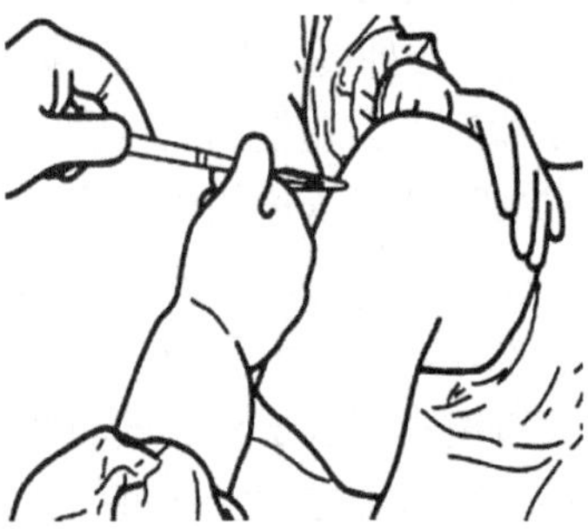

图 7-4-34 关节镜检

（2）取游离体：递尖刀片，建立前内侧入路，递探针于前内侧入路，对关节面软骨、半月板及交叉韧带进行全面的检查，递游离体抓钳取出游离体，较大的游离体递髓核钳咬碎取出，但切记不能遗留部分在关节腔内（图 7-4-35）。

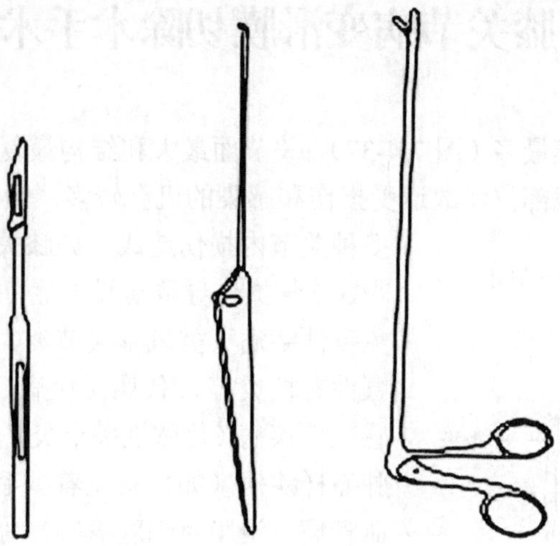

图 7-4-35　取游离体器械

A.手术尖刀；B.探针；C.游离体抓钳

（3）建立通道：如有必要建立后内侧入路，运用 10ml 注射器针头协助定位建立通道。

（4）关节清理：递刨刀、射频气化笔、髓核钳、直钳、磨钻等清理关节腔（图 7-4-36），切除增生滑膜、修整半月板、修整软骨损伤边缘、磨除增生骨赘等，并进行创面止血。

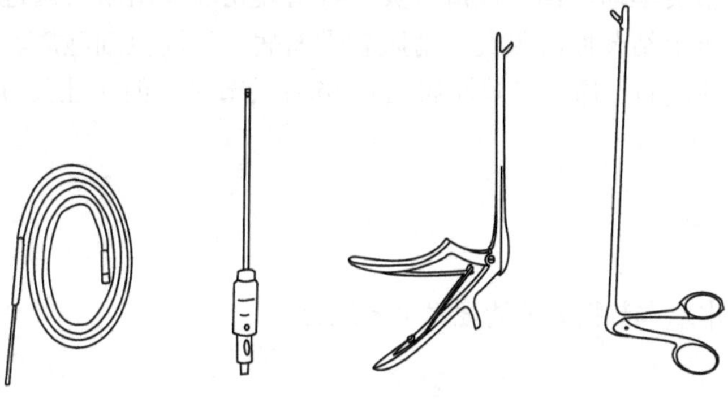

图 7-4-36　关节清理器械

A.射频气化笔；B.刨刀；C.髓核钳；D.直钳

（5）检查关节腔，放置引流管：递探针检查后进行关节腔冲洗，在膝关节髌上囊放置骨科引流管引流后，拔出关节镜。

4. 关闭切口　关闭入路：递 8×24 三角针 3-0 丝线缝皮肤，每个入路各 1 针。

5. 包扎　用纱布及 2 个小棉垫、纱布绷带加压包扎膝关节，包扎完毕，缓慢放松止血带。

五、膝关节病变滑膜切除术手术配合

膝关节是人体滑膜最多（图 7-4-37）、关节面最大和结构最复杂的关节，由于滑膜广泛并位于膝关节较表浅部位，故遭受损伤和感染的机会较多，滑膜炎可因膝关节扭伤和多种关节内损伤造成（如膝关节内半月板、交叉韧带、软骨损伤导致滑膜炎症，关节积液），也可由于免疫性疾病（类风湿关节炎、系统性红斑狼疮、强直性脊柱炎等）、代谢性疾病（痛风、假性痛风等）、感染性疾病（化脓性关节炎、结核性关节炎等）、类肿瘤样疾病（如色素沉着绒毛结节样滑膜炎、滑膜血管瘤、滑膜巨细胞瘤等）等疾病引起。

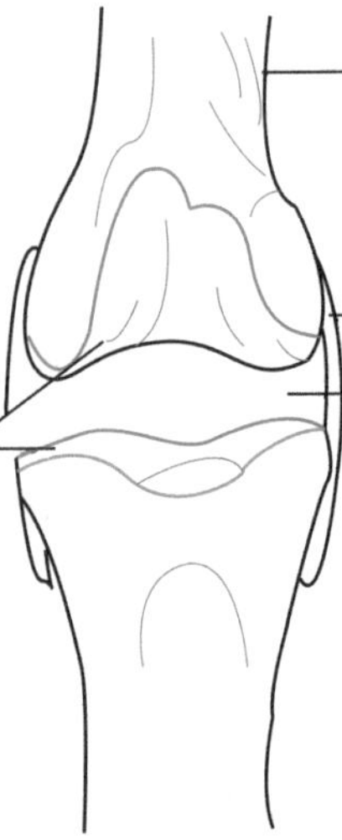

图 7-4-37　膝关节滑膜解剖图

膝关节病变滑膜切除术适用于类风湿关节炎的早期进行滑膜切除，可减缓关节软骨的破坏，延缓病程，具体适应证为：①类风湿关节炎经正规保守治疗 6 个月，药物无法控制滑膜炎的发展；反复、持续的慢性渗出，关节肿胀，滑膜增厚；膝关节负重 X 线摄片证实关节间隙轻度狭窄；膝关节活动良好，屈曲挛缩<20°，无内外翻畸形。②感染性滑膜炎（化脓性关节炎早期、结核性滑膜炎）行滑膜切除能阻断疾病进程，达到彻底治愈。③色素沉着绒毛结节性滑膜炎、滑膜软骨瘤病、滑膜巨细胞瘤、滑膜血管瘤等滑膜疾病。④代谢性疾病（痛风、假性痛风）。⑤骨关节炎、创伤性关节炎及反应性滑膜炎等。

（一）手术用物

手术用物见本章本节膝关节清理术手术配合。

（二）体位

双膝悬垂仰卧位，见本章本节膝关节清理术手术配合。

（三）消毒、铺巾

消毒、铺巾方法见本章本节膝关节清理术手术配合。

（四）手术配合

1. 连接关节镜的器械和管道　方法见本章本节膝关节清理术手术配合。

2. 驱血　方法见本章本节膝关节清理术手术配合。

3. 暴露膝关节

（1）建立入路：递尖刀片，穿破器建立膝前外侧入路（平髌骨尖下极水平，紧贴髌韧带外侧缘），置套管后插入关节镜，注入生理盐水，使膝关节髌上囊膨起，并检查整个膝关节。

（2）取病变滑膜：再递尖刀片、穿破器用标准前内侧入路进操作器械，递刨刀，髓核钳取出病变滑膜组织（图 7-4-38）。

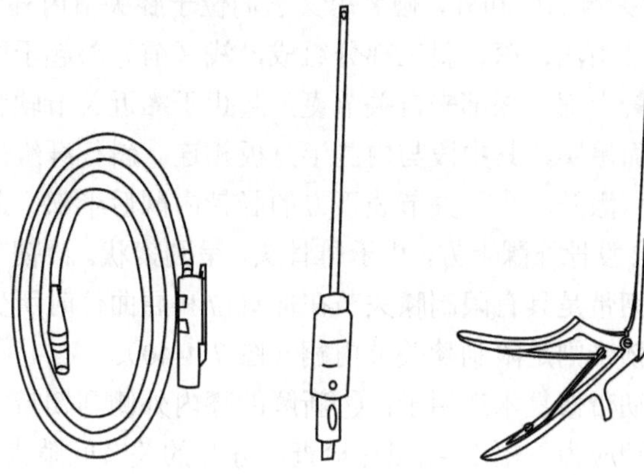

图 7-4-38　取病变滑膜器械

A.刨刀电缆线；B.刨刀；C.髓核钳

（3）关节清理：递刨刀、射频气化笔清理深部滑膜组织及组织碎屑，进行创面止血（图 7-4-39）。

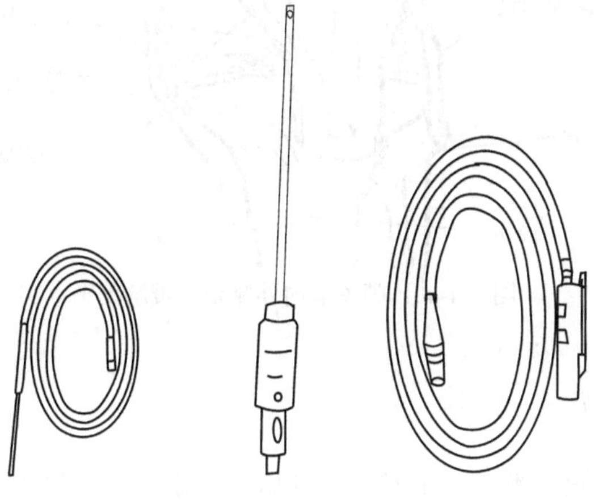

图 7-4-39　关节清理器械

A.射频气化笔；B.刨刀；C.刨刀电缆线

（4）建立通道如有必要建立后内侧入路，运用 10ml 注射器针头协助定位建立通道。

（5）检查关节腔、放置引流管：对关节腔内进行检查后进行关节腔冲洗，髌上囊放置骨科引流管引流后拔出关节镜。

4. 关闭切口　关闭入路：递 8×24 三角针 3-0 丝线缝皮肤，每个入路各 1 针。

5. 包扎 用纱布及 2 个小棉垫、绷带加压包扎膝关节，包扎完毕，缓慢放松止血带。

六、膝关节内外侧副韧带修复术手术配合

“内外”指的是膝关节的内和外，顾名思义它们位于膝关节内外侧，是膝关节重要的稳定因素。内侧副韧带由浅、深、斜三部分组成，浅（前）部起于股骨内髁，止于关节线远侧 3～4cm 的胫骨上部，深部来自关节囊，起止于靠近关节软骨边缘的股骨及胫骨内髁，该部纤维较短而厚实，其中段与内侧半月板相连。斜行纤维始于股骨内髁前部纤维的后方，向下呈扇状散开，止于关节线下方的胫骨内髁后半部，此部亦与内侧半月板相连。外侧副韧带起自股骨外髁上方，止于腓骨头，呈圆索状。该韧带与半月板不相连，有肌腱相隔。内侧副韧带是具有限制膝关节在伸直位和屈曲位时所受的外翻应力的膝关节静力结构，外侧副韧带则是限制膝关节内翻（图 7-4-40）。

膝关节内外侧副韧带修复术适用于：①新鲜的膝内外侧副韧带完全断裂或合并止点撕脱骨折者；②内外翻应力下摄 X 线照片检查，分开的关节间隙大于健侧 10°以上者；③合并腓骨小头撕脱骨折，腓总神经损伤。

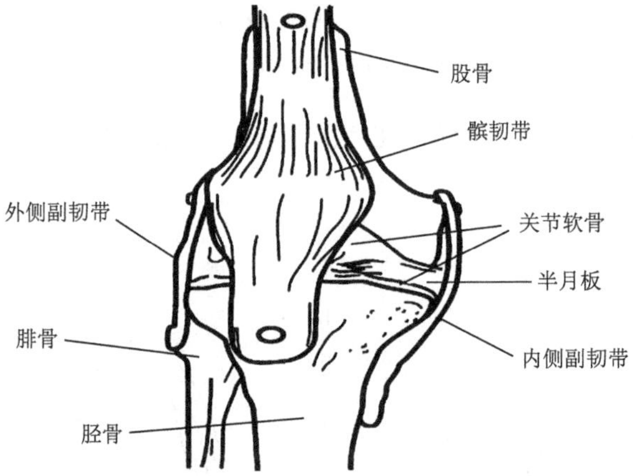

图 7-4-40 膝关节内外侧副韧带解剖图

（一）手术用物

1. 常规布类 剖腹手术盆，手术衣，剖口单，桌单，治疗巾。

2. 手术器械 手外器械，膝关节镜特殊器械，膝关节镜盒，内固定器械。

3. 一次性用物

（1）常规物品：45cm×45cm 医用粘贴膜 1 张，45cm×45cm 脑外科专用医用粘贴膜 1 张，15 号刀片 2 张，11 号尖刀片 1 张，LC 套针 1 板，纱布 10 张，无菌小棉垫 2 个，一次性使用吸引管 3 根，冲洗管路 1 套，0.9%生理盐水 3000ml×2 袋，驱血带 1 卷，无菌纱布绷带 2 卷，腹腔镜套 1 个，手套按需准备。

（2）缝线

1）非吸收线：3-0 丝线×1 包，5 号进口胸骨圆体角针缝线 1 包（4 根）。

2）可吸收线：0 号可吸收线×1 根。

4. 动力系统 电钻，电池 2 个。

5. 特殊用物 足蹬 1 个，挡板 1 个。

6. 仪器 膝关节镜机器 1 套，电动气压止血仪 1 台。

（二）体位

仰卧位，见本章本节膝关节前交叉韧带重建术手术配合。

（三）消毒、铺巾

消毒、铺巾方法见本章本节膝关节前交叉韧带重建术手术配合。

（四）手术配合

1. 连接关节镜的器械和管道 见本章本节膝关节前交叉韧带重建术手术配合。

2. 驱血 见本章本节膝关节前交叉韧带重建术手术配合。

3. 内外侧副韧带修复配合

（1）膝关节前外侧入路行关节镜检查：递尖刀片，穿破器检查半月板、关节软骨与交叉韧带，检查侧副韧带损伤情况，并吸出关节内滑液或积血。

（2）手术切口：递组织镊、15 号刀片做膝前内（外）侧上方斜向外侧下方切口，换刀片，切开浅筋膜，递甲状腺拉钩显露断裂的内（外）侧副韧带（图 7-4-41）。

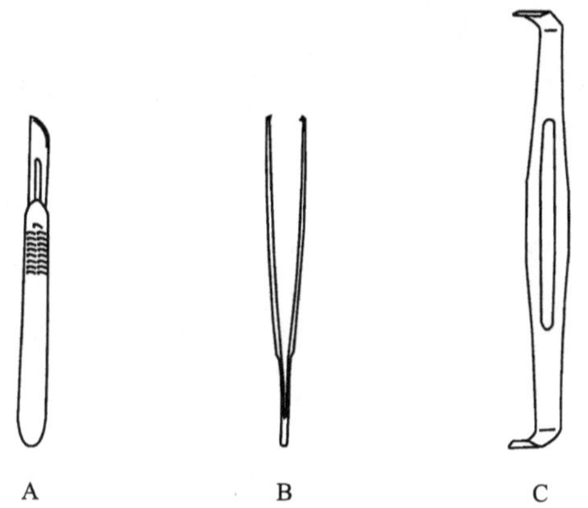

图 7-4-41 内外侧副韧带显露器械

A.手术圆刀；B.组织镊；C.甲状腺拉钩

（3）内外侧副韧带修复：如韧带附着部发生撕脱骨折，连有较大骨块，则骨块复位，递电钻、克氏针钻孔，递测深器，测量骨孔深度，递可吸收螺钉固定于骨块上。如侧副韧带撕脱骨折很小，无法以螺钉固定或者韧带实质部断裂，递 5 号进口胸骨圆体角针缝线进行缝合固定（图 7-4-42）。

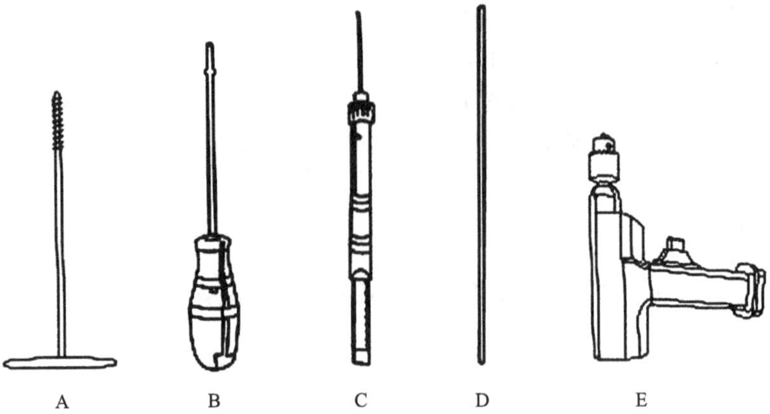

图 7-4-42 内外侧副韧带重建器械

A.丝锥；B.改锥；C.测深器；D.克氏针；E.电钻

4. 关闭切口

（1）大量生理盐水冲切口，彻底止血，屈伸活动关节检查有无受限，内外翻关节检查关节及骨折块稳定性。

（2）递 0 号可吸收线逐层缝合皮下软组织，8×24 三角针 3-0 线缝合皮肤。

5. 包扎 递纱布 2 张、小棉垫 2 张、纱布绷带 1 卷加压包扎切口。

（何 梅 李 棋 谢 静）

第八章 脊柱手术配合

第一节 颈椎手术配合

一、人工颈椎间盘置换术的手术配合

颈椎由 7 个较为细小的椎骨构成，他们有序排列并形成脊柱生理前弓。颈椎分为上颈椎和下颈椎两部分，上颈椎包括第 1、2 颈椎，下颈椎包括第 3~7 颈椎。第 1、2、7 颈椎形态特殊，其余 4 个（颈 3～颈 6）为典型颈椎（图 8-1-1）。

人工颈椎间盘置换术的适应证：颈椎间盘突出症、颈椎病，相对适应证为颈椎间盘源性颈痛。而若患者为颈椎外伤性骨折脱位、颈椎感染性病变、颈椎肿瘤、全身存在不可控制的活动性感染、有明确地对人工间盘组成材料过敏史患者、身体其他疾病不允许进行手术者，颈椎后纵韧带骨化症、骨质疏松症、发育性颈椎管狭窄症、颈椎不稳定、颈椎畸形、术后难以配合康复训练者不具备人工椎间盘置换术的条件。

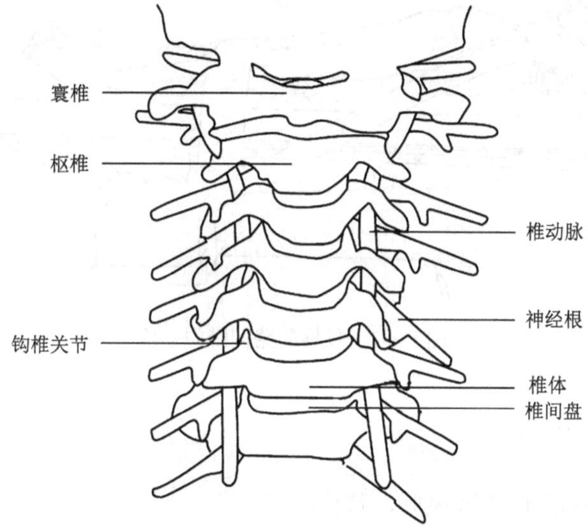

图 8-1-1 颈椎解剖图

（一）手术用物

1. 常规布类 剖颅手术盆，手术衣，双层剖口单 2 张（需常规准备髂骨切口），桌

单，治疗巾，中单。

2. 手术器械 颈椎前路手术器械，CCRS 自动拉钩，Caspar 椎体撑开器，磨钻及注水管，人工颈椎椎间盘置换专用器械。

3. 一次性用物

（1）常规物品：纱布 10 张，20 号刀片 2 张，11 号刀片 1 张，一次性使用电刀笔 1 个，一次性使用延长电极 1 个，双极电凝 1 个，一次性使用吸引管 1 根，电刀清洁片 1 张，手外套针 1 板，0.8cm×10cm 脑棉 1 包，一次性使用冲洗器 1 个，20cm×30cm 医用粘贴膜 2 张，无菌垃圾袋 1 个，输液薄膜 1 张，吸收性明胶海绵 1 包，骨蜡 1 包，手套按需准备，16 号“T”形引流管 1 根，一次性引流袋 1 个，灯柄 1～2 个，10ml 注射器 1 副，2 个 C 形臂 X 线机保护套。

（2）缝线

1）非吸收线：3-0 丝线×1 包、2-0/T 丝线×1 包。

2）可吸收线：▲4-0 可吸收线×1 根。

（二）体位

颈后部垫颈托，仰卧中立位。

（1）双肩部及上肢用宽胶带粘贴并向下牵拉，固定于手术床两侧。

（2）下颌用中号胶带牵拉固定于手术床的头端，前额用中号胶带固定于手术床的两侧，使颈椎保持生理前弓，避免过伸过曲。下肢膝关节处用束脚带固定。

（3）切口四周贴 15cm×45cm 的医用切口粘贴膜，需备用髂骨切口（图 8-1-2）。

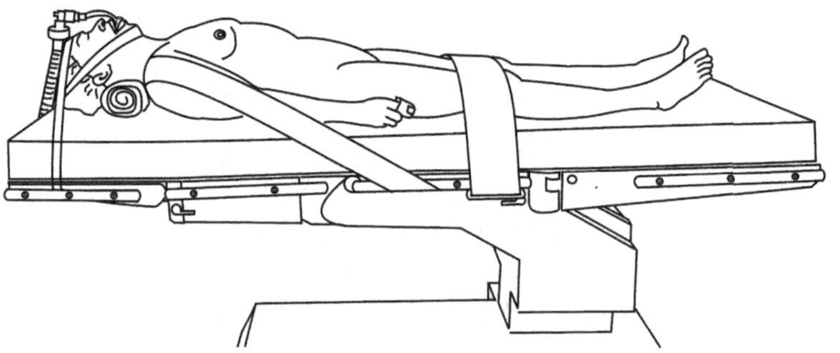

图 8-1-2 颈椎前路仰卧中立位

（三）消毒、铺巾

1. 消毒液 75%医用乙醇脱脂，碘伏消毒。

2. 消毒范围 下颌至乳头平面、两侧至肩外侧；髂骨周围 15～20cm 区域。

3. 铺巾

（1）治疗巾 4 张 1/4 折铺于颈前切口。

（2）治疗巾 4 张铺于髂骨切口。

（3）2 个切口分别贴 20cm×30cm 医用粘贴膜。

（4）C 形臂 X 线机的两头端分别铺 1 桌单或用 C 形臂 X 线机保护套保护。

（5）颈部切口下缘纵铺 1 桌单。

（6）颈部切口铺剖口单 2 张，只铺颈部切口。髂骨切口是备用，一般情况不会取髂骨，除非术中因患者病情需要而改变手术方式。

（四）手术配合

1. 切口

（1）用物清点及准备：洗手护士、巡回护士对点器械、纱布、纱球、脑棉、缝针、针头及所有用物。洗手护士配制肾上腺素生理盐水：200ml 生理盐水中加入 0.1%肾上腺素一支，浓度为 1∶200 000，以用作肾上腺素生理盐水棉片（简称肾水棉片），手术中止血用。高血压患者禁用，老年人及小儿剂量减半使用。

（2）固定：固定一次性电刀笔、双极电凝、一次性使用吸引管，上灯柄。

（3）手术切口：颈部右前方，根据手术节段不同选择不同的平面作横行切口。

2. 切口显露

（1）主刀医生确认手术开始后，递纱布 2 张，接着递第一把圆刀切皮后换下，更换另一把圆刀及长组织镊。

（2）递电刀笔切开颈阔肌至胸锁乳突肌深面上下潜行分离足够距离，递鼠齿钳牵开颈阔肌。

（3）递甲状腺拉钩牵开头尾端皮肤、颈阔肌，沿胸锁乳突肌的前缘，电刀笔换一次性使用延长电极切开颈前筋膜的浅层，纵向游离胸锁乳突肌。从前缘可见由外向内上的肩胛舌骨肌。

（4）找到颈动脉，用“花生米”分离血管鞘内侧（为了预防小静脉破裂，备小弯血管钳带 3-0 丝线），可见食管、椎前筋膜，传递“花生米”将其推向对侧。

（5）传递骨膜剥离器，保护椎前筋膜，显露椎体（图 8-1-3，图 8-1-4）。

3. 定位　用中弯夹持注射器针头插入目标椎间盘的椎体，通过 C 形臂 X 线机透视来明确节段。洗手护士及时收回定位针头。

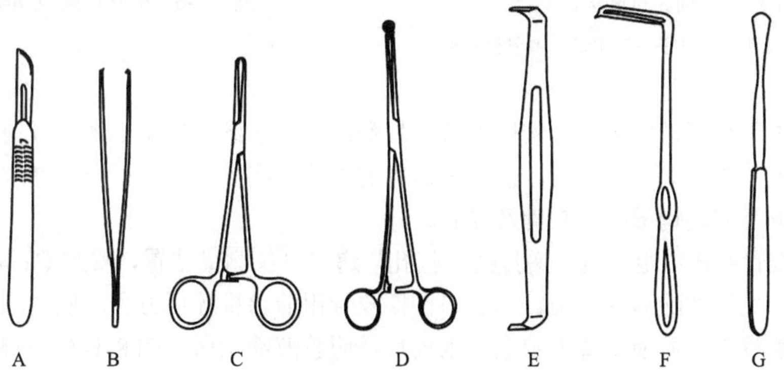

图 8-1-3　显露颈椎前路切口器械

A.手术圆刀；B.组织镊；C.鼠齿钳；D.弯可可钳及“花生米”；E.甲状腺拉钩；F.单头有孔拉钩；G.骨膜剥离器

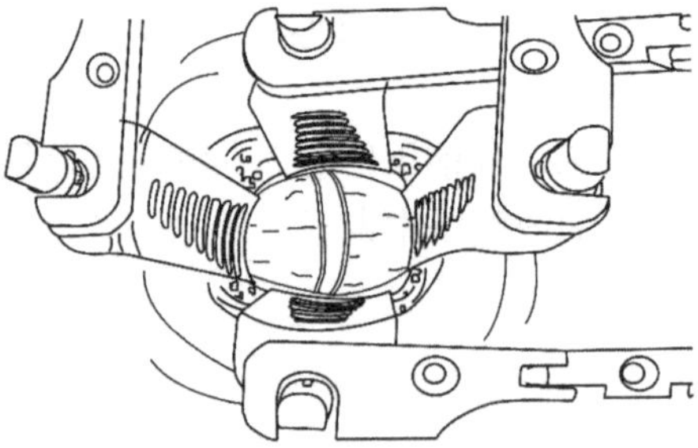

图 8-1-4　颈椎前路切口显露

4. 椎间盘切除

（1）安放自动拉钩：根据切口大小深浅选择并安放 CCRS 自动拉钩。血管鞘侧使用有齿拉钩，食管侧使用无齿拉钩，注意保护外侧的颈静脉、颈动脉，内侧的气管、食管。

（2）目标椎间盘切除：传递手术尖刀和髓核钳切除前纤维环、髓核组织和软骨板至两侧钩突，显露后纵韧带。递 3mm 刮匙刮除软骨终板，将切除的髓核用湿纱布包裹留于送病理检查（图 8-1-5，图 8-1-6）。

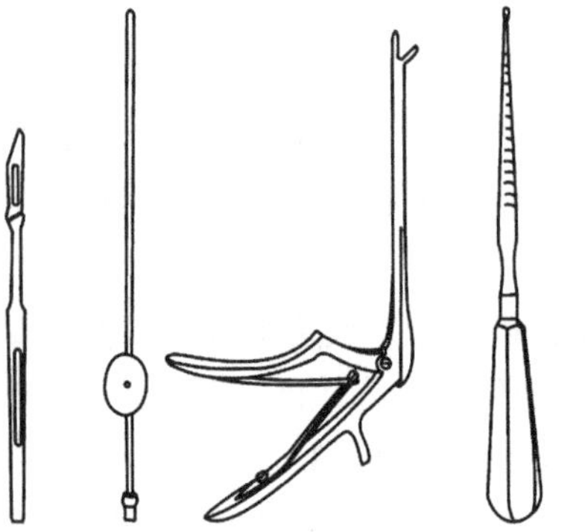

图 8-1-5　前路椎间盘摘除器械

A.手术尖刀；B.吸引头；C.髓核钳；D.骨科刮匙

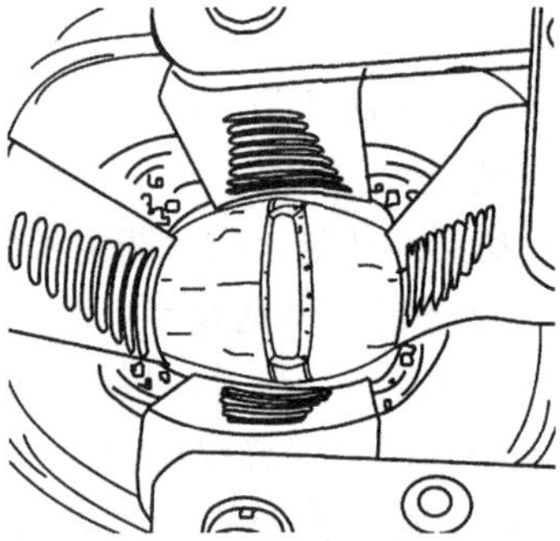

图 8-1-6　前路椎间盘摘除

（3）去除相邻椎体终板、钩椎关节及骨赘：递高速磨钻打磨椎体终板前缘，去除相邻椎体终板、钩椎关节及骨赘，使上下椎体前缘处于同一平面，打磨后递 2mm 刮匙刮除周围终板及双侧钩椎关节软骨及碎屑。

（4）椎管减压：定中线，递打孔器打孔，递水平仪测量位置，安放 Caspar 椎体撑开器。递手术尖刀切除后纵韧带，递进口椎板咬骨钳清除椎体后方和两侧钩椎关节增生骨赘、软组织等，出血使用肾上腺素盐水棉片及明胶海绵止血（图 8-1-7，图 8-1-8）。

5. 终板准备及假体植入

（1）扩大试模：取出 Caspar 撑开器螺钉，用“花生米”骨蜡止血，选择合适大小的骨挫将终板打磨平整，选择合适植入型号的试模。

（2）钻孔：选择植入物相应大小的导向器敲入椎间隙，确保导向器在椎体的中线，在终板上钻第一个孔，放入临时定位针，共钻 4 个孔，在 C 形臂 X 线机透视下，应该有 2 个平行的孔道。

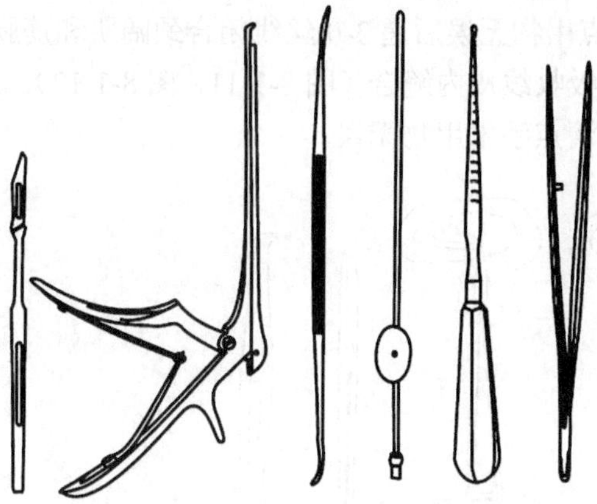

图 8-1-7　颈椎管减压器械

A.手术尖刀；B.椎板咬骨钳；C.神经剥离子；D.吸引头；E.骨科刮匙；F.解剖镊

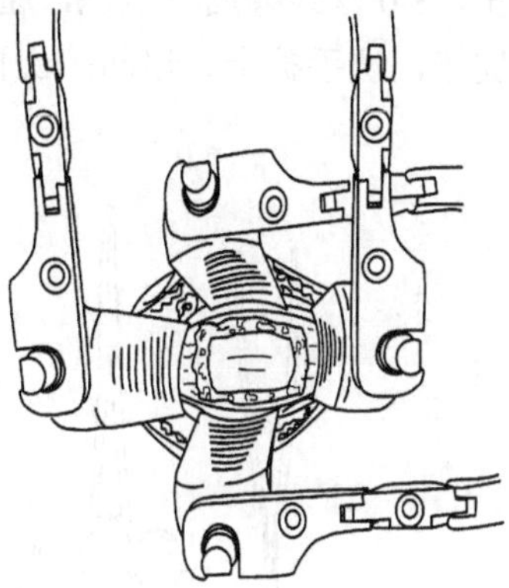

图 8-1-8　颈椎管减压

（3）开槽：将切割器的 4 个刀刃沿着 4 个孔道敲入，轻击切割器直至前端抵住椎体前缘。

（4）假体植入：准备相应规格人工椎间盘，取下椎体撑开器螺钉，反复冲洗。洗手护士、巡回护士清点肾上腺素盐水棉片。植入相应规格的人工椎间盘，注意假体的球面一定要向上（Prestige LP），C 形臂 X 线机透视观察假体位置（图 8-1-9，图 8-1-10）。

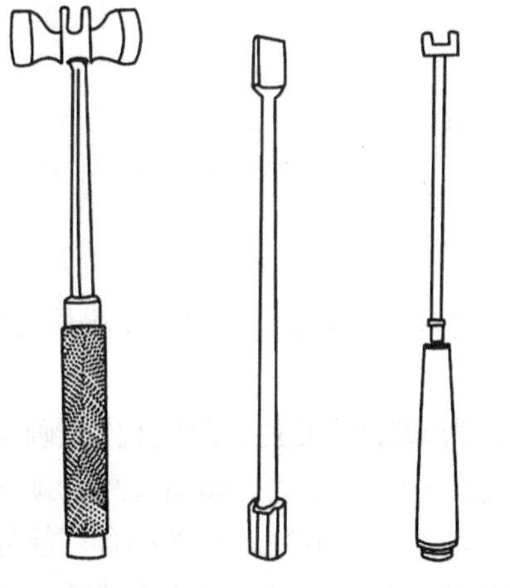

图 8-1-9　人工颈椎间盘假体植入床准备器械

A.滑锤；B.试模；C.假体持取器

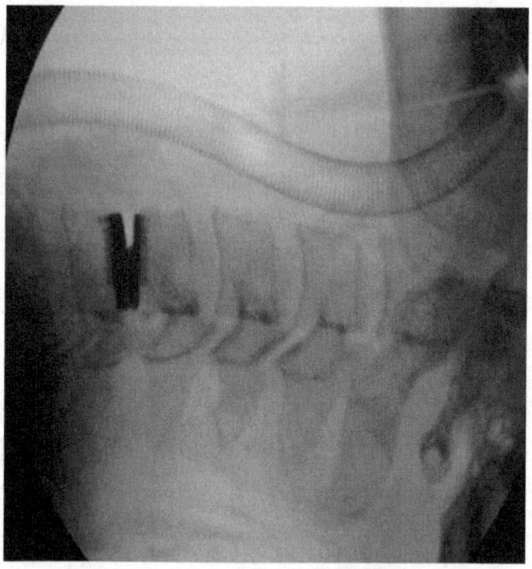

图 8-1-10　人工颈椎间盘假体植入

6. 关闭切口

（1）取出拉钩：取出拉钩，检查气管、食管、甲状腺和颈动脉鞘，止血后缝合椎前筋膜，彻底冲洗。传递手术尖刀、中弯血管钳、16 号“T”形管安放引流，递组织镊、三角针 2-0/T 丝线固定“T”形管。

（2）缝合：洗手护士、巡回护士共同清点用物无误后递 3-0 丝线闭合颈阔肌和筋膜，再次冲洗，3-0 丝线缝皮下组织，递▲4-0 可吸收线皮内缝合（图 8-1-11，图 8-1-12）。皮肤缝合完毕，洗手护士、巡回护士再次共同清点手术用物无误。

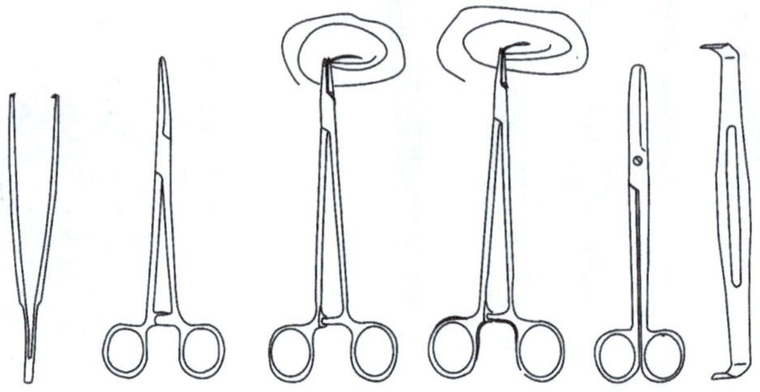

图 8-1-11　关闭颈椎前路切口器械

A.组织镊；B.弯止血钳；CD.持针器及针线；E.组织剪；F.甲状腺拉钩

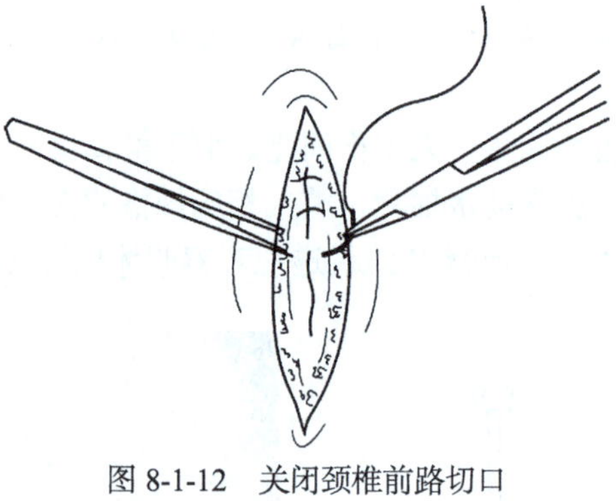

图 8-1-12　关闭颈椎前路切口

（五）特殊关注点

1. 麻醉诱导期　护士的关注点：该手术多为中年患者，麻醉前应多关心、鼓励患者，使其轻松面对麻醉。

2. 体位准备　护士应注意哪些要点：该手术体位为仰卧中立位，手术体位正确与否是该手术成功的重要因素之一。颈后部所垫的颈托高度一定要合适：如果过高，颈部过度后仰，加大颈椎后方黄韧带的皱褶或挤压突出的椎间盘进一步突入椎管都有可能导致脊髓、神经症状加重，严重者并非手术减压操作的原因，而是因该不良体位就可引起脊髓、神经受压时间过长出现术后患者神经症状加重甚至四肢瘫痪。

3. 手术配合过程中　护士的关注点：

（1）洗手护士：注意力应高度集中，切忌器械传递错误，尤其是传递锐利器械时最好口头告知主刀医生，防止锐器伤。

（2）巡回护士：颈椎前路手术有术中大量失血的潜在风险。手术开始前在下肢建立一个足够畅通的静脉通道和术中保持吸引器的通畅对控制可能出现的大量失血的危机局面至关重要。另外，对术中吸引引流量的密切观察也是控制失血风险的重要措施。

4. 麻醉清醒期　护士的关注点：手术结束后仰卧于推床上，巡回护士和主管医生应留守在推床旁，防止患者烦躁坠床。适当约束并盖好被子保暖。

5. 搬运患者　护士的关注点：将患者所有用物和病历一并置于推床下层，并口头与运送工人交接。

（姜马娇　王贝宇　洪　瑛）

二、寰枢椎关节融合术手术配合

寰枢关节包括三个关节，即由寰枢侧块的下关节面和枢椎上关节面构成的两个寰枢外侧关节，以及齿突与寰枢前弓后面的关节面和寰椎横韧带之间构成的寰枢正中关节。寰枢关节只能作一种运动，其运动轴垂直通过齿突，寰椎绕此轴向左右旋转，每侧约 40°（图 8-1-13，图 8-1-14）。寰椎横韧带断裂或陈旧齿突骨折都不能通过保守治疗重获寰枢关节稳定，只能通过实施寰枢关节融合术。

寰枢椎关节融合术适用于：寰枢不稳。

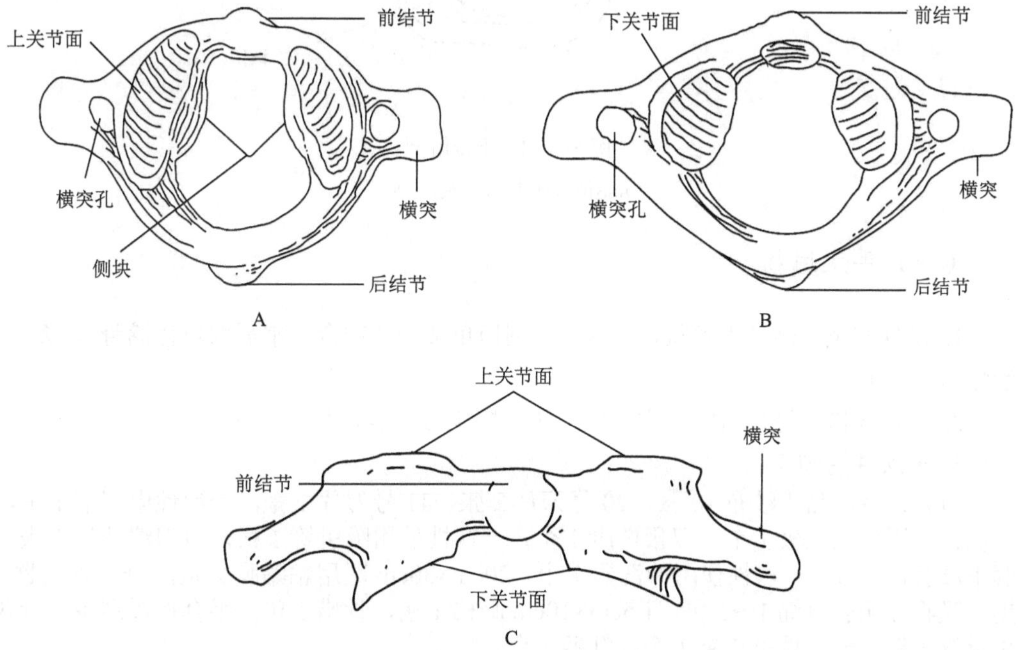

图 8-1-13　寰椎解剖

A.上面观；B.下面观；C.前面观

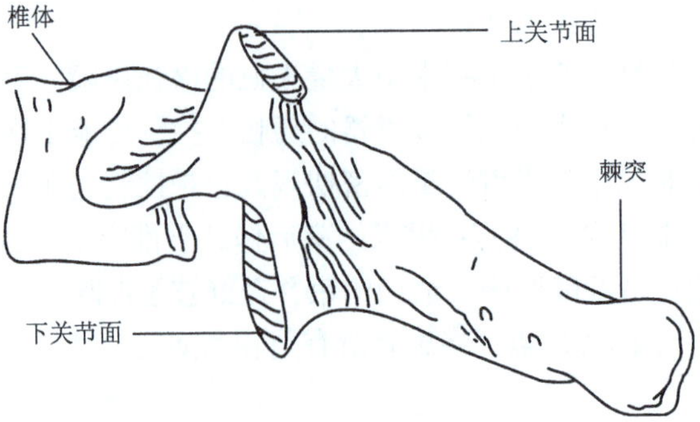

A

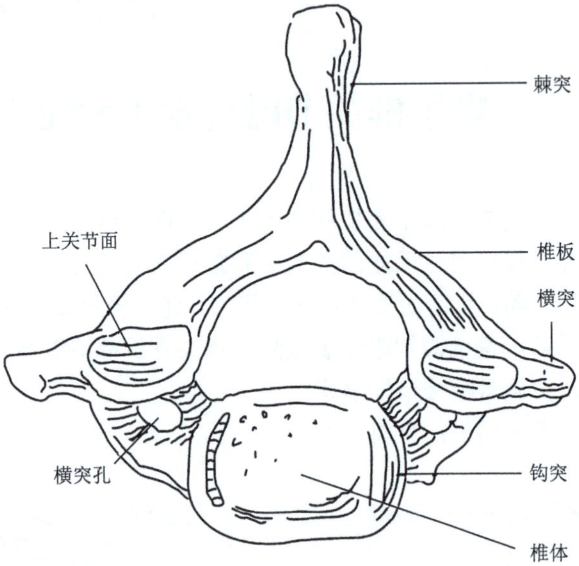

B

图 8-1-14　枢椎解剖

A.枢椎侧面观；B.枢椎上面观

（一）手术用物

1. 常规布类　剖颅手术盆，手术衣，剖口单 2 个（融合术常需取自体髂骨），桌单，治疗巾，中单。

2. 手术器械　脊柱后路手术器械，头颅固定钉 1 包，骨科磨钻。

3. 一次性用物

（1）常规物品：纱布 10 张，20 号刀片 2 张，11 号刀片 1 张，一次性电刀笔 1 个，一次性使用延长电极 1 个，双极电凝 1 个，一次性使用吸引管 1 根，电刀清洁片 1 张，髋下肢套针 1 板，一次性使用冲洗器 1 个，20cm×30cm 医用粘贴膜 2 张，10ml 注射器 2 副，吸收性明胶海绵 1～2 包，1.5cm×10cm 脑棉 1 包，骨蜡 1 包，手套按需准备，骨科引流管 1 根，一次性引流袋 1 个，灯柄 1 个。

（2）缝线

1）非吸收线：3-0 丝线×1 包、2-0/T 丝线×1 包、1 号丝线×1 包。

2）可吸收线：0 号可吸收线×1 根。

（二）体位

俯卧位：

（1）俯卧，头颅部固定于 Mayfield 头架上，胸部垫一腋枕，将头颈固定于屈曲的姿势。

（2）耻骨联合处垫一腋枕，腹部能过一拳。

（3）双膝处垫一泡沫垫。

（4）双踝关节处垫一软枕，使双小腿稍屈曲。双膝关节处以束脚带固定。

（5）双上肢自然放置于躯干两侧，并用宽胶布将双肩及上臂牵拉固定于手术床上，但不能接触床的金属边，以防电烧伤（图 8-1-15）。

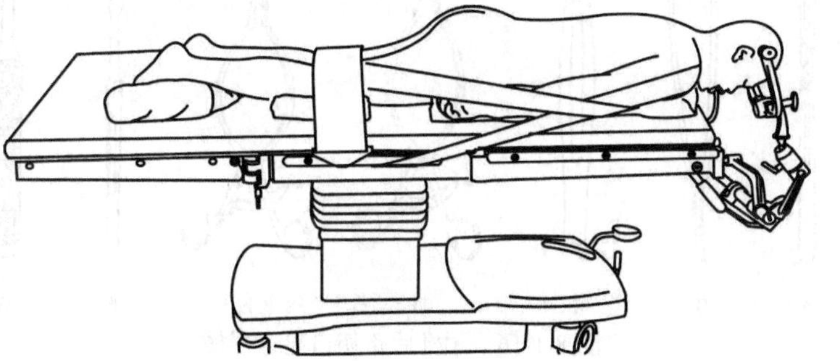

图 8-1-15 颈椎后路俯卧位

（三）消毒、铺巾

1. 消毒液 75%医用乙醇脱脂，碘伏消毒。

2. 消毒范围 颈部切口周围 15～20cm 区域；髂骨周围 15～20cm 区域。

3. 铺巾

（1）治疗巾 4 张反叠 1/4 铺颈部切口，再用 4 张反叠 1/4 铺髂骨切口，20cm×30cm 医用粘贴膜 2 张粘贴两切口。

（2）颈部切口上缘横铺 1 张桌单，髂骨切口下缘纵铺 1 张桌单。

（3）两切口分别铺一剖口单，两剖口单头端均铺向中间相互重叠，左右展开，上下勿遮盖手术切口。

（4）髂骨切口下缘纵铺 1 张桌单。

（四）手术配合

1. 切口

（1）用物清点及准备：洗手护士、巡回护士对点器械、纱布、纱球、脑棉、缝针、针头及所有用物。洗手护士配制肾上腺素生理盐水：200ml 生理盐水中加入 0.1%肾上腺素 1 支，浓度为 1∶200 000，以用作肾上腺素生理盐水棉片（简称肾水棉片），手术中止血用。高血压患者禁用，老年人及小儿剂量减半使用。

（2）固定：固定一次性电刀笔、双极电凝、一次性使用吸引管，上灯柄。

（3）手术切口：常见手术切口为枕骨大孔后缘至颈上棘突的正中纵切口。

2. 切口显露

（1）主刀医生确认手术开始后，递 1∶200 000 肾上腺素生理盐水皮内注射，再递 20 号圆刀切开皮肤，更换另一把圆刀上台及中长组织镊。

（2）递甲状腺拉钩 2 把及浅单齿自撑 2 把，递电刀笔切开皮下组织、肌肉。

（3）递深单齿自撑 2 把，圆柄骨膜剥离器 2 把，11 号手术尖刀，切开项韧带，分开枕下小肌群，剥离露出寰椎枢后弓（图 8-1-16，图 8-1-17）。

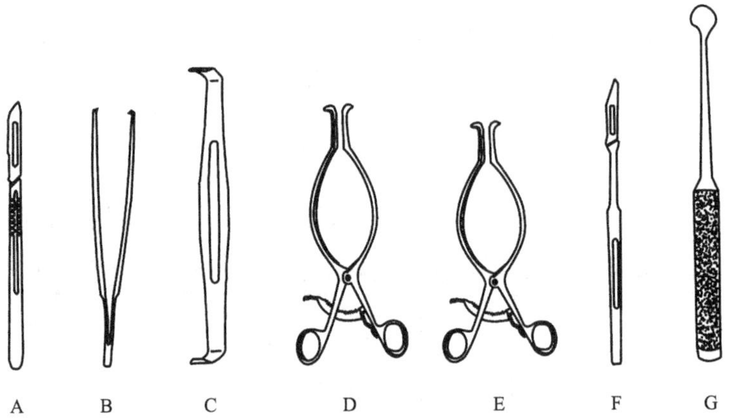

图 8-1-16　颈椎后路切口显露器械

A.手术圆刀；B.组织镊；C.甲状腺拉钩；D.深单齿自撑；E.浅单齿自撑；F.手术尖刀；G.圆柄骨膜剥离器

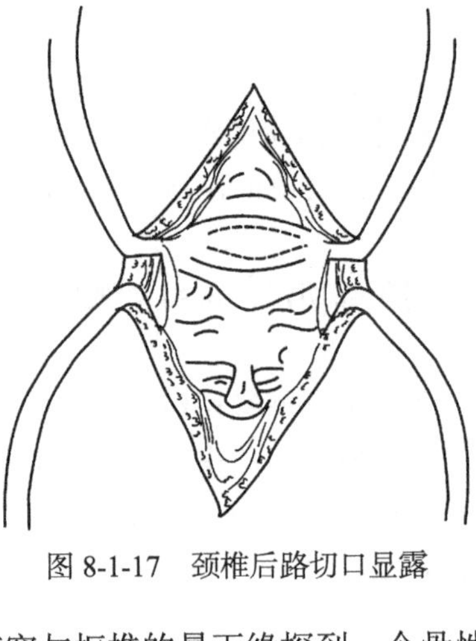

图 8-1-17　颈椎后路切口显露

3. 固定　在枢椎下关节突与枢椎的最下缘探到一个骨性凹陷，确定穿刺点，传递开路椎，C 形臂 X 线机由侧位透视钻头的走向，钻头到达枢椎上关节面皮质骨下，即可换用 3.0mm 直径的钻头，将枢椎棘突向前推，使寰枢关节充分复位，再将钻头突破寰椎侧块关节，进入寰椎侧块。双侧同样操作，再次做侧位透视，观察钻头的走向和钻头进入骨质的长度。将一侧钻头退出，拧入直径为 3.5mm 的全螺钉，再退出另一侧钻头，拧入另一枚螺钉。螺钉长度一般为 16～18mm，最后再透视一次，观察螺钉的长度和位置是否合适（图 8-1-18～图 8-1-20）。

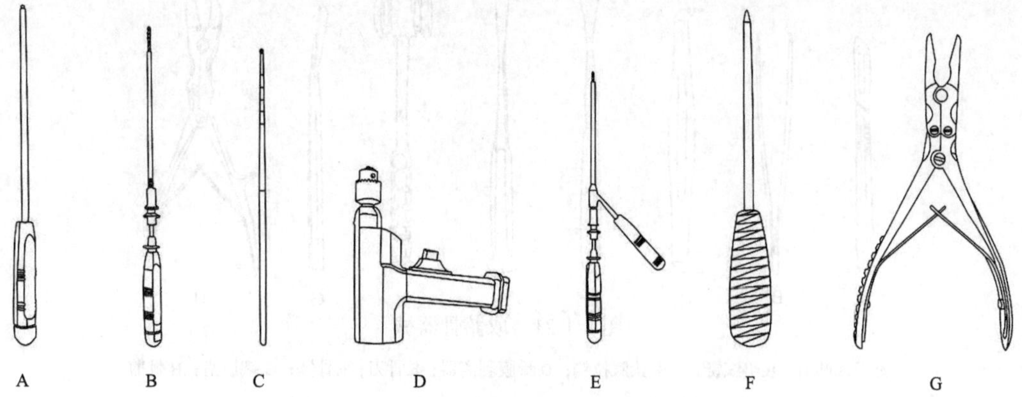

图 8-1-18　颈椎后路上钉器械

A.螺钉起子；B.丝锥；C.探针；D.电钻；E.钻花；F.横连起子；G.咬骨钳

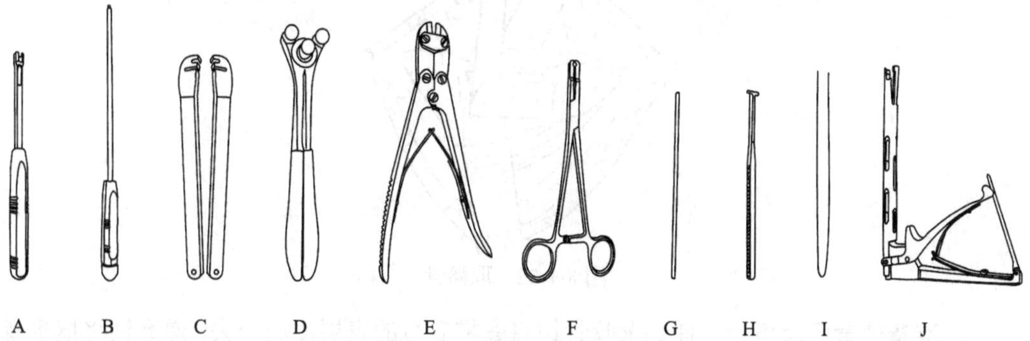

图 8-1-19　颈椎后路上棒及钢板器械

A.对抗扳手；B.螺钉起子；C.折弯器；D.弯棒器；E.断棒器；F.持棒钳；G.棒；H.调帽器；I.模棒；J.提拉钳

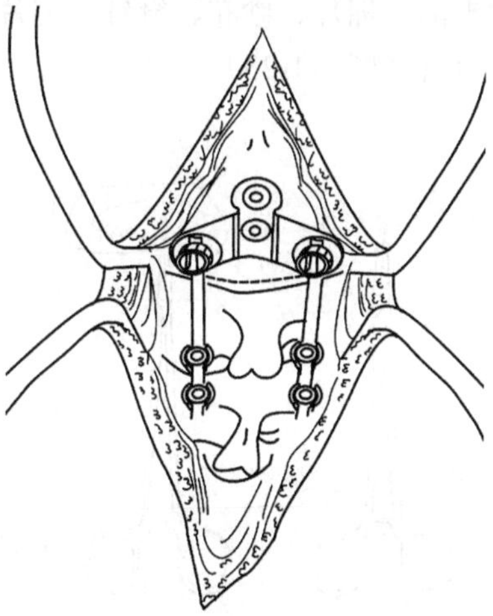

图 8-1-20　颈椎后路枕颈固定

4. 取髂骨　传递 20 号圆刀、组织镊、甲状腺拉钩、骨膜剥离器、骨刀、骨锤、峨眉凿，在髂后上棘切取约 20g 松骨质，递骨剪剪成颗粒状备用植骨（图 8-1-21，图 8-1-22）。洗手护士、巡回护士共同清点纱布等用物后关闭髂骨切口。

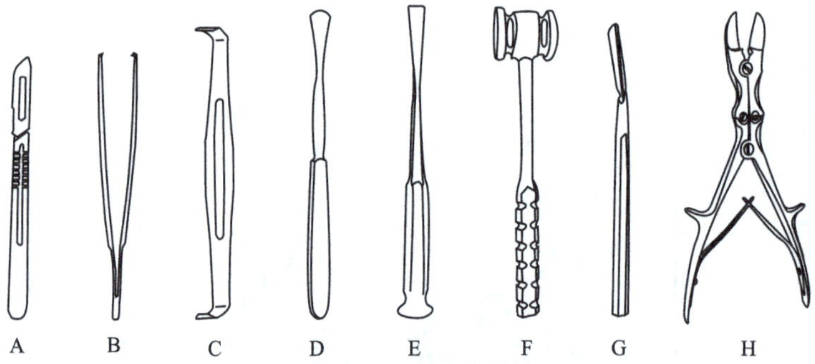

图 8-1-21 取髂骨器械

A.手术圆刀；B.组织镊；C.甲状腺拉钩；D.骨膜剥离器；E.骨刀；F.骨锤；G.峨眉凿；H.骨剪

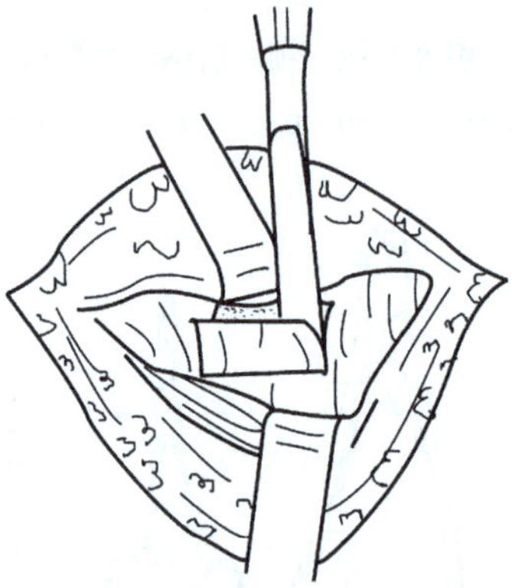

图 8-1-22 取髂骨

5. 准备植骨床及植骨 递尖嘴咬骨钳将寰椎后弓的表层皮质咬去，递磨钻将枢椎棘突和棘根磨糙，递颗粒骨植于寰椎后弓表面和其间的区域。

6. 关闭切口

（1）洗手护士、巡回护士清点棉片、纱布、缝针、刀片、器械等所有用物。

（2）创腔内安置骨科引流管（图 8-1-23）。

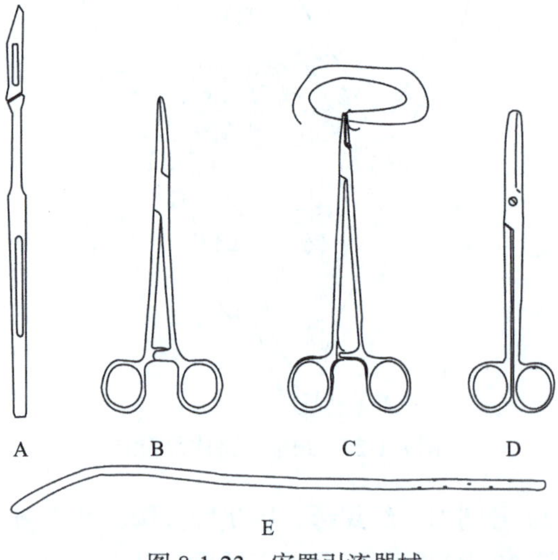

图 8-1-23 安置引流器械

A.手术尖刀；B.弯止血钳；C.持针器及针线；D.组织剪；E.骨科引流管

（3）逐层关闭切口：0 号可吸收线关闭肌层，洗手护士、巡回护士共同清点手术用物无误后，3-0 丝线缝合皮下及皮肤。皮肤缝合完毕，洗手护士、巡回护士再次共同清点手术用物无误（图 8-1-24，图 8-1-25）。

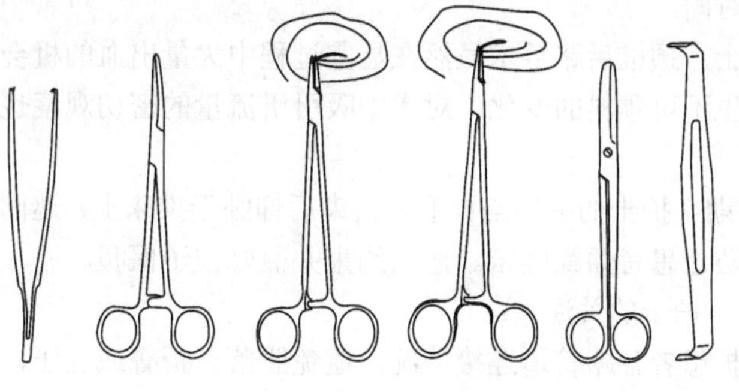

图 8-1-24　缝合切口器械

A.组织镊；B.弯止血钳；C、D.持针器及针线；E.组织剪；F.甲状腺拉钩

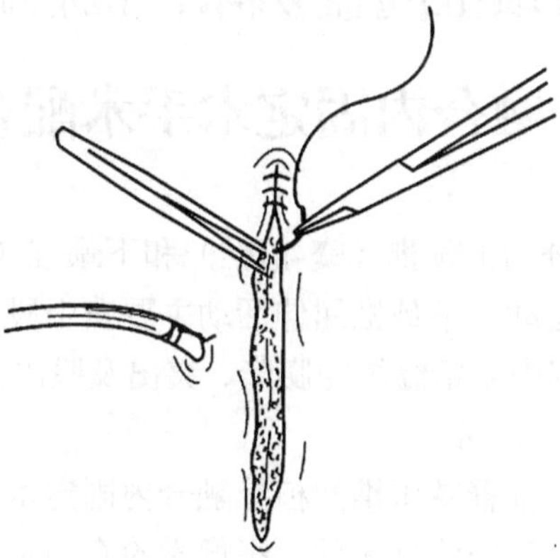

图 8-1-25　关闭切口

（五）特殊关注点

1. 麻醉诱导期　护士的关注点：该手术风险较大，患者术前较为紧张，担心术后恢复效果，麻醉前应多关心，鼓励患者，使其轻松面对麻醉。

2. 体位准备　护士应注意哪些要点：

（1）患者头颅部固定于 Mayfield 头架上，颈部尽量屈曲，尤其是患者较胖或颈部肌肉较发达者，更要使头颈尽量屈曲，便于术中显露。也可根据术者要求使手术床保持约 30°的头高脚低位，以利静脉回流，减少术中出血量。

（2）头颅钉的钉入点：一定要与医生一起摆放体位，头颅固定钉的置入点在耳郭上方 2～2.5cm 处。

（3）摆放体位时，一定要 4 人“一”字形翻动患者身体，术者抓住 Mayfield 头架同时扶住患者头部随身体一起翻动，不能扭转，提拉颈部，以防损伤脊髓、神经。

（4）体位摆放完后，及时检查并保持患者各种通道的畅通，勿折叠、扭转，尤其是气管插管要固定稳妥，避免术中出现滑脱的危险。

3. 手术配合过程中 护士的关注点：

（1）洗手护士：熟悉手术器械及整个手术操作过程，娴熟默契地配合手术医生，尽量缩短手术操作时间。

（2）巡回护士：颈椎后路手术虽然在显露过程中大量出血的机会较少，但是在减压过程中有可能发生不可预料的变化。对术中吸引引流量的密切观察也是控制失血风险的重要措施。

4. 麻醉清醒期 护士的关注点：手术结束后仰卧于推床上，巡回护士和主管医生应留守在推床旁，防止患者烦躁坠床。适当约束并盖好被子保暖。

5. 搬运患者 护士的关注点：

（1）注意保护患者各路管道连接情况，避免脱落、折叠或受压，并检查患者皮肤受压程度，搬至推床后及时使用床挡保护患者。

（2）将患者所有用物和病历一并置于推床下层，并口头与运送工人交接。

三、经前路颈椎间盘切除，椎管减压椎间植骨融合内固定术手术配合

颈椎共有 7 块，通常分为上颈椎（寰-枢椎）和下颈椎（颈 3～颈 7）两部分。颈椎可作屈、伸、侧屈和旋转运动。下颈椎屈伸活动主要在中段，颈椎病的原因主要是由于颈椎间盘的退行性病变，其中包括髓核的膨隆、突出及脱出。以颈 5～颈 6 及颈 6～颈 7 为好发部位。

经前路颈椎间盘切除，椎管减压椎间植骨融合内固定术适应证：有明确的神经根或脊髓受压症状体征，经正规保守治疗无效，影像学检查与临床症状的神经学定位一致。

（一）手术用物

1. 常规布类 剖颅手术盆，手术衣，剖口单，桌单，治疗巾，中单。

2. 手术器械 颈椎前路器械，CCRS（caspar cervical retractor system，即颈椎前路自动撑开拉钩系统）自动拉钩（图 8-1-26），Caspar 椎体撑开器（图 8-1-27），颈椎内固定器械。

3. 一次性用物

（1）常规物品：纱布 10 张，20 号刀片 2 张，11 号刀片 1 张，一次性使用电刀笔 1 个，一次性使用延长电极 1 个，双极电凝 1 个，一次性使用吸引管 1 根，电刀清洁片 1 张，手外套针 1 板，0.8cm×10cm 或 1.5cm×10cm 脑棉 1 包，一次性使用冲洗器 1 个，20cm×30cm 医用粘贴膜 1 张（取髂骨者备 2 张），无菌垃圾袋 1 个，输液薄膜 1 张，吸收性明胶海绵 1 包，骨蜡 1 包，手套按需准备，引流管 1 根（骨科引流管或 16 号“T”形管），一次性引流袋 1 个，灯柄 1 个，10ml 注射器 1 副。

（2）缝线

1）非吸收线：3-0 丝线×1 包、2-0/T 丝线×1 包、0 号丝线×1 包（取髂骨者备）。

2）可吸收线：▲4-0 可吸收线×1 根。

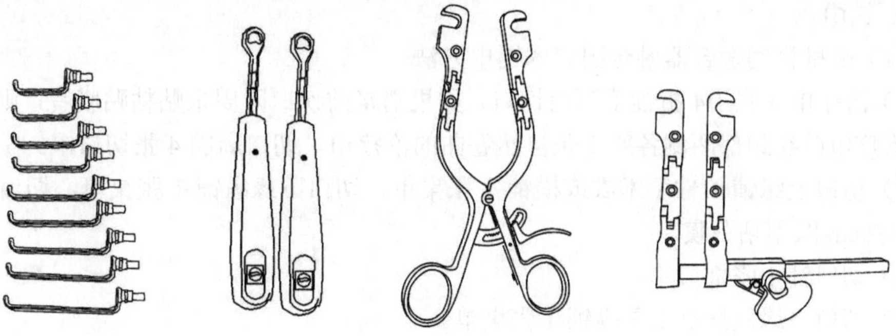

图 8-1-26 CCRS 自动拉钩

A.有齿拉钩片；B.手柄；C.基本牵开器；D.反向牵开器

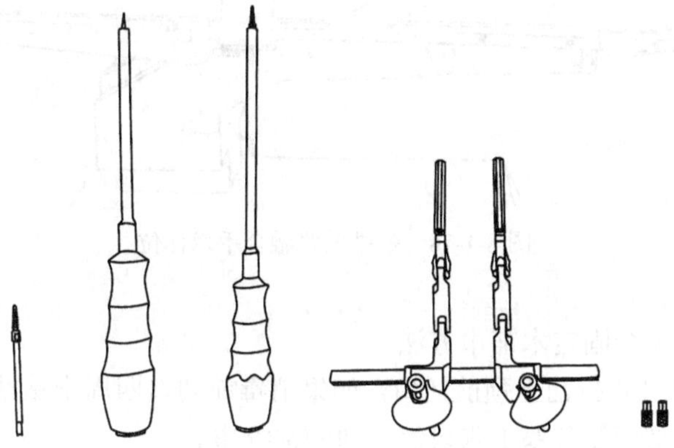

图 8-1-27 Caspar 椎体撑开器

A.椎体撑开器固定钉；B.开路椎；C.空心内六角改刀；D.椎体撑开器连接杆；E.螺帽

（二）体位

仰卧位，头旋向对侧 20°～30°。

（1）肩胛下垫一腋枕，头下垫一头圈。头旋向对侧 20°～30°。

（2）取髂骨者需将预计取髂骨侧髂前上嵴处适当垫高，便于术中切取髂骨。

（3）双肩部及上肢用宽胶带粘贴并向下牵拉，固定于手术床两侧。前额用中号胶带固定于手术床的两侧。

（4）下肢膝关节上 3～5cm 处用束脚带固定（图 8-1-28）。

（三）消毒、铺巾

1. 消毒液 75%医用乙醇脱脂，碘伏消毒。消毒前需先进行术前透视定位。

2. 消毒范围 下颌至乳头平面，两侧至肩外侧；髂骨切口周围 15～20cm。

3. 铺巾

（1）颈椎椎间融合器融合固定术铺巾方法

1）治疗巾 4 张 1/4 折铺于颈前切口，如果消毒前切口四周未贴粘贴膜者，则需在铺切口治疗巾前在颈部两侧各塞 1 张自然卷曲的治疗巾，切口周围 4 张切口巾。

2）切口上缘铺 1 件手术衣或横铺 1 张桌单，切口下缘纵铺 1 张桌单，切口贴 1 张 20cm×30cm 医用粘贴膜。

3）切口铺 1 张剖口单。

4）切口下缘及托盘上再纵铺 1 张桌单。

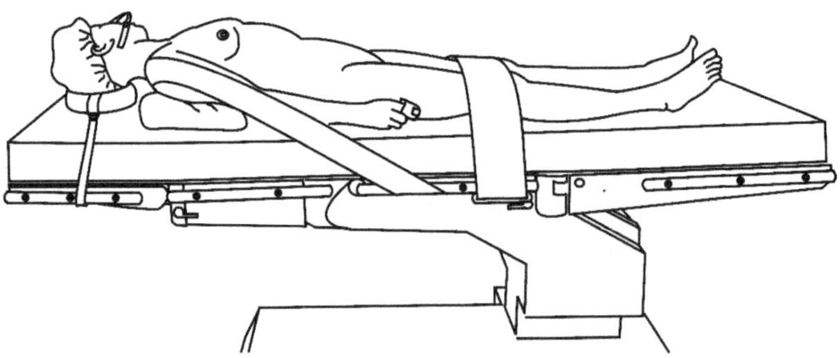

图 8-1-28 颈椎前路融合手术体位

（2）髂骨植骨融合固定术铺巾方法

1）治疗巾 4 张 1/4 折铺于颈前切口，如果消毒前切口四周未贴粘贴膜者，则需在铺切口治疗巾前在颈部两侧各塞 1 张自然卷曲的治疗巾。

2）治疗巾 4 张铺于髂骨切口。

3）颈椎切口上缘铺 1 件手术衣或横铺 1 张桌单，髂骨切口下缘纵铺 1 张桌单，两切口分别铺 1 张 20cm×30cm 医用粘贴膜；两切口分别铺 1 张剖口单，2 张剖口单头端均铺向中间相互重叠，左右展开，上下勿遮盖手术切口。

4）髂骨切口下缘纵铺 1 张桌单。

（四）手术配合

1. 切口

（1）用物清点及准备：洗手护士、巡回护士对点器械、纱布、纱球、脑棉、缝针、针头及所有用物。洗手护士配制肾上腺素生理盐水：200ml 生理盐水中加入 0.1%肾上腺素 1 支，浓度为 1∶200 000，以用作肾上腺素生理盐水棉片（简称肾水棉片），手术中止血用。高血压患者禁用，老年人及小儿剂量减半使用。

（2）固定：固定一次性电刀笔、双极电凝、一次性使用吸引管，上灯柄。

（3）手术切口：经颈前右侧沿皮肤做长 3～5cm 横切口。

2. 切口显露

（1）主刀医生确认手术开始后，递 20 号圆刀切开皮肤，更换另一把圆刀及长组织镊。

（2）递电刀笔切开皮下及颈阔肌，递 2 把甲状腺拉钩，在颈阔肌深面向上下游离，显露胸锁乳突肌及肩胛舌骨肌间隙，推开血管及气管、食管，显露颈椎前筋膜（图 8-1-29）。

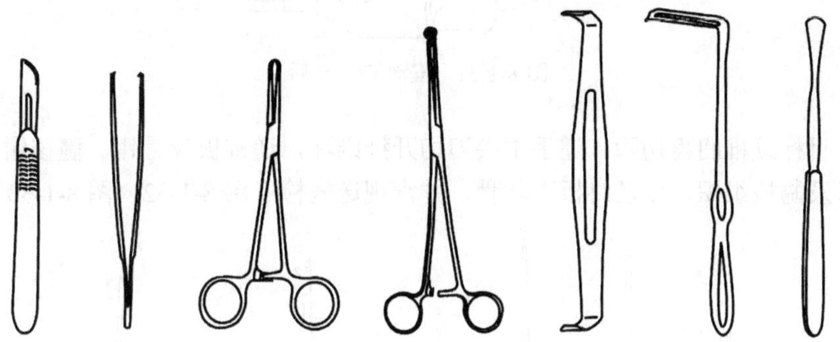

图 8-1-29　颈椎前路显露器械

A.手术圆刀；B.组织镊；C.鼠齿钳；D.弯可可钳及“花生米”；E.甲状腺拉钩；F.单头有孔拉钩；G.骨膜剥离器

3. 定位　中弯钳夹住注射器针头作目标椎体定位，C 形臂 X 线机透视前需将颈椎切口用 1 张中单遮盖，以免 C 形臂 X 线机污染手术野。

4. 颈椎间盘切除

（1）显露椎体：递 CCRS 自动撑开系统显露椎体前部（图 8-1-30，图 8-1-31）。

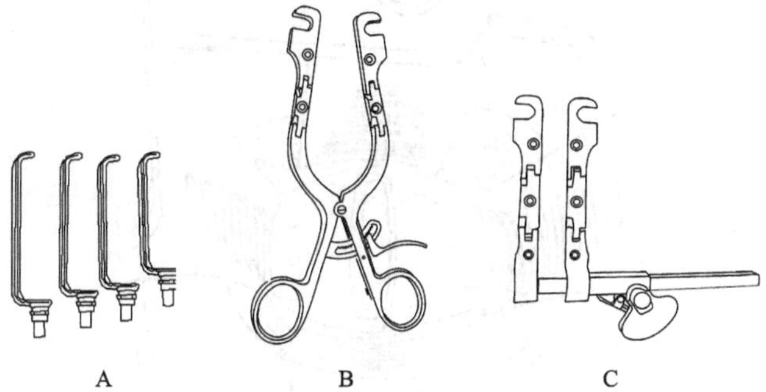

图 8-1-30　CCRS 自动拉钩

A.拉钩片；B.基本牵开器；C.反向牵开器

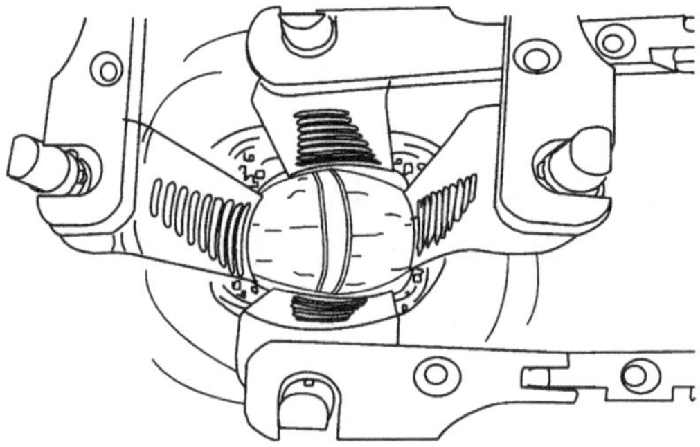

图 8-1-31　安放 CCRS 后

（2）目标颈椎间盘切除：递手术尖刀切开纤维环，递椎板咬骨钳、髓核钳、刮匙切除椎间盘及髓核组织，以及终板下软骨，并常规送病检（图 8-1-32，图 8-1-33）。

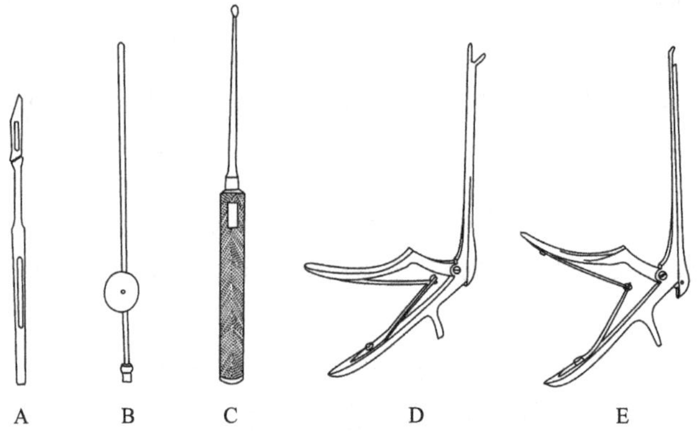

图 8-1-32　颈椎间盘切除器械

A.手术尖刀；B.吸引头；C.骨科刮匙；D.髓核钳；E.椎板咬骨钳

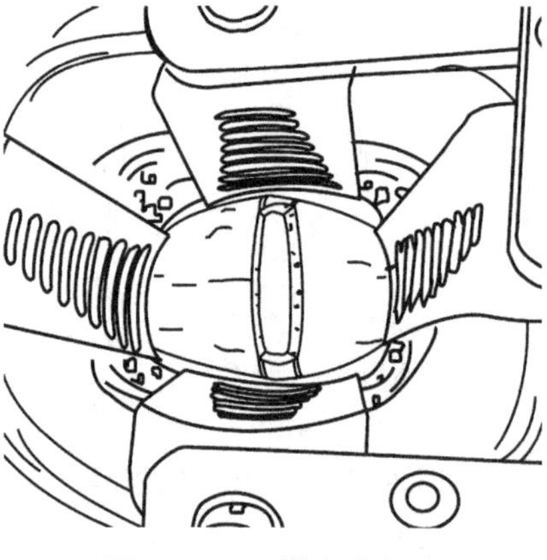

图 8-1-33　颈椎间盘切除

5. 椎管减压　递 Caspar 椎体撑开器，撑开椎间隙，暴露后纵韧带，递小椎板咬骨钳咬除向后方突出的椎间盘组织，增生的后纵韧带及骨赘。用吸收性明胶海绵、肾上腺素生理盐水棉片彻底止血。递神经剥离子探查硬膜囊及神经根出口处无压迫。图 8-1-34、图 8-1-35 为颈椎管减压器械和减压图。

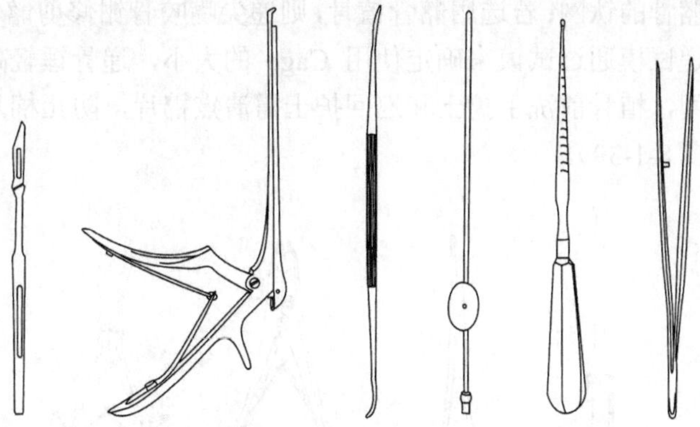

图 8-1-34　颈椎管减压器械

A.手术尖刀；B.斜口椎板咬骨钳；C.神经剥离子；D.吸引头；E.骨科刮匙；F.解剖镊

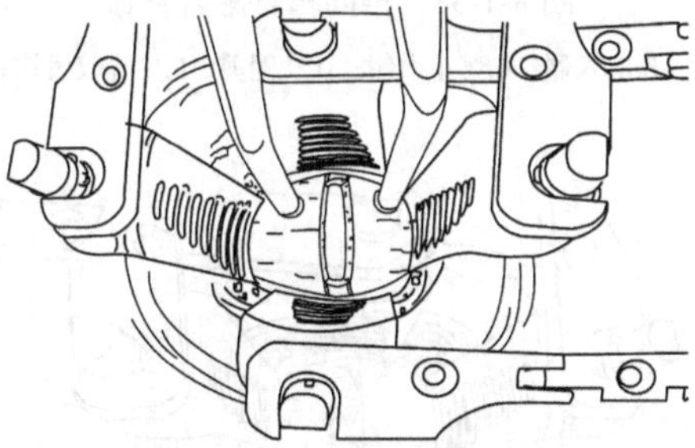

图 8-1-35　颈椎管减压图

6. 取髂骨　递卡尺测量所需植骨的大小，递手术圆刀、骨膜剥离器、骨刀、骨锤等取出所需的骨块，以盐水纱布包裹备用。如果术前计划选用椎间融合器或人工骨，Zero-P等则没有该手术步骤（图 8-1-36，图 8-1-37）。

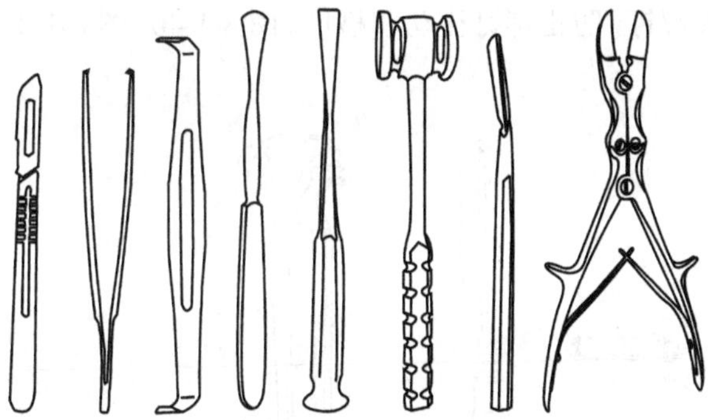

图 8-1-36　取髂骨器械

A.手术圆刀；B.组织镊；C.甲状腺拉钩；D.骨膜剥离器；
E.骨刀；F.骨锤；G.峨眉凿；H.骨剪

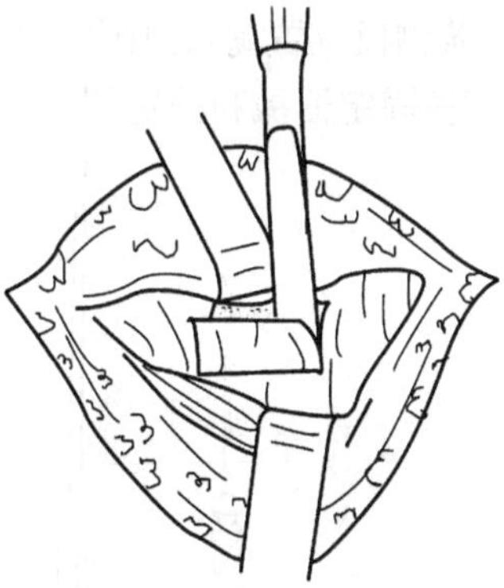

图 8-1-37　取髂骨图

7. 椎间植骨融合　如果选用钛网植骨，则递卡尺或分规量出所需植骨的长度。递钛网剪剪出已填好髂骨的钛网；若选用髂骨植骨，则递尖嘴咬骨钳修剪髂骨块；若选用 Cage 作椎间融合，则递试模通过试模来确定使用 Cage 的大小，递骨锤轻敲击入器，使植入物紧密嵌入椎体间，植骨前洗手护士和巡回护士需清点棉片，防止棉片遗留于植骨块下端（图 8-1-38，图 8-1-39）。

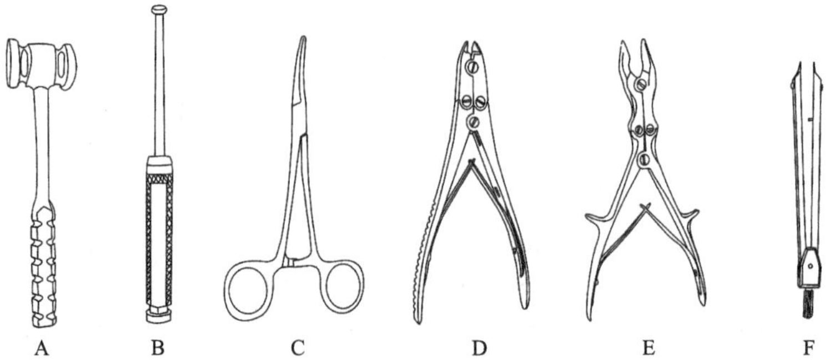

图 8-1-38　椎间植骨融合器械

A.骨锤；B.击入器；C.弯止血钳；D.钛网剪；E.尖嘴咬骨钳；F.分规

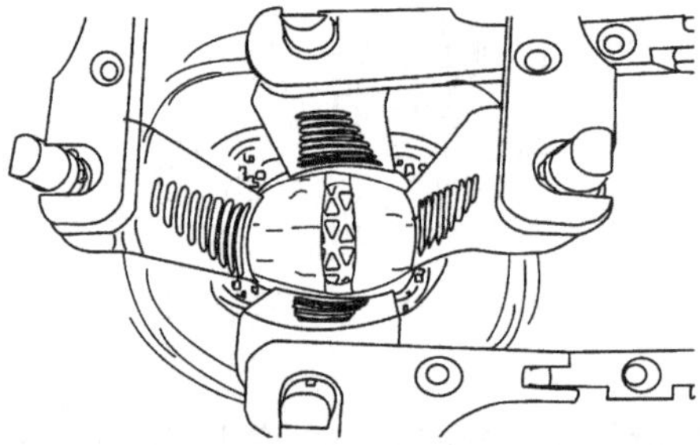
图 8-1-39　椎间植骨融合

8. 钢板螺钉固定　使用颈椎内固定专用器械行钢板固定。插入 2 枚定位针固定钢板后，C 形臂透视证实位置正确，传递植入螺钉，植入螺钉后再行 C 形臂透视证实位置正确。若钢板位置满意，则用紧锁装置紧锁螺钉，防止螺钉松动和移位。图 8-1-40、图 8-1-41 为钢板固定器械和固定图。

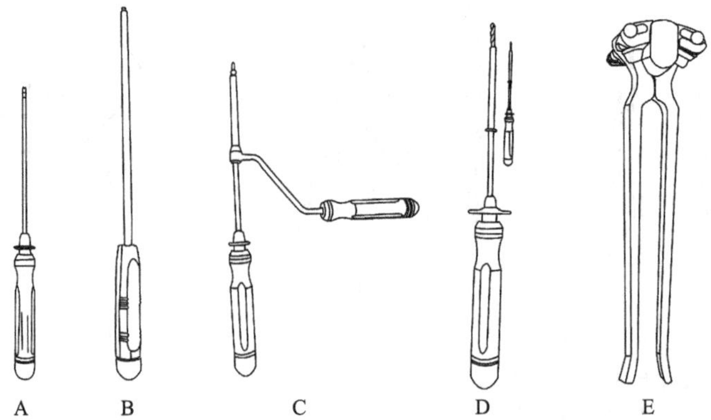

图 8-1-40　颈椎前路钢板固定器械

A.开路锥；B.螺钉起子；C.丝锥；D.临时固定钉；E.折弯器

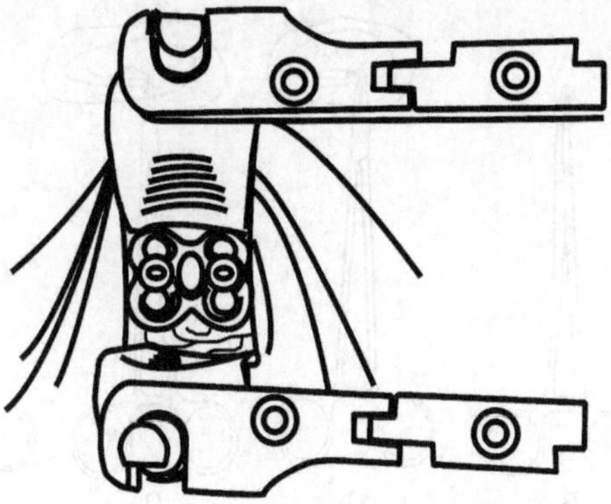

图 8-1-41　颈椎前路内固定

9. 关闭切口

（1）取出 CCRS 自动拉钩，彻底止血。洗手护士、巡回护士清点棉片、纱布、缝针、刀片、器械等所有用物。

（2）6×14 圆针 3-0 丝线缝合椎前筋膜后，创腔内安置骨科引流管或 16 号“T”形管（图 8-1-42），圆针 3-0/T 丝线缝合颈阔肌，圆针 3-0 丝线缝皮下组织。

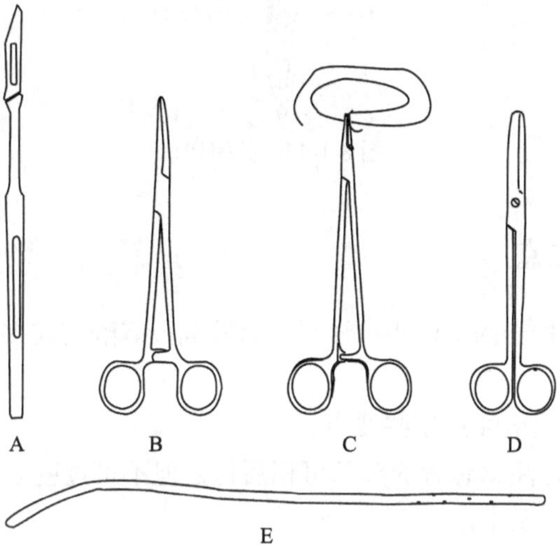

图 8-1-42　安置引流器械

A.手术尖刀；B.弯止血钳；C.持针器及针线；D.组织剪；E.骨科引流管

（3）洗手护士、巡回护士共同清点手术用物无误后，递▲4-0 可吸收线皮内缝合皮肤（图 8-1-43，图 8-1-44）。皮肤缝合完毕，洗手护士、巡回护士再次共同清点手术用物无误。

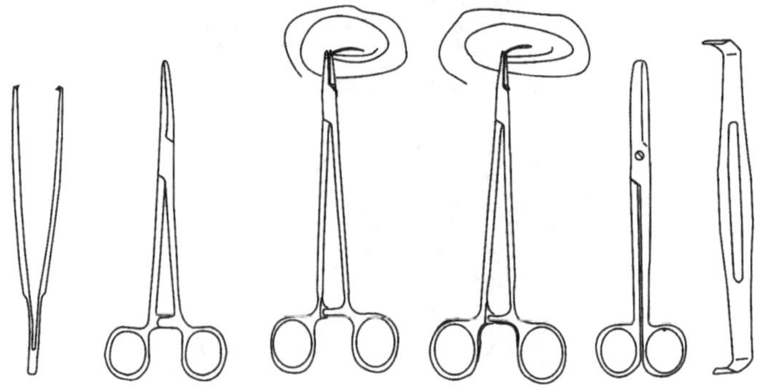

图 8-1-43　缝合切口器械

A.组织镊；B.弯止血钳；C、D.持针器及针线；E.组织剪；F.甲状腺拉钩

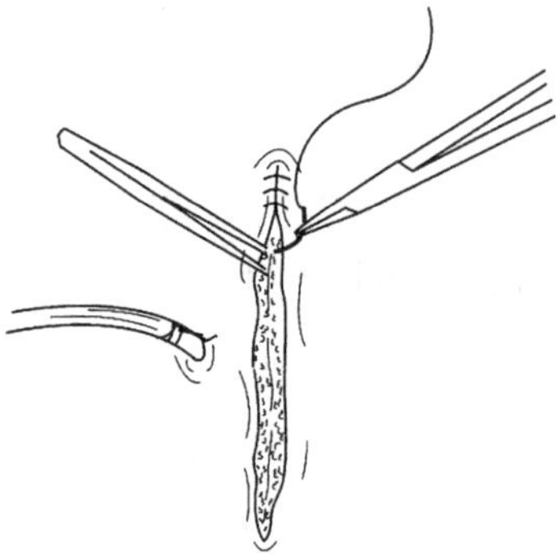

图 8-1-44　关闭切口

（五）特殊关注点

1. 麻醉诱导期　护士的关注点：该手术风险高，麻醉前应多关心、鼓励患者，使其轻松面对麻醉。

2. 体位准备　护士应注意哪些要点：

（1）安置体位时，注意患者的头部可稍后仰，但不可过度后仰，以防患者的症状加重，甚至影响呼吸，危及生命。

（2）该手术体位为仰卧位，头应旋向对侧 20°～30°。

（3）术前应注意手术床头端下面无遮挡，便于透视。如果选用现在较常用的碳纤维手术床，切忌直接将手术床头尾调换方向。正确的操作是先将手术床头尾端调换方向后，再将手术床头板和脚板拆卸下来对换安上，即将手术床由 A 型床调成 B 型床。

3. 手术配合过程中　护士的关注点：

（1）洗手护士：注意力应高度集中，切忌器械传递错误，尤其是传递锐利器械时最好口头告知主刀医生。

（2）巡回护士：颈椎前路手术有术中大量失血的潜在风险。手术开始前在下肢建立一个足够畅通的静脉通道和术中保持吸引器的通畅对控制可能出现的大量失血的危急局面至关重要。另外，对术中吸引引流量的密切观察也是控制失血风险的重要措施。

4. 麻醉清醒期　护士的关注点：手术结束后仰卧于推床上，巡回护士和主管医生应留守在推床旁，防止患者烦躁坠床。适当约束并盖好被子保暖。

5. 搬运患者时　护士的关注点：

（1）注意保护患者各路管道连接情况，避免脱落、折叠或受压，并检查患者皮肤受压程度，搬至推床后及时使用床挡保护患者。

（2）将患者所有用物和病历一并置于推床下层，并口头与运送工人交接。

四、后路颈椎侧块螺钉内固定髂骨植骨融合术手术配合

在颈 1～颈 7 颈椎中，颈 2 棘突是上端最后一个有最大分叉的棘突，颈 7 关节突是下端最后一个关节突，胸 1 演变成了横突，与颈 7 的下关节突截然不同。这两个解剖标志有助于从上或从下端来定位。

后路颈椎侧块螺钉内固定髂骨植骨融合术适应证：颈椎骨折脱位、稳定性丧失、需手术减压和重建稳定性。

（一）手术用物

见本章本节寰枢椎关节融合术手术配合。

（二）体位

俯卧位，见本章本节寰枢椎关节融合术手术配合。

（三）消毒、铺巾

见本章本节寰枢椎关节融合术手术配合。

（四）手术配合

1. 切口

（1）用物清点及准备：洗手护士、巡回护士对点器械、纱布、纱球、脑棉、缝针、针头及所有用物。洗手护士配制肾上腺素生理盐水：200ml 生理盐水中加入 0.1%肾上腺素 1 支，浓度为 1∶200 000，以用作肾上腺素生理盐水棉片（简称肾水棉片），手术中止血用。高血压患者禁用，老年人及小儿剂量减半使用。

（2）固定：固定一次性电刀笔，双极电凝，一次性使用吸引管，上灯柄。

（3）手术切口：颈后部正中纵切口。

2. 显露和复位

（1）主刀医生确认手术开始后，递 1∶200 000 肾上腺素生理盐水皮内注射，再递 20 号圆刀切开皮肤，更换另一把圆刀上台及中长组织镊。

（2）递电刀笔切割皮下组织、肌肉，递甲状腺拉钩 2 把及浅单齿自撑 2 把显露术野。

（3）递圆柄骨膜剥离器 2 把，推开棘突两侧椎旁肌，显露棘突两侧椎板及关节突，传递自动撑开器显露术野（图 8-1-45，图 8-1-46）；递骨膜掀或神经剥离子对交锁的关节

突关节进行撬拔，同时递巾钳提拉上位椎体棘突协助复位（图 8-1-47），若复位困难，可切除部分上关节突。

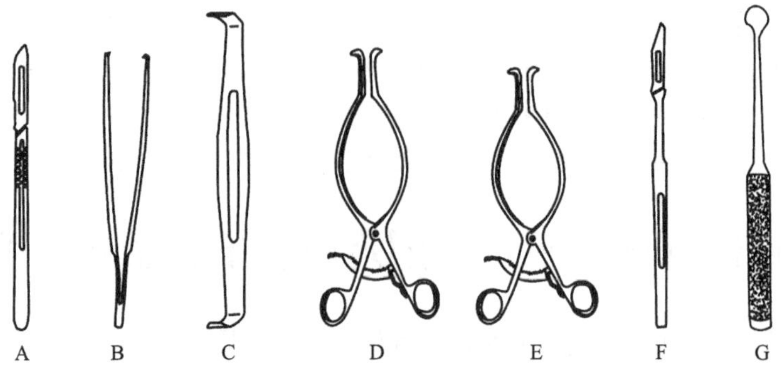

图 8-1-45　颈椎后路切口显露器械

A.手术圆刀；B.组织镊；C.甲状腺拉钩；D.深单齿自撑；E.浅单齿自撑；F.手术尖刀；G.圆柄骨膜剥离器

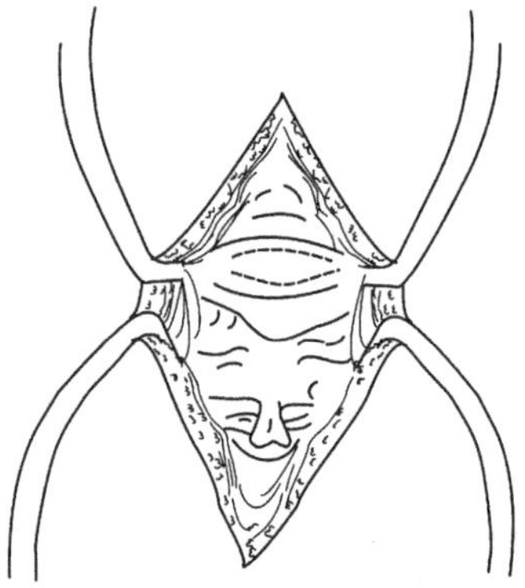
图 8-1-46　颈椎后路切口显露

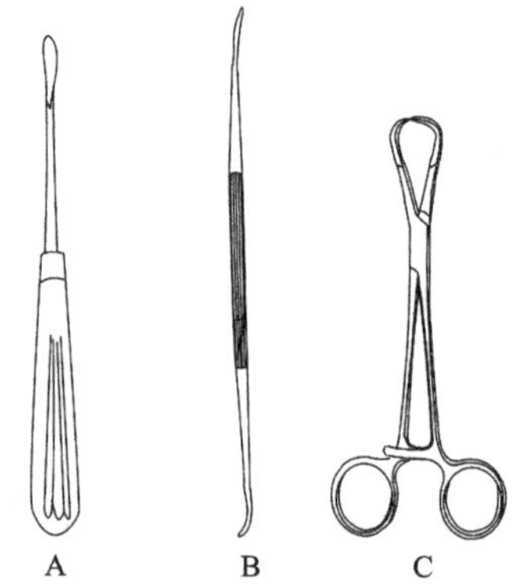

图 8-1-47　颈椎后路复位器械

A.骨膜掀；B.神经剥离子；C.巾钳

3. 固定　拟固定融合节段进行侧块螺钉的固定，若不稳定，也可选择椎弓根螺钉固定，侧块固定一般选择侧块中点内侧 1mm 为进钉点，外倾 25°，矢状面上平行上下关节突关节方向进钉（图 8-1-48，图 8-1-49）。

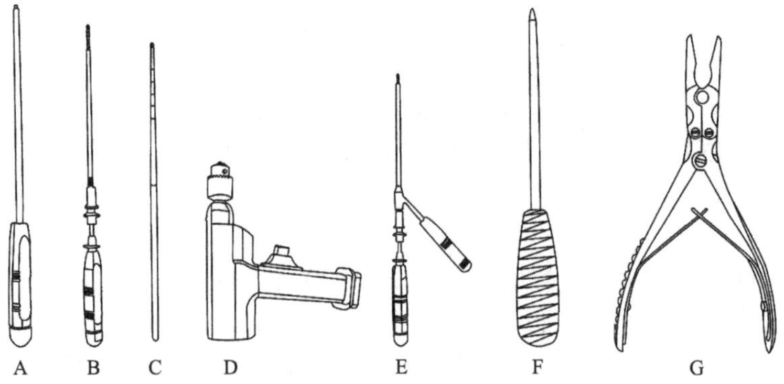

图 8-1-48　颈椎后路上钉器械

A.螺钉起子；B.丝锥；C.探针；D.电钻；E.钻花；F.横连起子；G.咬骨钳

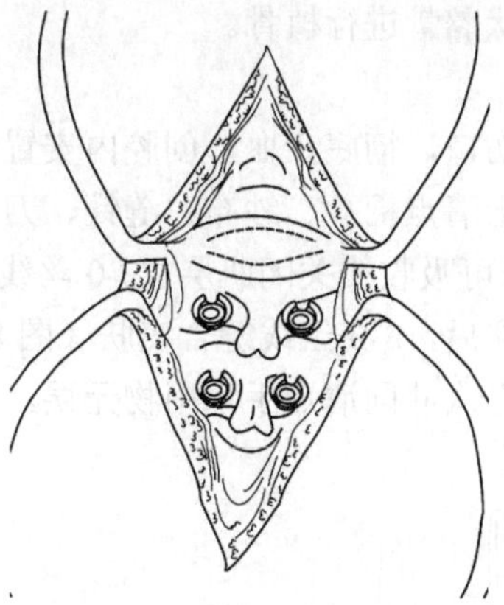

图 8-1-49　颈椎后路固定

4. 连接钛棒　传递内固定器械将钛棒连接紧固，拧紧螺钉，C 形臂 X 线机透视，评估复位情况及螺钉位置情况。

5. 切取自体髂骨　传递 20 号圆刀、组织镊、甲状腺拉钩、骨膜剥离子、骨刀、骨锤、峨眉凿，在髂后上棘切取适量松骨质，用骨剪剪成颗粒状备用植骨。洗手护士、巡回护士共同清点纱布等用物后关闭髂骨切口（图 8-1-50，图 8-1-51）。

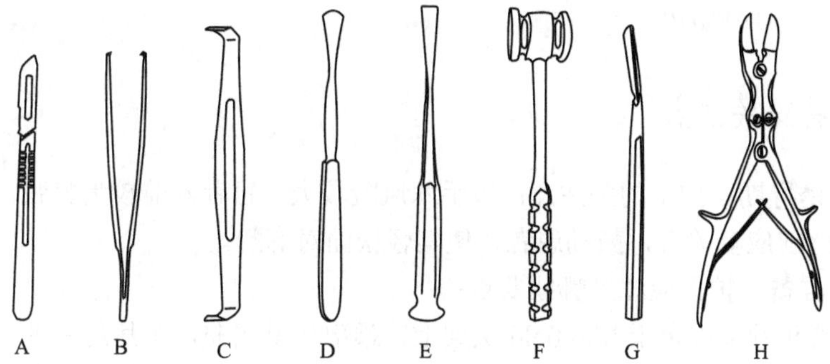

图 8-1-50　取髂骨器械

A.手术圆刀；B.组织镊；C.甲状腺拉钩；D.骨膜剥离器；E.骨刀；F.骨锤；G.峨眉凿；H.骨剪

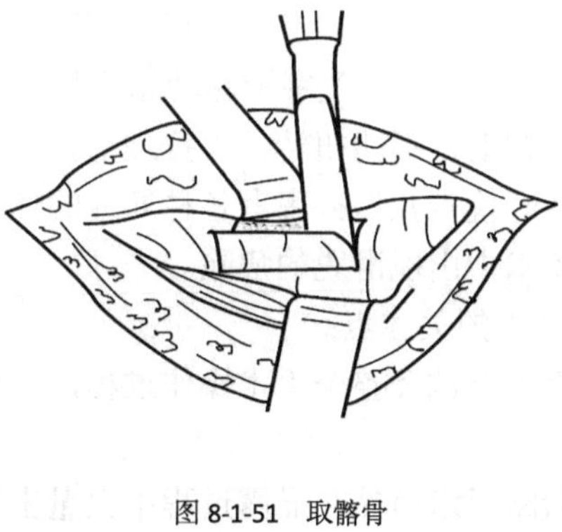

图 8-1-51　取髂骨

6. 准备植骨床　递高速磨钻将融合节段的椎板及侧块去皮质化，传递明胶海绵及棉片覆盖创面，将切取的颗粒状髂骨进行植骨。

7. 关闭切口

（1）大量生理盐水冲洗伤口，彻底止血，创腔内安置骨科引流管。

（2）洗手护士、巡回护士清点棉片、纱布、缝针、刀片、器械等所有用物。

（3）逐层关闭切口：0 号可吸收线关闭肌层，3-0 丝线缝合皮下组织。洗手护士、巡回护士共同清点手术用物无误后，3-0 丝线缝合皮肤（图 8-1-52，图 8-1-53）。皮肤缝合完毕，洗手护士、巡回护士再次共同清点手术用物无误。

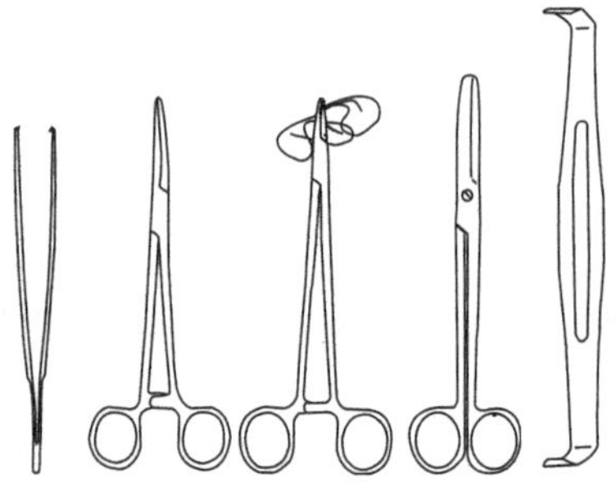

图 8-1-52　关闭颈椎后路切口器械

A.组织镊；B.弯止血钳；C.持针器及针线；D.组织剪；E.甲状腺拉钩

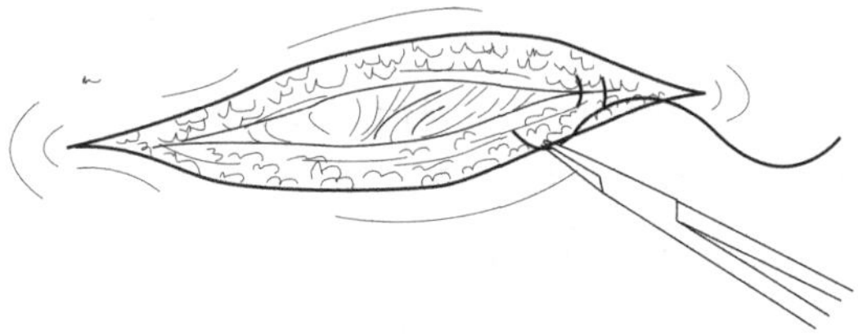

图 8-1-53　关闭颈椎后路切口

（五）特殊关注点

1. 麻醉诱导期　护士的关注点：该手术风险较大，患者术前较为紧张，担心术后恢复效果，麻醉前应多关心，鼓励患者，使其轻松面对麻醉。

2. 体位准备　护士应注意哪些要点：

（1）患者头颅部固定于 Mayfield 头架上，颈部尽量屈曲，尤其是患者较胖或颈部肌肉较发达者，更要使头颈尽量屈曲，便于术中显露。也可根据术者要求使手术床保持约 30°的头高脚低位，以利静脉回流，减少术中出血量。

（2）头颅钉的钉入点：一定要与医生一起摆放体位，头颅固定钉的置入点在耳郭上方 2～2.5cm 处。

（3）摆放体位时，一定要 4 人“一”字形翻动患者身体，术者抓住 Mayfield 头架同时扶住患者头部随身体一起翻动，不能扭转，提拉颈部，以防损伤脊髓、神经。

（4）体位摆放完后，及时检查并保持患者各种通道的畅通，勿折叠、扭转，尤其是气管插管要固定稳妥，避免术中出现滑脱的危险。

3. 手术配合过程中　护士的关注点：

（1）洗手护士：熟悉手术器械及整个手术操作过程，娴熟默契地配合手术医生，尽量缩短手术操作时间。

（2）巡回护士：颈椎后路手术虽然在显露过程中大量出血的机会较少，但是在减压过程中有可能发生不可预料的变化。对术中吸引引流量的密切观察也是控制失血风险的重要措施。

4. 麻醉清醒期 护士的关注点：手术结束后仰卧于推床上，巡回护士和主管医生应留守在推床旁，防治患者烦躁坠床。适当约束并盖好被子保暖。

5. 搬运患者 护士的关注点：

（1）注意保护患者各路管道连接情况，避免脱落、折叠或受压，并检查患者皮肤受压程度，搬至推床后及时使用床挡保护患者。

（2）将患者所有用物和病历一并置于推床下层，并口头与运送工人交接。

五、经前路颈椎椎体次全切除椎管减压植骨融合内固定术手术配合

颈椎（cervical vertebra）位于头以下、胸椎以上，是整个脊柱中最小的椎骨，共由7个椎体组成，除第1颈椎和第2颈椎外，其他颈椎之间都夹有一个椎间盘，加上第7颈椎和第1胸椎之间的椎间盘，共有6个椎间盘。每个椎体上下均有神经通过，加上第7颈椎和第1胸椎间的神经，共有8组神经。每个颈椎都由椎体和椎弓根两部分组成。在整个脊柱中，颈椎的灵活性最大，活动频率最高，是负重较大的节段。

经前路颈椎椎体次全切除椎管减压植骨融合内固定术的适应证：少于3个节段的颈椎管狭窄，致压因素主要来自于前方，症状体征与影像学检查相一致的脊髓型颈椎病患者。

（一）手术用物

1. 常规布类 剖颅手术盆，手术衣，剖口单，桌单，治疗巾，中单。

2. 手术器械 颈椎前路器械，CCRS自动拉钩，Caspar椎体撑开器，骨科磨钻和注水管，颈椎内固定器械。

3. 一次性用物

（1）常规物品：纱布10张，20号刀片2张，11号刀片1张，一次性使用电刀笔1个，一次性使用延长电极1个，双极电凝1个，一次性使用吸引管1根，电刀清洁片1张，手外套针1板，1.5cm×10cm脑棉1包，一次性使用冲洗器1个，20cm×30cm医用粘贴膜1张，无菌垃圾袋1个，输液薄膜1张，吸收性明胶海绵1包，骨蜡1包，手套按需准备，引流管1根（骨科引流管或16号“T”形管），一次性引流袋1个，灯柄1个，10ml注射器1副。

（2）缝线

1）非吸收线：3-0丝线×1包、2-0/T丝线×1包。

2）可吸收线：▲4-0可吸收线×1根。

（二）体位

仰卧位，头旋向对侧20°～30°。

（1）肩胛下垫一腋枕，头下垫一头圈。头旋向对侧 20°～30°。

（2）双肩部及上肢用宽胶带粘贴并向下牵拉，固定于手术床两侧。前额用中号胶带固定于手术床的两侧。

（3）下肢膝关节上 3～5cm 处用束脚带固定（图 8-1-54）。

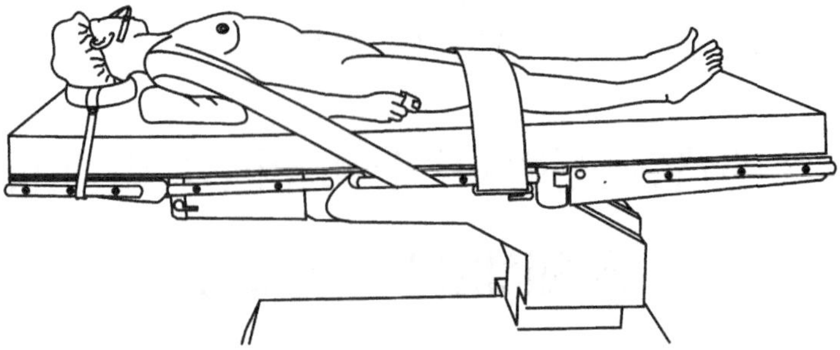

图 8-1-54　颈椎前路融合手术体位

（三）消毒、铺巾

1. 消毒液　75%医用乙醇脱脂，碘伏消毒。

2. 消毒范围　下颌至乳头平面，两侧至肩外侧。

3. 铺巾

（1）治疗巾 4 张 1/4 折铺于颈前切口，如果消毒前切口四周未贴粘贴膜者，则需在铺切口治疗巾前在颈部两侧各塞 1 张自然卷曲的治疗巾。

（2）切口上缘铺 1 件手术衣或横铺 1 张桌单，切口下缘纵铺 1 张桌单。

（3）切口铺 1 张剖口单。

（4）切口下缘及托盘上再纵铺 1 张桌单。

（四）手术配合

1. 切口

（1）用物清点及准备：洗手护士、巡回护士对点器械、纱布、纱球、脑棉、缝针、针头及所有用物。洗手护士配制肾上腺素生理盐水：200ml 生理盐水中加入 0.1%肾上腺素 1 支，浓度为 1∶200 000，以用作肾上腺素生理盐水棉片（简称肾水棉片），手术中止血用。高血压患者禁用，老年人及小儿剂量减半使用。

（2）固定：固定一次性电刀笔、双极电凝、一次性使用吸引管，上灯柄。

（3）手术切口：根据节段不同沿颈前方皮纹做一横行切口。

2. 显露目标椎体

（1）切开皮肤及皮下组织：主刀医生确认手术开始后，递 20 号圆刀切开皮肤，更换另一把圆刀上台及中长组织镊切开皮下组织。递电刀笔切开颈阔肌，显露胸骨舌骨肌表面的颈外静脉。

（2）切开颈前中筋膜，递甲状腺拉钩将胸锁乳突肌向外拉开。

（3）找到颈动静脉鞘游离并向外拉开。

（4）通过颈深筋膜（椎前筋膜）纵行切口显露前纵韧带，在前纵韧带前方剥离颈长肌（图 8-1-55）。

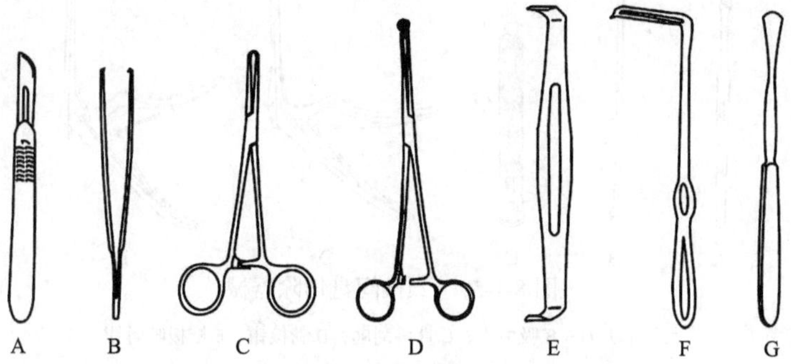

图 8-1-55　颈椎前路显露器械

A.手术圆刀；B.组织镊；C.鼠齿钳；D.弯可可钳及“花生米”；E.甲状腺拉钩；F.单头有孔拉钩；G.骨膜剥离器

（5）递较深拉钩，充分显露椎体（图 8-1-56）。

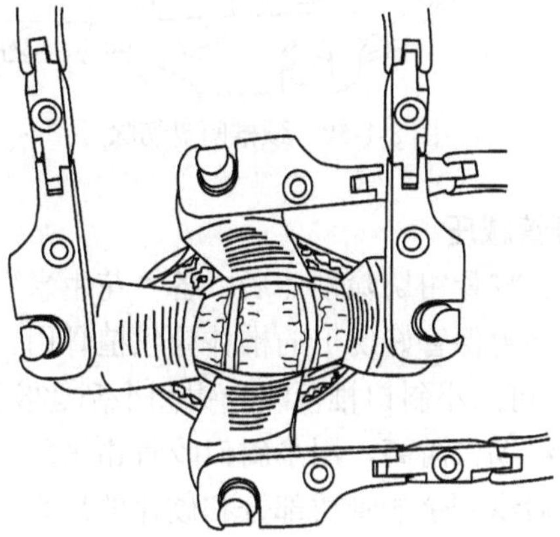

图 8-1-56　显露目标椎体

3. 定位　用中弯夹持注射器针头插入拟手术节段的椎体，通过 C 形臂 X 线机透视来明确节段。洗手护士及时收回定位针头。

4. 椎间盘切除

（1）安放 CCRS 自动拉钩：根据切口大小深浅选择并安放 CCRS 自动拉钩，一般多选择 5.5cm 一对，6.0cm、6.5cm 无齿拉钩各一个。

（2）椎间盘切除：递手术尖刀通过前纵韧带和外侧纤维环，矩行切开椎间盘，通过这个窗口用髓核钳切除椎间盘组织，包括退变的髓核。小刮匙去除剩余的椎间盘和软骨终板（图 8-1-57，图 8-1-58）。

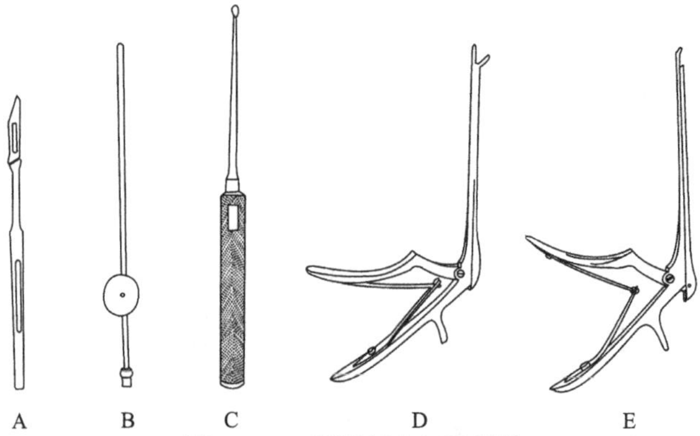

图 8-1-57　颈椎间盘切除器械

A.手术尖刀；B.吸引头；C.骨科刮匙；D.髓核钳；E.椎板咬骨钳

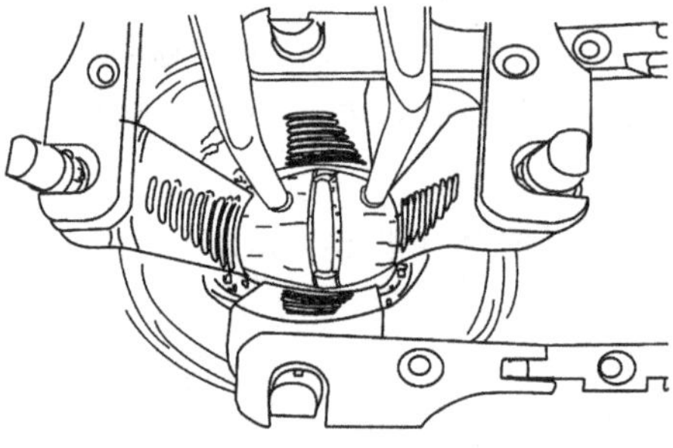

图 8-1-58　颈椎间盘切除

5. 椎体次全切除及椎管减压

（1）用窄骨刀、骨锤、咬骨钳切除椎体后，备“花生米”骨腊控制骨松质出血。如用钛网植骨，洗手护士要妥善保管好切下的椎体骨供植骨用。

（2）如果椎管足够大，可用小斜口椎板咬骨钳和小刮匙咬除或刮除剩余椎体的后壁。用神经剥离子将硬膜与后纵韧带游离，用小斜口咬骨钳去除后纵韧带进行充分减压。现多采用高速磨钻打磨椎体后缘剩余的骨质部分和硬化的后纵韧带（图 8-1-59，图 8-1-60）。

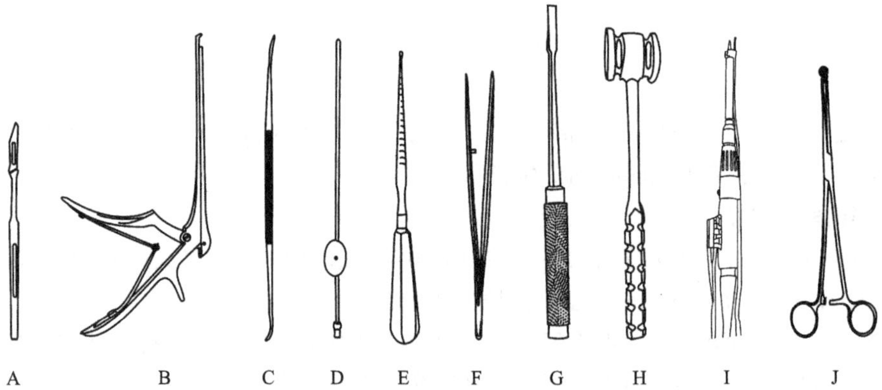

图 8-1-59　椎管减压器械

A.手术尖刀；B.斜口椎板咬骨钳；C.神经剥离子；D.吸引头；E.骨科刮匙

F.解剖镊；G.骨刀；H.骨锤；I.高速磨钻；J.弯可可钳及“花生米”

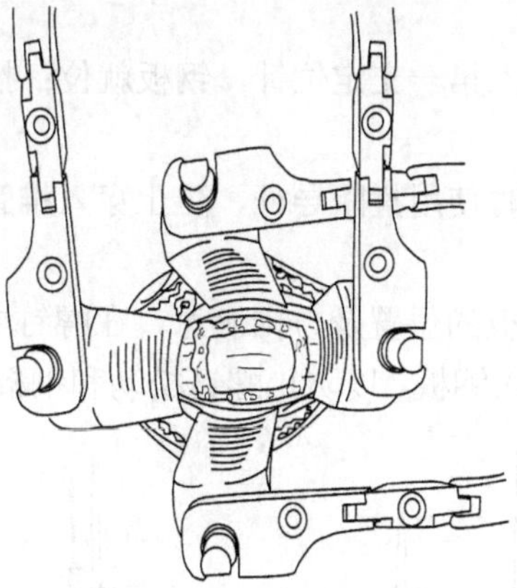

图 8-1-60 颈椎管减压

6. 椎体重建

（1）确定植骨长度：安放颈椎 Caspar 撑开器后备游标卡尺或分规测量植骨块长度。现多用钛网植骨。

（2）植骨：传递钛网剪修剪已填塞好椎体骨的钛网，最后使椎间植入物的大小与椎间高度和椎管前后径相匹配后，递骨锤轻击击入器敲入骨块，去除牵引。植骨前洗手护士、巡回护士应共同清点脑棉数目，防止脑棉遗留在植骨块下端（图 8-1-61，图 8-1-62）。

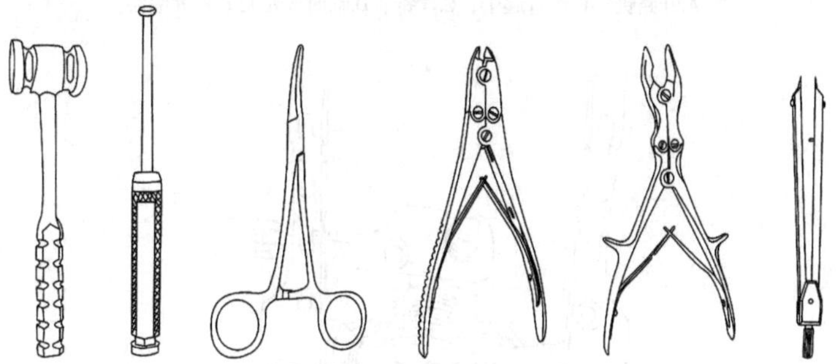

图 8-1-61 植骨融合器械

A.骨锤；B.击入器；C.弯止血钳；D.钛网剪；E.尖嘴咬骨钳；F.分规

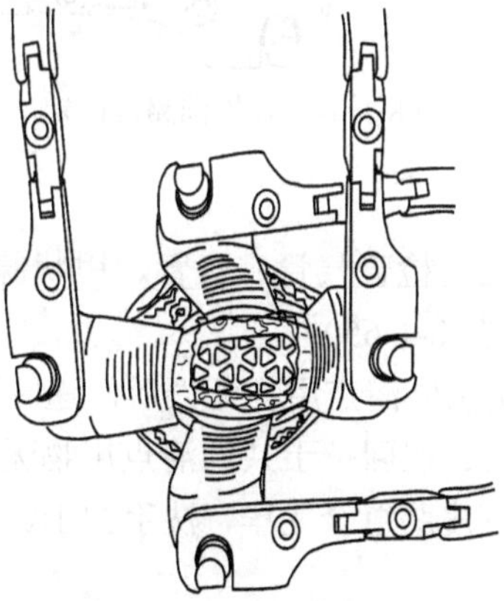

图 8-1-62 植骨融合

7. 钢板固定

（1）确定钢板长度：插入第一支定位针，钢板就位；插入第二支定位针，需 C 形臂 X 线机透视。

（2）螺钉的植入：钻孔时使用拦阻导杆，防止穿入椎管，拧入螺钉，再次 C 形臂 X 线机透视。

（3）螺钉锁紧：如果钢板的位置及方向满意，在螺钉中拧入锁钉。锁钉的尾端使大螺钉的尾端膨胀，因而被锁入钢板，以防止螺钉松动和钢板移位（图 8-1-63，图 8-1-64）。

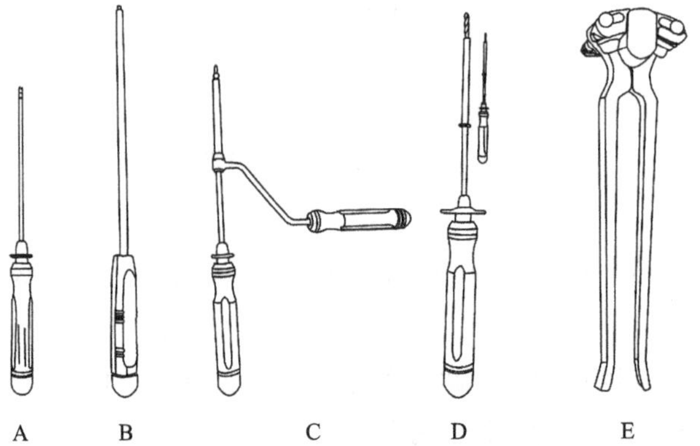

图 8-1-63　颈椎前路钢板固定器械

A.开路锥；B.螺钉起子；C.丝锥；D.临时固定钉；E.折弯器

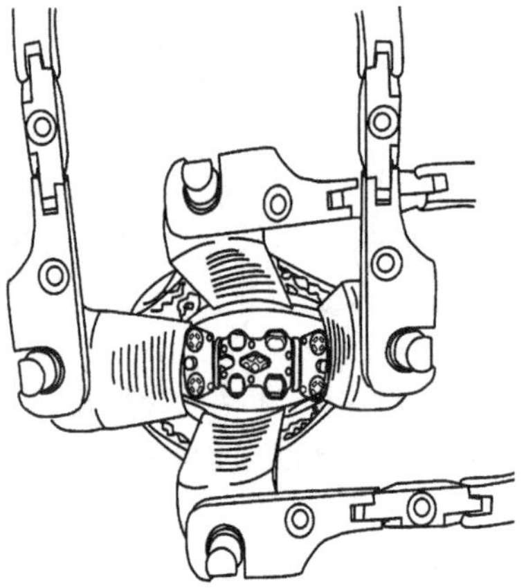

图 8-1-64　颈椎前路内固定

8. 关闭切口

（1）彻底冲洗，去除拉钩。检查气管、食管、甲状腺和颈动脉鞘，止血后安放 16 号“T”形管或骨科引流管（图 8-1-65）。

（2）洗手护士、巡回护士共同清点用物无误后，递圆针 3-0 丝线闭合颈长肌、颈阔肌筋膜、皮下组织。洗手护士、巡回护士共同清点用物无误，递▲4-0 可吸收线做皮内缝合（图 8-1-66，图 8-1-67）。皮肤缝合完毕，洗手护士、巡回护士再次共同清点手术用物无误。

（3）归还器械，分类退回清洗间并登记。

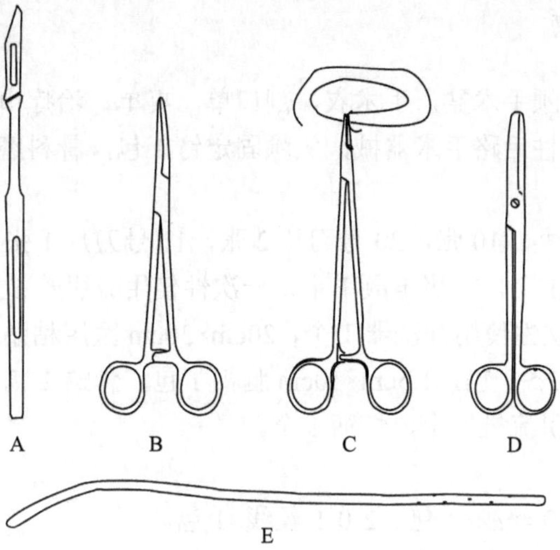

图 8-1-65　安置引流器械

A.手术尖刀；B.弯止血钳；C.持针器及针线；D.组织剪；E.骨科引流管

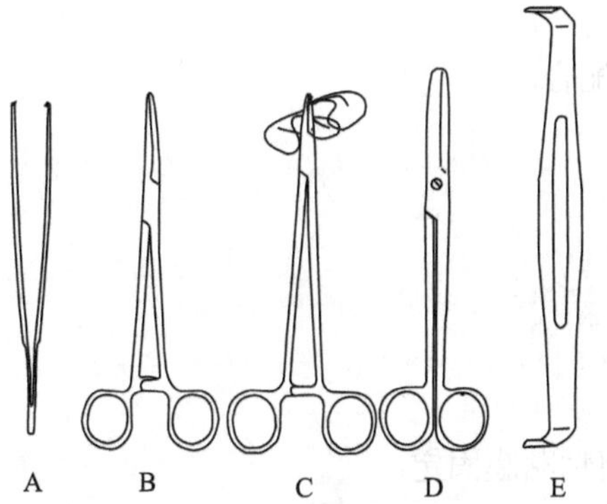

图 8-1-66　缝合切口器械

A.组织镊；B.弯止血钳；C.持针器及针线；D.组织剪；E.甲状腺拉钩

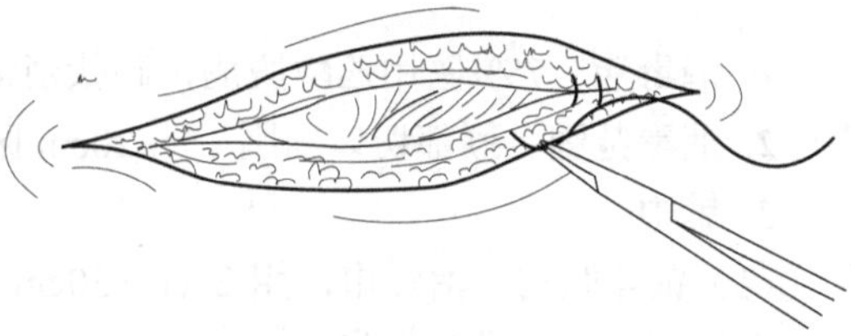

图 8-1-67　关闭切口

六、颈椎单开门椎管扩大成形术 Centerpiece 内固定术手术配合

颈椎椎体较小，横断面呈椭圆形，第 3~7 颈椎体上面，两侧面向上突起称为椎体钩；若椎体钩与上位椎体的唇缘相接，则形成钩锥关节。钩锥关节若增生肥大，可使椎间孔狭窄，压迫脊神经，产生根型颈椎病的症状。若椎体后缘骨赘增生压迫脊髓则出现颈椎管狭窄症状。

颈椎单开门椎管扩大成形术适应证包括凡因以下病变引起脊髓受压或脊髓合并神经根受压者：①发育型颈椎管狭窄症；②长段后纵韧带骨化症或黄韧带骨化症；③颈椎多节段退行性改变致脊髓或神经根受累；④颈椎病前路减压不满意未能使症状缓解者。

（一）手术用物

1. 常规布类 剖颅手术盆，手术衣，剖口单，桌单，治疗巾，中单。

2. 手术器械 脊柱后路手术器械，头颅固定钉 1 包，骨科磨钻，脊椎内固定器械。

3. 一次性用物

（1）常规物品：纱布 10 张，20 号刀片 2 张，11 号刀片 1 张，一次性电刀笔 1 个，一次性使用延长电极 1 个，双极电凝 1 个，一次性使用吸引管 1 根，电刀清洁片 1 张，髋下肢套针 1 板，一次性使用冲洗器 1 个，20cm×30cm 医用粘贴膜 1 张，10ml 注射器 2 副，吸收性明胶海绵 2～3 包，1.5cm×10cm 脑棉 1 包，骨蜡 1 包，手套按需准备，骨科引流管 1 根，一次性引流袋 1 个，灯柄 1 个。

（2）缝线

1）非吸收线：3-0 丝线×1 包、2-0/T 丝线×1 包。

2）可吸收线：0 号可吸收线×1 根。

（二）体位

俯卧位，见本章本节寰枢椎关节融合术手术配合。

（三）消毒、铺巾

1. 消毒液 75%医用乙醇脱脂，碘伏消毒。

2. 消毒范围 颈部切口周围 15～20cm 区域。

3. 铺巾

（1）铺 4 张切口治疗巾，用 20cm×30cm 医用粘贴膜固定。

（2）切口上缘横铺 1 张桌单。

（3）切口下缘纵铺 1 张桌单。

（4）铺剖口单 1 张。

（5）切口下缘再纵铺 1 张桌单。

（四）手术配合

1. 切口

（1）用物清点及准备：洗手护士、巡回护士对点器械、纱布、纱球、脑棉、缝针、针头及所有用物。洗手护士配制肾上腺素生理盐水：200ml 生理盐水中加入 0.1%肾上腺素 1 支，浓度为 1∶200 000，以用作肾上腺素生理盐水棉片（简称肾水棉片），手术中止血用。高血压患者禁用，老年人及小儿剂量减半使用。

（2）固定：固定一次性电刀笔、双极电凝、一次性使用吸引管，上灯柄。

（3）手术切口：颈后正中纵切口，切口长度取决于椎管扩大范围，一般需要暴露颈 2～颈 7 棘突。

2. 切口显露

（1）主刀医生确认手术开始后，递 1∶200 000 肾上腺素生理盐水皮内注射，再递 20 号圆刀切开皮肤，更换另一把圆刀上台及中长组织镊分离浅筋膜。

（2）递电刀笔切割皮下组织、肌肉、深筋膜，传递单击自撑 2 把，甲状腺拉钩 1～2 把显露棘突尖端。

（3）递圆柄骨膜剥离器 2 把，推开棘突双侧椎旁肌，剥离棘突、椎板及关节突，递单齿自撑 2 把（先浅齿后深齿），牵开肌肉，显露棘突、双侧椎板及关节突内侧（图 8-1-68，图 8-1-69）。

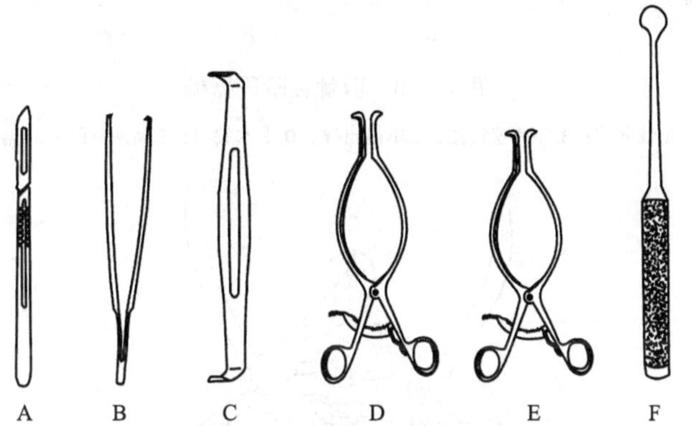

图 8-1-68　颈椎后路切口显露器械

A.手术圆刀；B.组织镊；C.甲状腺拉钩；D.浅单齿自撑；E.深单齿自撑；F.圆柄骨膜剥离器

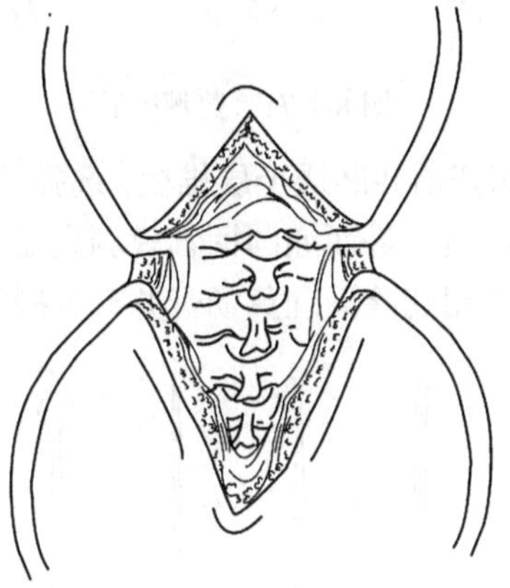

图 8-1-69　颈椎后路切口显露图

（4）递圆柄骨膜剥离器于棘突两边骨膜下剥离显露椎板，递手术尖刀切断颈 3～颈 7 棘上韧带及颈 2～颈 3 和颈 7～胸 1 棘间韧带，递棘突剪及尖嘴咬骨钳剪除颈 3～颈 7 部分棘突（图 8-1-70，图 8-1-71）。

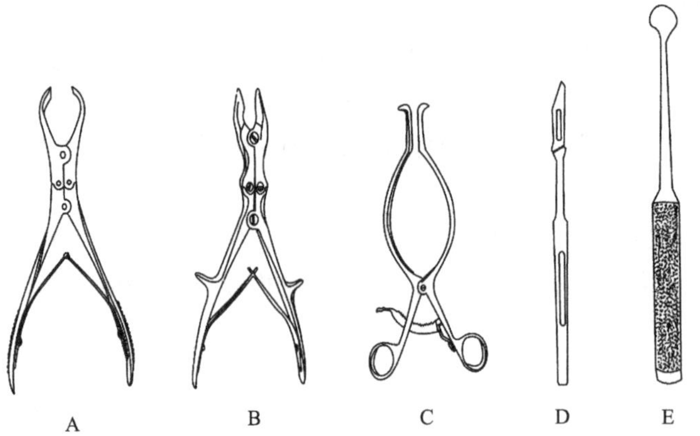

图 8-1-70　剪棘突阶段器械

A.棘突剪；B.尖嘴咬骨钳；C.单齿自撑；D.手术尖刀；E.圆柄骨膜剥离器

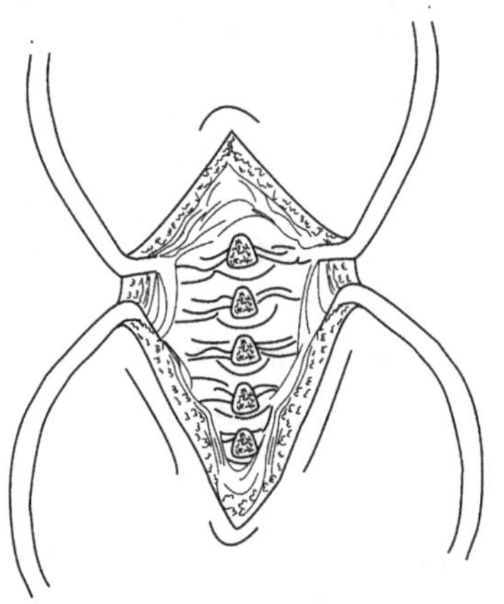

图 8-1-71　剪棘突后

（5）递高速磨钻行开门侧开槽并磨透全层椎板，选择神经症状较重的一侧为开门侧，于门轴侧开槽打磨至内侧骨皮质，进而递圆柄骨膜剥离器向门轴侧完整掀起颈 3～颈 7 椎板以扩大狭窄椎管，递咬骨钳切除清理黄韧带并充分减压（图 8-1-72，图 8-1-73）。

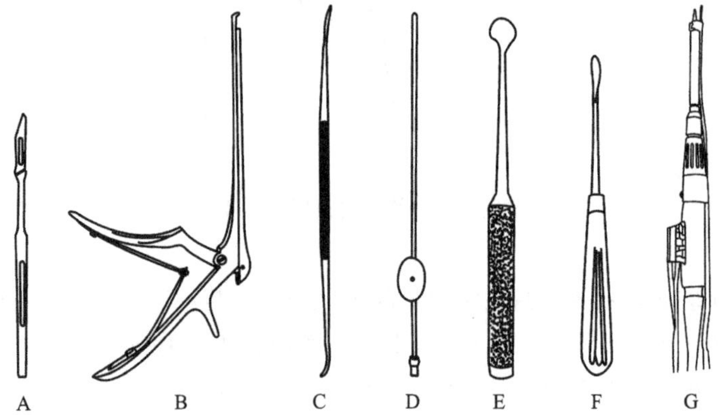

图 8-1-72　椎管扩大器械

A.手术尖刀；B.椎板咬骨钳；C.神经剥离子；D.吸引头；E.圆柄骨膜剥离器；F.骨掀；G.高速磨钻

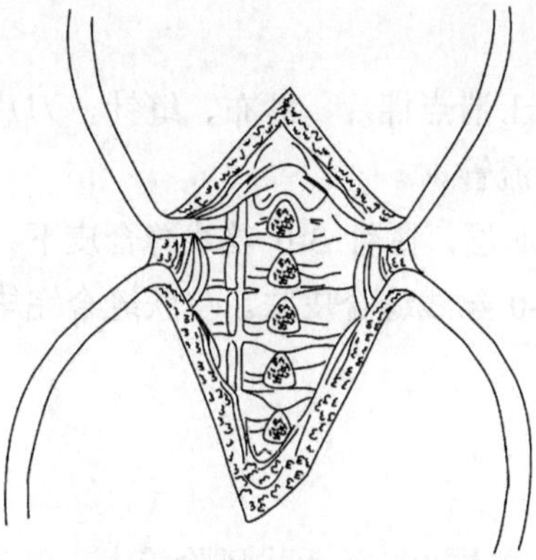

图 8-1-73　椎管扩大成形

3. 固定　以 Centerpiece 钛板的叉形侧把持固定掀起的椎板，平板侧支撑固定于侧块，递直径 1.5mm 磨钻制作螺钉孔，椎板侧固定 1 板螺钉，侧块以 2 板螺钉固定在颈 3～颈 7 上，依次安放 5 块钛板或跳跃式安放 3 块钛板。若放置 3 块，全椎板侧递 0 号可吸收线或 1 号丝线悬吊于关节突（图 8-1-74，图 8-1-75）。

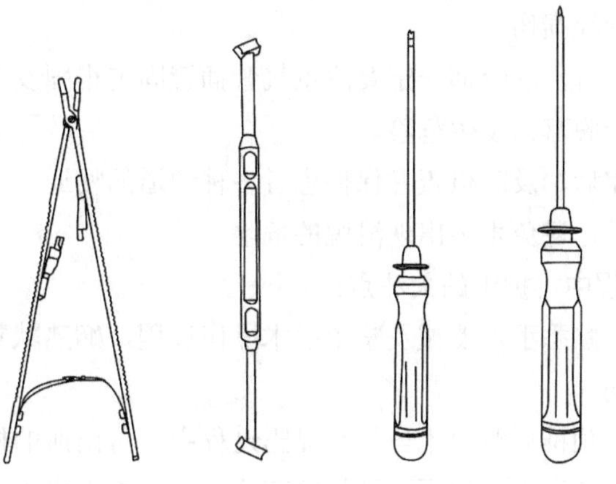

A　B　C　D

图 8-1-74　钢板固定器械

A.钢板持取器；B.试模；C.钻花；D.螺钉起子

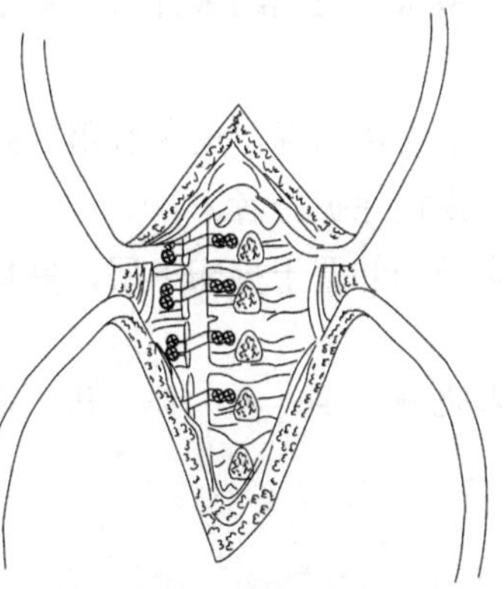

图 8-1-75　钢板固定图

4. 关闭切口

（1）洗手护士、巡回护士清点棉片、纱布、缝针、刀片、器械等所有用物。

（2）创腔内安置骨科引流管。

（3）0 号可吸收线关闭肌层，圆针 3-0 丝线缝合皮下。洗手护士、巡回护士共同清点手术用物无误后，圆针 3-0 丝线缝合皮肤。皮肤缝合完毕，洗手护士、巡回护士再次共同清点手术用物无误。

（五）特殊关注点

1. 麻醉诱导期 护士的关注点：该手术风险较大，患者术前较为紧张，担心术后恢复效果，麻醉前应多关心、鼓励患者，使其轻松面对麻醉。

2. 体位准备 护士应注意哪些要点：

（1）安放 Mayfield 头架，一定要与手术医师一起安放，3 颗头颅钉的位置一定要在双侧耳郭上方 2.5cm 处皮肤内，入颅骨外板，拧紧螺钉，常用压力为 60～80 磅（有刻度显示），并与 4 个人一起翻动患者，术者抓住头架和患者头部，随身体一起翻动，以免扭动颈椎加重脊髓、神经损伤。

（2）在摆放体位时，麻醉师一定要注意气管插管固定牢固及保持气道通畅，防止在翻动患者时气管插管脱落，发生危险。

（3）体位摆放完后，及时检查并保持患者各种通道的畅通，勿折叠、扭转，尤其是气管插管要固定稳妥，避免术中出现滑脱的危险。

3. 手术配合过程中 护士的关注点：

（1）洗手护士：熟悉手术器械及整个手术操作过程，娴熟默契地配合手术医生，尽量缩短手术操作时间。

（2）巡回护士：颈椎后路手术虽然在显露过程中大量出血的机会较少，但是在减压椎管扩大成形过程中有可能发生不可预料的变化。对术中吸引引流量的密切观察也是控制失血风险的重要措施。

4. 麻醉清醒期 护士的关注点：手术结束后仰卧于推床上，巡回护士和主管医生应留守在推床旁，防止患者烦躁坠床。适当约束并盖好被子保暖。

5. 搬运患者 护士的关注点：

（1）注意保护患者各路管道连接情况，避免脱落、折叠或受压，并检查患者皮肤受压程度，搬至推床后及时使用床挡保护患者。

（2）将患者所有用物和病历一并置于推床下层，并口头与运送工人交接。

（朱晓燕 李 涛 鄢 伟 阳 光 谢 静 金 晶）

第二节　胸腰椎手术配合

一、腰椎间盘髓核摘除术手术配合

腰椎间盘（lumbar intervertebral disc）位于两个椎体之间，是一个具有流体力学特性的结构，由髓核、纤维环和软骨板三部分构成，其中髓核为中央部分，纤维环为周围部分（包绕髓核），软骨板为上、下部分，直接与椎体骨组织相连，整个腰椎间盘的厚度为8～10mm（图 8-2-1）。

腰椎间盘髓核摘除术适应证：①腰椎间盘突出症；②腰椎间盘膨出。

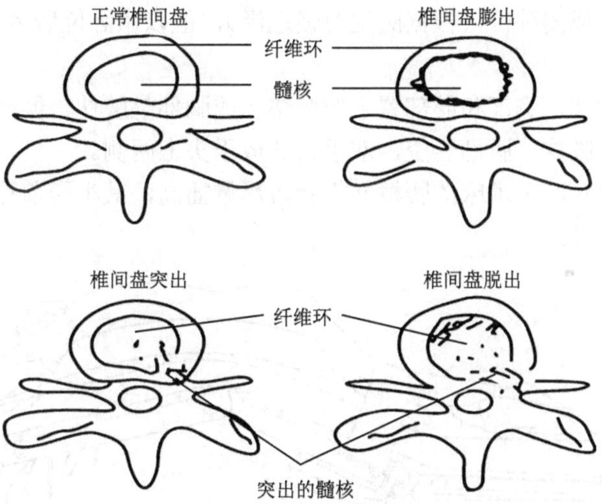

图 8-2-1　腰椎间盘

（一）手术用物

1. 常规布类　剖颅手术盆，手术衣，剖口单，桌单，治疗巾。

2. 手术器械　脊柱后路手术器械，MLDS（micro lumbar discectomy system）即腰椎间盘微创系统（图 8-2-2）。

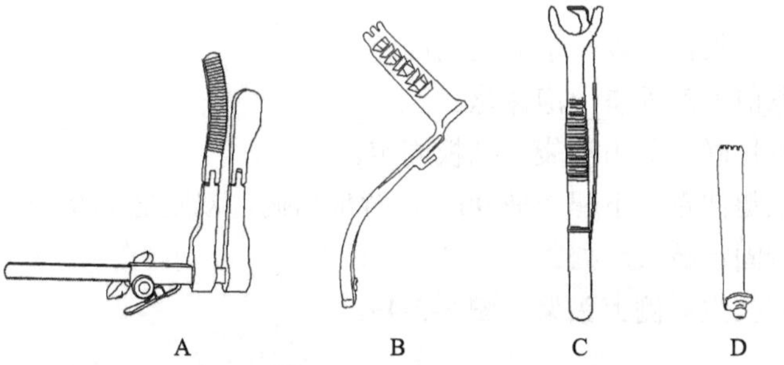

图 8-2-2　MLDS

A.滑动拉钩；B.桶状撑开器；C.拉钩取出器；D.拉钩片

3. 一次性用物

（1）常规物品：纱布 10 张，20 号刀片 2 张，11 号刀片 1 张，一次性电刀笔 1 个，一次性使用延长电极 1 个，双极电凝 1 个，一次性使用吸引管 1 根，电刀清洁片 1 张，髋下肢套针 1 板，一次性使用冲洗器 1 个，30cm×20cm 医用粘贴膜 1 张，10ml 注射器 2 副，14 号留置针软管 1 根，吸收性明胶海绵 1 包，0.8cm×10cm 或 1.5cm×10cm 脑棉 1 包，骨蜡 1 包，手套按需准备，灯柄 1 个（患者俯卧位手术时用）。

（2）缝线

1）非吸收线：3-0 丝线×1 包。

2）可吸收线：0 号可吸收线×1 根，3-0▲可吸收线 1 根。

（二）体位

患者取俯卧位或侧卧位（根据医生习惯选择），但以俯卧位居多。

1. 俯卧位

（1）头部垫软枕，胸部和髋部置于俯卧垫上或胸部垫腋枕，髋部垫软枕，双膝下垫泡沫垫，双足下垫腋枕，腹部悬空，双手自然放于头上两侧。

（2）手术节段对准手术床的腰桥并将腰桥尽量摇高，减小腰前弓，抬高手术床的头部和脚部（图 8-2-3）。

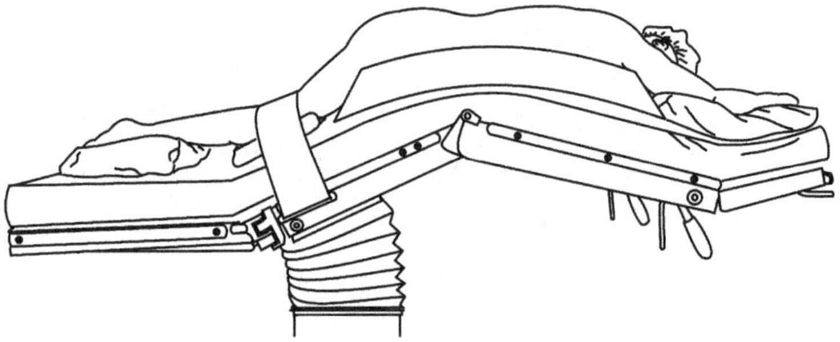

图 8-2-3 腰椎间盘髓核摘除术俯卧体位

2. 侧卧位

（1）患者侧卧，背部尽量靠近床边，双上肢呈抱拳状分别置于双层托手架上、下层并约束固定。

（2）腋下垫一腋枕，以一拳通过为准。

（3）在其髂前上棘处垫一泡沫垫。

（4）在其耻骨联合前用沙袋、挡板固定。

（5）患者上腿伸直，下腿屈曲 90°，背部略俯，双腿之间垫一软垫。

（6）约束带固定膝关节处。

（7）从主刀医生对侧上头架（图 8-2-4）。

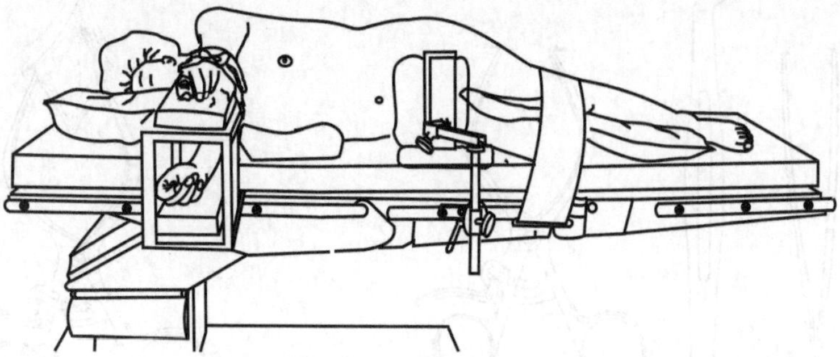

图 8-2-4　侧卧体位

（三）消毒、铺巾

1. 消毒液　75%医用乙醇脱脂，碘伏消毒。

2. 消毒范围　切口周围 15～20cm 区域。

3. 铺巾

（1）治疗巾 4 张反叠 1/4 铺切口，贴医用粘贴膜。

（2）切口上缘横铺 1 张桌单，切口下缘纵铺 1 张桌单。

（3）铺剖口单。

（4）切口下缘纵铺 1 张桌单于托盘上。

（四）手术配合

1. 切口

（1）用物清点及准备：洗手护士、巡回护士对点器械、纱布、纱球、脑棉、缝针、针头及所有用物。洗手护士配制肾上腺素生理盐水：200ml 生理盐水中加入 0.1%肾上腺素 1 支，浓度为 1∶200 000，以用作肾上腺素生理盐水棉片（简称肾水棉片），手术中止血用。高血压患者禁用，老年人及小儿剂量减半使用。

（2）固定：固定一次性电刀笔、双极电凝、一次性使用吸引管，上灯柄。

（3）手术切口：常见切口为第 4 腰椎至第 1 骶椎，后为正中切口。

2. 切口显露

（1）主刀医生确认手术开始后，递 1∶200 000 肾上腺素盐水皮内注射，再递 20 号圆刀切开皮肤，更换另一把圆刀上台及长组织镊。

（2）递电刀笔切割皮下组织、肌肉。传递甲状腺拉钩 2 把或单齿自撑显露切口（图 8-2-5，图 8-2-6）。

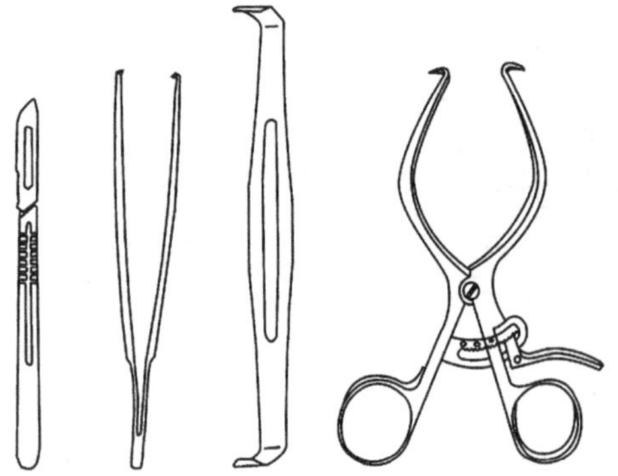

图 8-2-5 椎间盘摘除切口显露器械

A.手术圆刀；B.组织镊；C.甲状腺拉钩；D. mini 单齿自撑

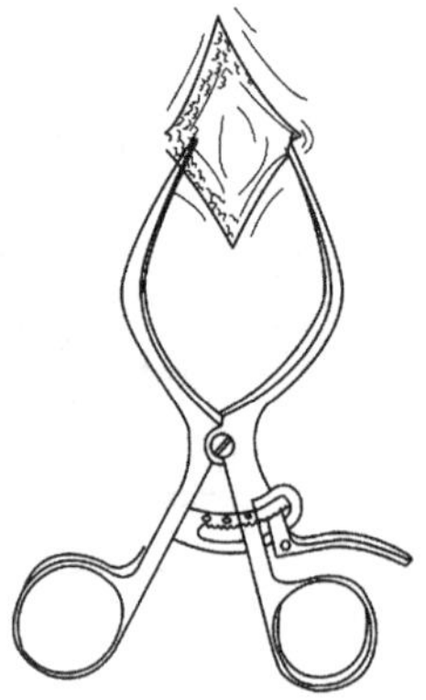

图 8-2-6 椎间盘摘除切口显露

3. 显露椎板、椎板间隙

（1）传递骨膜剥离器将患侧肌肉从棘突和椎板上作骨膜下剥离，一直到关节突外侧。

（2）骨面渗血用骨蜡止血。

（3）止血后安放 MLDS 自动拉钩，必要时行术中 C 形臂 X 线机透视定位（图 8-2-7，图 8-2-8）。

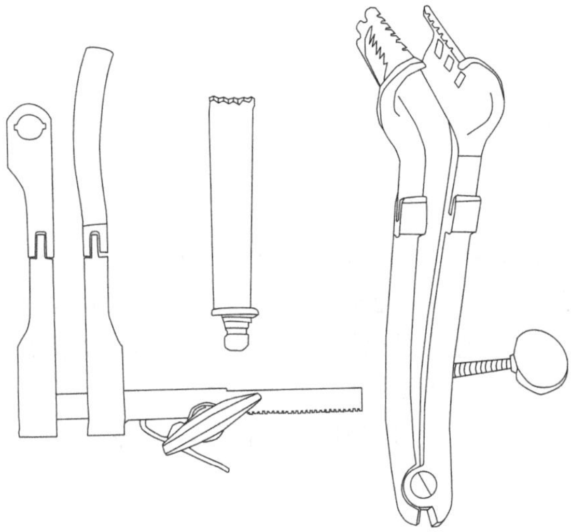

图 8-2-7 显露椎板器械

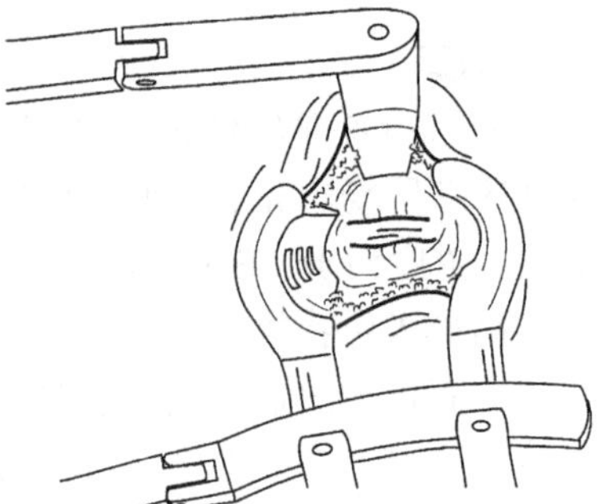

图 8-2-8 显露椎板

4. 显露突出椎间盘

（1）切除黄韧带：传递手术尖刀、神经剥离子。

（2）探查椎间盘突出：传递神经剥离子分离硬脊膜和硬膜外脂肪，寻找神经根。

（3）椎板开窗：一般腰 5 与骶 1 椎板间隙较宽，不需咬除椎板骨质；腰 4/5 椎板间隙较窄，常需切除腰 4 椎板下缘一部分骨质，才能牵开黄韧带，多用小骨刀、骨锤做 10mm 椎板开窗。

（4）显露椎间盘：递神经剥离子分离硬膜外粘连（图 8-2-9）。

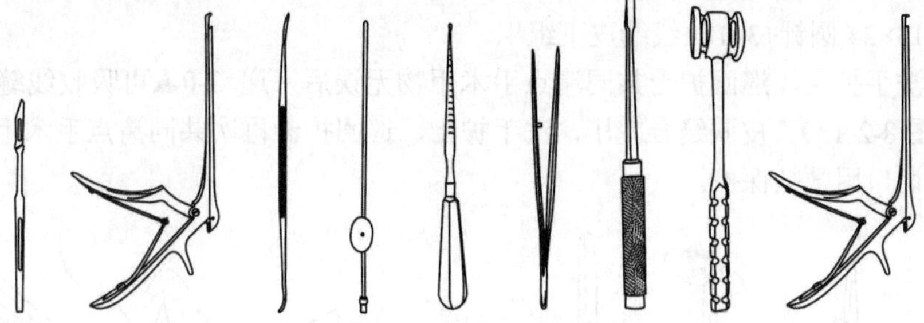

图 8-2-9　显露椎间盘器械

A.手术尖刀；B.斜椎板咬骨钳；C.神经剥离子；D.吸引头；E.骨科刮匙；F.解剖镊；G.骨刀；H.骨锤；I.直椎板咬骨钳

5. 摘除髓核及游离的纤维环组织

（1）传递手术尖刀、髓核钳（弯、直各一把）。

（2）手术尖刀“十”字形切开突出部。

（3）递髓核钳取出髓核及游离的纤维环组织，髓核应留送病理检查（图 8-2-10，图 8-2-11）。

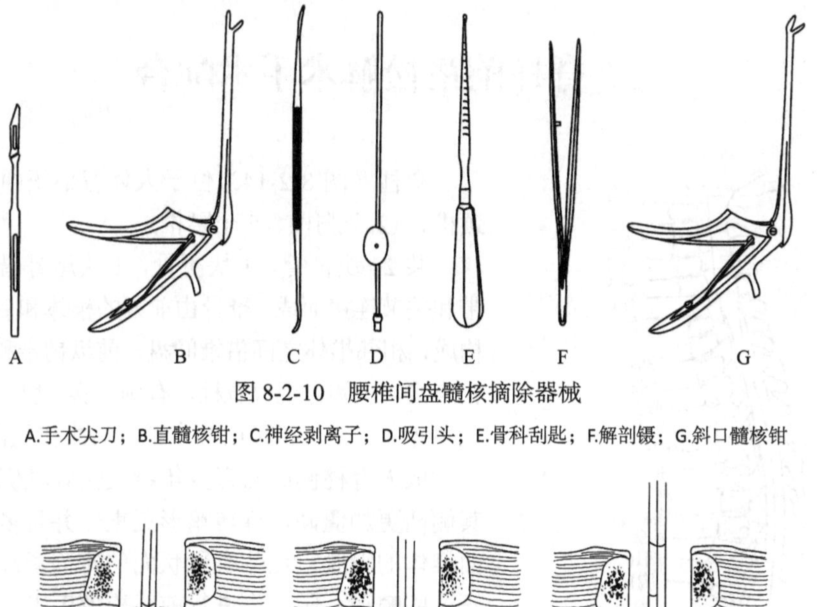

图 8-2-10　腰椎间盘髓核摘除器械

A.手术尖刀；B.直髓核钳；C.神经剥离子；D.吸引头；E.骨科刮匙；F.解剖镊；G.斜口髓核钳

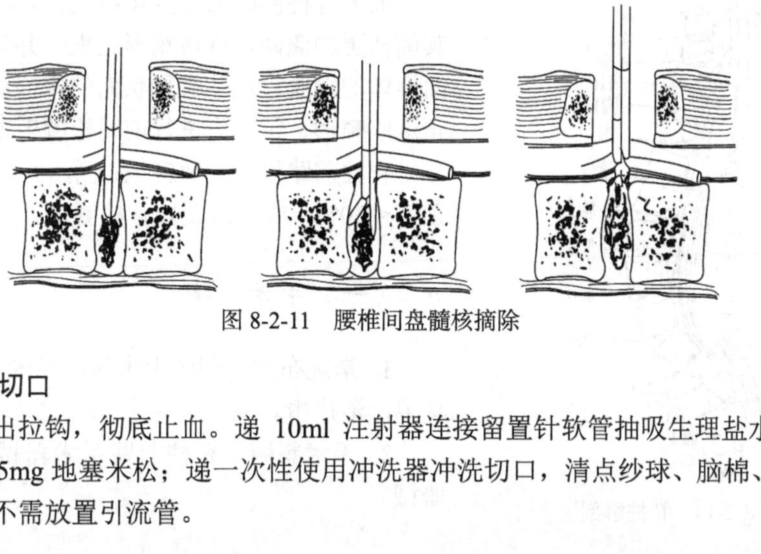

图 8-2-11　腰椎间盘髓核摘除

6. 关闭切口

（1）取出拉钩，彻底止血。递 10ml 注射器连接留置针软管抽吸生理盐水冲洗椎间隙，再注入 5mg 地塞米松；递一次性使用冲洗器冲洗切口，清点纱球、脑棉、缝针、器械等。一般不需放置引流管。

（2）0 号可吸收线缝韧带、肌层。

（3）13×24 圆针+3-0 丝线缝皮下组织。

（4）洗手护士、巡回护士共同清点手术用物无误后，递 3-0▲可吸收线缝皮肤（图 8-2-12，图 8-2-13）。皮肤缝合完毕，洗手护士、巡回护士再次共同清点手术用物无误。

（5）切口用敷帖保护。

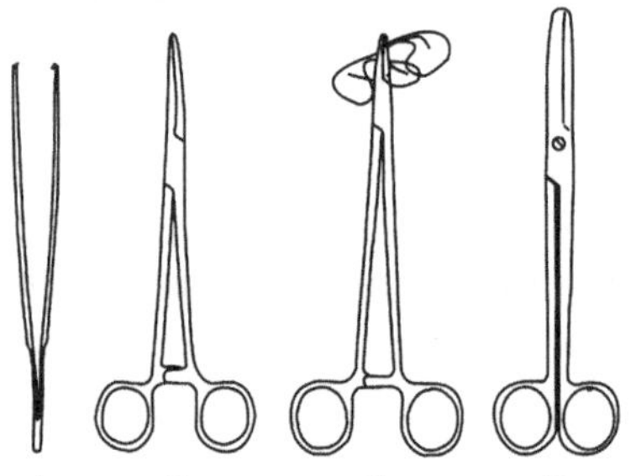

图 8-2-12　关闭切口器械

A.组织镊；B.弯止血钳；C.持针器及针线；D.组织剪

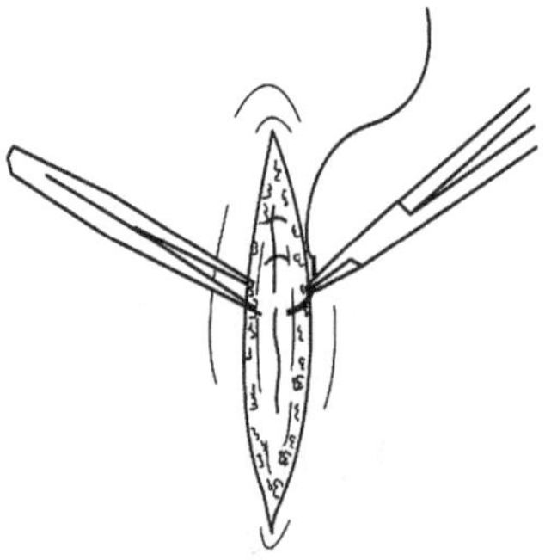

图 8-2-13　关闭切口

二、脊柱前路松解术手术配合

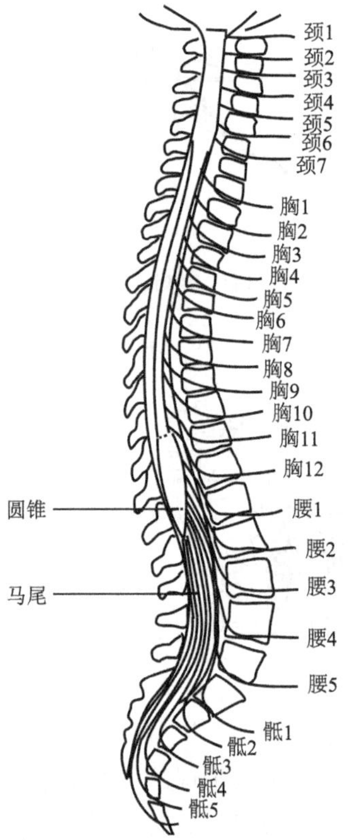

图 8-2-14　脊柱解剖

脊柱（图 8-2-14）位于人体背部正中，由 7 个颈椎、12 个胸椎、5 个腰椎

共 24 块椎骨，1 块骶骨，1 块尾骨借软骨、韧带和关节连接而成。椎骨由前方的椎体和后方的椎弓构成，相邻椎体之间借椎间盘、前纵韧带和后纵韧带相连接。从侧方观察脊柱，有颈、胸、腰、骶 4 个生理性弯曲，颈曲和腰曲凸向前，胸曲和骶曲凸向后。

成人脊柱侧凸与青少年特发性脊柱侧凸相比，其侧凸更加僵硬，旋转畸形更重，并且多节段矢状面椎体的滑脱，还伴有冠状面的排列紊乱。为了矫正这些畸形，常需先进行前路松解手术。

脊柱前路松解术适应证：侧凸＞70°，侧屈位矫正率＜30%。成人僵硬性脊柱侧凸。

（一）手术用物

1. 常规布类　剖颅手术盆，手术衣，剖口单，桌单，治疗巾。

2. 手术器械　脊柱前路手术器械，肋骨切取器械。

3. 一次性用物

（1）常规物品：纱布 10 张，方纱 3 张，20 号刀片 2 张，11 号刀片 1 张，一次性电刀笔 1 个，一次性使用延长电极 1 个，双极电凝 1 个，一次性使用吸引管 1 根，一次性使用吸引头 1 根，电刀清洁片 1 张，髋下肢套针 1 板，一次性使用冲洗器 1 个，45cm×45cm 医用粘贴膜 1 张，10ml 注射器 1 副，吸收性明胶海绵 2～3 包，2.5cm×10cm 脑棉 1 包，骨蜡 1 包，手套按需准备，骨科引流管 1 根或胸腔闭式引流 1 套。灯柄 1 个。

（2）缝线

1）非吸收线：3-0 丝线×1 包、2-0/T 丝线×1 包、0 号丝线×1 包、1-0 丝线×1 包。

2）可吸收线：0 号可吸收线×1 根。

（二）手术体位

侧卧位：

（1）侧卧，凸侧在上，腋下垫一腋枕，以能通过一拳为宜，双上肢呈抱拳状分别置于双层托手架上、下层并约束固定。

（2）髂前上棘处垫一泡沫垫，骶尾部和胸骨处（胸椎手术于耻骨联合处）分别放置一沙袋并用束脚带固定，使患者处于 90° 正侧卧位。

（3）下腿屈曲，上腿伸直，两腿间放一软枕，双腿以束脚带固定（图 8-2-15，图 8-2-16）。

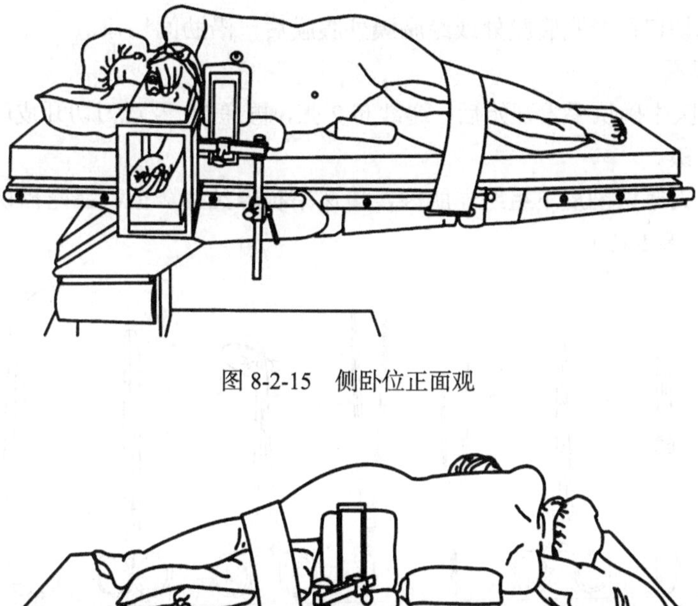

图 8-2-15　侧卧位正面观

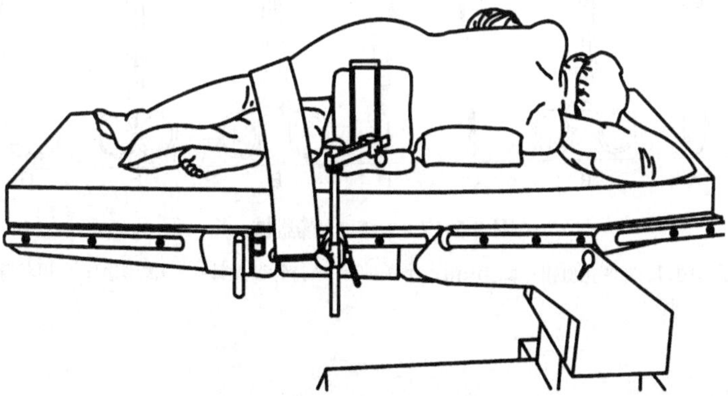

图 8-2-16　侧卧位后面观

（三）消毒、铺巾

1. 消毒液 75%医用乙醇脱脂，碘伏消毒。

2. 消毒范围 切口周围15～20cm区域。

3. 铺巾

（1）治疗巾前后各塞1张于患者身下，再铺4张切口治疗巾，以医用粘贴膜固定。

（2）切口上缘横铺1张桌单。

（3）切口下缘纵铺1张桌单。

（4）铺剖口单1张。

（5）切口下缘再纵铺1张桌单。

（四）手术配合

1. 切口

（1）用物清点及准备：洗手护士、巡回护士对点器械、纱布、纱球、脑棉、缝针、针头及所有用物。洗手护士配制肾上腺素生理盐水：200ml生理盐水中加入0.1%肾上腺素1支，浓度为1∶200 000，以用作肾上腺素生理盐水棉片（简称肾水棉片），手术中止血用。高血压患者禁用，老年人及小儿剂量减半使用。

（2）固定：固定一次性电刀笔、双极电凝、一次性使用吸引管，上灯柄。

（3）手术切口：经胸腹膜外或经胸膜外腹膜后，沿肋间切口。

2. 切口显露

（1）主刀医生确认手术开始后，递纱布2张，再递20号圆刀切开皮肤，更换另一把圆刀及长组织镊。

（2）递电刀笔切割皮下组织、肌肉，传递甲状腺拉钩2把，显露需切除肋骨的两端（图8-2-17，图8-2-18）。

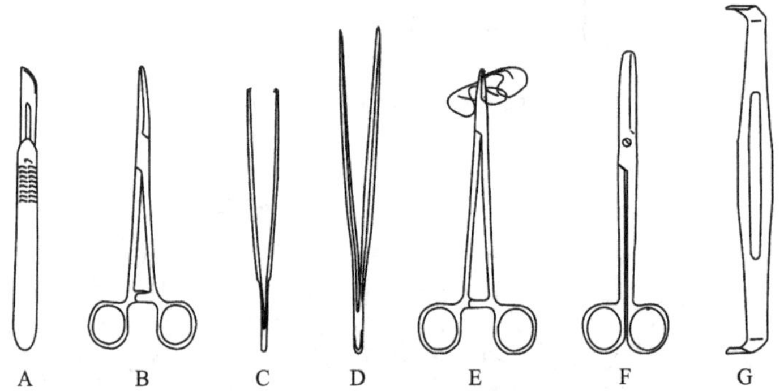

图8-2-17 切口显露器械

A.手术圆刀；B.弯止血钳；C.组织镊；D.解剖镊；E.持针器及针线；F.组织剪；G.甲状腺拉钩

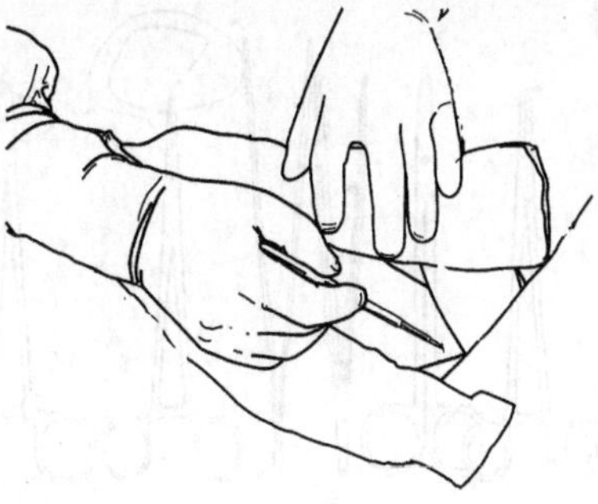

图 8-2-18 切口显露

3. 切取肋骨

（1）传递肋骨骨膜剥离器、肋骨钩、肋骨剪、咬骨钳切除最高位脊椎之上一或两个节段的一根肋骨（图 8-2-19）。

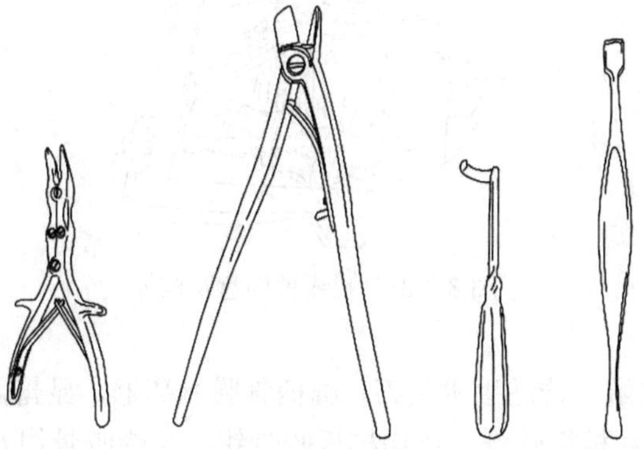

图 8-2-19 切取肋骨器械

A.咬骨钳；B.肋骨剪；C.肋骨钩；D.骨膜剥离器

（2）切下的肋骨等自体骨需要包好，放入深低温（–76℃）冰箱内保存，以备二期做后路矫形时植骨用。

4. 显露椎间盘及椎体

传递 2 张方纱、胸腔自撑，方纱需要打湿一角，传递解剖镊、长平镊、长剥离剪、直角钳、2-0/T 钳带线，结扎节段椎旁动脉静脉血管（图 8-2-20，图 8-2-21）。

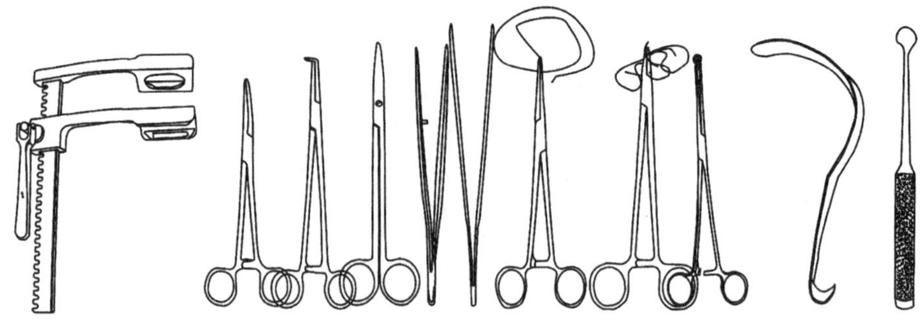

图 8-2-20 显露椎间盘及椎体器械

A.胸腔自撑；B.弯止血钳；C.直角钳；D.长剥离剪；E.解剖镊；F.长平镊；
G.钳带线；H.长持针器及针线；I.弯可可钳及“花生米”；J. S 拉钩；K.圆柄骨膜剥离器

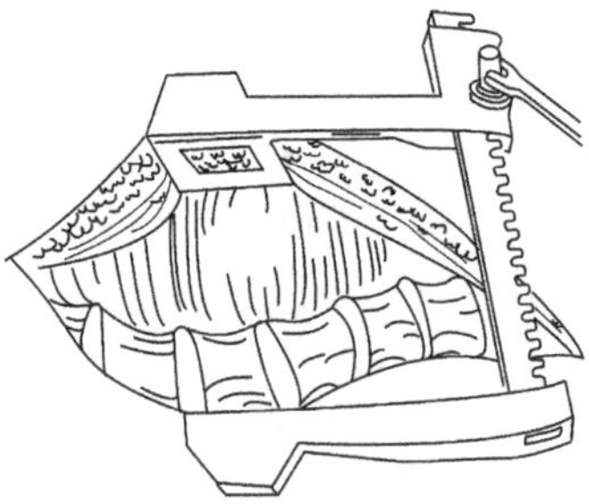

图 8-2-21 显露椎间盘及椎体

5. 椎间盘切除松解 传递手术尖刀，圆柄骨膜剥离器，显露需要松解的椎体。切除需松解区内的椎间盘和椎板软骨，传递椎板咬骨钳、尖嘴咬骨钳及髓核钳、神经剥离子等（图 8-2-22，图 8-2-23）。

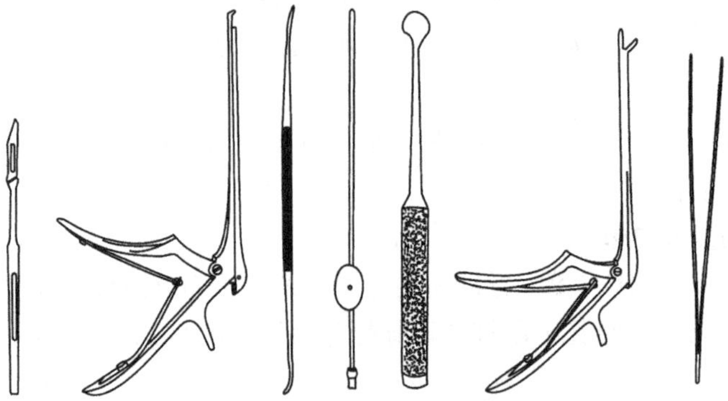

图 8-2-22 椎间盘切除器械

A.手术尖刀；B.椎板咬骨钳；C.神经剥离子；D.吸引头；E.圆柄骨膜剥离器；F.髓核钳；G.长平镊

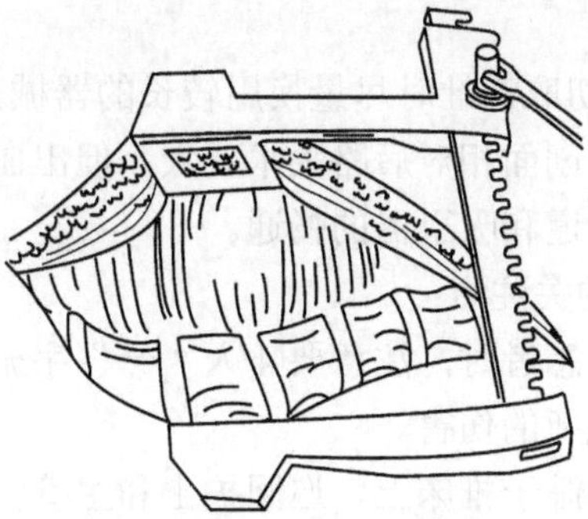

图 8-2-23　椎间盘切除后

6. 关闭切口

（1）洗手护士和巡回护士共同清点用物无误后用长持针器夹持 7×20 缝针+2-0/ T 丝线缝合膈肌及胸膜壁层，传递长平镊及长线剪。

（2）充分冲洗、止血后安放 22 号～24 号“T”形管或骨科引流管，经胸入路需安放胸腔引流管。

（3）逐层缝合切口，关皮前及关皮后洗手护士、巡回护士共同清点用物无误。再用纱布敷贴粘贴切口（图 8-2-24，图 8-2-25）。

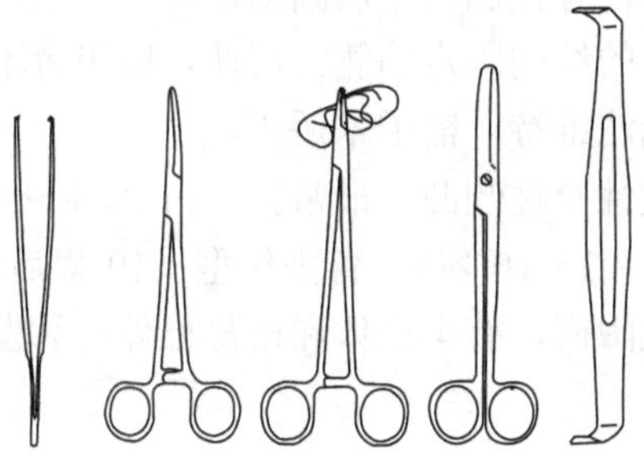

图 8-2-24　关闭切口器械

A.组织镊；B.弯止血钳；C.持针器及针线；D.组织剪；E.甲状腺拉钩

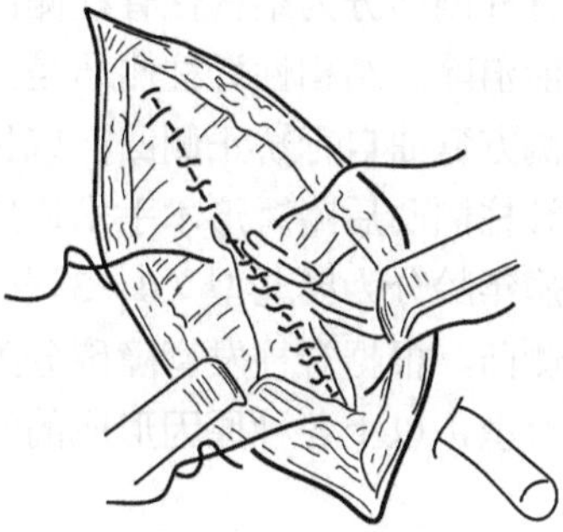

图 8-2-25　关闭切口

（五）特殊关注点

1. 麻醉诱导期　护士的关注点：该手术大，风险高，患者术前较为紧张，担心术后恢复效果，麻醉前应多关心、鼓励患者，使其轻松面对麻醉。

2. 体位准备　护士应注意哪些要点：

（1）安置体位时，注意腋下不能受压，腋下要能通过一拳，避免腋神经受压及损伤。

（2）由于该手术不需内固定，体位要求没有前路植骨融合固定手术那么高，但髋部应固定稳妥，避免患者坠床。

3. 手术配合过程中　护士的关注点：

（1）洗手护士

1）熟悉手术器械及整个手术操作过程，娴熟默契地配合手术医生，尽量缩短手术操作时间。

2）手术切口大、深，切取病灶时尽量换用较长的器械。

（2）巡回护士：该手术创面相对后路手术要大，但出血一般不会太多，术中应密切关注手术进展，保证输液管道和吸引器的畅通。

4. 麻醉清醒期 护士的关注点：

（1）手术结束后，搬动患者时，注意要4人“一”字搬动，因患者凸侧减压后未做固定，脊柱不稳，避免造成新的伤害。

（2）手术结束后患者仰卧于推床上，巡回护士和主管医生应留守在推床旁，防止患者烦躁坠床。适当约束并盖好被子保暖。

5. 搬运患者 护士的关注点：

（1）注意保护患者各路管道连接情况，避免脱落、折叠或受压，并检查患者皮肤受压程度，搬至推床后及时使用床挡保护患者。

（2）将患者所有用物和病历一并置于推床下层，并口头与运送工人交接。

三、脊柱侧凸后路矫形术手术配合

脊柱侧凸分为结构性脊柱侧凸和非结构性脊柱侧凸。病因治疗后，非结构性脊柱侧凸即能消除。结构性脊柱侧凸是指伴有旋转的结构固定的侧方弯曲，即患者不能通过平卧或侧方弯曲自行矫正侧凸，或虽矫正但无法维持，需手术矫正。

脊柱侧凸后路矫形术手术适应证：特发性脊柱侧凸，最常见，占25%～80%。根据其发病年龄分为婴儿型（0～3岁）、少儿型（3～10岁）、青少年型（10岁后）。先天性脊柱侧凸，根据脊柱发育障碍分为：①形成障碍，有半椎体和楔形椎体；②发育不良；③混合型，以上各种原因形成的脊柱侧凸。

（一）手术用物

1. 常规布类 剖颅手术盆，手术衣，剖口单，桌单，手术衣，治疗巾，中单。

2. 手术器械 脊柱后路手术器械，脊柱后路特殊器械（医生专用手术器械）。

3. 一次性用物

（1）常规物品：纱布10张，20号刀片2张，11号刀片1张，一次性电刀笔1个，一次性使用延长电极1个，双极电凝1个，一次性使用吸引管1根，一次性使用吸引头1根，电刀清洁片1张，髋下肢套针1板，一次性使用冲洗器1个，45cm×45cm医用粘贴膜1张，10ml注射器2副，吸收性明胶海绵1～2包，1.5cm×10cm脑棉1包，骨蜡1包，手套按需准备，骨科引流管1根，一次性引流袋1个，灯柄1个。

（2）缝线

1）非吸收线：3-0丝线×1包、2-0/T丝线×1包、0号丝线×1包，3-0▲Prolene线（26mm）×2根。

2）可吸收线：0号可吸收线×1根。

（二）体位

俯卧位：

（1）患者俯卧，头下垫软枕，轻轻将头偏向一侧。

（2）胸部、耻骨联合处垫腋枕，腹部距手术床以能通过一手为准。

（3）双膝处垫一薄泡沫垫，双足踝处垫一软枕，以双腿微曲为宜。注意足趾勿直接接触手术床。

（4）双膝关节处以约束带固定，松紧适宜，以能通过一手指为宜。

（5）双上肢放于头的两侧，并以约束带固定，防止坠入床下，并防止皮肤接触床的金属边，预防电烧伤。

（6）头架置于主刀医生对侧，并尽量靠近头端，给手术操作留足够空间（图 8-2-26）。

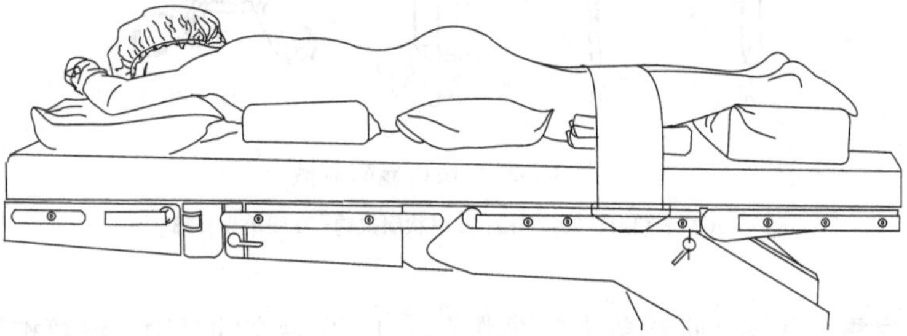

图 8-2-26　脊柱侧凸后路矫形术俯卧位

（三）消毒、铺巾

1. 消毒液　75%医用乙醇脱脂，碘伏消毒。

2. 消毒范围　切口周围 15～20cm 区域。

3. 铺巾

（1）治疗巾 4 张，反叠 1/4 铺切口，铺医用粘贴膜。

（2）切口上缘横铺 1 张桌单，切口下缘纵铺 1 张桌单。

（3）铺剖口单 1 张。

（4）切口下缘纵铺 1 张桌单。

（四）手术配合

1. 切口

（1）用物清点及准备肾上腺素生理盐水：洗手护士、巡回护士对点器械、纱布、纱球、脑棉、缝针、针头及所有用物。洗手护士配制肾上腺素生理盐水：200ml 生理盐水中加入 0.1%肾上腺素 1 支，浓度为 1∶200 000，以用作肾上腺素生理盐水棉片（简称肾水棉片），手术中止血用。高血压患者禁用，老年人及小儿剂量减半使用。

（2）固定：固定一次性电刀笔、双极电凝、一次性使用吸引管，上灯柄。

（3）切口：后路正中切口。切口长度为要融合的节段上下各一个椎体。

2. 显露切口

（1）主刀医生确认手术开始后，递 1∶200 000 肾上腺素生理盐水皮内注射，再递 20 号圆刀切开皮肤，更换另一圆刀上台及长组织镊。

（2）递电刀笔切割皮下组织及肌肉，传递 2 把甲状腺拉钩及浅单齿自撑显露切口（图 8-2-27）。

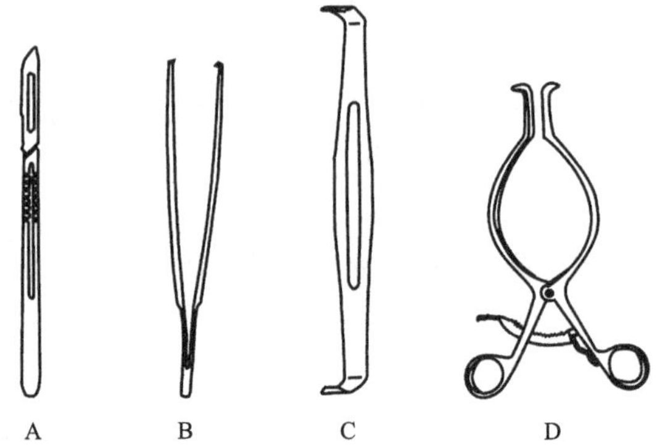

图 8-2-27　切口显露器械

A.手术圆刀；B.组织镊；C.甲状腺拉钩；D.浅单齿自撑

3. 椎板显露　传递 2 把深单齿自撑撑开切口，自棘突的骨膜下剥离椎旁组织，此时传递圆柄骨膜剥离器，将所有需要矫形的椎骨均显露到横突边缘（图 8-2-28）。

4. 置入螺钉　传递置入螺钉所需要的开路锥、开路器、探针、丝锥、持钉器置入螺钉（图 8-2-29）。

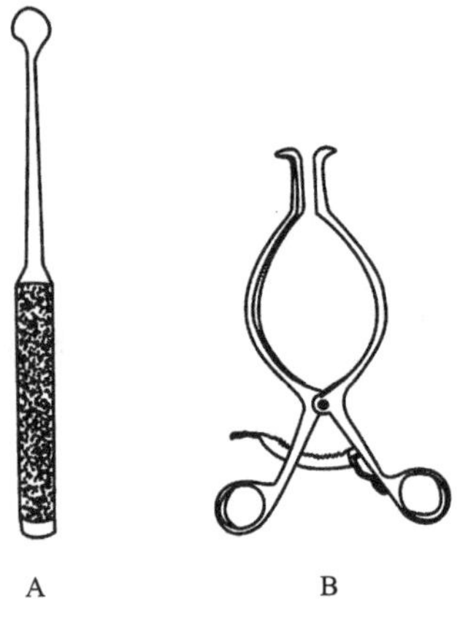

图 8-2-28　椎板显露器械

A.圆柄骨膜剥离器；B.深单齿自撑

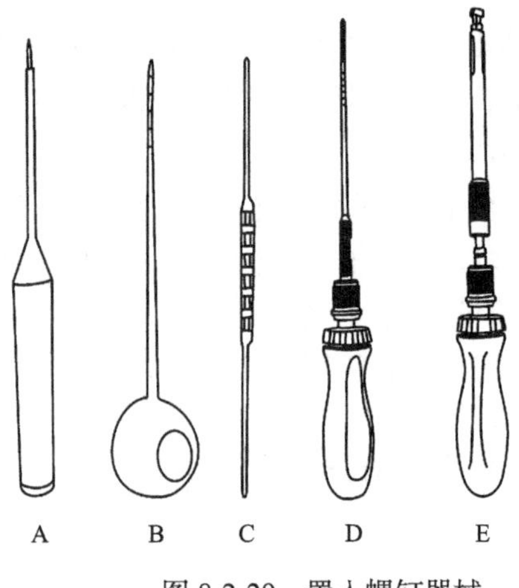

图 8-2-29　置入螺钉器械

A.开路锥；B.开路器；C.探针；D.丝锥；E.持钉器

5. 置入棒　递持棒钳、弯棒器、加压钳、撑开器、持帽棒及帽等置入棒（图 8-2-30，图 8-2-31）。

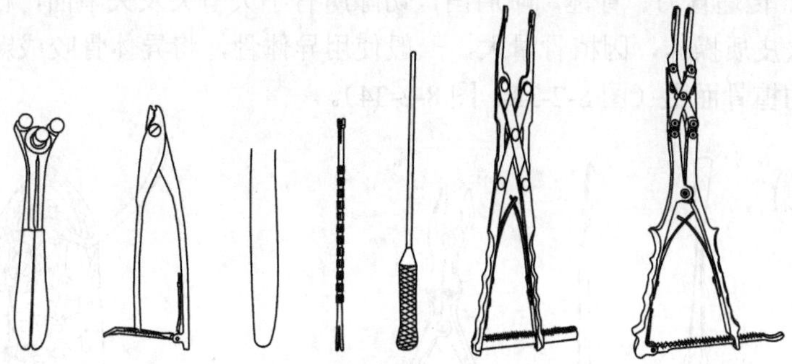

图 8-2-30　置入棒器械

A.弯棒器；B.持棒钳；C.模棒；D.螺母持取器；E.临时锁紧器；F.加压钳；G.撑开器

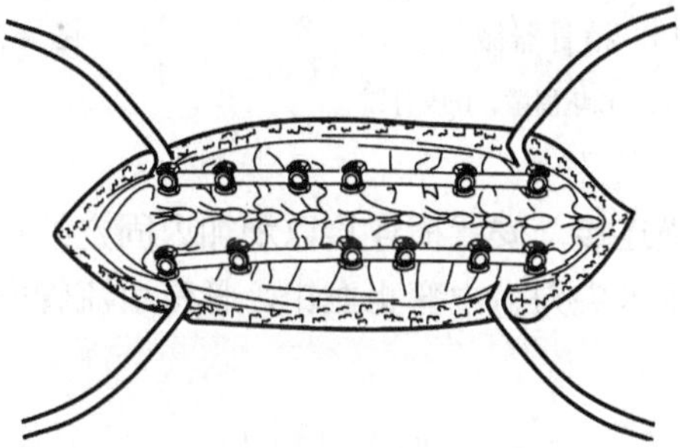

图 8-2-31　置入棒

6. 矫形　使用撑开器及加压钳缓缓进行矫形，应随时注意神经诱发电位监测患者的下肢活动情况或配合麻醉师一起进行唤醒实验（图 8-2-32）。

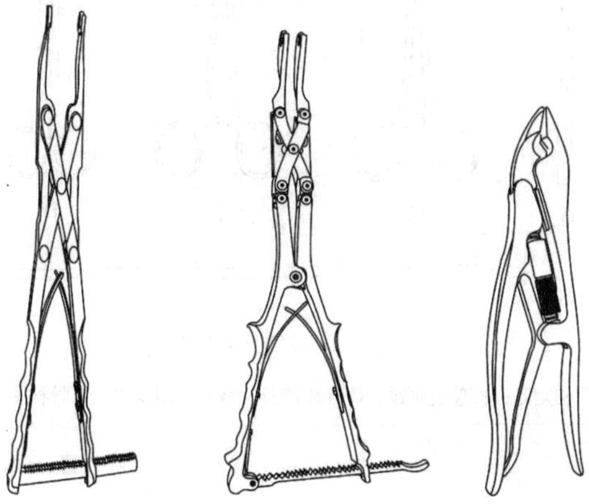

图 8-2-32　矫形器械

A.加压钳；B.撑开器；C.大力钳

7. 植骨 传递骨刀、骨锤、峨眉凿，切除所有小关节突及关节面，在显露的脊柱结构表面进行去皮质操作，因植骨量大，一般使用异体骨，将异体骨咬成颗粒状，均匀铺在棘突两侧的植骨面上（图 8-2-33，图 8-2-34）。

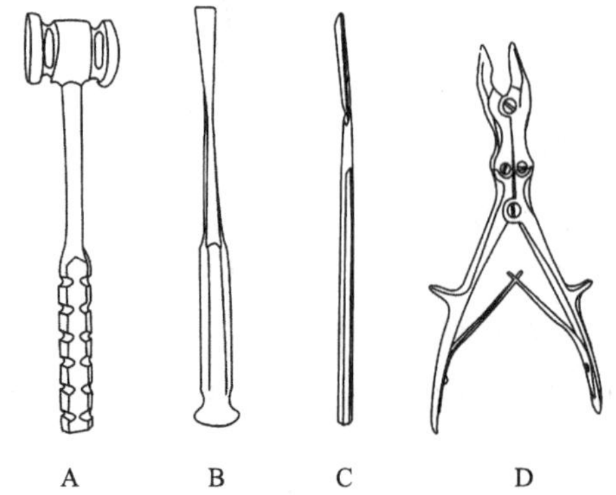

图 8-2-33 植骨器械

A.骨锤；B.骨刀；C.峨眉凿；D.咬骨钳

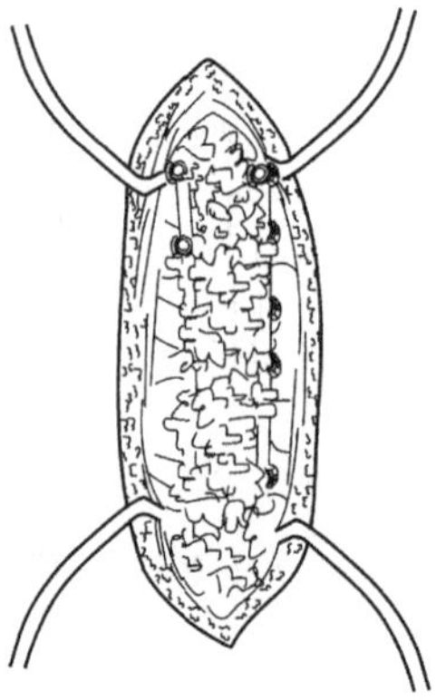
图 8-2-34 脊柱植骨

8. 放横连接 传递横连接，安置横连接以增加内固定结构的扭力。

9. 放置引流 传递手术尖刀、中弯止血钳，骨科引流管安放引流，2-0/T 丝线 1 针固定引流管（图 8-2-35）。

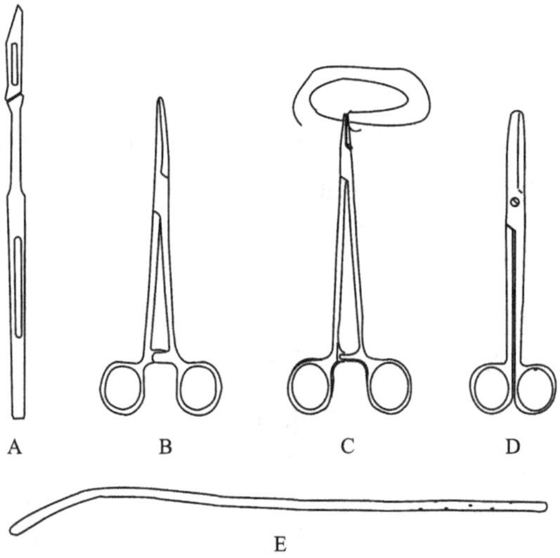

图 8-2-35 安置引流器械

A.手术尖刀；B.弯止血钳；C.持针器及针线；D.组织剪；E.骨科引流管

10. 关闭切口

（1）递生理盐水冲洗切口，洗手护士、巡回护士清点纱布、脑棉、器械、缝针等用物。

（2）0 号可吸收线缝肌层，13×24 圆针 3-0 丝线缝皮下。洗手护士、巡回护士共同清点手术用物无误后，递 3-0▲Prolene 线皮内缝合。皮肤缝合完毕，洗手护士、巡回护士再次共同清点手术用物无误。

（3）切口用敷贴保护。

（五）特殊关注点

1. 麻醉诱导期　护士的关注点：该手术对象多为小孩，麻醉前应多关心、鼓励患儿，使其轻松面对麻醉。

2. 体位准备　护士应注意哪些要点：

（1）患者为俯卧位，摆放体位时应有麻醉医生在场，注意气管插管、尿管及输液管道的畅通，勿折叠、扭曲、脱出。摆好后注意检查。

（2）注意腹部悬空，以利于呼吸，双手臂自然置于肩部上方，肘关节轻度屈曲，维持患者的功能位。

（3）男性避免外生殖器受压，脚趾悬空置于腋枕上。

（4）注意预防面部、眼睛受压。面部受压处加棉垫保护，在不影响手术操作和麻醉的情况下每2h给予面部按摩或旋转一下头部，交换面部受压的侧别。

3. 手术配合过程中　护士的关注点：

（1）洗手护士：熟悉手术器械及整个手术操作过程，娴熟默契地配合手术医生，尽量缩短手术操作时间。

（2）巡回护士

1）在进行唤醒实验时，要协助麻醉师注意保护患者的气管插管，防止其脱出，并要及时观察患者的双下肢活动情况，并报告主刀医生。

2）注意患者的输液量，因多数患者是小孩，既要及时补充血容量，又要注意避免输入过多，引起并发症。

4. 麻醉清醒期　护士的关注点：手术结束后患儿仰卧于推床上，巡回护士和主管医生应留守在推床旁，防止患儿烦躁坠床。适当约束并盖好被子保暖。

5. 搬运患者　护士的关注点：

（1）注意保护患者各路管道连接情况，避免脱落、折叠或受压，并检查患者皮肤受压程度，搬至推床后及时使用床挡保护患者。

（2）将患者所有用物和病历一并置于推床下层，并口头与运送工人交接。

四、腰椎滑脱椎弓根螺钉内固定植骨融合术手术配合

脊椎滑脱可分为：①发育不良型，多为先天性缺损；②峡部裂，病变在关节突间部，病因为骨折；③退变型，继发于已长期存在的退变性关节炎；④创伤型；⑤病理型。手术目的是解除神经根压迫，使滑脱椎体复位，重建腰椎稳定性。

腰椎滑脱椎弓根螺钉内固定植骨融合术适应证：①持续腰痛或反复腰痛，影响正常活动和生活；②有神经根和马尾受压的症状和体征；③Ⅱ°以上的滑脱。

（一）手术用物

1. 常规布类　剖颅手术盆，手术衣，剖口单，桌单，治疗巾，中单。

2. 手术器械 脊柱后路手术器械，脊柱内固定器械。

3. 一次性用物

（1）常规物品：纱布 10 张，20 号刀片 2 张，11 号刀片 1 张，一次性电刀笔 1 个，一次性使用延长电极 1 个，双极电凝 1 个，一次性使用吸引管 1 根，一次性使用吸引头 1 根，电刀清洁片 1 张，髋下肢套针 1 板，一次性使用冲洗器 1 个，45cm×45cm 医用粘贴膜 1 张，10ml 注射器 2 副，吸收性明胶海绵 2～3 包，1.5cm×10cm 脑棉 1 包，骨蜡 1 包，手套按需准备，20 号“T”形引流管或骨科引流管 1 根，一次性引流袋 1 个，灯柄 1 个。

（2）缝线

1）非吸收线：3-0 丝线×1 包、2-0/T 丝线×1 包、0 号丝线×1 包。

2）可吸收线：0 号可吸收线×1 根。

（二）体位

俯卧位：患者俯卧于俯卧垫上或者胸部、耻骨联合处各垫一腋枕，腹部悬空，双膝处垫一泡沫垫，双踝处垫一软枕，双上肢放置于头侧并用束手带固定，头偏向一边，放于头圈或软枕上。临床上腰椎滑脱患者常见节段多为腰 4～骶 1，因此安置体位时常规将滑脱腰椎对准手术床的腰桥并摇起腰桥，以减小腰前弓，便于术中显露及复位固定；另外，应将手术床的头端和尾端适当抬高，增加体液回流（图 8-2-36，图 8-2-37）

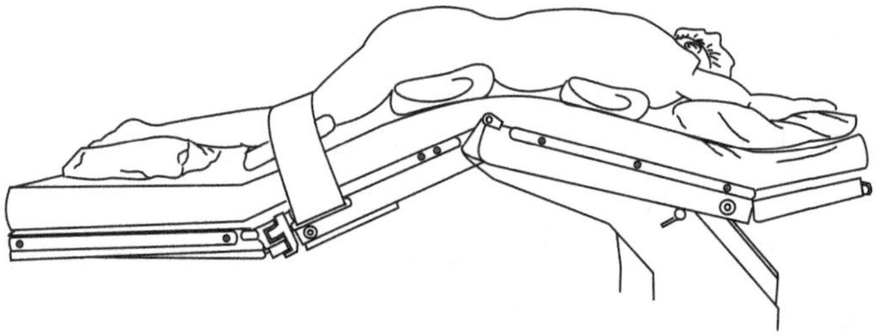

图 8-2-36　俯卧位

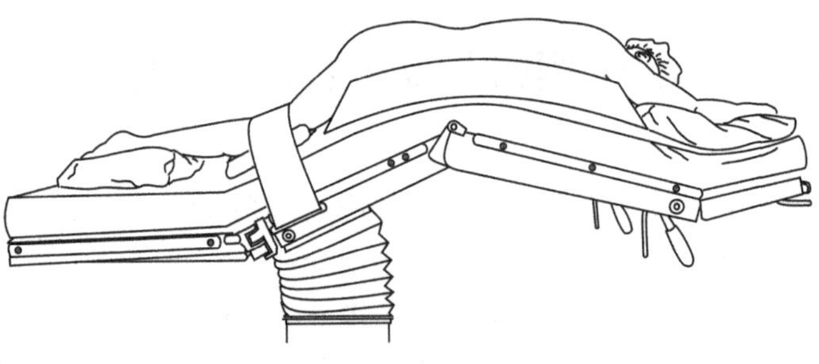

图 8-2-37　俯卧位

（三）消毒、铺巾

1. 消毒液 75%医用乙醇脱脂，碘伏消毒。

2. 消毒范围 切口周围 15～20cm 区域。

3. 铺巾

（1）治疗巾4张，反叠1/4铺切口，铺医用粘贴膜。

（2）切口上缘横铺1张桌单，切口下缘纵铺1张桌单。

（3）铺剖口单1张。

（4）切口下缘纵铺1张桌单。

（四）手术配合

1. 切口

（1）用物清点及准备肾上腺素生理盐水：洗手护士、巡回护士对点器械、纱布、纱球、脑棉、缝针、针头及所有用物。洗手护士配制肾上腺素生理盐水：200ml 生理盐水中加入0.1%肾上腺素1支，浓度为1∶200 000，以用作肾上腺素生理盐水棉片（简称肾水棉片），手术中止血用。高血压患者禁用，老年人及小儿剂量减半使用。

（2）固定：固定一次性电刀笔、双极电凝、一次性使用吸引管，上灯柄。

（3）切口：后正中做一长约15cm的纵切口，以病变为中心显露腰3～腰4节椎板。

2. 显露切口

（1）主刀医生确认手术开始后，递1∶200 000肾上腺素生理盐水皮内注射，再递20号圆刀切开皮肤，更换另一圆刀上台及长组织镊。

（2）递电刀笔切割皮下组织及肌肉，传递2把甲状腺拉钩及浅单齿自撑显露棘突（图8-2-38，图8-2-39）。

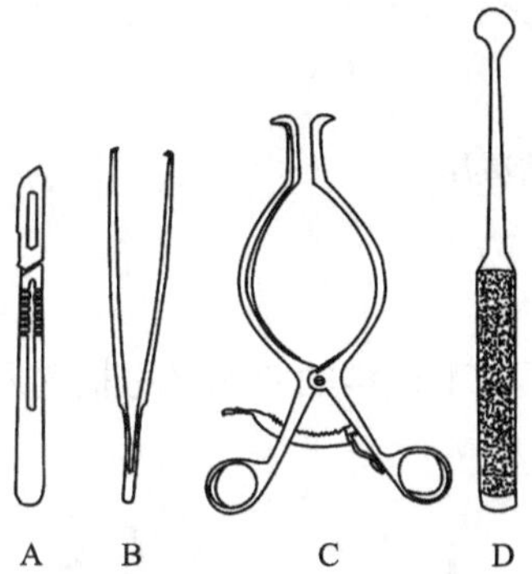

图8-2-38　切口显露器械

A.手术圆刀；B.组织镊；C.浅单齿自撑；D.圆柄骨膜剥离器

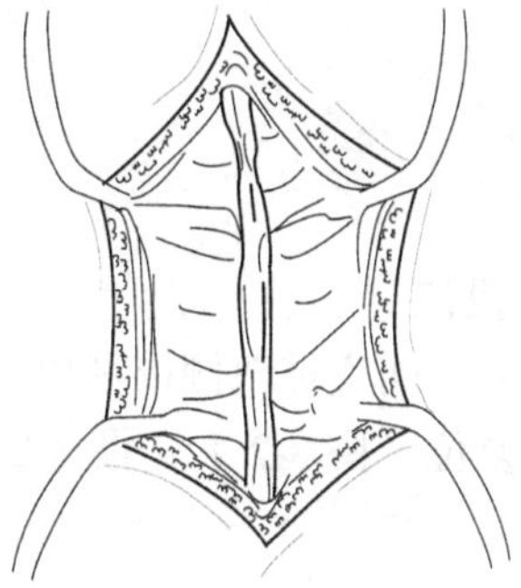

图8-2-39　切口显露

3. 定位　递一中弯钳夹住病变棘突，C形臂X线机透视定位。

4. 椎管减压

（1）递圆柄骨膜剥离器，钝性分离棘突旁肌肉、软组织，充分显露病变椎及下位椎体双侧椎板、上下关节突及横突。

（2）递小骨刀、骨锤或椎板咬骨钳做病变椎下半椎板或全椎板切除，递神经剥离子探查神经根及硬脊膜直到硬膜搏动恢复。

（3）递手术尖刀和髓核钳，切除椎间盘及髓核组织，并留送病检（图8-2-40，图8-2-41）。

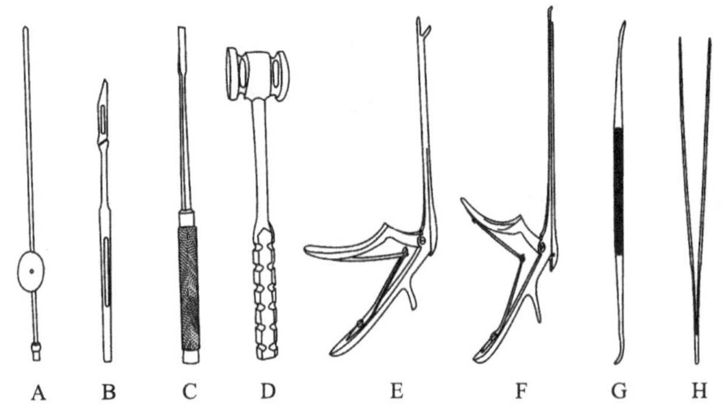

图 8-2-40 椎管减压器械

A.吸引头；B.手术尖刀；C.骨刀；D.骨锤；E.髓核钳；F.椎板咬骨钳；G.神经剥离子；H.尖平镊

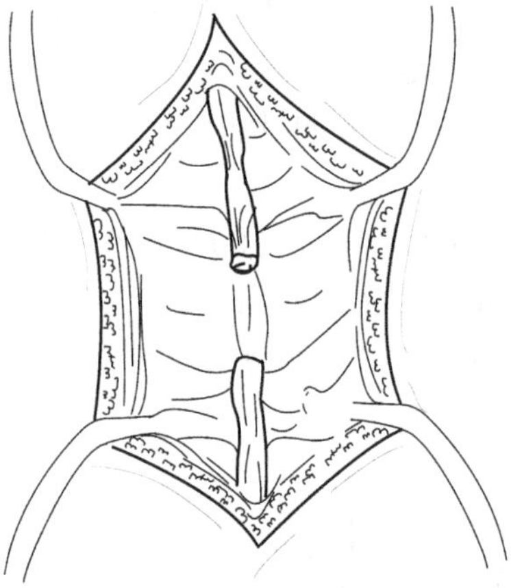

图 8-2-41 椎管减压

5. 复位

（1）沿病变椎双侧椎弓根置入 2 枚螺钉，再在下位椎的双侧椎弓根置入 2 枚螺钉进行提拉复位（图 8-2-42，图 8-2-43）。

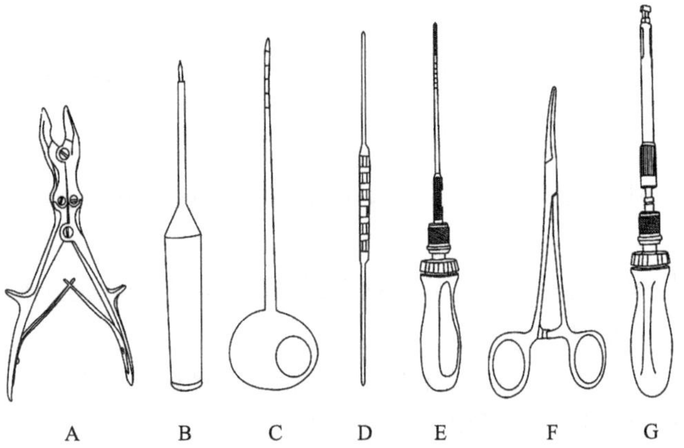

图 8-2-42 腰椎复位器械

A.咬骨钳；B.开路椎；C.开路器；D.探针；E.丝锥；F.弯止血钳；G.螺钉起子

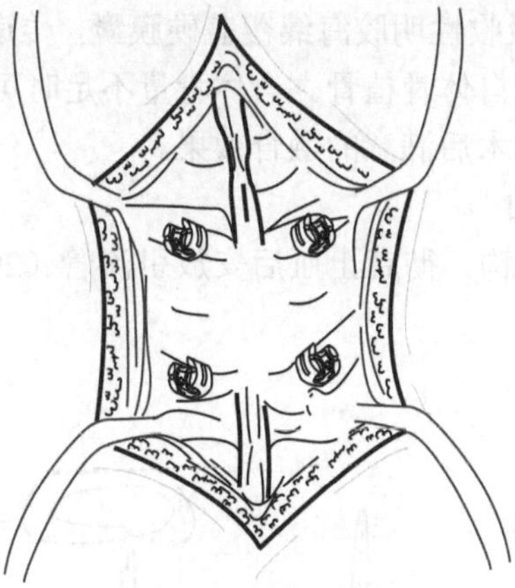

图 8-2-43　腰椎复位

（2）传递铰刀和终板切除器切除病椎之间的上下终板，植入型号合适的填充有自体颗粒骨的椎间融合器。术中再次 C 形臂 X 线机透视评估融合器位置及螺钉位置，结果满意后，安装棒及横连接（图 8-2-44，图 8-2-45）。

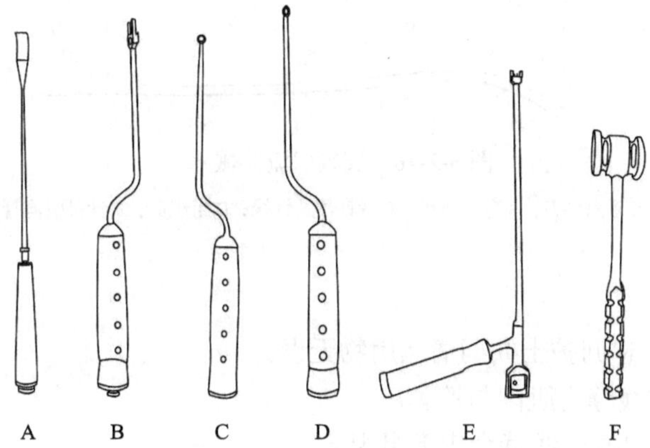

图 8-2-44　椎间融合器植入器械

A.骨刀；B.铰刀；C.环形刮匙；D.弧形刮匙；E.假体持取器；F.骨锤

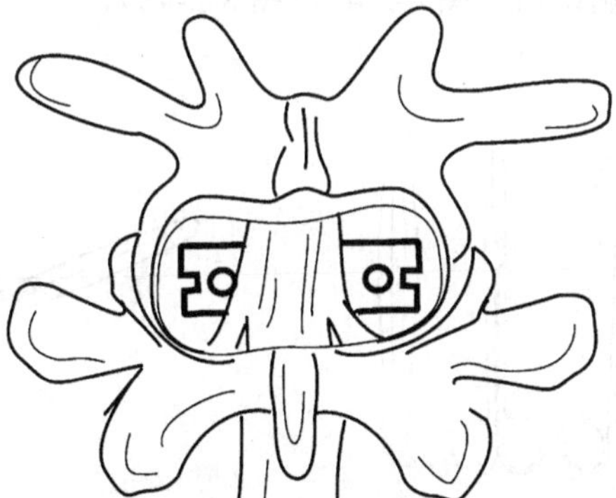

图 8-2-45　椎间植骨图

6. 后外侧植骨 传递吸收性明胶海绵覆盖硬膜囊，传递骨刀、骨锤将左右两侧横突去皮质处理，行双侧后外侧自体骨植骨。自体骨量不足时可考虑行自体髂骨切取来获得足够的植骨量，以确保患者术后满意的融合效果。

7. 放置引流，关闭切口

（1）放置引流：取出拉钩，彻底止血后安放引流管（20 号“T”形引流管或骨科引流管）（图 8-2-46）。

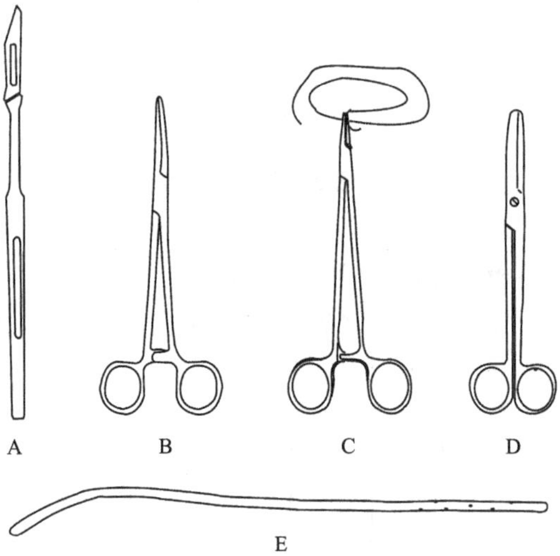

图 8-2-46 安置引流器械

A.手术尖刀；B.弯止血钳；C.持针器及针线；D.组织剪；E.骨科引流管

（2）关闭切口

1）洗手护士、巡回护士共同清点用物无误。

2）0 号可吸收线缝合肌肉与筋膜。

3）13×24 圆针 3-0 丝线缝合皮下组织。

4）洗手护士、巡回护士共同清点用物无误，9×27 角针 3-0 丝线缝合皮肤。皮肤缝合完毕，洗手护士、巡回护士再次共同清点手术用物无误。

5）递纱布、敷贴粘贴切口（图 8-2-47，图 8-2-48）。

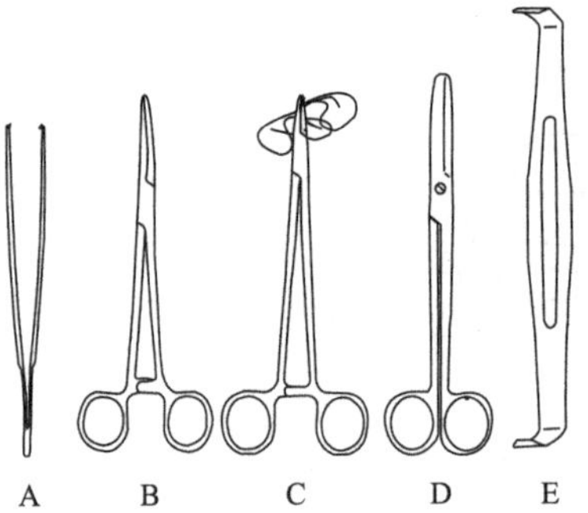

图 8-2-47 缝合切口器械

A.组织镊；B.弯止血钳；C.持针器及针线；D.组织剪；E.甲状腺拉钩

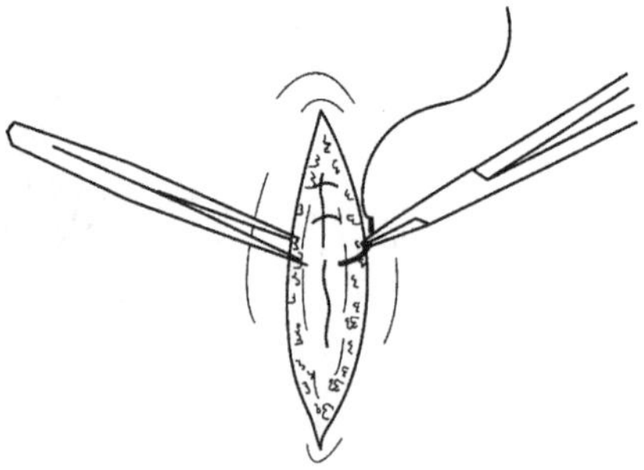

图 8-2-48 关闭切口

（五）特殊关注点

1. 麻醉诱导期　护士的关注点：该手术大，风险高，患者术前较为紧张，担心术后恢复效果，麻醉前应多关心、鼓励患者，使其轻松面对麻醉。

2. 体位准备　护士应注意哪些要点：

（1）体位摆放时，注意腹部不能受压，以免影响呼吸。

（2）注意患者安全，患者身体不能与任何金属接触，以防电烧伤。

（3）滑脱椎一定要对准手术床的腰桥并按要求摇起腰桥，适当抬高手术床的头端和尾端，便于静脉回流。

3. 手术配合过程中　护士的关注点：

（1）洗手护士：熟悉手术器械及整个手术操作过程，娴熟默契地配合手术医生，尽量缩短手术操作时间。

（2）巡回护士

1）该手术时间相对较长，尤其是减压时会有出血风险，术中应密切关注手术进展，保证输液管道和吸引器的畅通。

2）手术时间达 2h 应将患者头部抬高按摩或交换受压侧别，避免压疮发生。

4. 麻醉清醒期　护士的关注点：手术结束后患者仰卧于推床上，巡回护士和主管医生应留守在推床旁，防止患者烦躁坠床。适当约束并盖好被子保暖。

5. 搬运患者　护士的关注点：

（1）注意保护患者各路管道连接情况，避免脱落、折叠或受压，并检查患者皮肤受压程度，搬至推床后及时使用床挡保护患者。

（2）将患者所有用物和病历一并置于推床下层，并口头与运送工人交接。

五、胸腰段前路手术手术配合

胸腰椎（图 8-2-49，图 8-2-50）是指胸 11～腰 2 这一段脊柱，为相对不活动的胸椎与尚可活动的腰椎过渡区域。应力集中，在高能量冲击下易发生骨折或脱位。

胸腰段前路手术适应证：①胸腰椎结核病灶清除或肿瘤切除；②胸腰椎爆裂骨折；③脊柱侧凸前路椎间盘摘除或半椎体切除；④脊柱侧凸前路矫形。

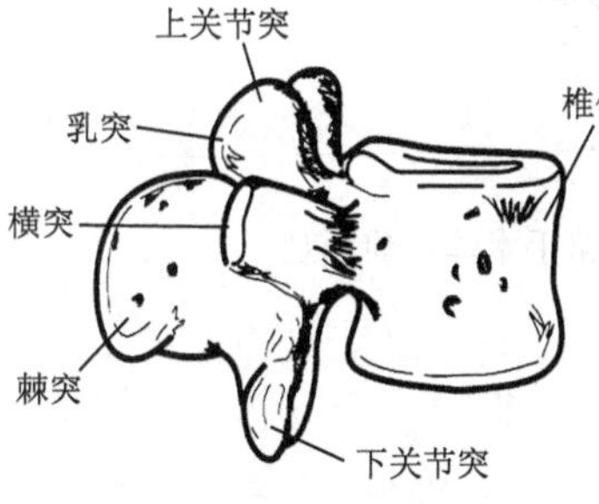

图 8-2-49　腰椎（右侧面观）

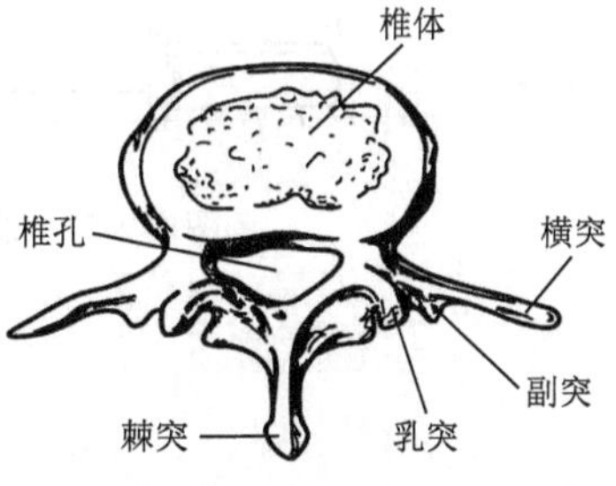

图 8-2-50　腰椎（上面观）

（一）手术用物

1. 常规布类 剖颅手术盆，手术衣，剖口单，桌单，治疗巾，中单。

2. 手术器械 脊柱前路手术器械，肋骨切除器械（腰 2 椎体以下手术不需准备），内固定器械。

3. 一次性用物

（1）常规物品：纱布 10 张，方纱 3 张，20 号刀片 2 张，11 号刀片 1 张，一次性电刀笔 1 个，一次性使用延长电极 1 个，双极电凝 1 个，一次性使用吸引管 1 根，一次性使用吸引头 1 根，电刀清洁片 1 张，髋下肢套针 1 板，一次性使用冲洗器 1 个，10ml 注射器 1 副，骨蜡 1 包，吸收性明胶海绵 2 包，2.5cm×10cm 脑棉 1 包，45cm×45cm 医用粘贴膜 1 张，24 号"T"形管或骨科引流管 1 根，一次性引流袋 1 个，经胸者则备胸腔引流管 1 根，手套按需准备，灯柄 1 个。

（2）缝线

1）非吸收线：3-0 丝线×2 包、2-0/T 丝线×2 包、0 号丝线×3 包、1-0 丝线×1 包。

2）可吸收线：0 号可吸收线×1 根。

（二）体位

侧卧位（多为右侧卧位）：

（1）侧卧，腋下垫一腋枕，以能通过一拳为宜，双手呈抱拳状分别置于双层托手架上、下层并约束固定。上胸椎手术健侧上肢置于单层托手板上，患侧上肢置于头架上（注意上肢皮肤勿直接接触金属头架），以便于更好地显露手术野。

（2）髂前上棘处放一泡沫垫，骶尾部和胸骨处（胸椎手术于耻骨联合处）分别放置一沙袋并用挡板固定，使患者处于 90° 正侧卧位。

（3）下腿屈曲，上腿伸直，两腿间放一软枕，双腿以束脚带固定（图 8-2-51～图 8-2-55）。

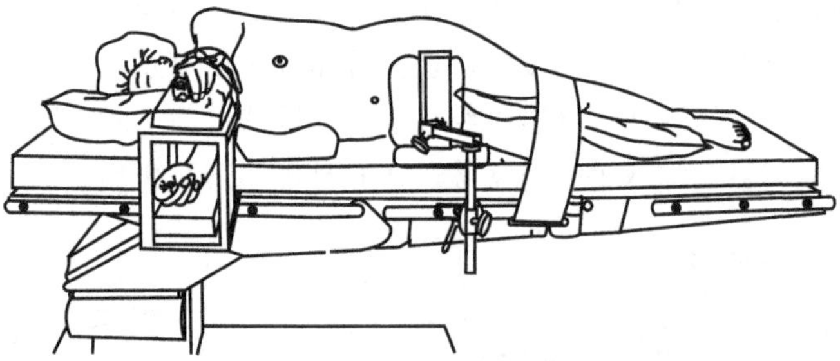

图 8-2-51 胸椎骨折前路手术体位前面观

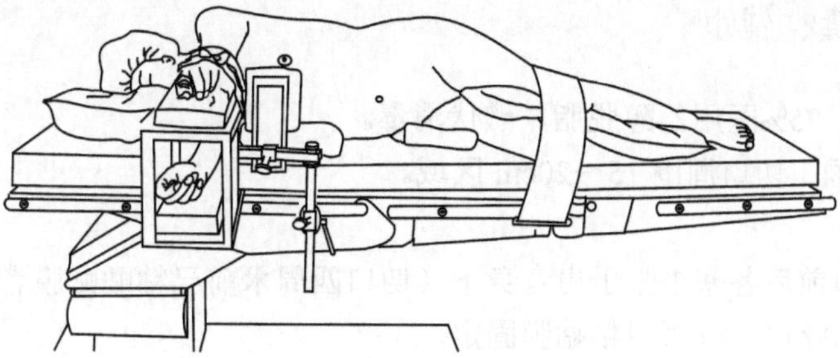

图 8-2-52　腰椎骨折前路体位前面观

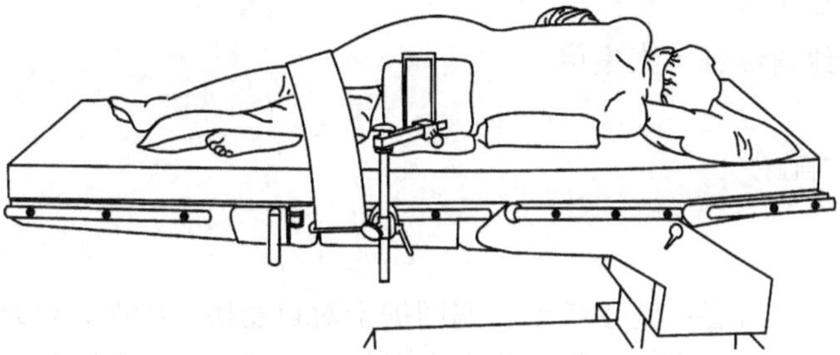

图 8-2-53　胸腰椎骨折前路体位后面观

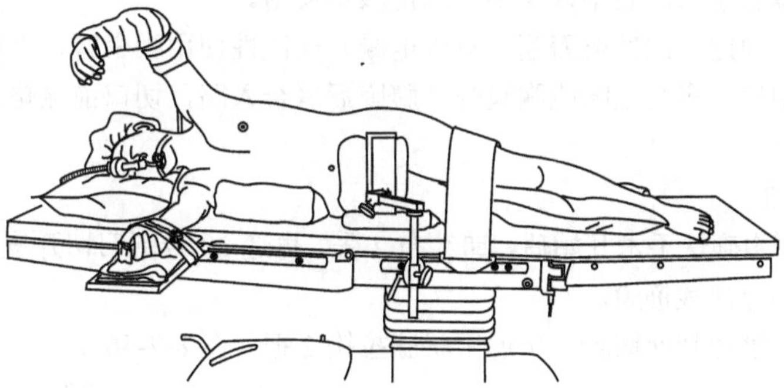

图 8-2-54　上胸椎骨折前路手术体位前面观

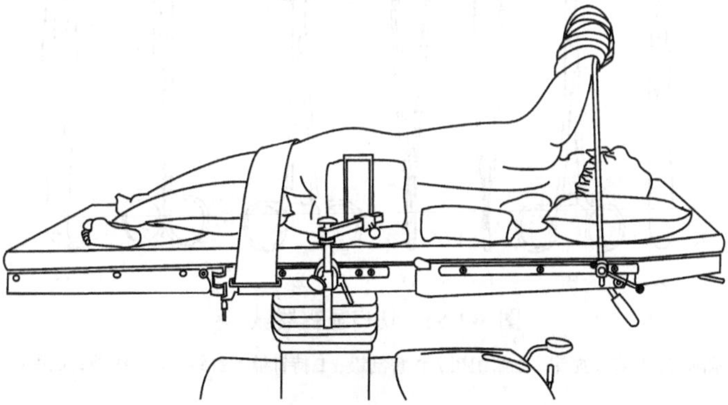

图 8-2-55　上胸椎骨折前路手术体位后面观

（三）消毒、铺巾

1. 消毒液 75%医用乙醇脱脂，碘伏消毒。

2. 消毒范围 切口周围15～20cm区域。

3. 铺巾

（1）治疗巾前后各塞1张于患者身下（切口四周术前已粘贴贴膜者可取消该步骤）。再铺4张切口治疗巾，以医用粘贴膜固定。

（2）切口上缘横铺1张桌单。

（3）切口下缘纵铺1张桌单。

（4）铺剖口单1张。

（5）切口下缘再纵铺1张桌单。

（四）手术配合

1. 切口

（1）用物清点及准备：洗手护士、巡回护士对点器械、纱布、纱球、脑棉、缝针、针头及所有用物。洗手护士配制肾上腺素生理盐水：200ml生理盐水中加入0.1%肾上腺素1支，浓度为1∶200 000，以用作肾上腺素生理盐水棉片（简称肾水棉片），手术中止血用。高血压患者禁用，老年人及小儿剂量减半使用。

（2）固定：固定一次性电刀笔、双极电凝、一次性使用吸引管，上灯柄。

（3）手术切口：多为经胸或胸膜外、腹膜后联合入路，切口前端略超腋前线，后端距棘突约5cm。

2. 显露切口

（1）主刀医生确认手术开始后，递纱布2张，再递20号圆刀切开皮肤，更换另一圆刀及长组织镊，分离浅筋膜。

（2）递电刀笔切割深筋膜，传递甲状腺拉钩2把（图8-2-56）。

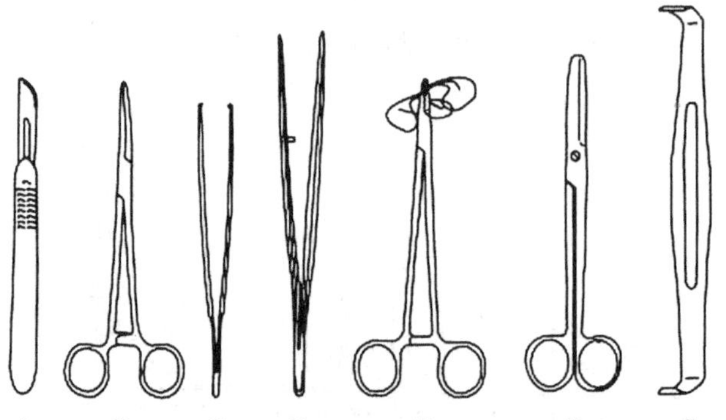

A　B　C　D　E　F　G

图8-2-56　切口显露器械

A.手术圆刀；B.弯止血钳；C.组织镊；D.解剖镊；E.持针器及针线；F.组织剪；G.甲状腺拉钩

3. 显露椎体

经胸或经胸膜外、腹膜后入路需备肋骨切除器械取肋骨（图8-2-57），取下的肋骨用湿纱布包裹，以备植骨用；腹膜后入路则直接切开皮肤、皮下、腹膜肌层。传递方纱 2 张保护切口，胸腔自撑暴露切口。“花生米”钝性分离腹膜后疏松组织，传递直角钳 2 把、长平镊、长剥离剪、2-0/T 钳带线或圆针 2-0/T 丝线缝扎椎旁动脉、静脉。备长柄骨膜剥离器 2 把暴露椎体，“花生米”外包骨蜡止血（图 8-2-58，图 8-2-59）。

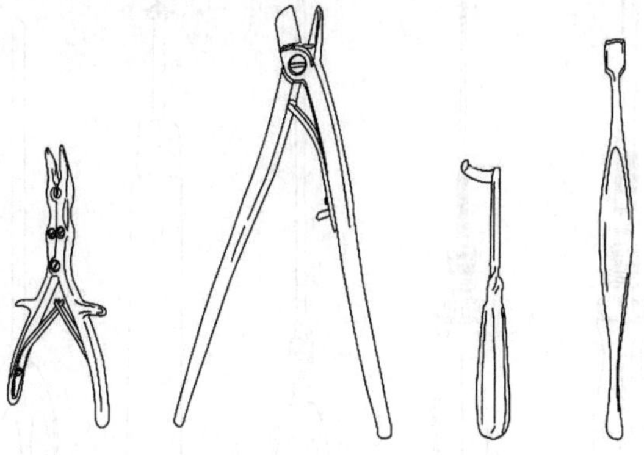

图 8-2-57　切取肋骨器械

A.咬骨钳；B.肋骨剪；C.肋骨钩；D.骨膜剥离器

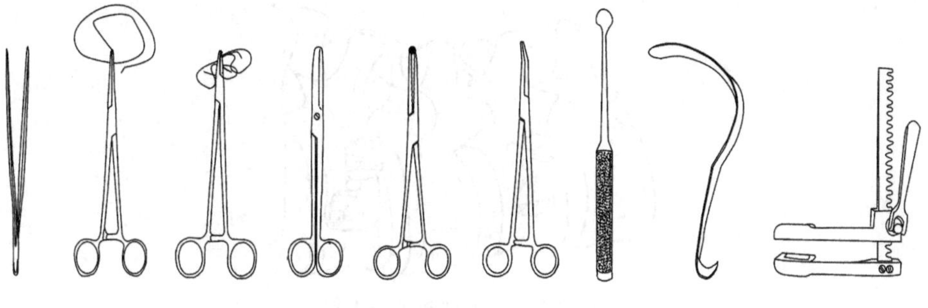

图 8-2-58　显露椎体器械

A.长平镊；B.钳带线；C.持针器及针线；D.组织剪；E.弯可可钳及“花生米”；

F.直角钳；G.圆柄骨膜剥离器；H. S 拉钩；I.胸腔撑开器

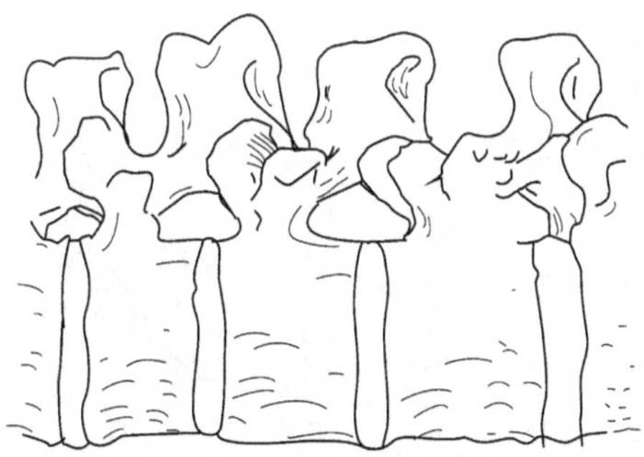

图 8-2-59　显露椎体

4. 上钉 病椎及上下椎体均暴露好后，需准备固定物，如钢板系统。先植入 2 颗钉于病灶上下椎体；植入钉棒系统则各植入 2 枚螺钉于病灶上下锥体，然后透视，确定螺钉的位置（图 8-2-60，图 8-2-61）。

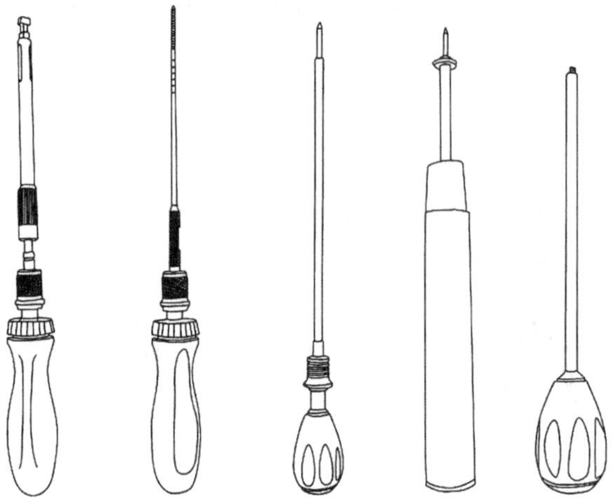

图 8-2-60 胸腰椎前路上钉器械

A.螺钉起子；B.丝锥；C.开路锥；D.单垫片持取器；E.双垫片持取器

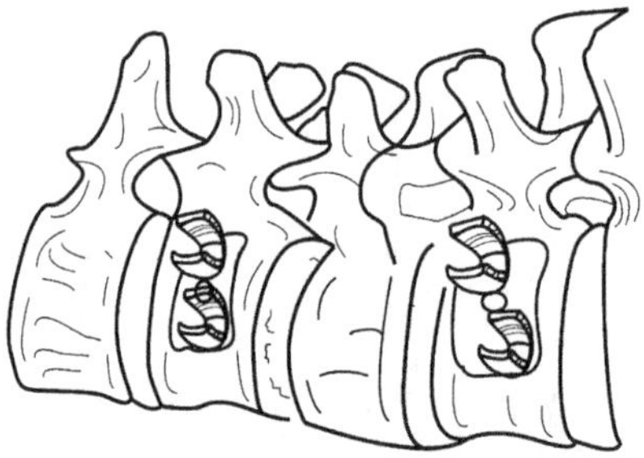

图 8-2-61 胸腰椎前路上钉

5. 减压

（1）递手术尖刀切开韧带和纤维环，递髓核钳咬除椎间盘组织，递窄骨刀、骨锤或尖嘴咬骨钳、椎板咬骨钳切除骨折椎体进行前路减压。后备“花生米”骨腊、吸收性明胶海绵、脑棉止血。减压切下的碎骨块用湿纱布包裹（图 8-2-62，图 8-2-63）。

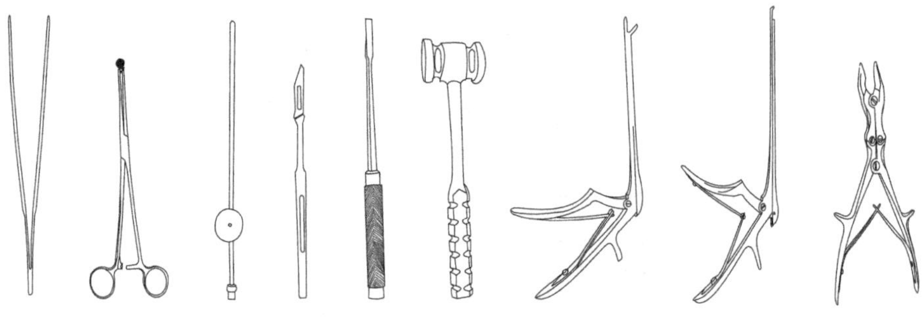

图 8-2-62 胸腰椎前路减压器械

A.长平镊；B.弯可可钳及“花生米”；C.吸引头；D.手术尖刀；E.骨刀；F.骨锤；G.髓核钳；H.椎板咬骨钳；I.尖嘴咬骨钳

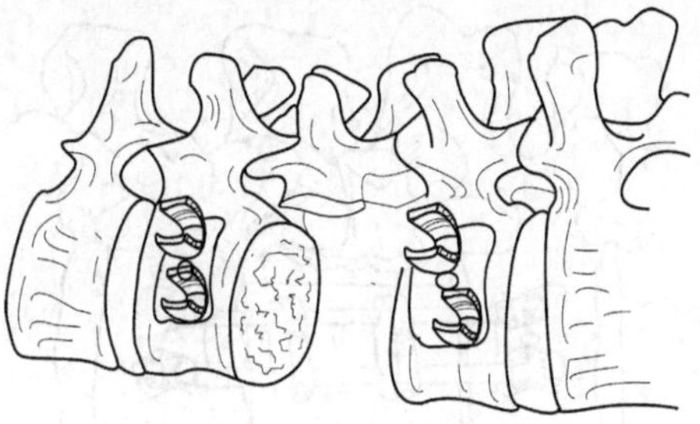

图 8-2-63 胸腰椎前路减压

（2）如果是 Denis B 型患者，若行前路部分椎体切除减压单节段融合手术，则需术中取自体髂骨植骨融合。递游标卡尺或 0 号丝线测量植骨块长度。递骨膜剥离器、中号骨刀、骨锤取一三面皮质骨的髂骨块，递块状骨蜡控制髂骨断面出血后逐层关闭髂骨切口，关闭切口之前洗手护士、巡回护士共同清点器械台上所有用物并确认准确无误后植骨。用钛网植骨者可不取髂骨（将减压取下的椎体骨，去除软组织，用咬骨钳、骨剪将其咬成碎骨，装入钛网内植骨）。植骨前洗手护士、巡回护士应共同清点脑棉数目，防止脑棉遗留在植骨块下端。

6. 固定 安置钢板，继续植入余下的螺钉，钉棒系统则安放连接棒和横连。再 C 形臂 X 线机透视确认复位效果（图 8-2-64～图 8-2-66）。

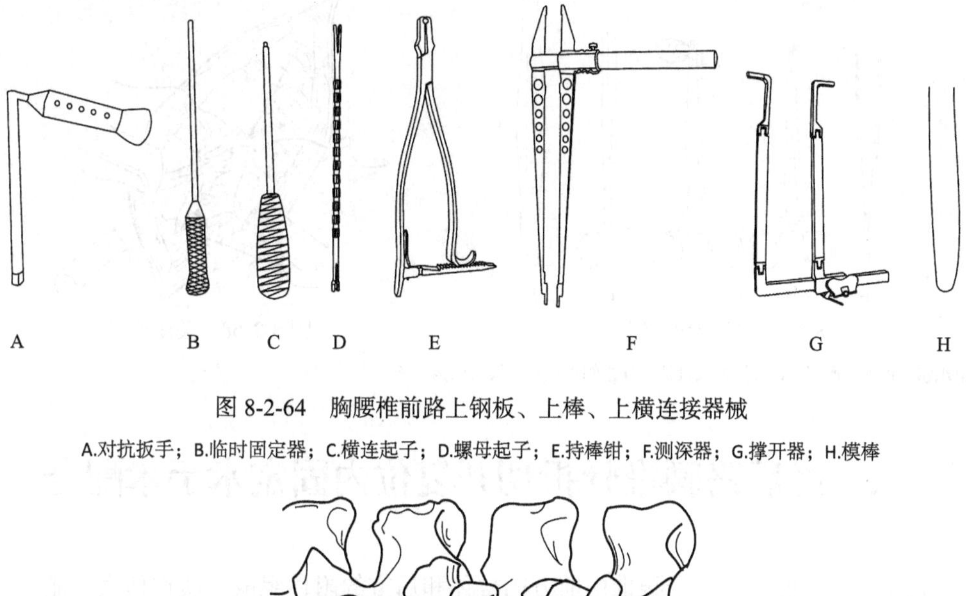

图 8-2-64 胸腰椎前路上钢板、上棒、上横连接器械

A.对抗扳手；B.临时固定器；C.横连起子；D.螺母起子；E.持棒钳；F.测深器；G.撑开器；H.模棒

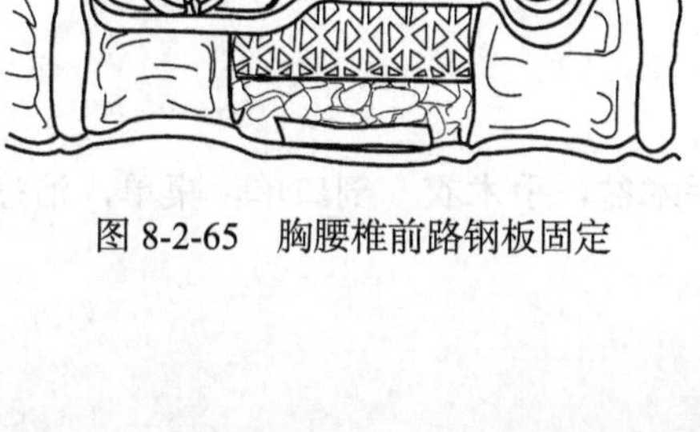

图 8-2-65 胸腰椎前路钢板固定

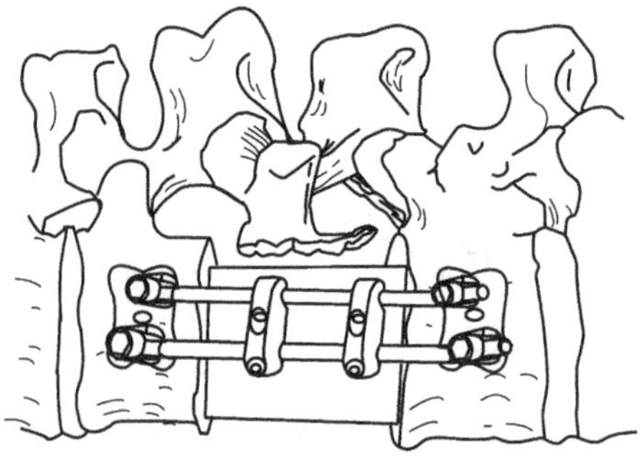

图 8-2-66 胸腰椎前路钉棒系统固定

7. 关闭切口

（1）彻底冲洗，去除拉钩。充分止血后安放引流管（24 号“T”形管或骨科引流管，胸椎手术则安胸腔引流管）。

（2）洗手护士、巡回护士共同清点用物无误，递 2-0/T 丝线闭合膈肌角或胸膜，1 号线关闭胸腔，0 号可吸收线连续缝合肌肉，3-0 丝线缝皮下组织。洗手护士、巡回护士共同清点手术用物无误后，递 3-0 丝线缝合皮肤。皮肤缝合完毕，洗手护士、巡回护士再次共同清点手术用物无误（图 8-2-67，图 8-2-68）。

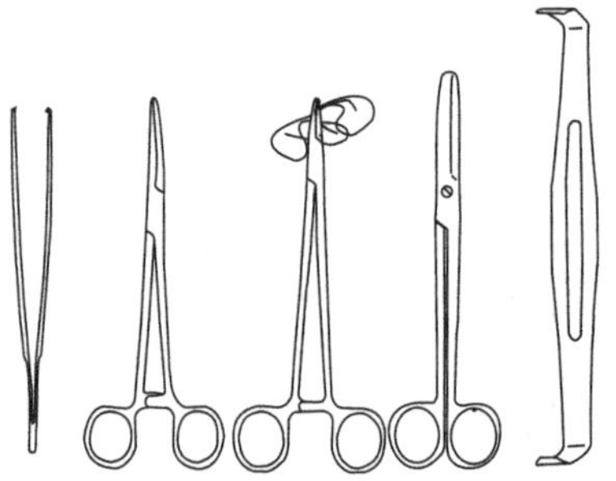

A B C D E

图 8-2-67 缝合切口器械

A.组织镊；B.弯止血钳；C.持针器及针线；D.组织剪；E.甲状腺拉钩

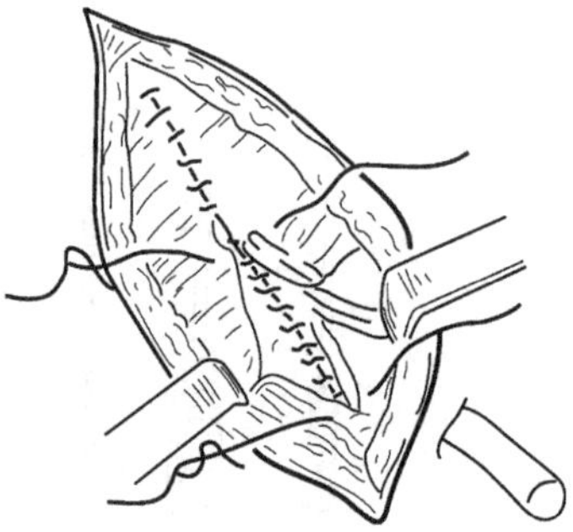

图 8-2-68 关闭切口

六、经后路腰椎骨折切开复位内固定术手术配合

人体有 5 个腰椎。每个腰椎由前方的椎体和后方的附件组成。腰椎体大而肥厚，椎体的横径大于矢状径；后方附件为椎弓，包括椎弓根、椎板、上下关节突、棘突和横突。

经后路腰椎骨折切开复位内固定术适应证：胸腰椎骨折脱位。

（一）手术用物

1. 常规布类 剖颅手术盆，手术衣，剖口单，桌单，治疗巾，中单。

2. 手术器械 脊柱后路手术器械，内固定器械。

3. 一次性用物

（1）常规物品：纱布 10 张，20 号刀片 2 张，11 号刀片 1 张，一次性电刀笔 1 个，一次性使用延长电极 1 个，双极电凝 1 个，一次性使用吸引管 1 根，一次性使用吸引头 1 根，电刀清洁片 1 张，髋下肢套针 1 板，一次性使用冲洗器 1 个，45cm×45cm 医用粘贴膜 1 张，10ml 注射器 2 副，吸收性明胶海绵 2～3 包，1.5cm×10cm 脑棉 1 包，骨蜡 1 包，手套按需准备，20 号“T”形管或骨科引流管 1 根。灯柄 1 个。

（2）缝线

1）非吸收线：3-0 丝线×1 包、2-0/T 丝线×1 包、0 号丝线×1 包（取髂骨者才需准备）。

2）可吸收线：0 号可吸收线×1 根。

（二）体位

俯卧位：头部垫软枕，胸部垫腋枕，髋部垫软枕（可用俯卧垫代替），双膝下垫泡沫垫，双足下垫腋枕，腹部悬空，双手自然放于头上两侧（图 8-2-69）。

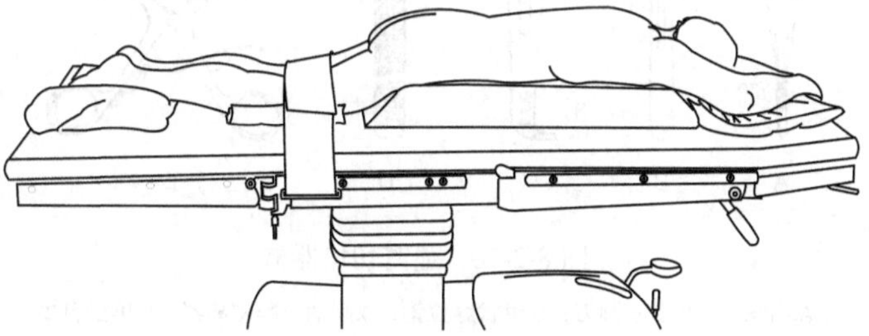

图 8-2-69 俯卧位

（三）消毒、铺巾

1. 消毒液 75%医用乙醇脱脂，碘伏消毒。

2. 消毒范围 切口周围 15～20cm 区域。

3. 铺巾

（1）折叠 1/4 的治疗巾 4 张铺切口四周。

（2）贴医用粘贴膜于手术切口。

（3）切口上缘横铺 1 张桌单，切口下缘纵铺 1 张桌单。

（4）铺剖口单 1 张。

（5）切口下缘纵铺 1 张桌单。

（四）手术配合

1. 切口

（1）用物清点及准备：洗手护士、巡回护士对点器械、纱布、纱球、脑棉、缝针、针头及所有用物。洗手护士配制肾上腺素生理盐水：200ml 生理盐水中加入 0.1%肾上腺素 1 支，浓度为 1∶200 000，以用作肾上腺素生理盐水棉片（简称肾水棉片），手术中止血用。高血压患者禁用，老年人及小儿剂量减半使用。

（2）固定：固定一次性电刀笔、双极电凝、一次性使用吸引管，上灯柄。

（3）切口：根据病变节段部位和节段在后正中作一纵形切口。

2. 显露切口

（1）主刀医生确认手术开始后，递 1∶200 000 肾上腺素生理盐水皮内注射，再递 20 号圆刀切开皮肤，更换另一圆刀及长组织镊上台分离浅筋膜。

（2）递电刀笔切割深筋膜，干纱布填塞止血，传递甲状腺拉钩拉开，切开胸腰背筋膜（图 8-2-70）。

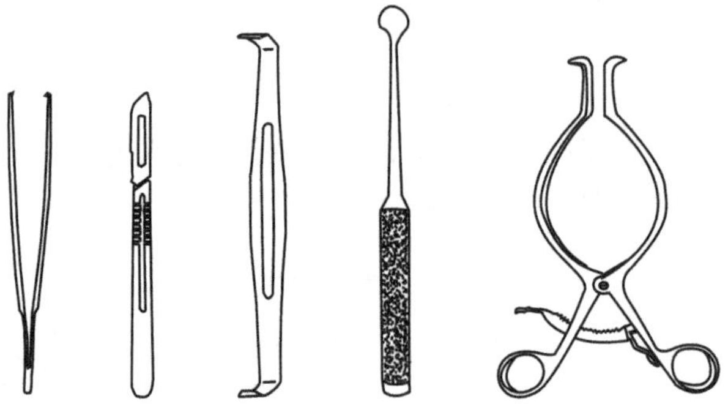

A B C D E

图 8-2-70 显露切口器械

A.组织镊；B.手术圆刀；C.甲状腺拉钩；D.圆柄骨膜剥离器；E.单齿自撑

3. 显露椎体 递浅单齿自撑 2 把撑开椎旁肌，递长柄骨膜剥离器显露骨折椎及上下正常椎大部分的关节突、椎板横突、浅单齿自撑改换深单齿自撑（图 8-2-71，图 8-2-72）。

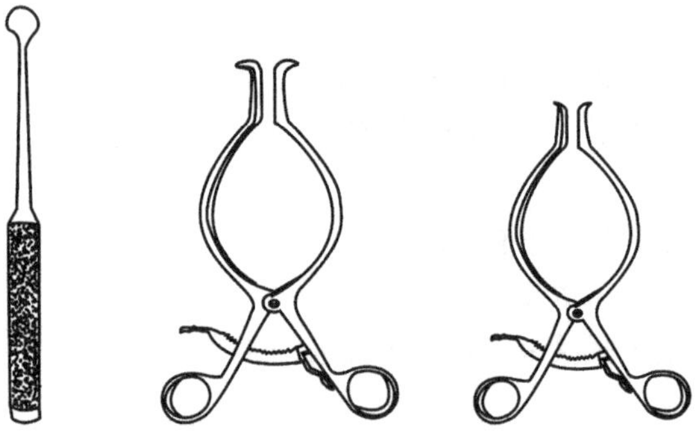

A B C

图 8-2-71 显露椎体器械

A.圆柄骨膜剥离器；B.深单齿自撑；C.浅单齿自撑

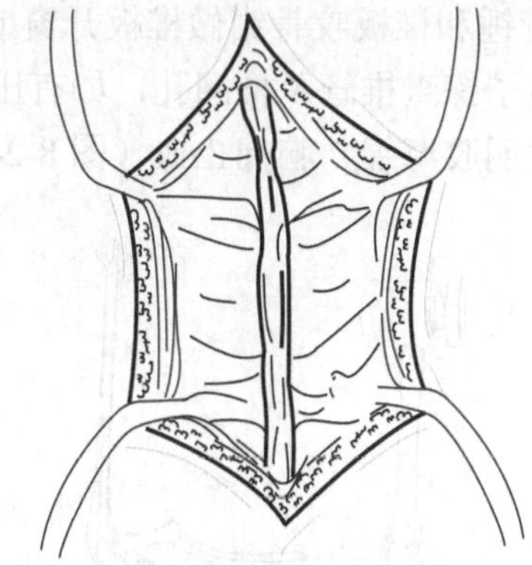

图 8-2-72 显露椎体

4. 上钉 递开路锥穿破椎弓根入口皮质，再用开路器攻破骨松质，然后用探针探查椎弓根骨性管道是否破裂，接着用丝锥，再上钉，C 形臂 X 线机透视位置准确后行减压（图 8-2-73，图 8-2-74）。

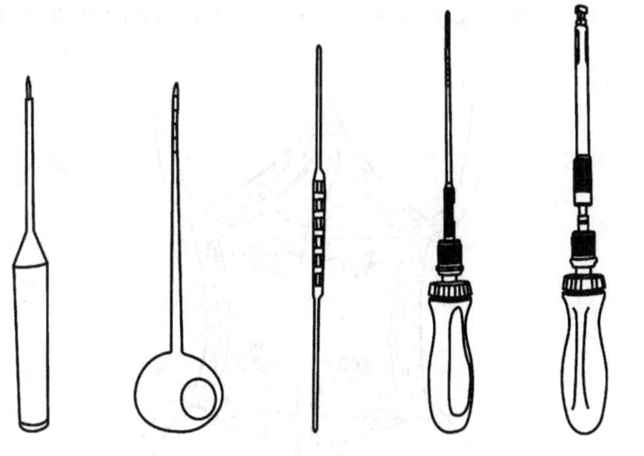

图 8-2-73 置入螺钉器械

A.开路锥；B.开路器；C.探针；D.丝锥；E.持钉器

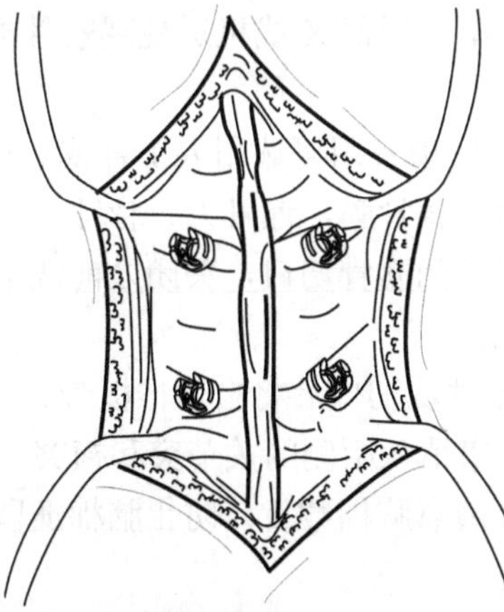

图 8-2-74 上钉

5. 减压 传递小骨刀、骨锤和椎板咬骨钳做椎板开窗或全椎板切除，递尖刀、髓核钳做椎间盘摘除，递神经剥离子探查椎管及椎间孔，如有压迫做相应节段的减压开窗。如有出血用双极电凝、吸收性明胶海绵、脑棉止血（图 8-2-75，图 8-2-76）。

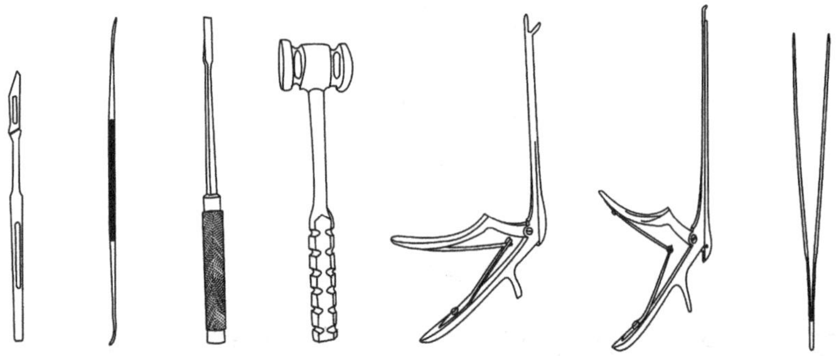

A　B　C　D　E　F　G

图 8-2-75　腰椎后路减压器械

A.手术尖刀；B.神经剥离子；C.骨刀；D.骨锤；E.髓核钳；F.椎板咬骨钳；G.尖平镊

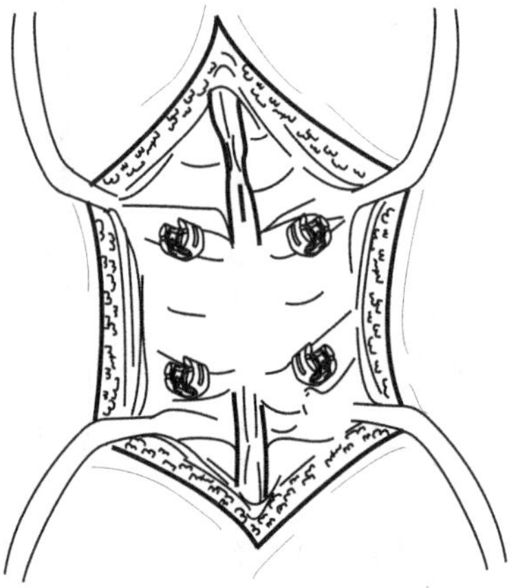

图 8-2-76　腰椎后路椎管减压

6. 固定 安装两侧金属棒，C 形臂 X 线机透视观察骨折复位效果。按需安装横向连接系统。

7. 取髂骨 如自体骨量不够植骨用可选用人工骨或取自体髂骨。递中长有齿镊、切皮刀、骨膜剥离器，剥离髂后上棘骨膜，递骨刀、骨锤、峨眉凿取髂骨骨松质。用块状骨蜡控制髂骨断面出血后逐层关闭髂骨切口，关闭之前洗手护士、巡回护士共同清点器械台上所有用物并确认准确无误。

8. 植骨 递生理盐水彻底冲洗切口后将自体椎板骨、棘突骨和取下的髂骨用骨剪剪成骨条或颗粒状，再使用长平镊植入两侧的关节突和横突（图 8-2-77，图 8-2-78）。植骨前洗手护士、巡回护士应共同清点脑棉数目，防止脑棉遗留在植骨块下端。

9. 关闭切口

（1）取出拉钩，彻底止血后安放引流管（20 号“T”形引流管或骨科引流管）。

（2）洗手护士、巡回护士共同清点用物无误后，安引流管，同时递上组织镊，9×27三角针穿 2-0/T 丝线和线剪。

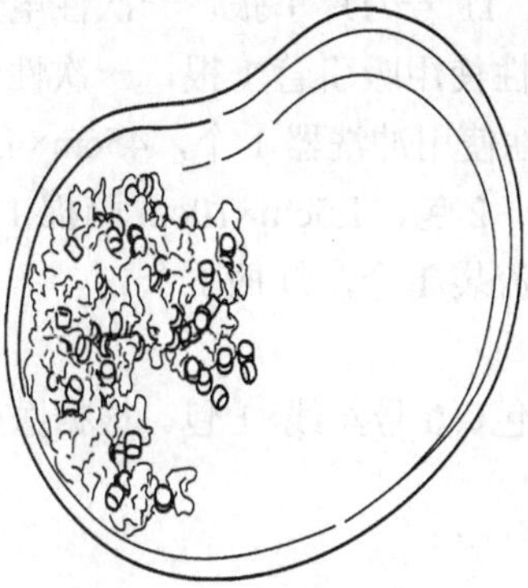

图 8-2-77 颗粒骨

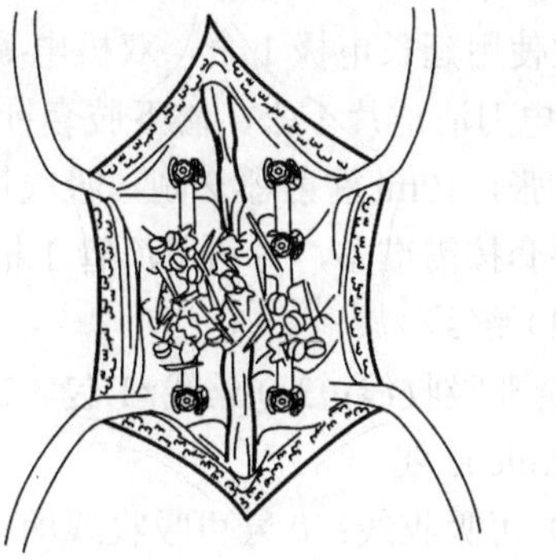

图 8-2-78 植入颗粒骨

（3）递甲状腺拉钩 1 把牵开皮肤，0 号可吸收线缝合肌肉与筋膜。

（4）13×24 针 3-0 丝线缝合皮下组织。

（5）洗手护士、巡回护士共同清点手术用物无误，递 9×27 三角针 3-0 丝线缝合皮肤。皮肤缝合完毕，洗手护士、巡回护士再次共同清点手术用物无误。递纱布、敷贴粘贴切口（图 8-2-79，图 8-2-80）。

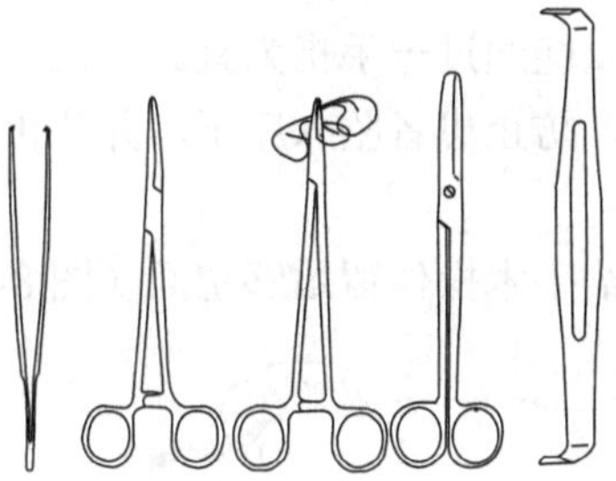

图 8-2-79 缝合切口器械

A.组织镊；B.弯止血钳；C.持针器及针线；D.组织剪；E.甲状腺拉钩

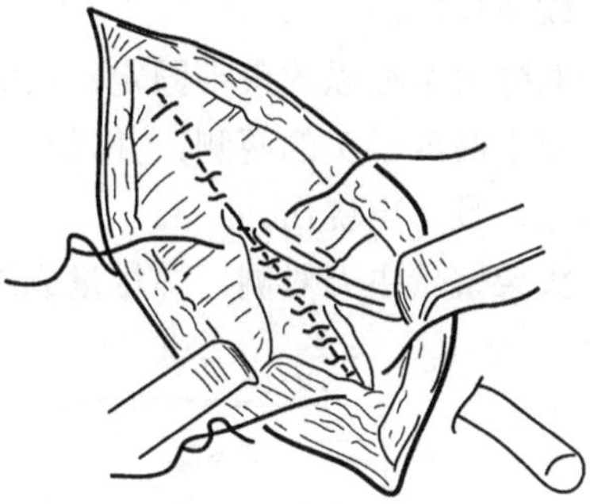

图 8-2-80 关闭切口

七、经后路脊柱半椎体切除植骨融合内固定术手术配合

半椎体属先天性脊柱侧凸，为胚胎发育异常造成。X 线片常表现为脊柱一侧有一三角形椎体，同侧后方附件结构也可为一侧椎板、横突等。

经后路脊柱半椎体切除植骨融合内固定术适应证：完全分节型或部分分节型，进展性或躯干失平衡的半椎体畸形，胸段以下均可行半椎体切除术。

（一）手术用物

1. 常规布类 剖颅手术盆，手术衣，剖口单，桌单，治疗巾，中单。

2. 手术器械 脊柱后路手术器械，脊柱后路特殊器械（医生专用手术器械）。

3. 一次性用物

（1）常规物品：纱布 10 张，20 号刀片 2 张，11 号刀片 1 张，一次性电刀笔 1 个，一次性使用延长电极 1 个，双极电凝 1 个，一次性使用吸引管 1 根，一次性使用吸引头 1 根，电刀清洁片 1 张，髋下肢套针 1 板，一次性使用冲洗器 1 个，45cm×45cm 医用粘贴膜 1 张，10ml 注射器 2 副，吸收性明胶海绵 1～2 包，1.5cm×10cm 脑棉 1 包，骨蜡 1 包，手套按需准备，骨科引流管 1 根，一次性引流袋 1 个，灯柄 1 个。

（2）缝线

1）非吸收线：3-0 丝线×1 包、2-0/T 丝线×1 包、0 号丝线×1 包。根据医生喜好准备 3-0▲Prolene 线。

2）可吸收线：0 号可吸收线×1 根。

（二）体位

俯卧位：

（1）患者俯卧，头下垫软枕，轻轻将头偏向一侧。胸部、耻骨联合垫腋枕，腹部以能通过一手为准。

（2）双膝处垫一薄泡沫垫，双足踝处垫一软枕，以双腿微曲为宜；如患者年龄及体型较小，软垫自制。

（3）双膝关节处以约束带固定，松紧适宜，以能通过一手指为宜。

（4）双上肢放于头的两侧，并以约束带固定，防止患者坠入床下，并防止皮肤接触床的金属边，预防电烧伤。

（5）头架置于主刀对侧，并尽量靠近头端，给手术操作留足够空间（图 8-2-81）。

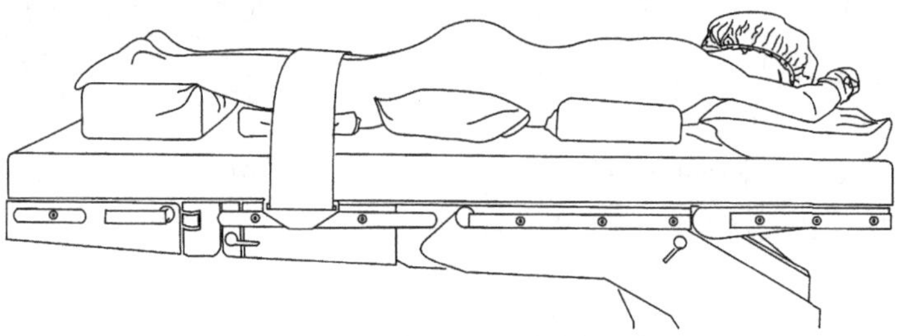

图 8-2-81 脊柱后路俯卧位

（三）消毒、铺巾

消毒、铺巾方法见本章本节经后路腰椎骨折切开复位内固定术手术配合。

（四）手术配合

1. 切口

（1）用物清点及准备：洗手护士、巡回护士对点器械、纱布、纱球、脑棉、缝针、针头及所有用物。洗手护士配制肾上腺素生理盐水：200ml 生理盐水中加入 0.1%肾上腺素 1 支，浓度为 1∶200 000，以用作肾上腺素生理盐水棉片（简称肾水棉片），手术中止血用。高血压患者禁用，老年人及小儿剂量减半使用。

（2）固定：固定一次性电刀笔、双极电凝、一次性使用吸引器管，上灯柄。

（3）切口：后正中线切口，一般需要显露半椎体上下各两个节段，显露两侧椎根、关节突、横突。

2. 显露切口

（1）主刀医生确认手术开始后，递 1∶200 000 肾上腺素生理盐水皮内注射，再递 20 号圆刀切开皮肤，更换另一圆刀及长组织镊。

（2）递电刀笔切开皮下及筋膜，传递 2 把甲状腺拉钩及浅单齿自撑显露切口（图 8-2-82）。

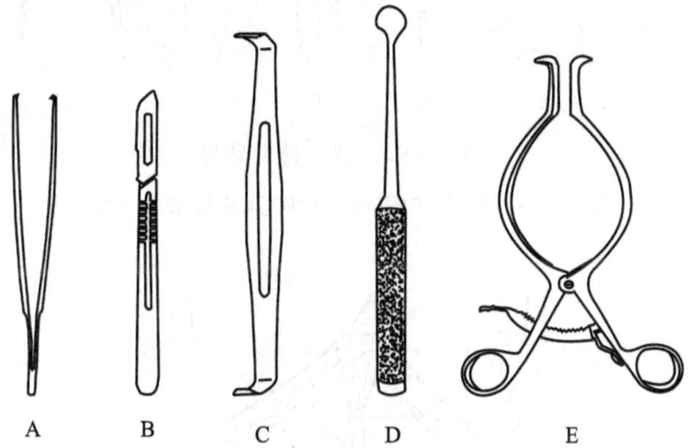

图 8-2-82 入路器械

A.组织镊；B.手术圆刀；C.甲状腺拉钩；D.圆柄骨膜剥离器；E.单齿自撑

3. 定位 一般定位不难，若不确定半椎体位置，则需 C 形臂 X 线机辅助定位。

4. 椎板显露 传递 2 把深单齿自撑撑开切口，自棘突的骨膜下剥离椎旁组织，传递圆柄骨膜剥离器，钝性分离棘突旁肌肉、软组织，充分暴露半椎体上下各两个节段的两侧椎根、椎板、上下关节突及横突（图 8-2-83）。

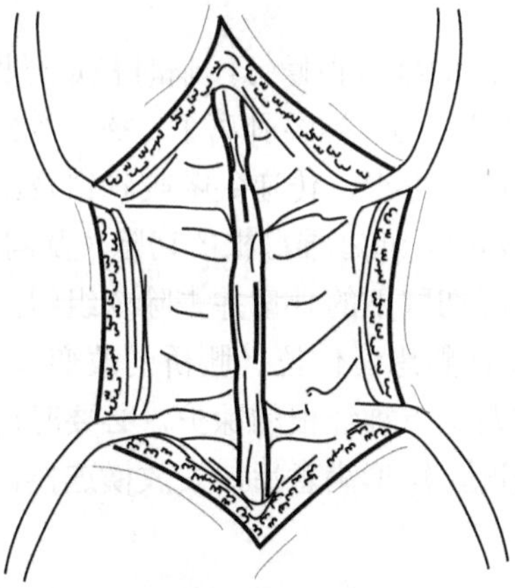

图 8-2-83 显露椎板

5. 置入螺钉 传递置入螺钉所需要的开路锥、开路器、持钉器、丝攻、测深尺等内固定器械，半椎体上下 2 个节段安置双侧合适长度和粗细的椎弓根螺钉，术中 C 形臂 X 线机透视螺钉位置（图 8-2-84，图 8-2-85）。

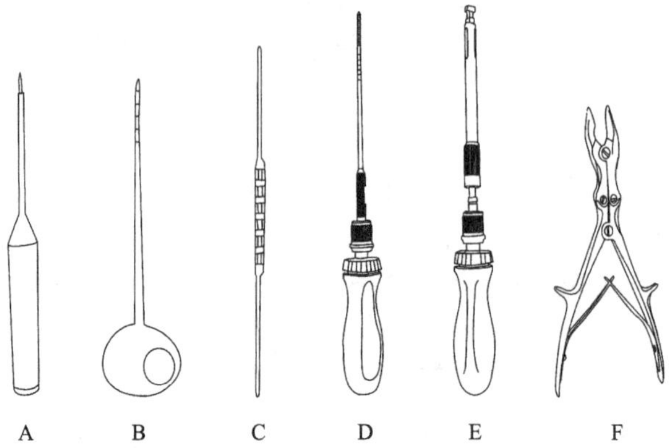

图 8-2-84 置入螺钉器械

A.开路锥；B.开路器；C.探针；D.丝攻；E.螺钉起子；F.咬骨钳

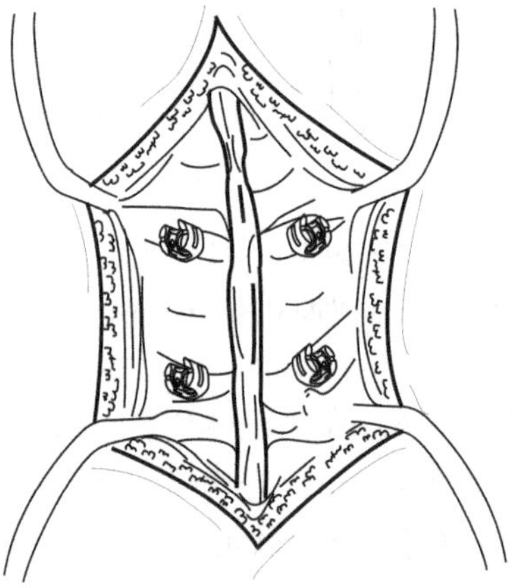

图 8-2-85 置入螺钉

6. 置入棒 连接半椎对侧的椎弓根螺钉，临时稳定脊椎。

7. 半锥体切除 传递手术尖刀、神经剥离子，探查神经根及硬脊膜；传递椎板咬骨钳、髓核钳，切除椎间盘及髓核组织，传递尖嘴咬骨钳及刮匙切除半椎体的椎根、椎弓根，探查清楚半椎的椎弓根四壁，通过椎弓根的切除（及同侧的横突），达到前方半椎结构。用湿生理盐水纱布保护好切取下的骨量并去除软组织，以作植骨用（图 8-2-86）。

8. 连接双侧钛棒 通过调整患者体位（腰桥的改变），或通过椎弓根螺钉进行加压对侧凸进行矫正，注意脊髓及上下神经根的保护，必要时前方放入钛网支撑；C 形臂 X 线机透视：观察评估矫形情况，矫形满意后，安放横连接，锁紧螺钉；传递明胶海绵覆盖硬膜（图 8-2-87）。

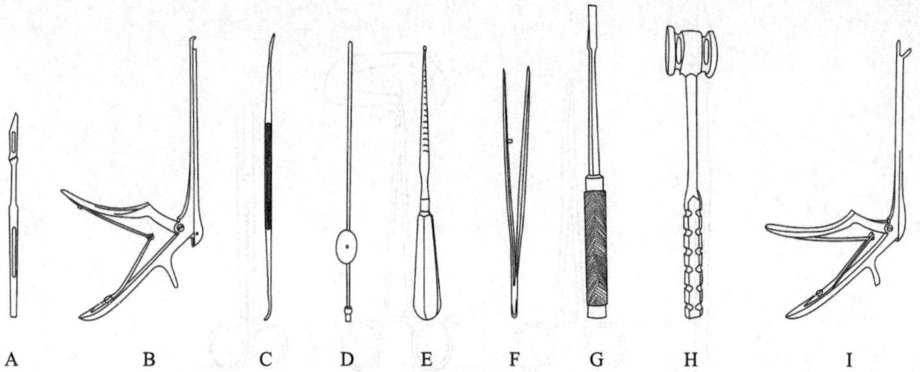

图 8-2-86　半锥体切除器械

A.手术尖刀；B.椎板咬骨钳；C.神经剥离子；D.吸引头；E.骨科刮匙；F.解剖镊；G.骨刀；H.骨锤；I.髓核钳

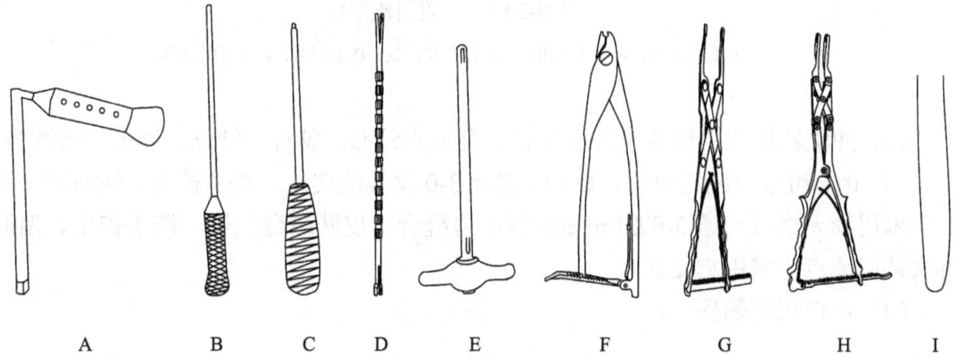

图 8-2-87　连接钛棒器械

A.对抗扳手；B.临时锁定起子；C.改刀；D.持帽器；E.断钉起子；F.持棒钳；G.加压器；H.撑开器；I.模棒

9. 植骨床准备及植骨　递磨钻将上下各 1 个节段的椎弓根完全去皮质化，进行植骨融合（图 8-2-88）。

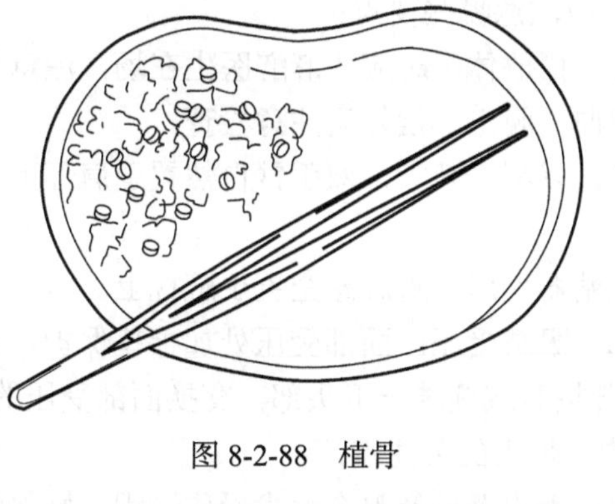

图 8-2-88　植骨

10. 放横连接　传递横连接，安置横连接以增加内固定结构的扭力。

11. 关闭切口

（1）传递手术尖刀、中弯血管钳、骨科引流管、2-0/T 丝线 1 针固定好引流管(图 8-2-89)。

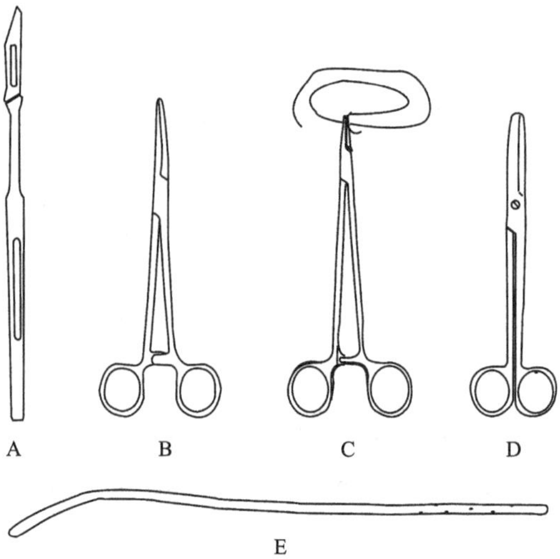

图 8-2-89 安置引流器械

A.手术尖刀；B.弯止血钳；C.持针器及针线；D.组织剪；E.骨科引流管

（2）冲洗器抽取生理盐水冲洗切口，并清点纱布、脑棉、纱球、器械、缝针等用物。

（3）0 号可吸收线缝肌层，13×24 圆针 3-0 丝线缝皮下。洗手护士、巡回护士共同清点手术用物无误后，递 3-0▲Prolene 线皮内缝合。皮肤缝合完毕，洗手护士、巡回护士再次共同清点手术用物无误。

（4）切口用敷贴保护。

（五）特殊关注点

1. 麻醉诱导期 护士的关注点：

（1）该手术患者多为小孩，麻醉前应多关心，鼓励患儿，使其轻松面对麻醉。

（2）该手术出血量较多，术前应建立 2 条畅通的静脉通道。

2. 体位准备 护士应注意哪些要点：

（1）患者为俯卧位，摆放体位时应与麻醉医生在场，注意气管插管、尿管及输液管道的畅通，勿折叠、扭曲、脱出。摆好后注意检查。

（2）注意腹部悬空，以利于呼吸，双手臂自然置于肩部上方，肘关节轻度屈曲，维持患者的功能位。

（3）男性避免外生殖器受压，脚趾悬空置于腋枕上。

（4）注意预防面部、眼睛受压。面部受压处加棉垫保护，在不影响手术操作和麻醉的情况下每 2h 给予面部按摩或旋转一下头部，交换面部受压的侧别。

3. 手术配合过程中 护士的关注点：

（1）洗手护士：熟悉手术器械及整个手术操作过程，娴熟默契地配合手术医生，尽量缩短手术操作时间。

（2）巡回护士

1）在进行唤醒实验时，要协助麻醉师注意保护患者的气管插管，防止其脱出，并要及时观察患者的双下肢活动情况，并报告主刀医生。

2）注意患者的输液量，因多数患者是小孩，既要及时补充血容量，又要注意避免输入过多引起并发症。

4. 麻醉清醒期　护士的关注点：手术结束后患者仰卧于推床上，巡回护士和主管医生应留守在推床旁，防治患者烦躁坠床。适当约束并盖好被子保暖。

5. 搬运患者　护士的关注点：

（1）与麻醉师一起将患者呈“一”字翻身于手术推床上。

（2）注意保护患者各路管道连接情况，避免脱落、折叠或受压，并检查患者皮肤受压程度，搬至推床后及时使用床挡保护患者。

（3）将患者所有用物和病历一并置于推床下层，并口头与运送工人交接。

（朱晓燕　李　涛　鄢　伟　黄智慧）

第三节　脊柱微创手术配合

微创外科通常是指在影像系统的帮助下通过管道化技术进行的外科手术。微创手术以其创伤小、出血少、手术快、并发症少、恢复快等特点，近年得到较快发展，特别是腹腔镜技术已经广泛应用于临床。而骨科胸腔镜、椎间孔镜、椎体成形等微创技术是近十年才在国内脊柱外科中得到应用。

一、经皮椎体成形和椎体后凸成形术手术配合

经皮椎体成形术、椎体后凸成形术，因其具有手术创伤小、缓解疼痛满意、明显改善生活及活动能力、安全性高等特点，成为治疗骨质疏松性椎体压缩骨折、椎体恶性肿瘤、创伤等椎体疾病的重要方法之一。

（一）手术用物

1. 常规布类　剖颅手术盆，手术衣，剖口单，桌单。

2. 手术器械　大外活器械包，骨锤 1。

3. 一次性用物

（1）常规物品：11 号尖刀片 1 张，10ml 注射器 3 副，20ml 注射器 1 副，纱布 10 张，手套 6 双，C 形臂 X 线机保护套 1 个，根据手术节段准备合适的医用粘贴膜 1 张（30cm×20cm 或 45cm×45cm），6cm×10cm 敷贴 1 张。

（2）缝线：3-0▲可吸收线×1 根。

4. 特殊用物　KYPHON 骨定位针 1 根，骨定位系统（软组织扩张器、工作套管、导针、高精度钻）1 套，骨填充器 3～6 根，骨水泥（含钡显影剂）1 盒。椎体后凸成形

术还需备 KYPHON+XPANDER 球囊扩张压力泵及球囊扩张器一套、病房带入碘海醇造影剂 20ml（图 8-3-1）。

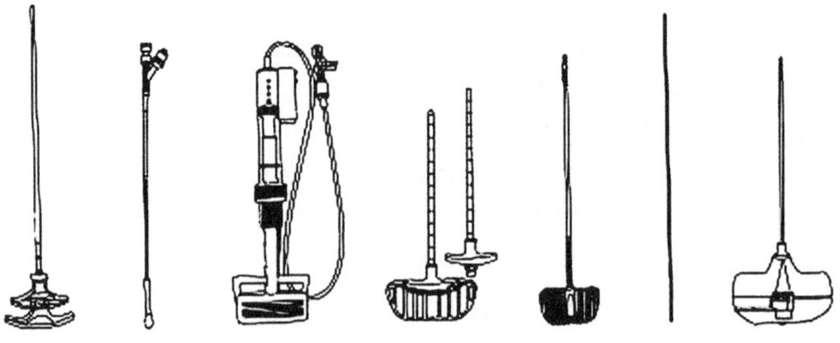

图 8-3-1 椎体后凸成形特殊用物

A.骨填充器；B.球囊扩张器；C.球囊扩张压力泵；D.软组织扩张器；E.高精度钻；F.导针；G.骨定位针

5. 其他 结合透视用于手术切口定位的工具，C 形臂 X 线机 1 台，铅屏壁 3 个。

（二）体位

俯卧位：

（1）将患者面部侧放于软枕上，胸部及耻骨联合分别放于腋枕及泡沫垫上，膝下放一泡沫垫，踝关节下放一软枕，上肢固定于头部两侧，腘窝处用束脚带固定（图 8-3-2）。

（2）头架固定于主刀医生对侧床头，头架下缘齐患者枕部，床尾放托盘。

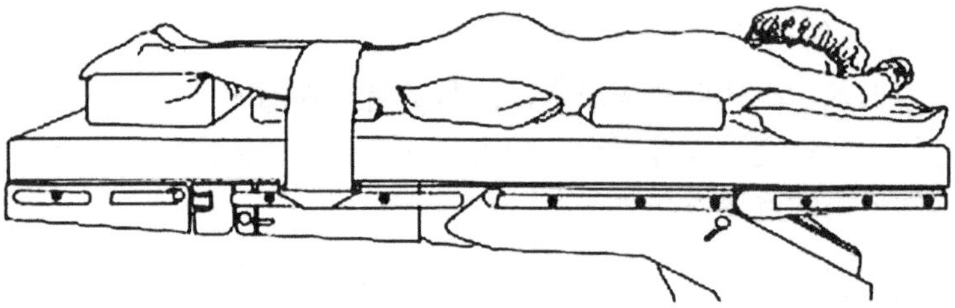

图 8-3-2 俯卧位

（三）术前定位

结合透视用于手术切口定位的工具放于手术预切口部位，在 C 形臂 X 线机下透视定位后画线。

（四）消毒、铺巾

1. 用物清点 术前洗手护士与巡回护士共同清点器械台上器械、缝针、刀片、注射器针头、纱球、纱布等数目，巡回护士及时准确记录在手术器械清点单上。

2. 配制局部麻醉药　用2%利多卡因20ml+生理盐水20ml，配制成1%的利多卡因。

3. 消毒液　75%医用乙醇脱脂，碘伏消毒。

4. 消毒范围　手术切口周围15～20cm。

5. 铺巾

（1）折叠1/4的治疗巾4张铺切口四周。

（2）贴医用粘贴膜。

（3）切口上缘至头架前方横铺1张桌单，切口下缘至托盘纵铺1张桌单。

（4）纵向铺剖口单1张，再横向铺剖口单1张，长的一端在主刀医生一侧，下缘离地面约30cm，C形臂X线机上方套C形臂X线机保护套，以预防C形臂X线机来回移动时污染手术区域。

（5）切口下缘至托盘再纵铺1张桌单。

（五）手术配合

该手术常选择单侧或双侧椎弓根入路。

1. 手术定位　递局麻药进行局部麻醉，递针头插入手术节段周围软组织再次定位。递11号手术尖刀切皮1～2mm，递骨定位针在C臂X线机透视下经皮、椎弓根穿刺，递骨锤轻击进入病变椎体（图8-3-3，图8-3-4）。

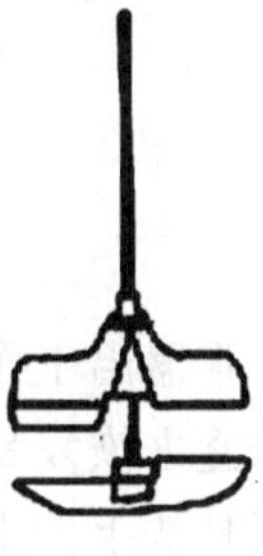

图8-3-3　定位常用器械

A.骨定位针；B.导针；C.手术尖刀；D.骨锤

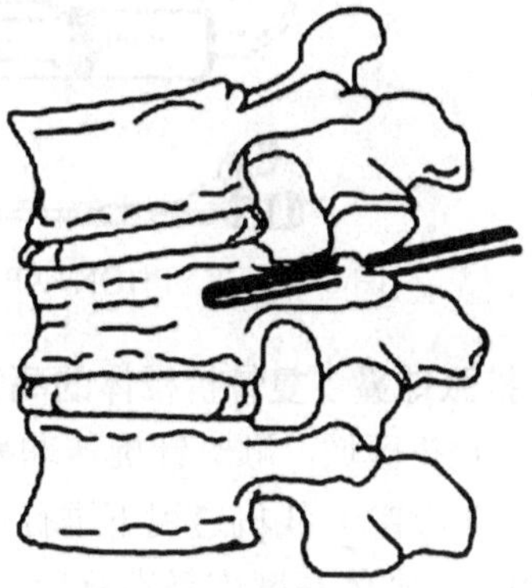

图8-3-4　骨定位针定位

2. 建立工作通道　取出骨定位针的针芯，递骨定位系统的导针经骨定位针的外鞘进入，导针超过骨定位针的外鞘2～3mm为宜，然后拔出骨定位针的外鞘，留导针在原位；递KYPHON软组织扩张器及工作套管沿导针放入，以超过椎体后缘至少4mm处（C形臂X线机透视下进行）；拔出导针、软组织扩张器，只留下工作套管。此时递高精度钻在椎体内为球囊扩张器的放置建立通道，至椎体前缘2～3mm为宜。同时，可将钻头上附着的骨组织送活检，以排除恶性病及骨软化症的可能性（图8-3-5，图8-3-6）。

3. KYPHON+XPANDER球囊扩张压力泵及球囊扩张器的准备　洗手护士首先用膨胀注射器抽入碘海醇造影剂20ml，然后取下球囊扩张压力泵手柄上的红色锁扣，打开压力泵上开关，将膨胀注射器连接到球囊扩张压力泵延长管上的三通上，向后拉球囊扩张压力泵的手柄吸入碘海醇造影剂20ml，排尽延长管及三通内的空气；然后将膨胀注射器连接到球囊扩张器注入少量空气以检查球囊是否漏气，确认完好后再将球囊扩张器连接到球囊扩张压力泵的三通上（图 8-3-7）。

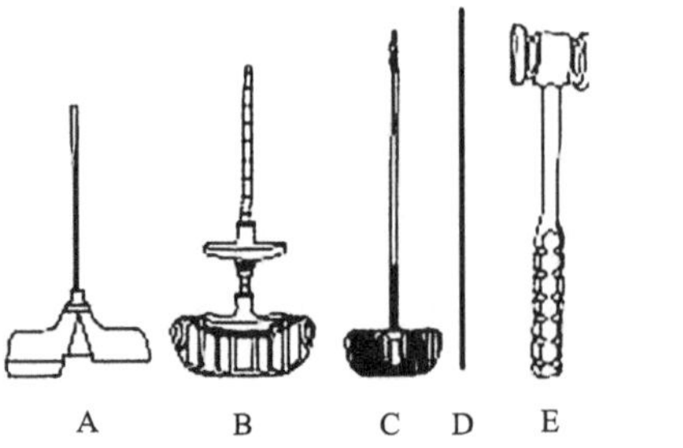

图 8-3-5　建立工作通道使用的器械

A.骨定位针；B.工作套管；C.高精度钻；D.导针；E.骨锤

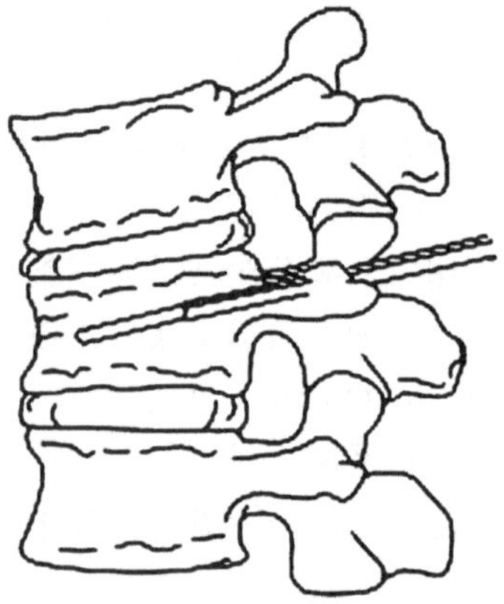

图 8-3-6　骨定位系统的导针定位

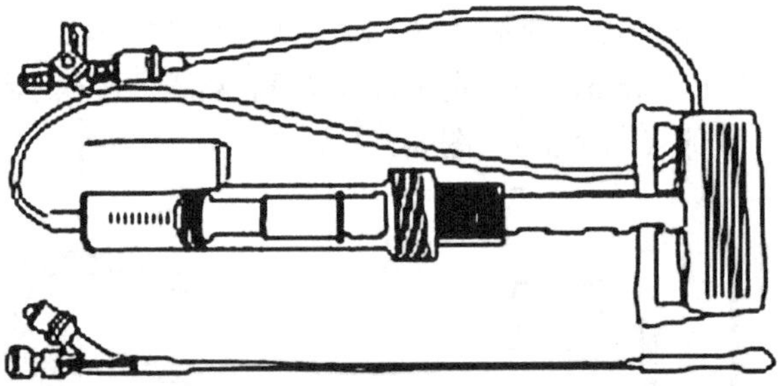

图 8-3-7　KYPHON+XPANDER 球囊扩张压力泵及球囊扩张器

4. 扩张球囊恢复骨折椎体的高度　递准备好的 KYPHON 球囊扩张器沿工作套管放入，置于骨折区域，顺时针旋转球囊扩张压力泵以注射造影剂扩张球囊来恢复骨折椎体的高度（C 形臂 X 线机透视下进行，以了解椎体高度的恢复情况，同时洗手护士开始调制骨水泥），椎体高度恢复满意后，逆时针旋转膨胀注射器以抽出造影剂取出球囊（图 8-3-8，图 8-3-9）。

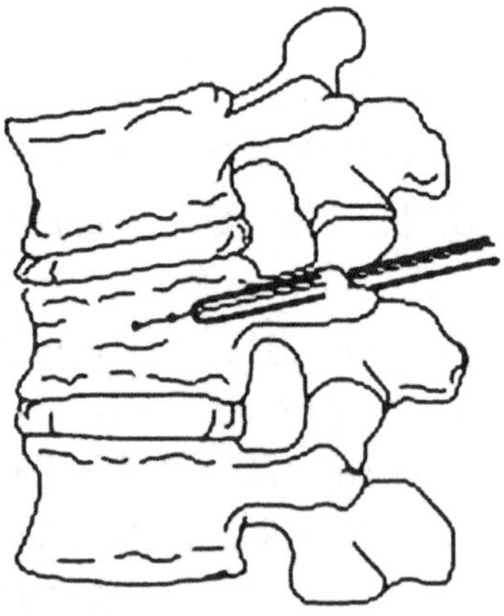

图 8-3-8　放入 KYPHON 球囊扩张器

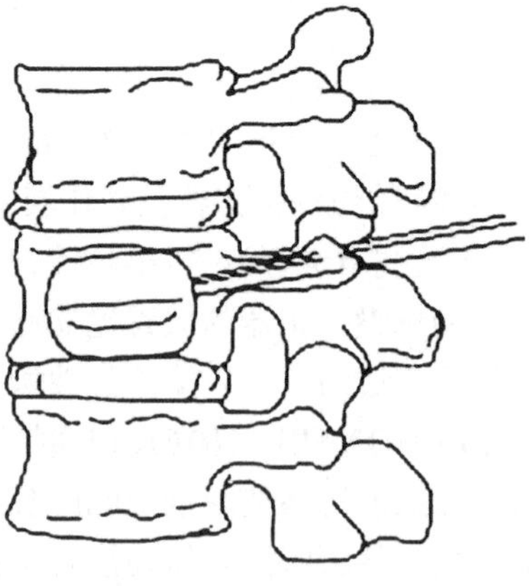

图 8-3-9　KYPHON 球囊扩张器的球囊扩张

5. 准备骨水泥　选用注射用的Ⅲ型丙烯酸树脂骨水泥，是由甲基丙烯酸甲酯共聚物（粉剂）与甲基丙烯酸甲酯单体（液体）组成的室温自凝黏固剂。按粉、液比为 2g∶1ml 的比例配合使用。先将全部骨水泥粉 10g 放入容器，然后加入 5ml 液体，并不断按一个方向搅拌，尽量减少空气夹带，因为气泡可改变骨水泥的力学性能。调成丝状时，用 10ml 注射器（不带针头）抽吸骨水泥注入 3～6 根骨填充器内（每根 1.5ml），同时放入骨填充器通条，约 1min 后骨水泥成牙膏状。

6. 填充骨水泥　递骨填充器通过工作套管置入椎体，用骨填充器通条将调制成牙膏状的骨水泥推入椎体，每推 0.5～1.0ml，需透视 1 次以观察骨水泥在椎体内的渗透情况，直到椎体内空隙填满（一旦发现骨水泥泄漏出椎体，立即停止灌注）为止。从骨水泥开始调制到注射完成应控制在 10～15min 内，最后用 C 形臂 X 线机对病椎行正、侧位透视，观察骨水泥在椎体内渗透的整体情况（不能渗透至椎管及椎体间隙）（图 8-3-10～图 8-3-12）。

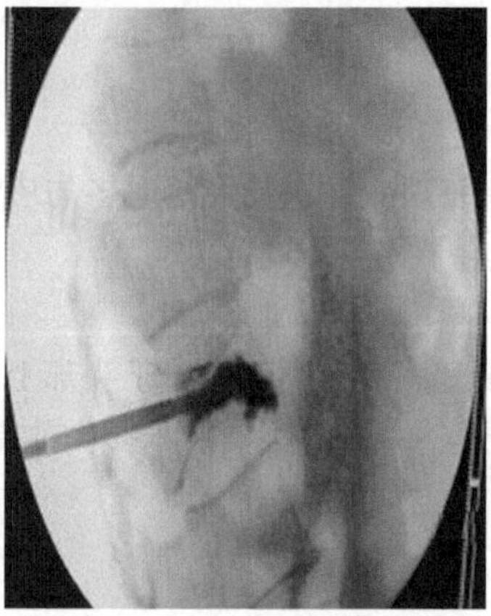

图 8-3-10　椎体侧位片

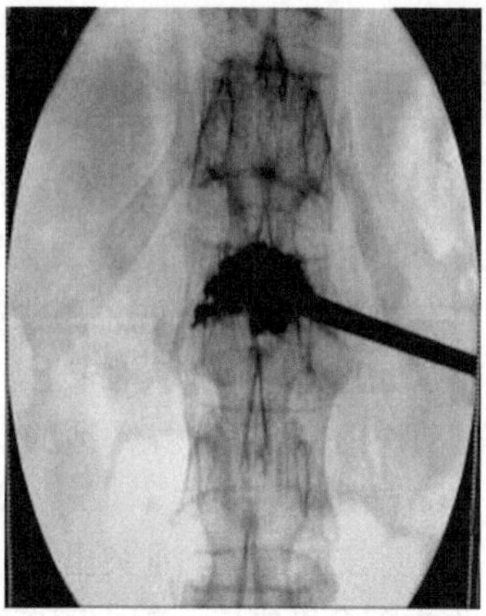

图 8-3-11　椎体正位片

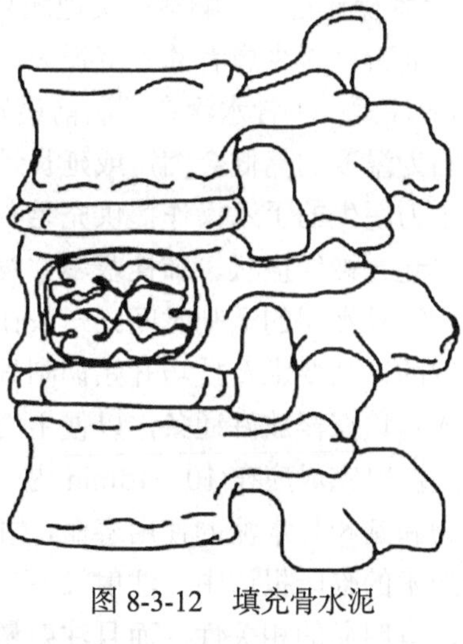

图 8-3-12　填充骨水泥

7. 清点用物　关闭手术切口前清点手术台上所有用物，应与术前清点的所有用物数目一致，方能关闭切口。

8. 切口的处理及关闭 病变椎体高度及骨水泥在椎体内的渗透情况满意后，递 10ml 罗哌卡因通过切口在其周围肌肉及皮下注射（减轻手术创伤引起的术后疼痛）。递 3-0▲可吸收线缝合穿刺点，递组织镊掀开切口周围粘贴膜，递碘伏溶液纱球消毒手术切口及周围皮肤，然后贴上 6cm×10cm 的手术敷贴。

9. 清点用物 关闭手术切口后再次清点手术台上所有用物，应与术前、关闭手术切口前清点的所有用物数目一致。

10. 归还器械 洗手护士将手术器械初步清洁后送到清点间，再与供应室老师共同清点后分类登记。

11. 搬运患者 手术结束后去除所有铺巾及粘贴膜，巡回护士与麻醉师、医生一起将患者呈“一”字翻身于手术推床呈仰卧位。如果局部麻醉患者的感觉和运动功能正常、生命体征平稳则直接送回病房，而全麻患者要等到患者清醒后，检查患者的感觉和运动功能，患者的感觉和运动功能正常、生命体征平稳后送麻醉复苏室。

（六）特殊关注点

1. 麻醉诱导期 护士的关注点：该手术多为局部麻醉。注射局麻药时多与患者交流，如有不适及时汇报给主刀医生，停止注射并遵医嘱给予相应处理。

2. 体位准备 护士应注意哪些要点：

（1）协助患者俯卧于手术床上，腹部悬空避免受压，双上肢舒适置于头部上端两边，让患者主动说出俯卧后有无不适的地方，及时给予调整，在不影响手术操作前提下尽量让患者体位舒适。

（2）注意皮肤受压，骨突出部位给予相应保护。

3. 手术配合过程中 护士的关注点：

（1）洗手护士

1）熟悉手术器械及整个手术操作过程，娴熟默契地配合手术医生，尽量缩短手术操作时间，从而减少局麻患者的痛苦，减少患者的经济损失。

2）骨水泥的调制及使用应注意：①骨水泥在调制前最好放入冰箱冷藏 2～4h，一直到手术使用前取出来调制，因为温度的高低会缩短或延长骨水泥的凝固、应用时间，温度越低，固化速度越慢，给主刀医生的手术操作提供充足时间。另外，骨水泥太稀，容易渗透到椎管及椎体间隙，引起脊神经症状、肺栓塞等并发症；骨水泥太干，则容易凝固，浪费骨填充器和骨水泥。②骨水泥的调制时间：一般在主刀医生开始进行球囊扩张椎体时，洗手护士就按骨水泥的调制要求及技巧开始调制骨水泥，在骨水泥调制成丝状时，迅速用注射器抽吸并注入骨填充器放好通条，以便主刀医生及时使用。③骨水泥推注时间：从骨水泥开始调制到注射完成应在 10～15min 内一次性顺利注射完骨水泥，这样才能增加骨水泥承受的压力和延长骨水泥的使用寿命，才能使脊柱的稳定性保持更久。④骨水泥的用量：在椎体成形术的临床报道中，注射 2～7ml 骨水泥就可缓解疼痛，但疼痛的缓解与骨水泥的用量没有明显的相关性，而且注射量越大，泄漏的机会就越大。所以，我们在 C 形臂 X 线机透视下推注骨水泥，只需把球囊扩张椎体的空隙填满为止，据统计发现胸椎 3～5ml，腰椎 4.5～7ml。很多临床研究证明，不宜强行加压推注骨水泥，尽量减少骨水泥渗透到椎管及椎体间隙的机会，从而减少并发症的发生。

（2）巡回护士：手术中严密观察患者的生命体征，特别是局部麻醉的患者，大都非常紧张、恐惧，容易出现血压升高、心率增快的现象，所以随时与患者保持正常交流，了解患者在手术医生操作时下肢感觉运动的变化，并对患者不了解的感觉和症状给予合理耐心的解释和心理疏导，以缓解患者紧张、恐惧情绪，尽量配合医生完成手术。

4. 麻醉清醒期　护士的关注点：协助局麻患者手术结束后仰卧于推床上，适当约束并盖好被子保暖。

5. 搬运患者　护士的关注点：完善病历的书写，将患者所有用物和病历一并置于推床下层，并口头与运送工人交接。

搬运人员：由手术医生、麻醉医生、巡回护士三方参加，将患者呈“一”字翻身于手术推床呈仰卧位，保障患者安全。

二、经皮内镜下椎间盘髓核摘除术手术配合

经皮椎间孔镜技术（percutaneous endoscopic lumbar discectomy, PELD），是 20 世纪 90 年代逐步发展并完善的先进技术，对于保守治疗无效的腰椎间盘突出症，是一种安全有效的治疗选择。该技术是现代微创脊柱外科技术的重要组成部分。可采用局麻或全麻，仅 7mm 微小皮肤切口，对椎管内干扰小，于内镜下取出突出变性髓核组织，对椎旁肌、黄韧带等结构损伤小、对脊柱稳定性影响小，与传统的椎板开窗椎间盘髓核摘除术相比，具有独到的优势。

（一）手术用物

1. 常规布类　剖颅手术盆，手术衣，剖口单，桌单。

2. 手术器械　大外活器械包，脊髓穿刺插件 1 套，经皮内镜特殊器械 1 套。

3. 一次性用物

（1）常规物品：11 号尖刀片 1 张，5ml 注射器 1 副，10ml 注射器 2 副，20ml 注射器 1 副，纱布 10 张，手套 6 双，三通 2 个，一次性使用吸引管 2 根，玻璃接头 2 个，40cm 长的硅胶水管 2 根，三升袋冲水管 1 根，医用粘贴膜（45cm×45cm 2 张、45cm×45cm 脑外专用薄膜 2 张），6cm×10cm 敷贴 1 张，C 形臂 X 线机保护套 1 个，20cm×200cm 腔镜套 1 个。

（2）特殊用物：一次性可屈性双频射频电极 1 根（图 8-3-13）。

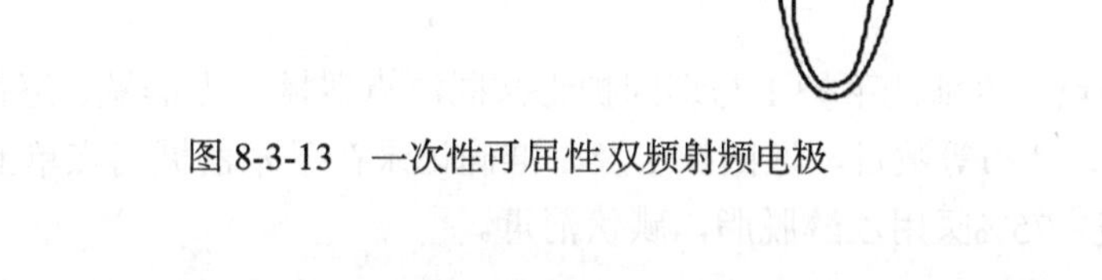

图 8-3-13　一次性可屈性双频射频电极

（3）缝线：可吸收线 3-0▲×1 根。

4. 其他 结合透视用于手术切口定位的工具，C 形臂 X 线机 1 台，铅屏壁 3 个，摄像主机、光源、显示器、双频射频机。

（二）手术体位

俯卧位：

（1）将患者俯卧于手术床，面部侧放于软枕上，胸腹部位于俯卧垫上，膝下放一泡沫垫，踝关节下放一软枕，上肢固定于头部两侧，腘窝处用束脚带固定（松紧适宜）。

（2）头架固定于主刀医生对侧床头，头架下缘齐患者枕部，床尾放托盘。

（3）定位前根据手术节段要求摇起手术床腰桥使患者的腰前弓减少，尽量使椎板间隙张开，以利于工作管道进入（图 8-3-14）。

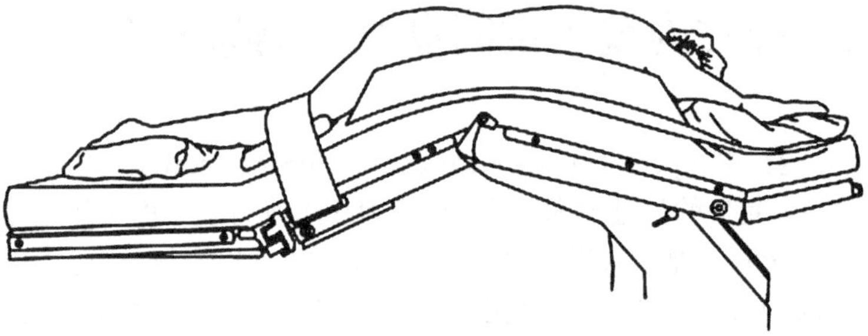

图 8-3-14　调整腰桥后的俯卧位

（三）术前定位

手术采用经皮椎间孔和椎板间两种入路方式。手术操作前在 C 形臂 X 线机透视下精确定位并做画线标记（图 8-3-15）。

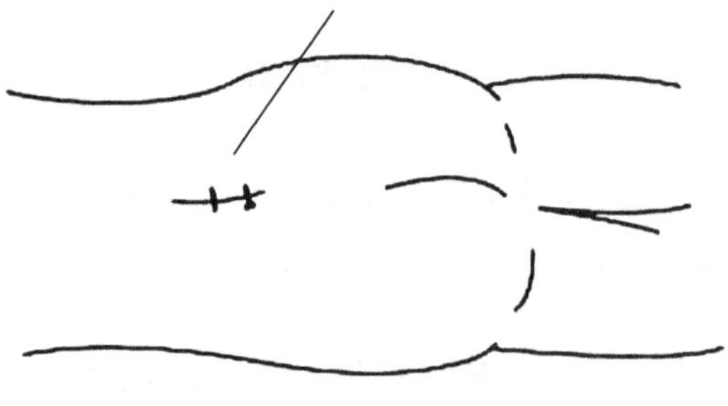

图 8-3-15　椎板间隙入路定位画线标记

（四）消毒、铺巾

1. 用物清点 术前洗手护士与巡回护士共同清点器械台上器械、缝针、刀片、注射器针头、纱球、纱布等数目，巡回护士及时准确记录在手术器械清点单上。

2. 消毒液 75%医用乙醇脱脂，碘伏消毒。

3. 消毒范围　沿手术切口画线正中开始消毒至切口周围15～20cm。

4. 铺巾

（1）折叠1/4的治疗巾4张铺切口四周。

（2）贴医用粘贴膜。

（3）切口上缘至头架前方横铺1张桌单，切口下缘至托盘纵铺1张桌单。

（4）纵向铺剖口单1张，再横向铺剖口单1张，长的一端在主刀医生一侧，下缘离地面约30cm，C形臂X线机上方套C形臂X线机保护套，以预防C形臂X线机来回移动时污染手术区域。

（5）切口下缘至托盘纵铺1张桌单。

（6）粘贴袋式（脑外专用）手术薄膜2张，两袋口之间间隔距离约35cm，袋子下端打结预防术中冲洗的生理盐水流至地面。连接椎间孔镜各种线路（光源线、视频线）及冲洗管道（进水管连接三升袋冲水管，出水管连接吸引器），并做好调试。

（五）手术配合

1. 建立工作通道

（1）椎间孔入路：在C形臂X线机透视下，递穿刺针穿刺定位，确定位置后抽出内芯，递导丝插入，递尖刀片在导丝处皮肤切7～8mm切口，然后取出穿刺针，递扩张器，工作套管通过导丝插入直至（侧后方进入椎间孔，在安全工作三角区实施手术）手术部位，C形臂X线机行手术区域正侧位透视，确定手术节段的准确性。

（2）椎板间入路：体表定位手术节段棘突，递穿刺针，于相应节段后正中线旁开2.0～2.5cm插入定位针。C形臂X线机侧位透视确定手术节段。递尖刀片，于定位手术节段棘突旁开5mm作一长7～8mm的纵行切口，切开深筋膜。递扩张管，置入铅笔头状的扩张管至黄韧带浅面，紧靠棘突根部。沿扩张管旋入工作导管，再次C臂透视侧位，以确定其位置。取出扩张管，递内镜，从扩张管置入内镜。

以棘突旁椎板间隙入路为例（图8-3-16～图8-3-23）。

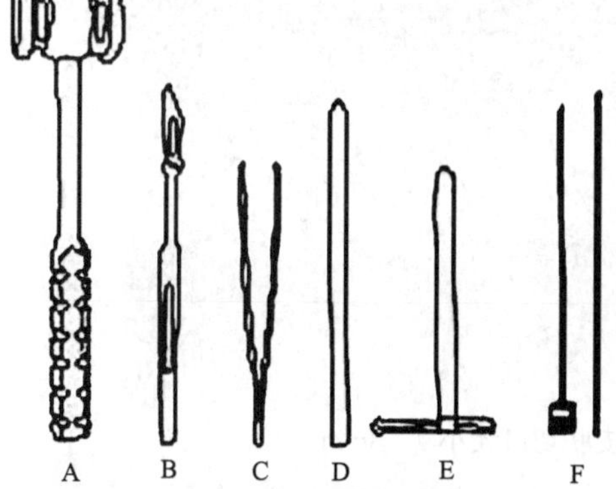

图8-3-16　建立工作通道使用的手术器械

A. 骨锤；B.手术尖刀；C.组织镊；D.扩张器；E.工作导管；F.穿刺针

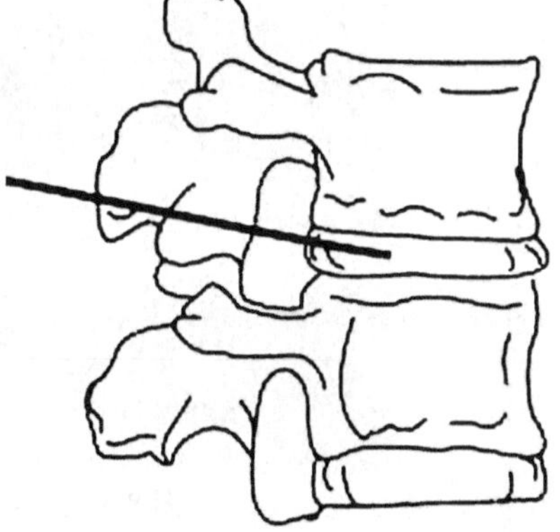

图8-3-17　椎间孔入路穿刺针定位侧位片

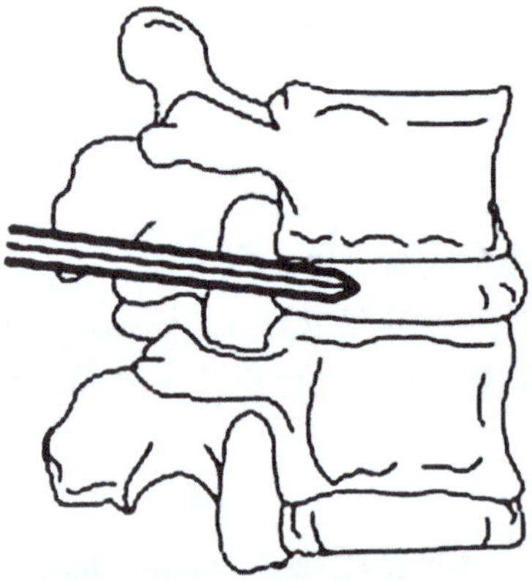

图 8-3-18　椎间孔入路插入扩张器侧位片

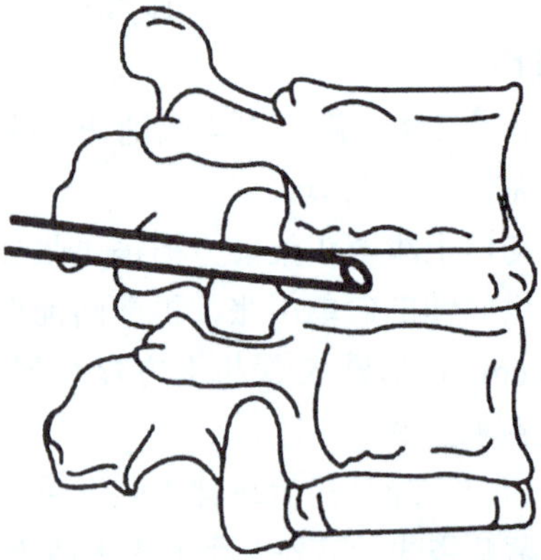

图 8-3-19　椎间孔入路插入工作套管腰椎侧位片

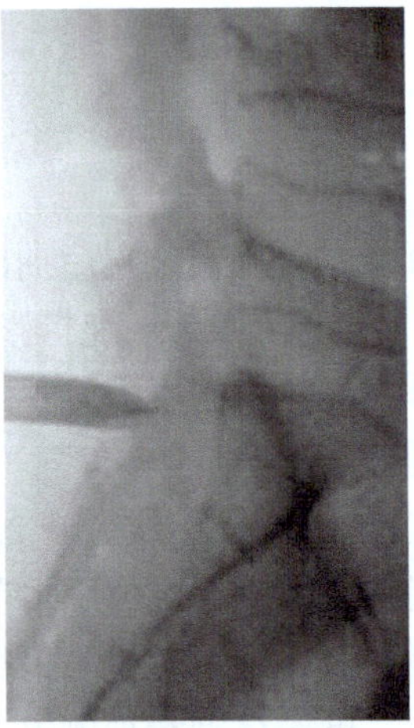

图 8-3-20　椎板间入路插入扩张管侧位片

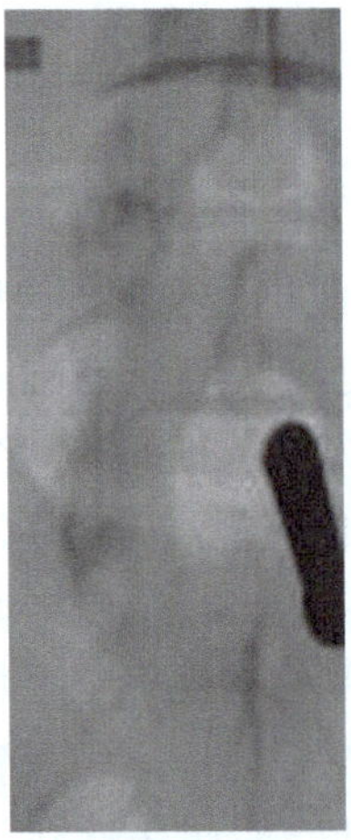

图 8-3-21　椎板间入路术中扩张管正后方

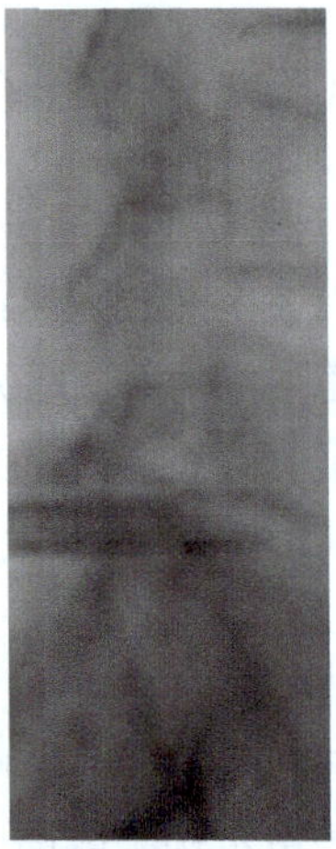

图 8-3-22　椎板间入路插入工作通道侧位片

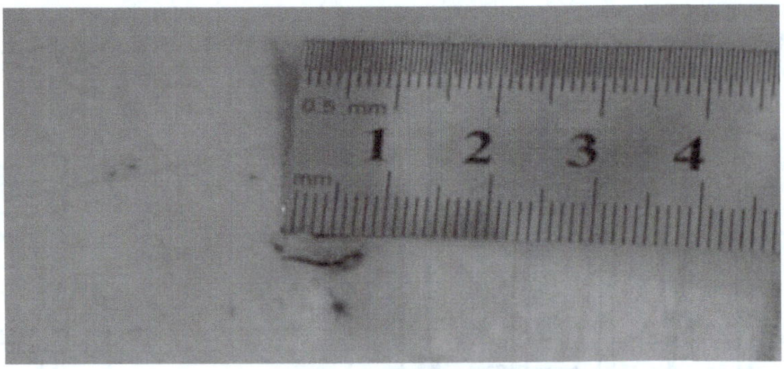

图 8-3-23　经皮内镜皮肤切口大小 7～8mm

2. 椎间盘造影（椎间孔入路常用）　递准备好的碘海醇造影剂 9ml+亚甲蓝注射液 1ml 的混合液注射器及穿刺针，注入混合液使脱水变性的椎间盘髓核组织显影染色，C 形臂 X 线机透视下观察椎间盘显影情况。然后递内镜通过工作套管放入，观察椎间盘髓核染色情况（图 8-3-24～图 8-3-26）。

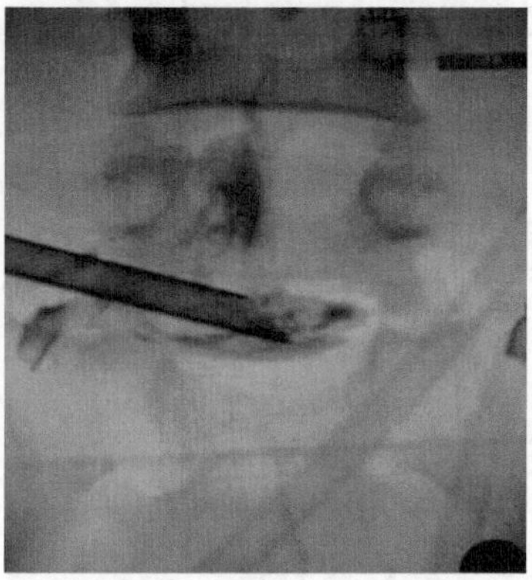

图 8-3-24　向椎间盘内注入亚甲蓝与碘海醇混合液

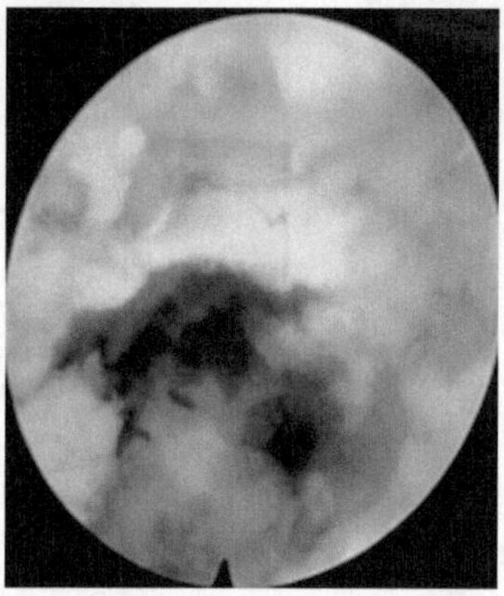

图 8-3-25　椎间盘髓核染色

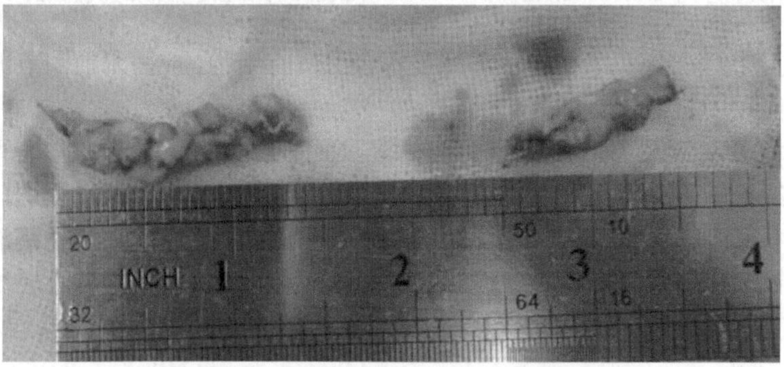

图 8-3-26　经皮内镜术中取出的蓝染髓核组织

3. 取出椎间盘髓核组织　递 210cm 长的有齿或无齿髓核钳通过工作套管取出大部分突出和脱垂髓核组织；然后递可屈性双频射频电极（radiofrequency, RF）消融椎间隙后份剩余髓核组织，使其皱缩，并灼烧纤维环破口行纤维环成形（图 8-3-27，图 8-3-28）。

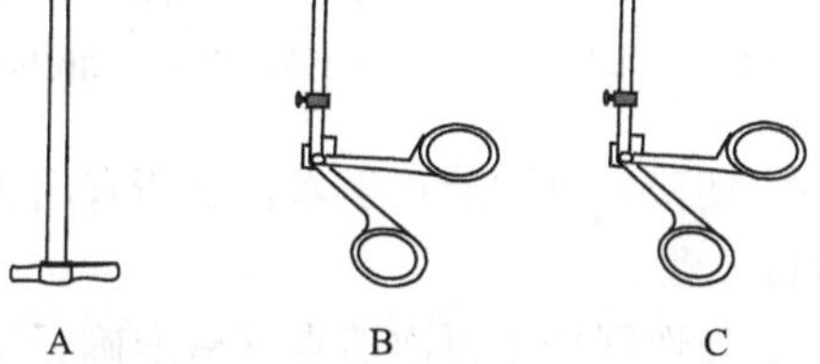

图 8-3-27　取出椎间盘髓核组织器械

A.工作导管；B.无齿髓核钳；C. 210cm 长的有齿髓核钳

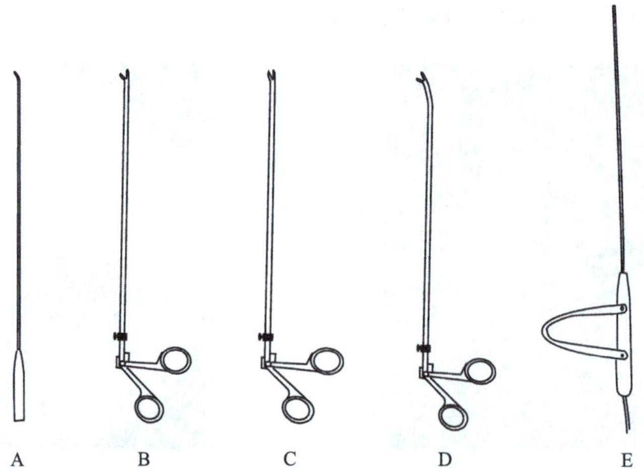

图 8-3-28　纤维环成形器械

A.神经剥离子；B. 360cm 无齿髓核钳；C. 360cm 有齿髓核钳；D.前端弯曲的蛇形髓核钳；E. RF

4. 清点用物　关闭手术切口前清点手术台上所有用物，应与术前清点的所有用物数目一致，方能关闭切口。

5. 手术切口处理及关闭　最后取出内镜，递甲强龙 40mg 通过工作套管注入到椎间隙（减轻神经根的刺激症状）。取出工作套管，递 10ml 罗哌卡因注射至切口周围肌肉及皮下（减轻术后切口周围疼痛）。递组织镊掀开切口周围粘贴膜，递碘伏溶液纱球消毒手术切口及周围皮肤。然后递持针器夹持 3-0▲可吸收线关闭手术切口。递线剪剪线，再次消毒后贴上 6cm×10cm 的手术敷贴，手术结束（图 8-3-29）。

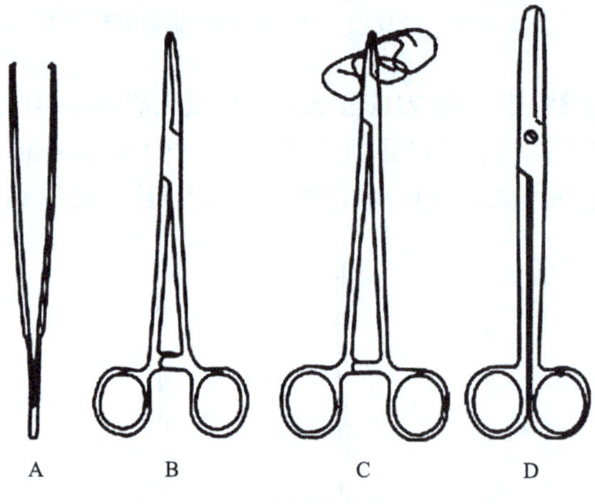

图 8-3-29　关闭手术切口器械

A.组织镊；B.弯止血钳；C.持针器及针线；D.组织剪

6. 清点用物　关闭手术切口后再次清点手术台上所有用物，应与术前、关闭手术切口前，清点的所有用物数目一致。

7. 归还器械　洗手护士与巡回护士再次清点器械准确无误后，洗手护士应把精细的经皮内镜特殊器械初步清洗后再送到清洗间分类登记。

8. 搬运患者　去除所有铺巾及粘贴膜，与麻醉师、医生一起将患者呈“一”字翻身于手术推床呈仰卧位。如果是全麻患者要等到拔出气管插管患者清醒后，检查患者的感觉和运动功能，患者的感觉和运动功能正常、生命体征平稳后送麻醉复苏室；局部麻醉和持续硬膜外麻醉患者的感觉和运动功能正常、生命体征平稳后直接送回病房。

（六）特殊关注点

1. 麻醉诱导期 护士的关注点：

（1）注射局麻药时多与患者交流，如有不适及时汇报给主刀医生，停止注射并遵医嘱给予相应处理。

（2）全麻患者在静脉给药前告知患者配合麻醉医生深呼吸，吸氧，缓解紧张情绪等。

（3）持续硬膜外麻醉的患者根据麻醉医生要求摆好体位，打麻醉置管时若有不适的异常现象，请患者主动告诉麻醉医生或者护士，给予相应的调整及处理。

2. 体位准备 护士应注意哪些要点：

（1）协助局麻和持续硬膜外麻醉的患者俯卧于手术床上，腹部悬空避免受压，双上肢舒适置于头部上端两边，让患者主动说出俯卧后有无不适的地方，及时给予调整，在不影响手术操作前提下尽量让患者体位舒适。

（2）4 人“一”字形将全麻患者俯卧于手术床上。

（3）注意皮肤受压及骨突出部位给予相应保护。检查胸部、会阴部、膝关节、脚趾是否有受压，尤其是男性患者的阴茎和阴囊等。

3. 手术配合过程中 护士的关注点：

（1）洗手护士

1)洗手护士应该非常熟悉手术器械及整个手术操作过程，娴熟默契地配合手术医生，尽量缩短手术操作时间。

2）微创手术器械费用昂贵，手术器械传递及操作过程中应尽量轻柔，避免器械变形，使用后的经皮内镜特殊器械，洗手护士都要进行初步清洗，各种线缆及光源线自然卷曲，勿折叠。

（2）巡回护士

1）术前常规检查术中需使用的各种仪器，保证经皮内镜系统的正常运行。

2）术中严密观察患者的生命体征。局麻或者持续硬膜外麻醉的患者，常易紧张、焦虑、恐惧，容易出现血压升高、心率增快等表现，尽量把患者的收缩压控制在 90～110mmHg。

3）术中生理盐水持续压力冲洗，间断引流是保证手术安全、顺利进行的重要环节。冲洗用生理盐水距手术操作平面垂直距离及患者血压的控制与手术视野的清晰程度密切相关。手术操作时持续冲洗使冲洗水压高于椎管内静脉丛或小动脉的压力，以减少出血。如果操作空间的静水压过低（经皮内镜系统密封不好，漏水太多或者血压升高）时，椎管内静脉丛或小动脉出血使冲洗水变浑浊，视野变模糊影响操作。主刀医生可通过旋转管道压迫、间歇性地封闭松开出水口调整水压及使用射频电极电凝等方法来止血。所以巡回护士要密切注意冲洗水的压力和保持引流通畅，从而保证手术顺利进行。

4. 麻醉清醒期 护士的关注点：

（1）协助局麻和持续硬膜外麻醉的患者手术结束后仰卧于推床上，适当约束并盖好被子保暖。

（2）4 人“一”字形将全麻患者抬至推床，在患者未完全清醒时巡回护士或主管医生应守留在患者身旁，以防患者躁动坠床。

5. 搬运患者 护士的关注点：完善病历的书写，将患者所有用物和病历一并置于推床下层，并口头与运送工人交接。

三、胸腔镜下脊柱侧凸前方松解术手术配合

对于僵直性脊柱侧凸，宜先进行脊柱前路松解手术，有利于后路手术时提高脊柱侧凸的矫形率。传统的脊柱前路松解手术是采用开胸行脊柱的暴露和软组织结构的切除，而随着内镜技术的发展，逐步开展了胸腔镜下脊柱侧凸前方松解手术。

（一）手术用物

1. 常规布类 剖颅手术盆，手术衣，剖口单，桌单。

2. 手术器械 大外活器械包、骨锤、胸腔镜盒及胸腔镜脊柱特殊器械各 1 套。常用特殊器械见下图（图 8-3-30，图 8-3-31）。

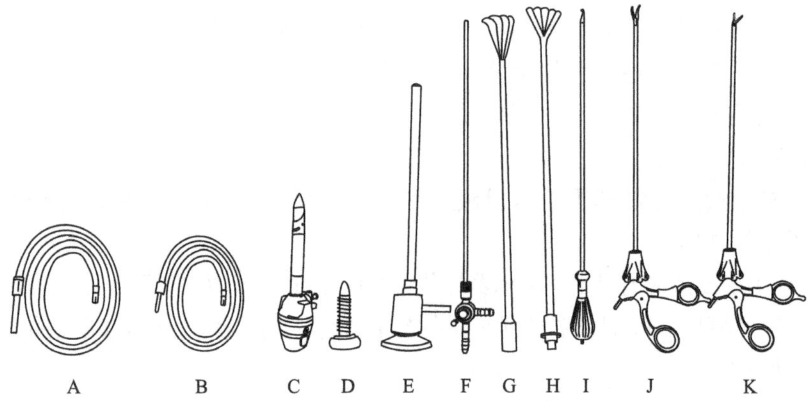

图 8-3-30 胸腔镜常用器械

A.光纤线；B.电凝线；C.穿刺鞘；D.穿刺鞘；E.镜头；F.吸引头；G.扇形拉钩；H.扇形拉钩；I.电凝钩；J.钛夹钳；K.止血钳

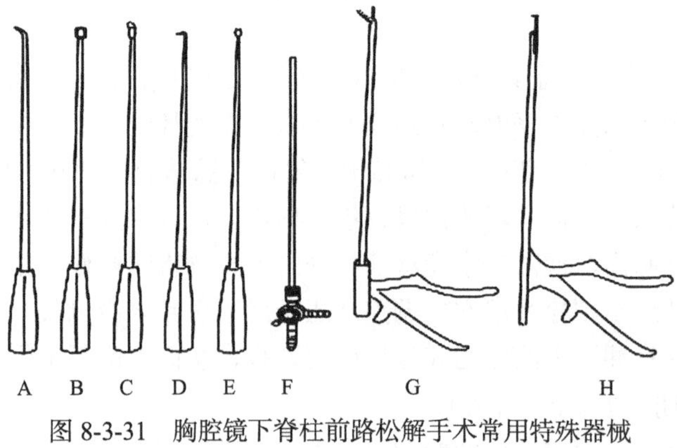

图 8-3-31 胸腔镜下脊柱前路松解手术常用特殊器械

A.神经剥离子；B.环状刮匙；C.骨膜剥离器；D.骨钩；E.骨科刮匙；F.吸引头；G.髓核钳；H.椎板咬骨钳

3. 一次性用物

（1）常规物品：10ml 注射器 2 副，20ml 注射器 1 副，髋下肢套针 1 板，纱布 10 张，11 号尖刀片 1 张，手套 8 双，一次性使用吸引管 1 根，45cm×45cm 医用粘贴膜 1 张，15cm×9cm 敷贴 3 张，C 形臂 X 线机保护套 1 个，20cm×200cm 腔镜套 1 个。

（2）特殊用物：胸腔引流管 1 根（成人备 36 号，小儿备 28 号），一次性水封引流瓶 1 个，一次性穿刺鞘 2 个（12mm 及 5mm 各 1 个）。

（3）缝线：丝线为 3-0×1 包、2-0/T×1 包、0 号×1 包；3-0▲Prolene 线（26mm）×1 根。

4. 其他 C 形臂 X 线机 1 台，铅屏壁 2 个；摄像主机、光源、显示器。

（二）手术体位

侧卧位或侧俯卧位：

（1）患者胸椎凸侧在上方，面部侧放于软枕上，腋下一拳头处放腋枕，髋部放一泡沫垫，膝关节双腿之间放一软枕，踝关节下方放一小棉垫，膝关节处用束脚带固定（松紧适宜）。

（2）双上肢固定于双层托手架上（病变在第 7 胸椎节段以下）或者是头架上（病变在第 7 胸椎节段以上者，将上方的上肢用大棉垫包裹后用卷带固定于头架上，下方的上肢固定于单层托手板上），保证患者的皮肤不接触金属物品，避免患者的皮肤被电烧伤。

（3）在患者的耻骨联合处置沙袋用约束带固定，必要时用卡板固定。

（4）头部上方用头架支撑，床尾放托盘（图 8-3-32）。

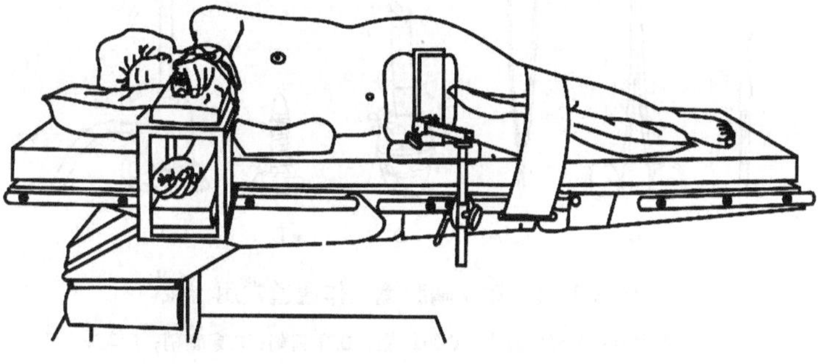

图 8-3-32 侧卧位

（三）手术定位

手术操作前在 C 形臂 X 线机透视下精确定位并设计好手术孔道的切口位置。

（四）消毒、铺巾

1. 用物清点 术前洗手护士与巡回护士共同清点器械台上器械、缝针、刀片、注射器针头、纱球、纱布等数目，巡回护士及时准确记录在手术器械清点单上。

2. 消毒液 75%医用乙醇脱脂，碘伏消毒。

3. 消毒范围 手术区域周围 15～20cm。

4. 铺巾

（1）折叠 1/4 的治疗巾 4 张铺切口四周。

（2）贴 45cm×45cm 医用粘贴膜 1 张。

（3）切口上缘至头架前方横铺 1 张桌单，切口下缘至托盘纵铺 1 张桌单。

（4）纵向铺剖口单 1 张。

（5）切口下缘至托盘再纵铺 1 张桌单。

（五）手术配合

1. 连接线路 连接胸腔镜各种线路（光源线、视频线、电凝脚踏）及吸引管，并做好调试。

2. 建立胸腔镜工作通道 递 11 号尖刀片在腋后线顶椎椎间隙体表投影区切 1～1.2cm 切口，然后递中弯钳分离肌肉及胸膜，递 12mm 扩张器沿切口插入至胸腔，取出内芯留下工作套管，沿工作套管放入胸腔镜镜头，在胸腔镜的监视下以同样的方法在适当位置建立另外两个工作通道（图 8-3-33）。

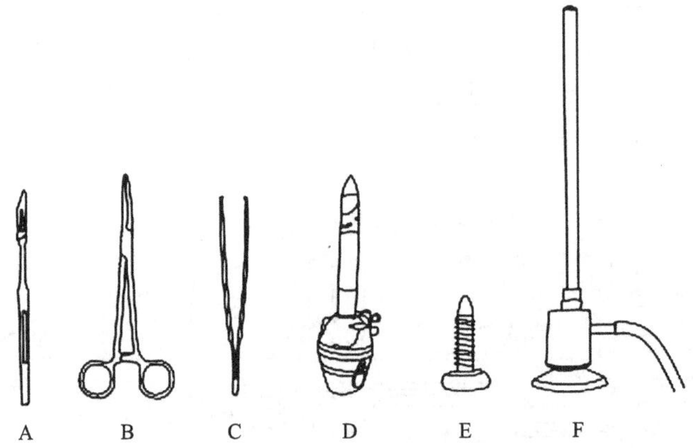

图 8-3-33 建立胸腔镜工作通道常用器械

A.手术尖刀；B.弯止血钳；C.组织镊；D.穿刺鞘；E.穿刺鞘；F.镜头

3. 显露侧凸椎体的椎间隙切除椎间盘 递电凝钩沿顶椎椎间隙切开壁层胸膜，递勾型剥离子沿椎体将胸膜潜行分离，用电烙沿脊柱纵轴将壁层胸膜切开，用微创 Cobb 剥离子将壁层胸膜前后分离，直到暴露完所需松解节段的脊柱；递长柄的尖刀或电刀切开椎间盘纤维环，递微创髓核钳咬出椎间盘髓核组织，递微创刮匙、绞刀、骨刀清除椎体上下终板残留的软骨板，直至两侧椎体终板暴露清楚；以同样的方法切除其他需要切除的椎间盘髓核组织，松解完毕后将胸腔闭式引流管安放在最下方的工作孔内，检查胸腔内有无活动性出血（图 8-3-34）。

4. 清点用物 关闭手术切口前清点手术台上所有用物，应与术前清点的所有用物数目一致，方能关闭切口。

5. 关闭手术切口 检查胸腔内无活动性出血，最后取出胸腔镜，取出工作套管，递组织镊掀开切口周围粘贴膜，递碘伏纱球消毒手术切口及周围皮肤，然后递持针器夹持0号线关闭肌肉层，再递3-0丝线关闭皮下组织，最后递3-0▲Prolene线皮内缝合手术切口，递线剪剪线，再次消毒后贴上9cm×15cm的手术敷贴，手术结束。

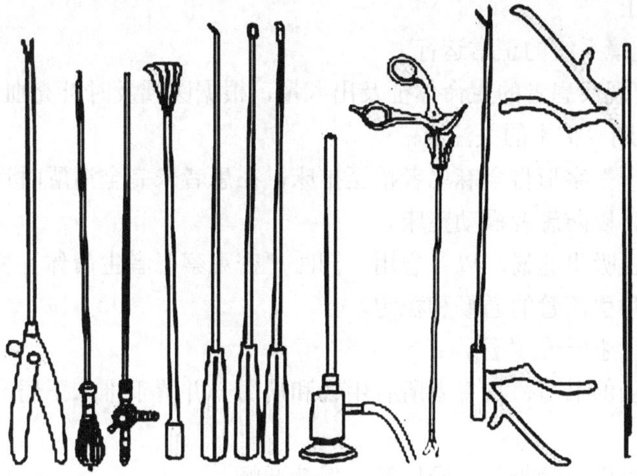

图8-3-34 显露侧凸椎体切除椎间盘常用器械

A.持针器；B.电凝钩；C.吸引头；D.扇形拉钩；E.神经剥离子；F.骨科刮匙；G.骨膜剥离器；H.镜头；I.剪刀；J.髓核钳；K.椎板咬骨钳

6. 归还器械 洗手护士与巡回护士再次清点手术用物及器械准确无误后，洗手护士把胸腔镜特殊器械初步清洗后再送到清洗间分类登记。

7. 搬运患者 去除所有铺巾及粘贴膜，与麻醉师、医生一起将患者呈“一”字形翻身于手术推床呈仰卧位。全麻患者要等到拔出气管插管患者清醒后，检查患者的感觉和运动功能，如果正常而且生命体征平稳后送麻醉复苏室。

（六）特殊关注点

1. 麻醉诱导期 护士的关注点：

（1）全麻患者在静脉给药前适当约束。

（2）麻醉前告知患者配合麻醉医生深呼吸，吸氧，缓解紧张情绪等，麻醉后会给予保留导尿，术后会有一定不适，请患者给予相应配合。

2. 体位准备 护士应注意哪些要点：

（1）4人“一”字形将全麻患者俯卧于手术床上。

（2）注意皮肤受压及骨突出部位给予相应保护。腋下应空一拳头，髋部垫泡沫垫，两腿勿直接受压，应用软枕相隔。

（3）上肢勿过渡外展，保持功能位。

3. 手术配合过程中 护士的关注点：

（1）洗手护士

1）应该非常熟悉手术器械及整个手术操作过程，默契配合手术医生，尽量缩短手术操作时间。

2）微创手术器械费用昂贵，手术器械传递及操作过程中应尽量轻柔，避免器械变形，使用后的胸腔镜特殊器械，洗手护士都要进行初步清洗，各种线缆自然卷曲。

（2）巡回护士

1）保证胸腔镜系统的正常运行。

2）术中严密观察患者的生命体征及出入量，根据医嘱及时补充血容量。

4. 麻醉清醒期 护士的关注点：

（1）4 人“一”字形将全麻患者抬至推床，在患者未完全清醒时巡回护士或医生应留守在患者身旁，以防患者躁动坠床。

（2）保持负压吸引通畅，以备急用，同时严密观察患者生命体征变化。

（3）保持各种引流管的通畅和稳定。

5. 搬运患者 护士的关注点：

（1）完善病历的书写，将患者所有用物和病历一并置于推床下层，并口头与运送工人交接。

（2）防止各种引流管折叠、受压等，保持通畅。

四、胸腔镜下胸椎结核病灶清除取自体髂骨植骨融合内固定术手术配合

胸椎结核在传统的手术治疗中都是采取后外侧切口开胸手术，但是其具有创伤大、出血多、并发症高、术后疼痛等弊端，所以近年来采用胸腔镜下做胸椎结核病手术，得到医学界的广泛认可和支持。

（一）手术用物

1. 常规布类 剖颅手术盆，手术衣，剖口单，桌单。

2. 手术器械 脊柱前路器械包，胸腔镜盒，胸腔镜特殊器械及内固定器械各 1 套。

3. 一次性用物

（1）常规物品：10ml 注射器 1 副，20ml 注射器 1 副，髋下肢套针 1 板，纱布 10 张，手套 10 双，1.5cm 棉片，骨蜡 1 板，电刀清洁片 1 张，一次性使用吸引管 1 根，医用粘贴膜（45cm×45cm 1 张和 30cm×20cm 1 张），15cm×9cm 敷贴 3 张，C 形臂 X 线机套 1 个，20cm×200cm 腔镜套 1 个，一次性使用电刀笔 1 个。

（2）特殊用物：胸腔引流管 1 根（成人备 36 号、小儿备 28 号），一次性水封引流瓶 1 个，一次性穿刺鞘 2～3 个（12mm 1 个及 5mm 2 个）。

（3）缝线：丝线为 3-0×1 包、2-0/T×1 包、0 号×1 包、1 号×1 包；3-0▲Prolene 线（26mm）×1 根。

4. 其他 C 形臂 X 线机 1 台，铅屏壁 2 个；摄像主机、光源、显示器及手术器械（图 8-3-35）。

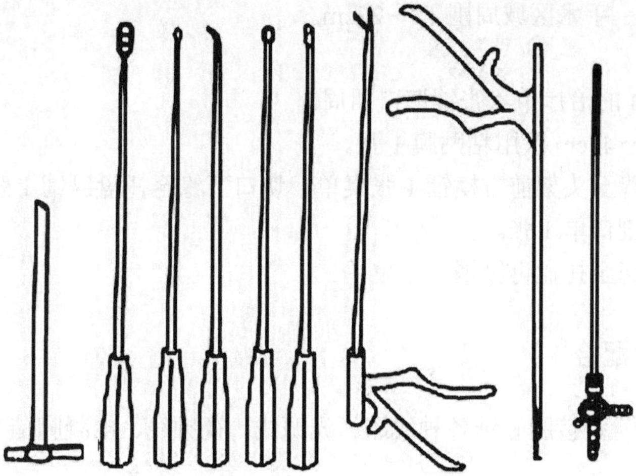

图 8-3-35 脊柱常用特殊器械

A.工作导管；B.挡板；C.骨科刮匙；D.神经剥离子；E.空心骨科刮匙；
F.腔镜骨膜玻璃器；G.腔镜髓核钳；H.腔镜椎板咬骨钳；I.吸引头

（二）手术体位

侧卧位：

（1）患者胸椎病变侧在上方，面部侧放于软枕上，腋下一拳头处放腋枕，髋部放一泡沫垫，膝关节双腿之间放一软枕，踝关节下方放一小棉垫，膝关节处用束脚带固定（松紧适宜）。

（2）双上肢固定于双层托手架上（病变在第 7 胸椎节段以下）或者是头架上（病变在第 7 胸椎节段以上者，将上方的上肢用大棉垫包裹后用卷带固定于头架上，下方的上肢固定于单层托手板上）。

（3）在患者的耻骨联合、骶尾部置沙袋并用卡板固定。

（4）头部上方用头架支撑，床尾放托盘。

（三）手术定位

手术操作前在 C 形臂 X 线机透视下精确定位并设计好手术孔道的切口位置。

（四）消毒、铺巾

1. 用物清点 术前洗手护士与巡回护士共同清点器械台上器械、缝针、刀片、注射器针头、纱球、纱条、纱布、脑棉等数目，巡回护士及时准确记录在手术器械清点单上。

2. 洗手护士配制肾上腺素生理盐水 200ml 生理盐水中加入 0.1%肾上腺素 1ml，浓度为 1∶200 000，以用作肾上腺素生理盐水棉片（简称肾水棉片），手术中止血用。高血压患者禁用，老年人及小儿剂量减半使用。

3. 消毒液 75%医用乙醇脱脂，碘伏消毒。

4. 消毒范围 手术区域周围 15～20cm。

5. 铺巾

（1）折叠 1/4 的治疗巾 4 张铺切口四周。

（2）贴 45cm×45cm 医用粘贴膜 1 张。

（3）切口上缘至头架前方横铺 1 张桌单，切口下缘至托盘纵铺 1 张桌单。

（4）纵向铺剖口单 1 张。

（5）切口下缘至托盘再纵铺 1 张桌单。

（五）手术配合

1. 连接线路 连接胸腔镜各种线路（光源线、视频线、电凝脚踏）及吸引管，并做好调试。

2. 建立胸腔镜工作通道 递 11 号尖刀片在皮肤标记处切 10～12mm 切口，然后递中弯钳分离肌肉及胸膜，递 12mm 扩张器沿切口插入至胸腔取出内芯留下工作套管，沿工作套管放入胸腔镜镜头，在胸腔镜的监视下以同样的方法在适当位置建立另外两个工作通道。

3. 显露病变椎体 主刀医生助手调节镜子（保证光源在手术操作中心），主刀医生通过显示器进行手术操作。给主刀医生递微创专用 Cobb 剥离器沿椎体侧方间隙前后分离，用专用吸引头吸尽手术操作区域血迹，用电凝沟对周围组织电凝止血，对椎体表面出血用胸腔镜专用神经剥离子涂抹骨蜡止血。

4. 硬脊膜前方减压

（1）切除椎间盘：递胸腔镜专用 Cobb 剥离器沿椎体侧方间隙前后分离，用电凝沟对周围组织电凝止血，对椎体表面出血用胸腔镜专用神经剥离子涂抹骨蜡止血，递 11 号尖刀片切开病变椎体上方椎间盘上下缘，递胸腔镜专用髓核钳咬出椎间盘髓核组织，递刮匙清除椎体上下终板残留的软骨板，使椎体终板骨质外露，为后面植骨做准备。以同样的方法切除病变椎体下方的椎间盘髓核组织（图 8-3-36）。

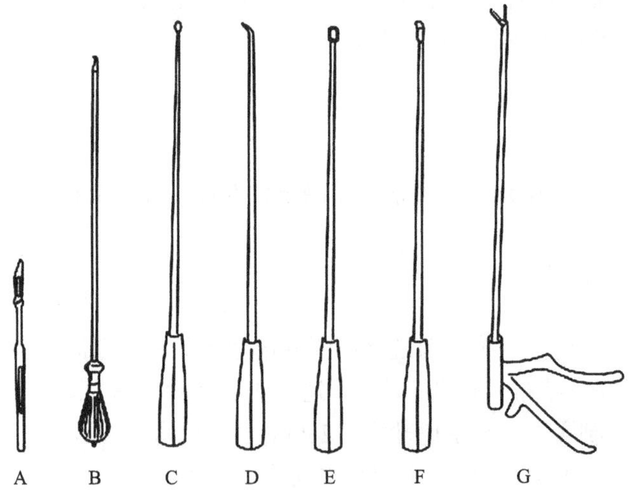

图 8-3-36 切除椎间盘器械

A.手术尖刀；B.电凝钩；C.胸腔镜专用刮匙；D.胸腔镜专用神经剥离子；E.胸腔镜专用环状刮匙；F.骨膜剥离器；G.髓核钳

（2）切除病变椎体：递胸腔镜专用窄骨刀、椎板咬骨钳、骨锤切除病变椎体进行前路减压（图 8-3-37），然后递骨蜡、吸收性明胶海绵、肾水棉片止血。切除的病变椎体由洗手护士用生理盐水纱布包裹，手术结束后由本院护士送病理检查。

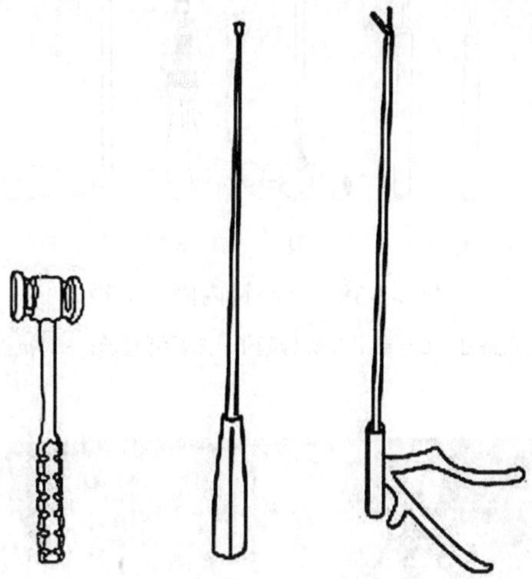

图 8-3-37　切除病变椎体器械

A.骨锤；B.胸腔镜专用窄骨刀；C.椎板咬骨钳

5. 脊柱稳定重建

（1）椎体置入空心螺钉：在病变椎体切除、椎管前方减压后，递微创专用开路锥在上位椎体的后上角和下位椎体的后下角上钻孔，进钉点为椎体后壁前 8～10mm 与上位椎体的上终板之下 8～10mm 或下位椎体的下终板之上 8～10mm 的交点处。微创丝锥攻丝到椎体对侧壁，递探针探查钉道并测深后置入空心螺钉。然后测量需要植骨的长度。

（2）髂骨取骨

1）切口：传递手术刀，于同侧髂嵴处切开皮肤。准备纱布、高频电刀、皮肤拉钩，逐层分离软组织直至髂骨。

2）取髂骨：传递骨膜剥离器、骨刀、骨锤，根据测量的长度在髂嵴上标记取三面皮质骨的髂骨骨块及递窄的峨眉凿在下方取适量骨松质，备植骨用。然后清点手术用物，逐层缝合关闭。

（3）椎体间植骨：递撑开器与 2 枚螺栓间适当纵向撑开，植入三面皮质骨的髂骨骨块，沿脊柱纵轴用骨锤轻敲击入器作嵌入植骨。

（4）椎体间内固定：脊柱结核采用单钉棒内固定重建脊柱稳定性，递模棒测量上下螺钉之间的长度，选用适当的固定棒固定于 2 枚螺栓上。然后用 C 形臂 X 线机进行透视了解椎体复位和螺钉位置情况（图 8-3-38～图 8-3-40）。

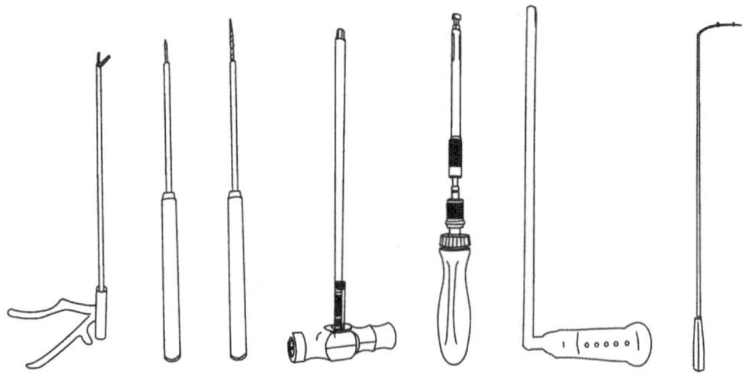

图 8-3-38 空心钉内固定器械

A.髓核钳；B.开路锥；C.丝锥；D.螺母起子；E.螺钉起子；F.对抗扳手；G.探针

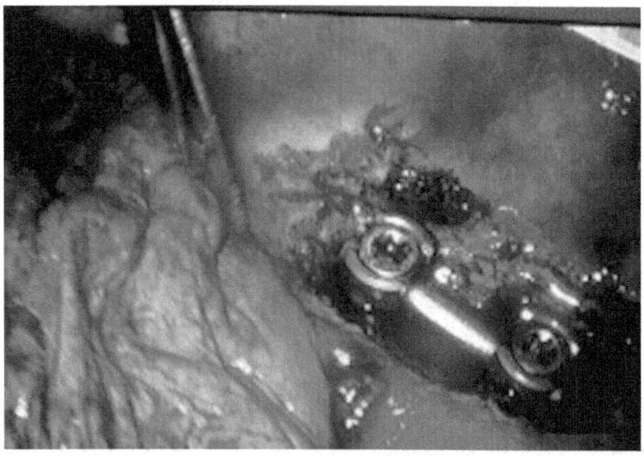

图 8-3-39 胸椎结核病灶清除髂骨植骨空心钉内固定

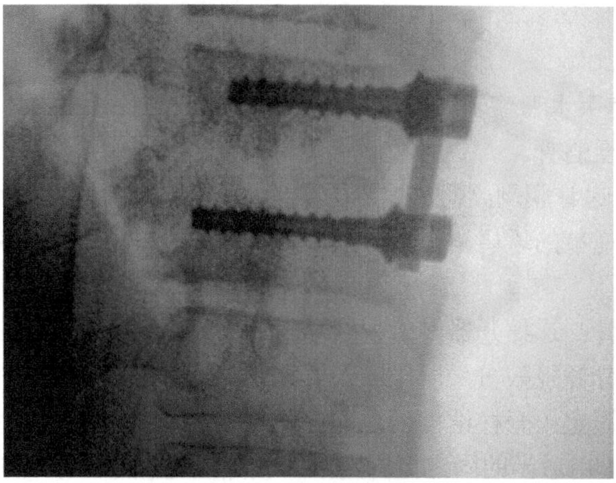

图 8-3-40 胸椎结核病灶清除髂骨植骨空心钉内固定侧位片

6. 清点用物 关闭手术切口前清点手术台上所有用物，应与术前清点的所有用物数目一致，方能关闭切口。

7. 关闭手术切口　手术中行 C 形臂 X 线机透视了解椎体复位和螺钉位置良好后，彻底冲洗止血，然后在病灶周围放入适量的异烟肼和链霉素，将胸腔闭式引流管安放在最下方的工作孔内，最后取出胸腔镜，取出工作套管。递组织镊掀开切口周围粘贴膜，递消毒溶液纱球消毒手术切口及周围皮肤，然后递持针器夹持 0 号丝线固定胸腔闭式引流管，1 号丝线关闭胸腔，0 号丝线关闭肌肉层，3-0 丝线关闭皮下组织，再递 3-0▲Prolene 线皮内缝合手术切口，再次消毒后贴上 9cm×15cm 的手术敷贴，手术结束（图 8-3-41）。

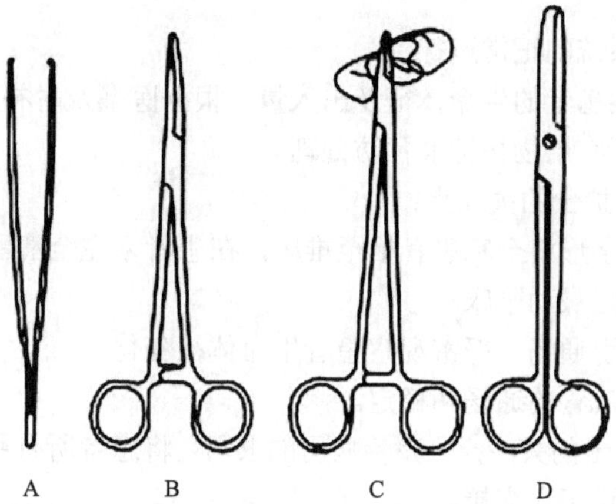

图 8-3-41　关闭手术切口常用器械

A.组织镊；B.弯止血钳；C.持针器及针线；D.组织剪

8. 归还器械　洗手护士与巡回护士再次清点器械准确无误后，洗手护士应把胸腔镜特殊器械初步清洗后再送到清洗间分类登记。

9. 搬运患者　去除所有铺巾及粘贴膜，与麻醉师、医生一起将患者呈“一”字形翻身于手术推床呈仰卧位。全麻患者要等到拔出气管插管患者清醒后，检查患者的感觉和运动功能，患者的感觉和运动功能正常、生命体征平稳后送麻醉复苏室。

（六）特殊关注点

1. 麻醉诱导期　护士的关注点：

（1）患者在静脉给药前适当约束。

（2）麻醉前告知患者配合麻醉医生深呼吸，吸氧，缓解紧张情绪等；麻醉后会给予保留导尿，术后会有一定不适，请患者给予相应配合。

2. 体位准备　护士应注意哪些要点：

（1）4 人“一”字形将全麻患者侧卧于手术床上。

（2）注意皮肤受压及骨突出部位给予相应保护。腋下应空一拳头，髋部垫泡沫垫，两腿勿直接受压，应用软枕相隔。

（3）上肢勿过渡外展，保持功能位。

3. 手术配合过程中　护士的关注点：

（1）洗手护士

1）应该非常熟悉手术器械及整个手术操作过程，默契配合手术医生，尽量缩短手术操作时间。

2）微创手术器械费用昂贵，手术器械传递及操作过程中应尽量轻柔，避免器械变形，使用后的胸腔镜特殊器械，洗手护士都要进行初步清洗，各种线缆自然卷曲。

3）切除的病灶应密封放置，避免空气传播，术后及时送病理检查。

4）切除病灶用过的器械放置一旁，不再使用于其他部位。

（2）巡回护士

1）保证胸腔镜系统的正常运行。

2）术中严密观察患者的生命体征及出入量，根据医嘱及时补充血容量。

3）手术结束后所有用物按标准预防处理。

4. 麻醉清醒期 护士的关注点：

（1）4 人“一”字形将全麻患者抬至推床，在患者未完全清醒时巡回护士或医生应守留在患者身旁，以防躁动坠床。

（2）保持负压吸引通畅，严密观察患者生命体征变化。

（3）保持各种引流管的通畅和稳定。

5. 搬运患者 护士的关注点：完善病历的书写，将患者所有用物和病历一并置于推床下层，并口头与运送工人交接。

（李关平　曾建成）

第九章　创伤内固定手术配合

第一节　克氏针、张力带钢丝内固定手术配合

髌骨骨折切开复位内固定术手术配合

髌骨（图 9-1-1）是人体内最大的籽骨，它与股四头肌、髌腱共同组成伸肌装置。骨厚度 2～3cm，其中关节软骨最厚处可达 5mm。髌骨后表面的上 3/4 为关节面，有纵向的中央嵴，内侧关节面和奇面或称第三面，内外侧关节面又被两条横嵴划分为上、中、下三部分，故共计有 7 个关节面。髌骨后表面的下 1/4 位于关节外，是髌腱的附着点。

髌骨骨折切开复位内固定术适用于：①髌骨中断横折或斜折，两骨折端距离较大者；②髌骨粉碎性骨折，粉碎骨块不多，移位不大，经整复后尚能恢复髌骨关节面者。

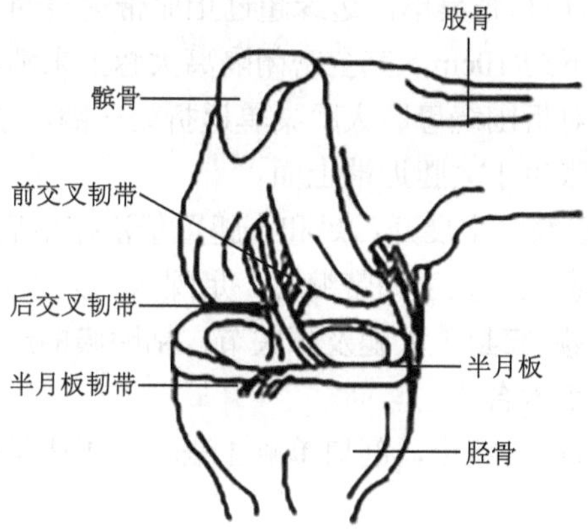

图 9-1-1　髌骨解剖

（一）手术用物

1. 常规布类　剖腹手术盆，手术衣，剖口单，桌单。

2. 手术器械　手外器械，骨科特殊器械，钢丝剪，老虎钳。

3. 一次性用物

（1）常规物品：驱血带 1 卷，纱布 10 张，手套 6 双，一次性使用吸引管 1 根，一次性使用吸引头 1 根，15 号刀片 2 张，11 号尖刀片 1 张，纱布绷带 2 卷，小棉垫 2 张，

45cm×45cm 医用粘贴膜 1 张，灯柄 1 个，无菌垃圾袋 1 个，电刀笔 1 个，电刀清洁片 1 个，一次性使用冲洗器 1 个，髋下肢缝针 1 板，1.0mm 鲁克氏钢丝 1 卷，克氏针。

（2）缝线：3-0 丝线×1 包、2-0/T 丝线×1 包、0 号丝线×1 包。

4. 骨科动力系统 骨科电钻，电池。

5. 仪器 电动止血仪 1 台。

（二）体位

仰卧位：

（1）输液上肢外展平放于托手板上，外展不超过 90°，以免拉伤臂丛神经，用中单保护，束手带固定。另一侧上肢平放于身体一侧，用中单将上肢包裹、保护、固定。

（2）患肢大腿根部上止血袖带，用 45cm×45cm 医用粘贴膜 1 张剪成四等份粘贴保护止血袖带，同时防止消毒时消毒液流入袖带下烧伤皮肤。

（3）头架固定于主刀医生对侧床头。

（4）电凝器负极板粘贴于患者体毛较少且肌肉丰富处，一般粘贴于患者健侧大腿中份。

（三）消毒、铺巾

1. 消毒液 75%医用乙醇脱脂，碘伏消毒。

2. 消毒范围 上至大腿根部上止血带处，下至踝关节。

3. 铺巾

（1）在患肢膝部上方铺 1 张桌单，边缘超过止血带远端约 10cm，在患肢下方围 1 张桌单，桌单边缘反叠向下约 10cm，完全密闭隔离大腿上未消毒部分。

（2）治疗巾 1 张长形对折围绕患肢大腿桌单返折处一圈，紧压桌单返折处，巾钳固定，再横行对折治疗巾 1 张盖于大腿近端上面。

（3）2 张治疗巾对齐重叠完全展开，足和小腿置于治疗巾后 2/3 正中，先长轴对折，后尾部反折再逆时针方向裹压，无菌绷带缠扎，足踝戴一只 7 号半手套，在膝关节处粘贴 1 张 45cm×45cm 医用粘贴膜封盖大腿及膝关节，粘贴膜的纸张放于膝关节内侧下方，有利于隔离术中漏液浸湿手术台。

（4）患侧肢体从剖口单内穿出，剖口单顺 1 张、反 1 张铺盖。

（四）手术配合

1. 清点用物 洗手护士、巡回护士共同清点纱球、纱布、器械、缝针、刀片等用物。

2. 患肢驱血 主刀医生确认手术开始后，递治疗巾 1 张完全打开包裹患肢，驱血带从远心端向近心端缠绕直至大腿根部，尽快充气加压（压力为患者收缩压加 100～150mmHg），同时设定加压时间，最长不超 2h，超过 1h 后每 20min 提醒手术主刀医生一次，记录使用时间。递湿纱布 1 张，擦掉患肢残余的滑石粉。

3. 髌骨骨折切开复位内固定

（1）手术切口：膝关节前正中切口。

（2）切口显露：递碘伏纱球擦拭切口，递组织镊、15 号刀片做膝关节前正中切口，换刀片；递甲状腺拉钩显露断裂的髌前腱膜及碎裂的髌骨（图 9-1-2）。

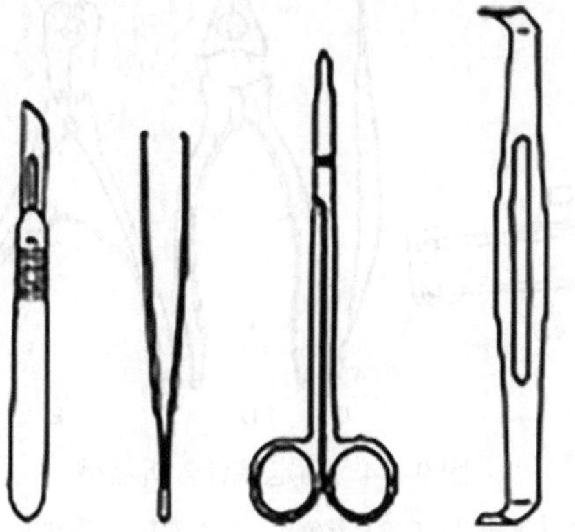

A　B　C　D

图 9-1-2　入路阶段器械

A.手术圆刀；B.组织镊；C.组织剪；D.甲状腺拉钩

（3）显露髌骨：递剥离剪潜行剥离皮下与髌骨，清除关节腔内积血及挫灭的失活组织及骨屑，递刮匙刮除骨折面的积血，用一次性使用冲洗器冲洗关节腔，显露髌骨（图 9-1-3）。

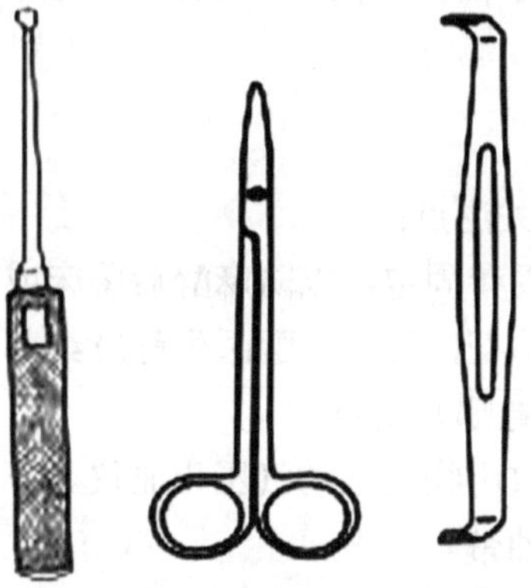

A　B　C

图 9-1-3　显露髌骨器械

A.刮匙；B.剥离剪；C.甲状腺拉钩

（4）骨折复位：伸直膝关节，向下牵拉近端骨折片，使骨折解剖复位，递点式复位钳临时固定。

（5）固定骨折：递电钻、克氏针钻孔，递鲁克氏钢丝绕克氏针成“8”字，递老虎钳拧紧钢丝，两根克氏针近端折弯 90°，递钢丝剪，持针器把折弯处朝下，检查关节面，固定牢靠（图 9-1-4）。

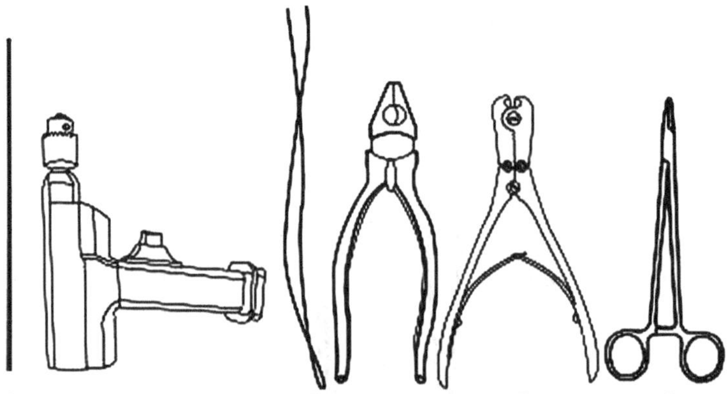

图 9-1-4　固定髌骨骨折器械

A.克氏针；B.电钻；C.鲁克丝钢丝；D.老虎钳；E.钢丝剪；F.持针器

4. 关闭切口

（1）大量生理盐水冲洗后清点用物，屈伸膝关节，检查骨折稳定性后关闭切口。

（2）13×24 圆针 0 号线缝合关节囊及筋膜，13×24 圆针 3-0 线缝合皮下组织。洗手护士、巡回护士共同清点手术用物无误后，8×24 三角针 3-0 线缝合皮肤。皮肤缝合完毕，洗手护士、巡回护士再次共同清点手术用物无误。

5. 包扎　递纱布 2 张、小棉垫 2 张、纱布绷带 1 卷加压包扎切口。

（五）特殊关注点

1. 麻醉诱导期　护士的关注点：

（1）再次观察患者是否妥善固定，以防麻醉后坠床或肢体损伤。

（2）密切关注患者生命体征，协助麻醉医生静脉给药。

2. 体位准备　护士应注意哪些要点：

（1）提前准备好体位摆放用物及电动气压止血仪。

（2）规范应用气囊止血袖带。

（3）检查各管路连接情况，观察下肢血运情况。

3. 手术配合过程中　护士的关注点：

（1）洗手护士：积极正确传递器械。

1）建立切口：组织镊，15 号圆刀片，纱布，甲状腺拉钩。

2）显露髌骨：组织镊，刀片，甲状腺拉钩，剥离剪，刮匙。

3）骨折复位：甲状腺拉钩，点式复位钳。

4）固定骨折：电钻，克氏针，鲁克氏钢丝，老虎钳，钢丝剪，持针器。

5）关闭切口：组织镊，持针器，线剪。

（2）巡回护士

1）环境控制：手术间保持整洁安静，温度保持在 22～25℃，湿度保持在 40%～60%，严格控制参观人员及开关门次数。

2）做好手术患者安全核查、核对工作，尤其手术部位的核对。

3）正确使用止血仪，防止止血带的副损伤。

4. 麻醉清醒期　护士的关注点：

（1）保证各管路通畅，妥善固定患者，以免坠床。

（2）观察手术切口情况。

5. 搬运患者　护士的关注点：

（1）与手术医生、麻醉医生、运输工人一起将患者搬运至推床上。搬动时注意检查各个管路，保证通畅。

（2）记录患者转运交接单，离室时带齐患者所有用物。

（何　梅　李　棋　胡　倩　宋　珍）

第二节　钢板螺钉内固定手术配合

一、锁骨骨折切开复位钢板螺钉内固定术手术配合

锁骨（图 9-2-1）是上肢与躯干的连接和支撑装置，呈“S”形，近端和胸骨柄形成胸锁关节，远端与肩峰形成肩锁关节，外侧有喙锁韧带固定锁骨。

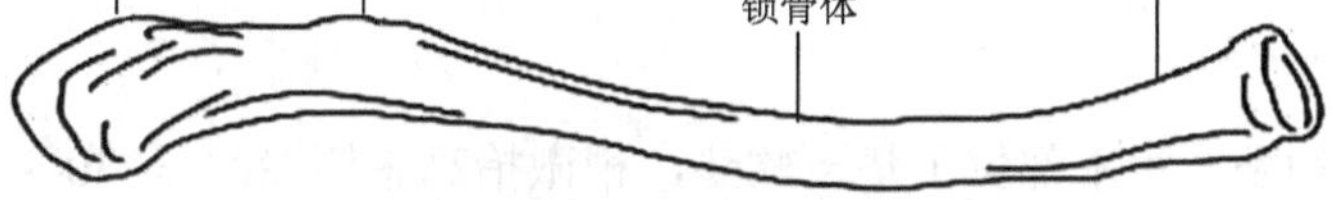

图 9-2-1　锁骨解剖

锁骨骨折（fracture of clavicle）好发于青少年，多为间接暴力引起，常见的受伤机制是骨折侧方摔倒，肩部着地，受力传导至锁骨，以第 1 肋骨为支点，发生斜形骨折。也可因手或肘部着地，暴力经肩部传导至锁骨，发生斜形或横形骨折。更多的骨折发生于高能交通事故或竞技运动中。直接暴力常由胸上方撞击锁骨，导致粉碎性骨折，但较少见，若移位明显，可引起臂丛神经及锁骨下血管损伤。

根据暴力作用的大小、方向等，骨折可发生在近端、中段和远端，以锁骨中段为最多。锁骨中段骨折可分横形、斜形和粉碎形。骨折后，由于胸锁乳突肌的牵拉，近折端可向上、后移位，远折端则由于上肢的重力作用及三角肌的牵拉，使骨折端向前、下移位，并有重叠移位。锁骨外端骨折较少，常因肩部的重力作用，使骨折远端向下远端移位，近端则向上移位，移位程度较大者，应怀疑喙锁韧带损伤。锁骨外端骨折可分为三型：Ⅰ型，常因直接暴力引起，骨折位于喙锁韧带与肩锁韧带之间，多为移位不显著的骨折，常规前后位 X 线片有时不能发现骨折；Ⅱ型，常合并喙锁韧带损伤，骨折近端因胸锁乳突肌牵拉而向上移位，使复位、固定均较困难；Ⅲ型，主要

表现为锁骨远端粉碎骨折，可有关节面骨折及合并肩锁关节脱位，喙锁韧带完整。儿童锁骨骨折多为青枝骨折，成人多为斜形、粉碎性骨折。锁骨发生开放性骨折的机会较少。

锁骨骨折切开复位内固定术适应证：①骨折不连接或存在明显移位者；②骨折伴有神经、血管损伤者；③患者要求美观者。

（一）手术用物

1. 常规布类 剖腹手术盆，手术衣，剖口单，桌单，治疗巾，中单。

2. 手术器械 手外器械，骨科特殊器械，内固定器械。

3. 一次性用物

（1）常规物品：一次性使用吸引管 1 根，一次性使用吸引头 1 根，一次性电刀笔 1 个，电刀清洁片 1 张，手外套针 1 板，20 号手术刀片 2 张，11 号手术刀片 1 张，纱布 10 张，20cm×30cm 医用粘贴膜 1 张，无菌纱布绷带 1 卷，骨科引流管 1 根（备用），一次性使用引流袋 1 个（备用），一次性使用冲洗器 1 个，灯柄 1 个，手套按需准备。

（2）缝线

1）非吸收线：3-0 丝线×1 包、2-0/T 丝线×1 包。

2）可吸收线：2-0 可吸收线×1 根、3-0▲可吸收线×1 根。

4. 骨科动力系统 骨科电钻，电池。

（二）体位

仰卧位：

（1）患者仰卧，手术部位下垫一软垫，稍微抬高患侧 20°～30°，利于术野显露及骨折复位（图 9-2-2）。

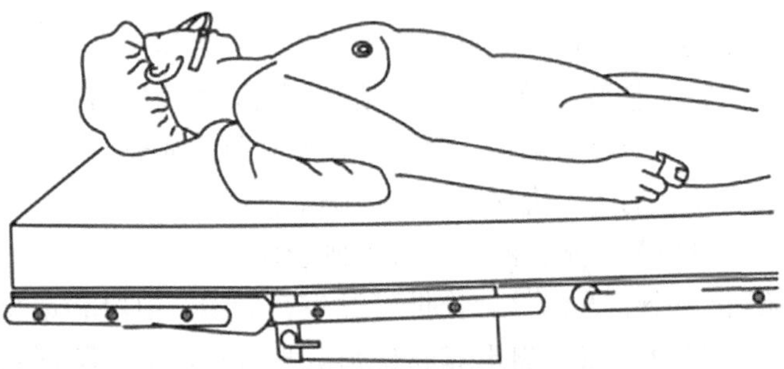

图 9-2-2 仰卧位

（2）患者头部偏向健侧，用敷料纱布 1 张及 20cm×30cm 医用粘贴膜 1 张，粘贴患者患侧面部、耳朵、口角，防止消毒液流入。

（3）双上肢自然放于身侧并固定。双下肢用约束带固定。

（4）头架固定于主刀医生对侧。

（5）电凝器负极板粘贴于患者体毛较少且肌肉丰富处，一般粘贴于患者患侧大腿中份。

（6）静脉通道建议建立在下肢。

（三）消毒、铺巾

1. 消毒液　75%医用乙醇脱脂，碘伏消毒。

2. 消毒范围　近端至患侧耳郭，远端至患者剑突，患侧至后方肩胛骨区域，健侧至腋前线，上肢消毒至肘关节。

3. 铺巾

（1）治疗巾 4 张均反叠 1/4 铺于锁骨切口，贴 20cm×30cm 医用粘贴膜 1 张。

（2）桌单 1 张铺于患者躯干及下肢，上缘齐锁骨切口，

（3）治疗巾 2 张打开重叠在一起包扎未被消毒的患侧上肢远端，纱布绷带固定。

（4）桌单 1 张横行铺于切口上方覆盖头部及头架。

（5）剖口单 1 张铺于切口，桌单 1 张纵形铺于切口下方。

（6）固定一次性电刀笔、一次性使用吸引管，上灯柄。

（四）手术配合

1. 手术切口　以骨折为中心，在锁骨前上缘根据锁骨形态作近似弧形的横形切口。

2. 显露锁骨

（1）清点纱球、纱布、缝针、刀片、器械等。备 20 号手术刀、组织镊、纱布、一次性电刀笔、皮肤拉钩。

（2）主刀医生确认手术开始后，传递组织镊、纱布 2 张，圆刀切开皮肤，更换另一圆刀上台切开皮下组织。

（3）传递甲状腺拉钩 2 把拉开切口，显露锁骨（图 9-2-3）。

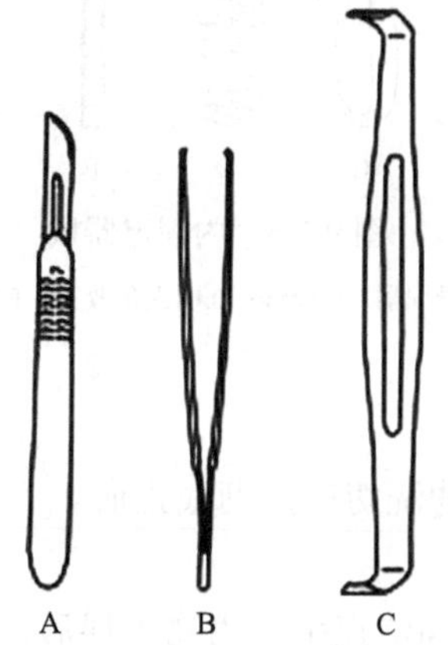

图 9-2-3　切口显露器械

A.手术圆刀；B.组织镊；C.甲状腺拉钩

3. 骨折复位　递骨膜剥离器剥离骨膜，递咬骨钳清理断端间血肿及纤维组织，充分显露骨折断端，递“O”形复位钳或者巾钳对合骨折两端进行复位，粉碎性骨折必要时

需使用 1.0mm 或 1.5mm 直径的克氏针先行临时固定，递持骨器固定（图 9-2-4）。

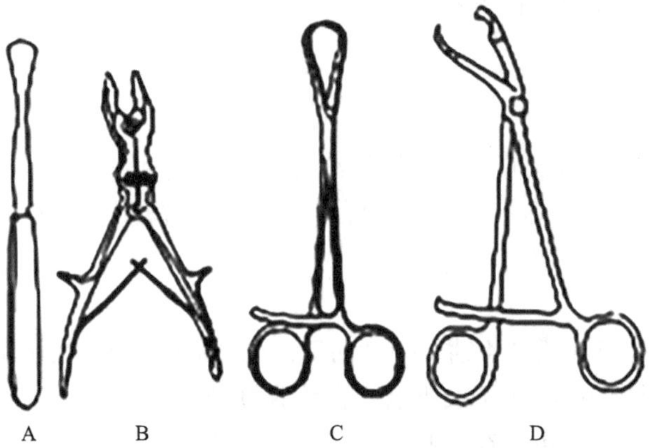

图 9-2-4　骨折复位器械

A.骨膜剥离器；B.咬骨钳；C.复位钳；D.持骨器

4. 骨折内固定　递折弯器塑形自动加压钢板，递电钻、导向器通过钢板孔钻骨孔，递测深器测量骨孔深度，递丝锥攻丝钻骨孔，递螺钉及内六角改刀拧入拉力或者锁定螺钉（图 9-2-5）。

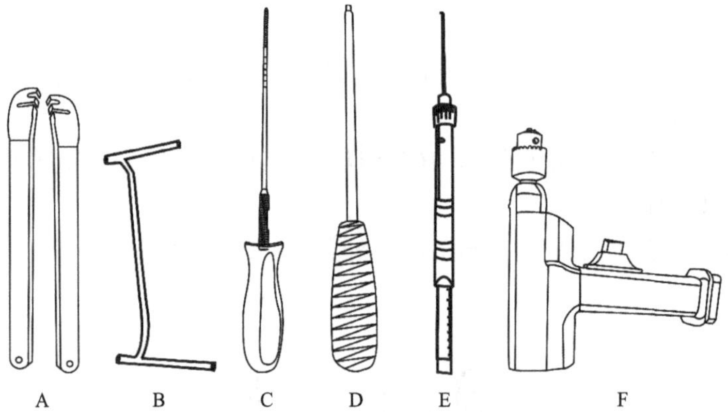

图 9-2-5　内固定器械

A.折弯器；B.导向器；C.丝锥；D.内六角改刀；E.测深器；F.电钻

5. 放置引流，关闭切口

（1）止血：大量生理盐水冲洗切口，彻底止血。

（2）关闭切口

1）洗手护士、巡回护士共同清点手术用物无误后，切口内放置骨科引流管（需要时放置）（图 9-2-6）。

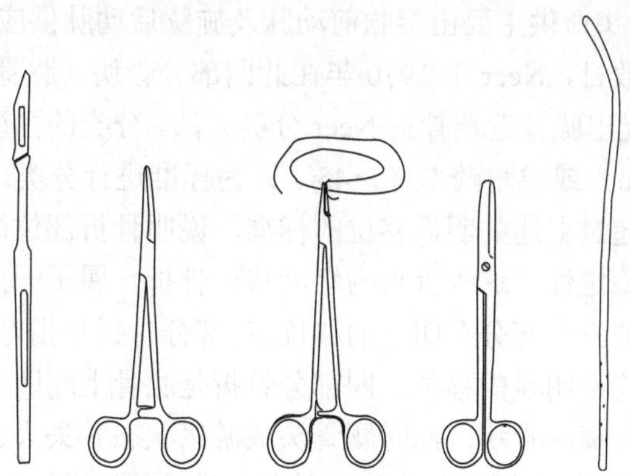

图 9-2-6　安置引流器械

A 手术尖刀；B.弯止血钳；C.持针器及针线；D.组织剪；E.骨科引流管

2）肌层缝合及皮下缝合：可吸收线 2-0 间断缝合。

3）皮肤缝合：洗手护士、巡回护士共同清点手术用物无误，3-0▲可吸收线皮内缝合。皮肤缝合完毕，洗手护士、巡回护士再次共同清点手术用物无误。

4）若有引流管则连接引流袋，医用敷贴粘贴切口（图 9-2-7，图 9-2-8）。

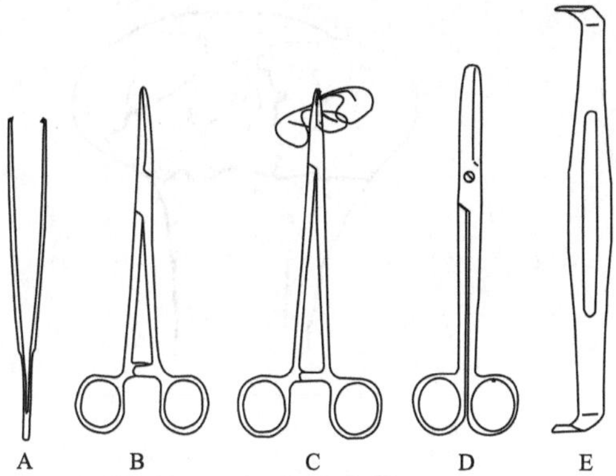

图 9-2-7　缝合切口器械

A.组织镊；B.弯止血钳；C.持针器及针线；

D.组织剪；E. 甲状腺拉钩

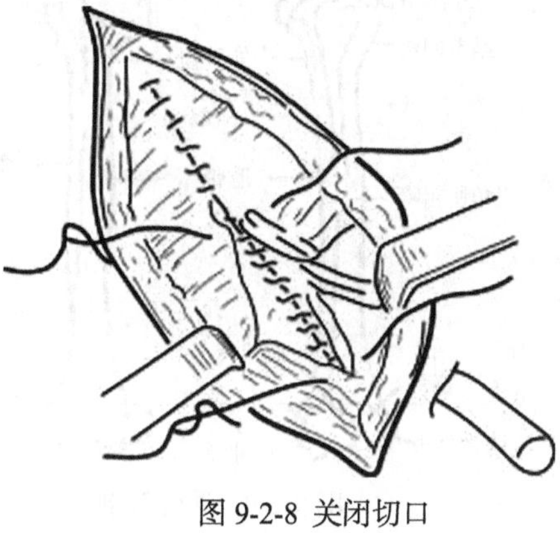

图 9-2-8 关闭切口

（3）归还器械：分类退回清洗间并登记。

（贺素云　吴　非　赵小丹）

二、肱骨近端骨折切开复位钢板螺钉内固定术手术配合

肱骨（图 9-2-9）近端由肱骨头、大结节、小结节和肱骨上段（关节部及外科颈）构

成（图 9-2-10），肱骨头血供主要由旋肱前动脉及旋肱后动脉供应（图 9-2-11）。考虑到骨折的部位和骨折的数目，Neer 于 1970 年在此四部分骨块（肱骨头、肱骨干、大结节、小结节）分类基础上提出肱骨近端骨折 Neer 分类方法。分类的主要依据是骨折移位的程度，即以移位（>1cm）或成角畸形（>45°）为标准进行分类。肱骨近端骨折，包括几处的骨折，只要未超过上述的明显移位的标准，说明骨折部位尚有一定的软组织附着连接，尚保持一定的稳定性。这种骨折为轻度移位骨折，属于一部分骨折。二部分骨折是指某一主骨块与其他三个部分有明显的移位。三部分骨折是指有两个骨折块彼此之间，以及与另两部分之间均有明显的移位。四部分骨折是肱骨上端四个主要骨折块之间均有明显移位，形成四个分离的骨块。此时肱骨头成游离状态并失去血液供应。

肱骨近端骨折切开复位内固定术适应证：肱骨近端骨折如果符合以下情况可以考虑非手术治疗，①肱骨头在位；②在头和干之间有接触或嵌插；③肱骨头有最低限度的内翻或外翻成角（头干角在 100°～160°）；④累及最低限度关节面；⑤任何结节骨折自头移位最低限度。有移位的外科颈二部分骨折，有移位的（>5mm）大结节骨折，有移位的三部分骨折和年轻患者有移位的四部分骨折则应该考虑行切开复位内固定术。对于复杂的肱骨近端四部分骨折或伴有严重骨质疏松的肱骨近端三部分骨折可以考虑行人工肩关节置换术。

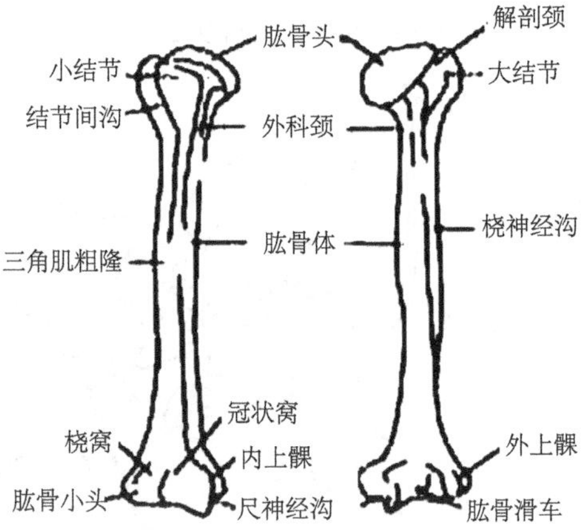

图 9-2-9　肱骨解剖

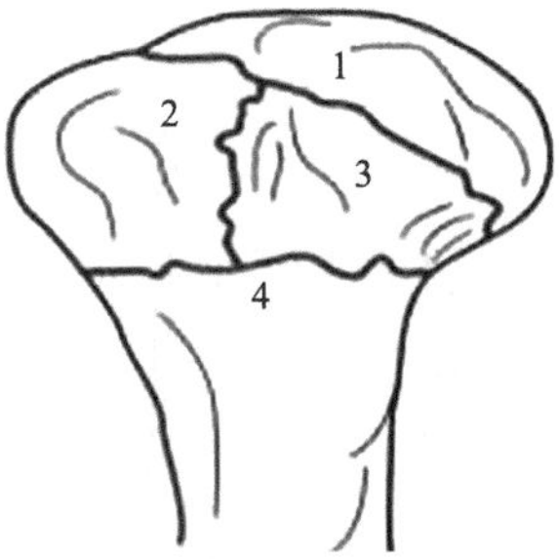

图 9-2-10　肱骨近端解剖

1.股骨头；2.大结节；3.小结节；4.外科颈

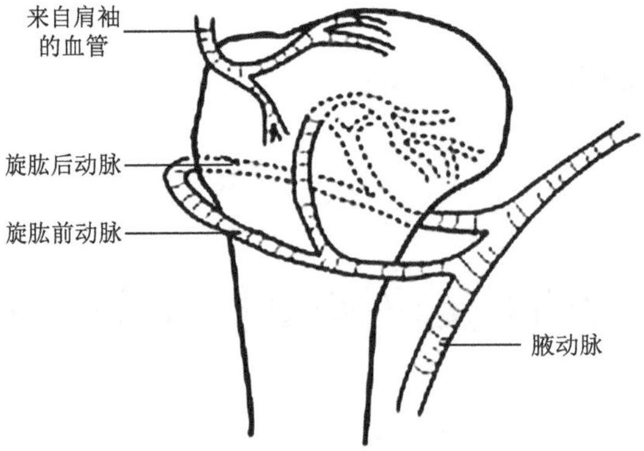

图 9-2-11　肱骨头血供

（一）手术用物

1. 常规布类　剖腹手术盆，手术衣，治疗巾，桌单，剖口单，中单。

2. 手术器械　髋下肢器械，肩关节特殊器械，内固定器械。

3. 一次性用物

（1）常规物品：一次性电刀笔 1 个，一次性使用吸引管 1 套，电刀清洁片 1 张，髋下肢套针 1 板，骨蜡 1 板，20 号手术刀片 2 张，11 号手术刀片 1 张，45×45cm 医用粘贴膜 3 张，一次性使用冲洗器 1 个，无菌垃圾袋 1 个，骨科引流管 1 根，一次性使用引流袋 1 个，纱布绷带 2 卷，手套按需准备。

（2）缝线：3-0 丝线×2 包、2-0/T 丝线×1 包、0 号丝线×2 包。5 号进口胸骨圆体角针缝线 1～2 包。

4. 骨科动力系统　骨科电钻，电池 2 个。

（二）体位

沙滩椅体位：

（1）取下手术床的尾端，将沙滩椅体位架与手术床紧密相连后，将沙滩椅体位架转至头侧（图 9-2-12）。

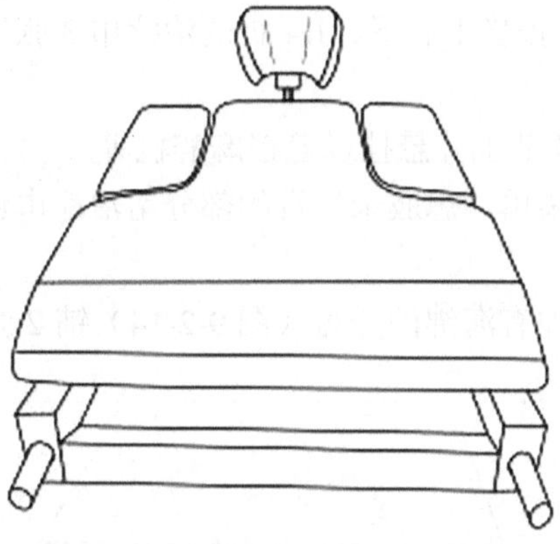

图 9-2-12　沙滩椅体位架图

（2）患者平卧于手术床，头部枕于头托上，使患者头部微偏向健侧，处于功能位，不能过伸或扭曲。抬高沙滩椅体位架 30°～40°，使床的中 1/3 与下 1/3 形成夹角，使髋随之屈曲 90°～110°，床的中 1/3 与下 1/3 所形成的夹角，使膝屈曲 20°～30°，臀部处于卧位的最低点。

（3）健侧上肢自然曲肘放于腹部并以棉垫绷带固定于床沿，压腿带固定于患者膝上 3～5cm 处。

（4）患者约束完毕后，撤去手术侧肩板，以充分显露手术视野（图 9-2-13）。

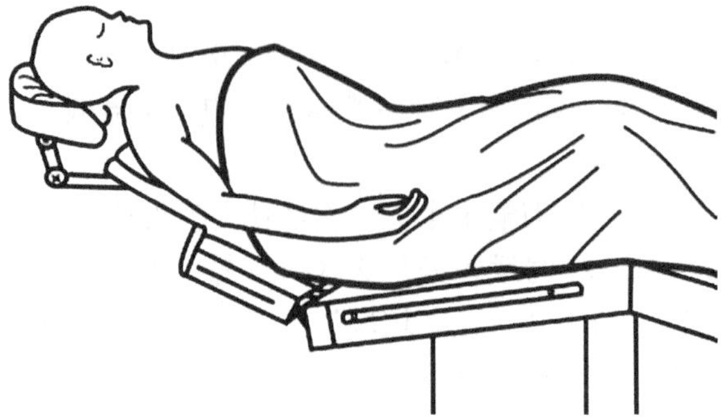

图 9-2-13　沙滩椅体位图

（三）消毒、铺巾

1. 消毒液　75%医用乙醇脱脂，碘伏消毒。

2. 消毒范围　以伤口为中心上至颌下，对侧至健侧锁骨中线，下端同侧乳头下、患侧肩胛骨及下部（即切口周围 15～20cm），患肢消毒到前臂中份或手指、手掌全部消毒（因为肱骨近端损伤往往伴有臂丛及桡神经损伤）。

3. 铺巾

（1）1/4 折的治疗巾 1 张垫于肩下、1/4 折的治疗巾 3 张铺切口，用 3 把巾钳固定治疗巾。

（2）1 张桌单铺于肩关节上并悬挂以遮挡麻醉机等。

（3）腋下纵行铺 1 张桌单，患肢未消毒的部分用治疗巾包裹，以纱布绷带包扎。

（4）铺剖口单 1 张。

（5）将放置患侧上肢加有海绵的托盘（图 9-2-14）铺 2 张桌单后放于患肢肘部。

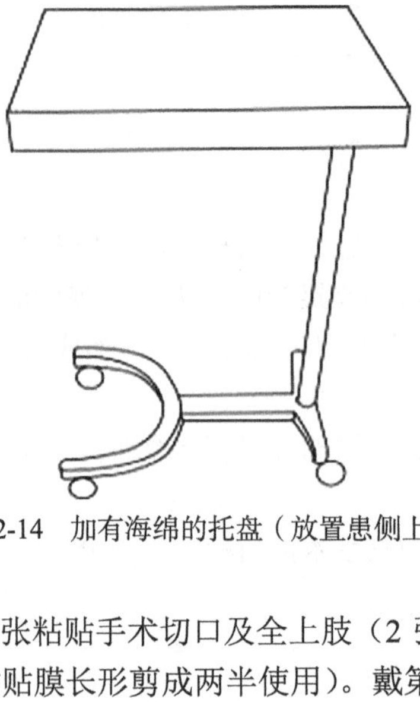

图 9-2-14　加有海绵的托盘（放置患侧上肢）

4. 其他　医用粘贴膜 3 张粘贴手术切口及全上肢（2 张 45cm×45cm 医用粘贴膜整张，1 张 45cm×45cm 医用粘贴膜长形剪成两半使用）。戴第二层手套，固定一次性电刀笔、一次性使用吸引管，上灯柄。

（四）手术配合

1. 手术切口　肩关节内侧切口（图 9-2-15）。

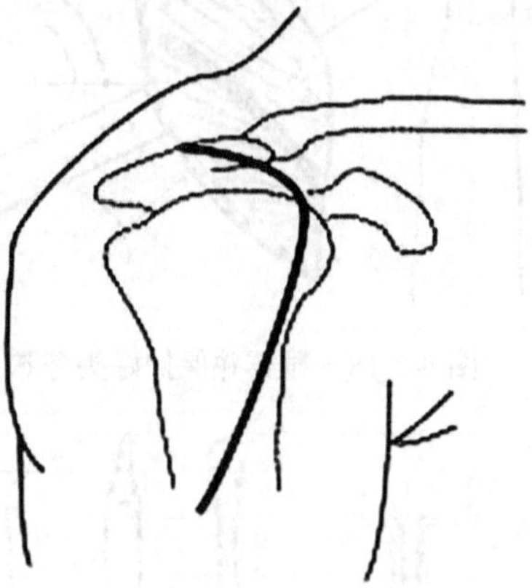

图 9-2-15　肩关节内侧手术切口标记

2. 切开皮肤及皮下组织　洗手护士、巡回护士共同清点手术用物后，备圆刀 2 把、纱布 2 张、皮肤拉钩 2 把、组织镊 1 把、13×24 圆针 0 号丝线等（图 9-2-16）。主刀医生确认手术开始后，递第一把圆刀切皮后换下，递第二把圆刀或用电刀切开皮下组织，钝性分离肩部各层肌肉。在分离过程中组织出血时，视情况用中弯止血钳或解剖镊夹持组织后电烙止血，0 号丝线结扎或用 0 号丝线缝扎止血（图 9-2-17）。

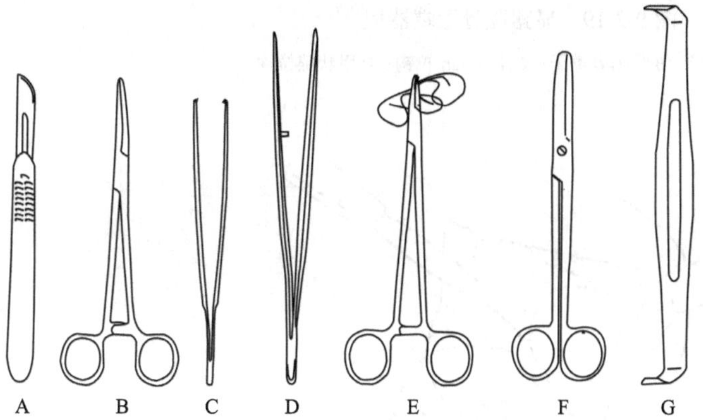

图 9-2-16　切开皮肤及皮下组织器械

A.手术圆刀；B.弯止血钳；C. 组织镊；D.解剖镊；

E. 持针器及针线；F.组织剪；G.甲状腺拉钩

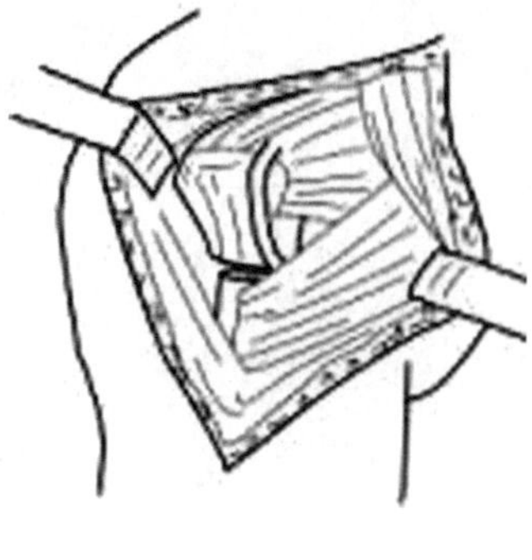

图 9-2-17　切口显露

3. 显露肱骨近端　分离胸大肌及三角肌，将头静脉保护好后递甲状腺拉钩向外牵拉暴露肱骨近端并检查旋转肩袖是否破裂或撕脱，显露肱骨近端（图 9-2-18～图 9-2-20）。

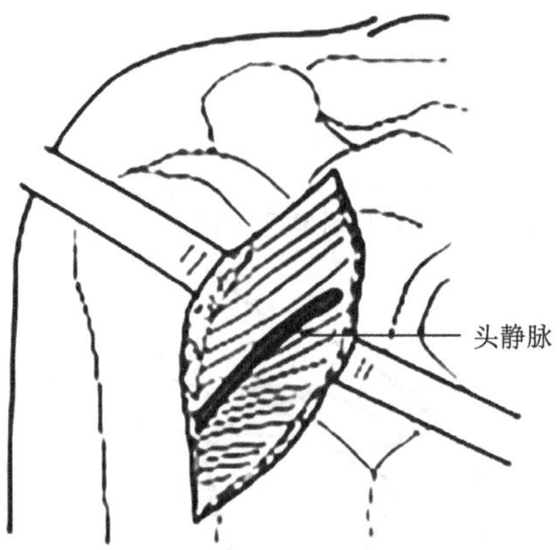

图 9-2-18 显露并保护好头静脉

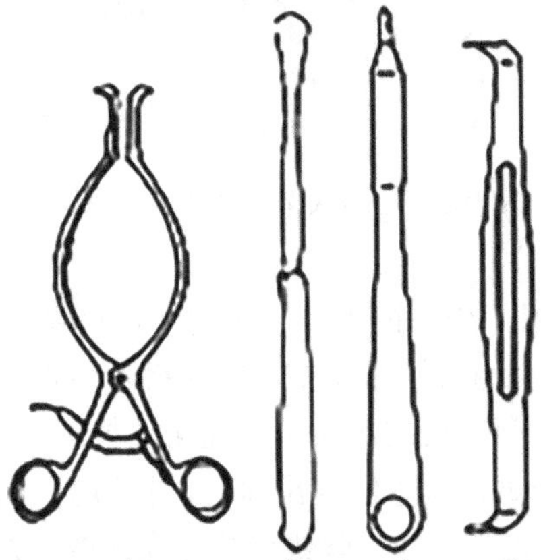

图 9-2-19 显露肱骨近端器械

A.单齿自撑；B.骨膜剥离子；C.Hoffman 拉钩；D.甲状腺拉钩

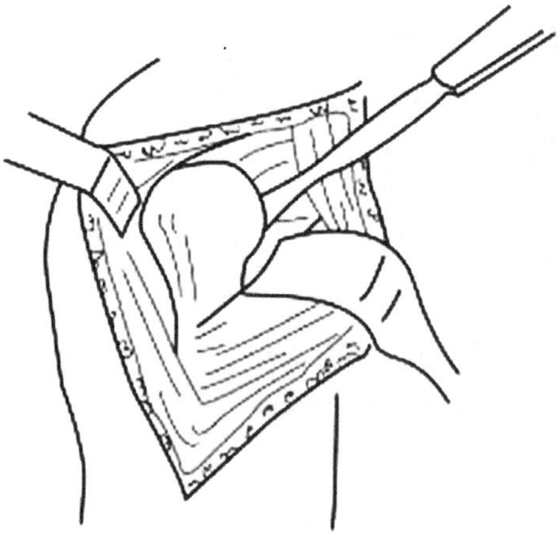

图 9-2-20 显露肱骨近端

4. 骨折复位 递持骨器进行肱骨近端骨折复位（图 9-2-21，图 9-2-22）。

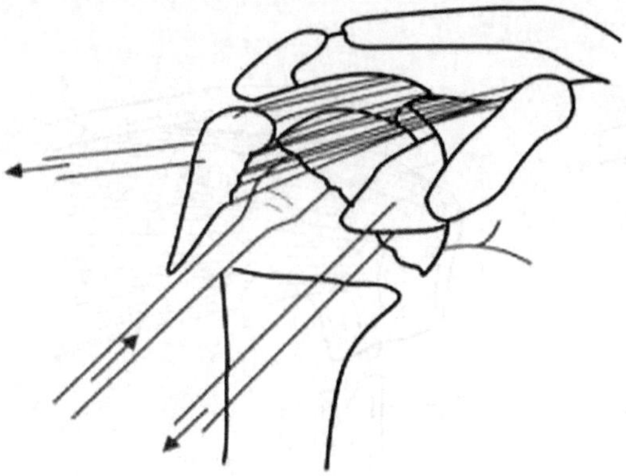

图 9-2-21　骨折复位示意图

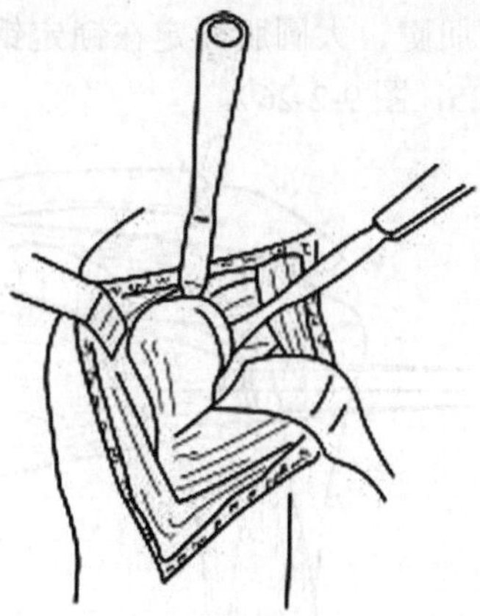

图 9-2-22　骨折端撬拨复位

5. 肱骨近端骨折内固定　骨折复位后递电钻、克氏针临时固定，C 形臂 X 线机透视下确认骨折复位良好后，递加压锁定钢板置于肱骨近端，递锁定螺钉将钢板固定在肱骨头，肱骨远端可用锁定螺钉也可用普通皮质骨螺钉固定钢板远端（图 9-2-23，图 9-2-24）。

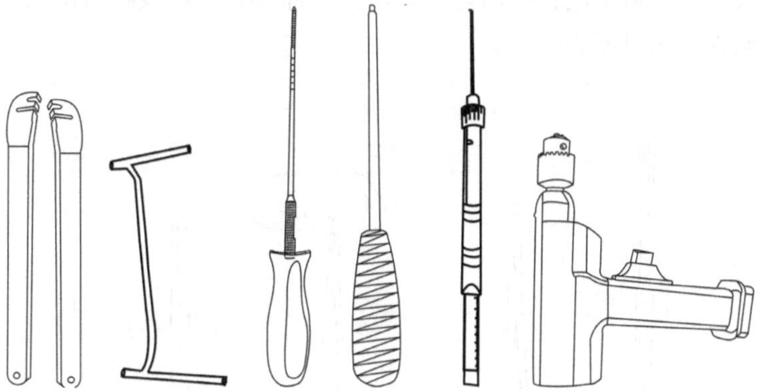

图 9-2-23　骨折内固定器械

A.折弯器；B.导向器；C.丝锥；D.内六角改刀；E.测深器；F.电钻

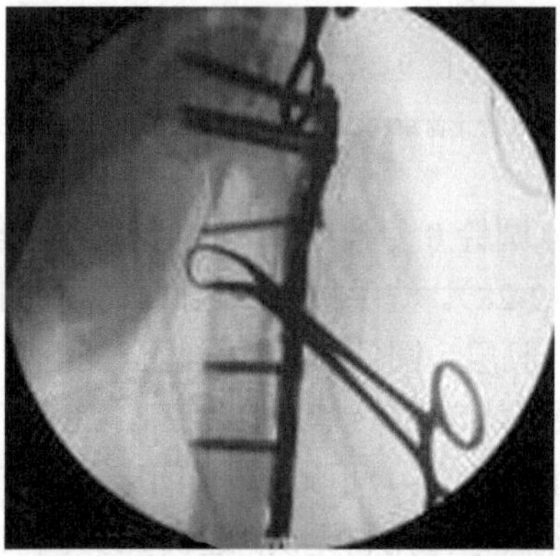

图 9-2-24　术中 C 形臂 X 线机透视对位对线良好

6. 肩袖破裂修补　如有肩袖破裂或撕脱，递 5 号进口胸骨圆体角针缝线将冈上肌腱、冈下肌腱、大圆肌固定在锁定钢板的缝合孔上，活动肩关节以检查固定是否可靠（图9-2-25，图9-2-26）。

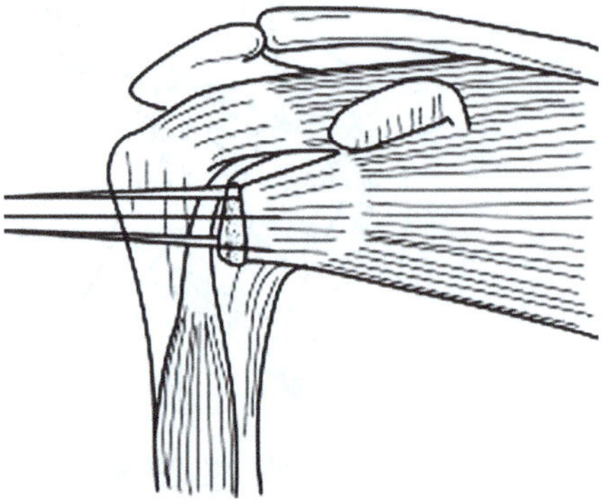

图 9-2-25 肩袖损伤（冈上肌）修复

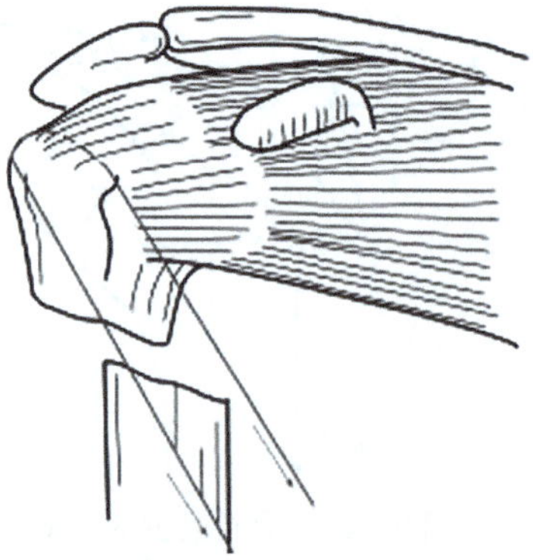

图 9-2-26 肩袖损伤（肩胛下肌）修复

7. 放置引流 备碘伏纱球、手术尖刀、弯止血钳、骨科引流管、8×24 三角针 2-0/T 丝线（图 9-2-27）。于切口中、下段外份用尖刀切开皮肤、皮下，用弯止血钳钝性戳开肌层，稍加扩张后将骨科引流管引出切口外，三角针 2-0/T 丝线将引出的骨科引流管固定于皮肤，引流管连接引流袋。

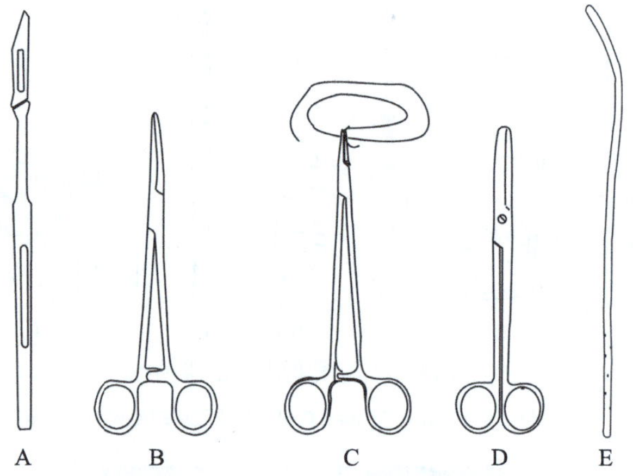

图 9-2-27 安置引流器械

A.手术尖刀；B.弯止血钳；C.持针器及针线；D.组织剪；E.骨科引流管

8. 缝合切口 备 13×24 圆针 0 号丝线、13×24 圆针 3-0 丝线、8×24 三角针 3-0 丝线、组织镊、弯止血钳等（图 9-2-28）。洗手护士、巡回护士共同清点手术用物无误后，递圆针 0 号丝线全层或分层缝合肌层，圆针 3-0 丝线缝合皮下脂肪组织层。洗手护士、巡回护士共同清点手术用物无误后，递碘伏纱球消毒切口，递三角针 3-0 丝线缝合皮肤（也可以使用 0 号可吸收缝线关闭肌层，2-0 可吸收线关闭皮下脂肪组织层）。皮肤缝合完毕，洗手护士、巡回护士再次共同清点手术用物无误。递碘伏纱球再次消毒切口，递切口敷贴和有孔敷贴覆盖切口，再用抖散的烧伤纱布覆盖，卷带适当加压包扎后结束手术（图 9-2-29）。

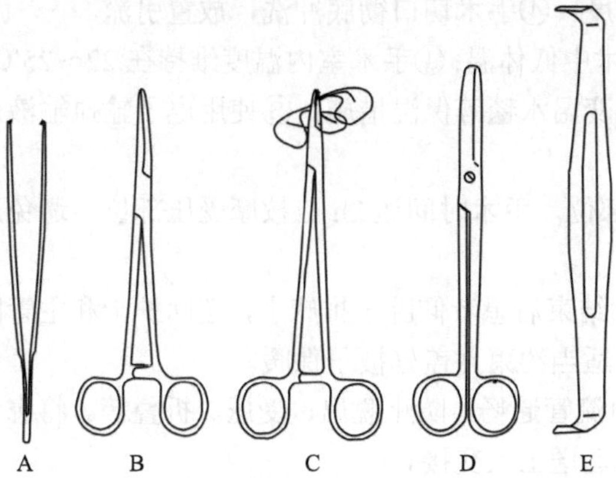

图 9-2-28　缝合切口器械

A.组织镊；B.弯止血钳；C.持针器及针线；D.组织剪；E.甲状腺拉钩

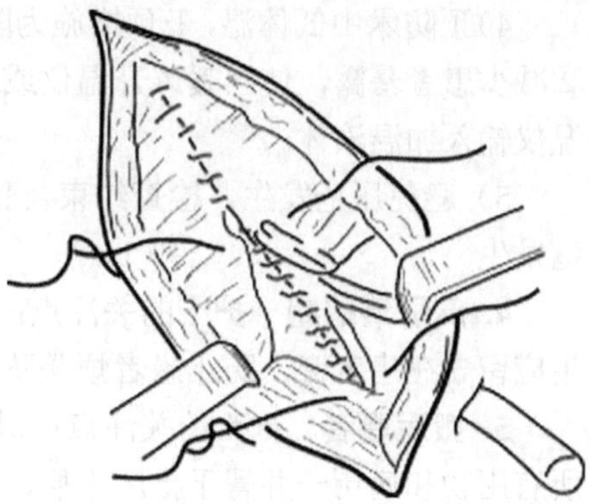

图 9-2-29　关闭切口

（五）特殊关注点

目的：解决整个手术过程中的难点，护士在手术配合时注意事项。

1. 麻醉诱导期　护士的关注点：

（1）患者术前较为紧张，担心术后恢复效果，麻醉前应多关心，鼓励患者，使其轻松面对麻醉。

（2）麻醉诱导期前输入抗菌药物。

（3）密切关注患者生命体征，协助麻醉医生静脉给药。

2. 体位准备　护士应注意哪些要点：

（1）搬动患者时一定将患肢牵引平抬，患者能自行移动的，手术室护士一定在旁协助，避免跌床、骨折断端再度损伤血管及神经。

（2）着力点等部位均垫棉垫或软枕，避免发生体位并发症。

3. 手术配合过程中　护士的关注点：

（1）洗手护士

1）熟悉手术器械及整个手术操作过程，娴熟默契地配合手术医生，尽量缩短手术操作时间。

2）传递克氏针等锐器时使用“中间传递区”避免伤及医务人员。

（2）巡回护士

1）做好术前访视，了解手术方案和评估术中可能出现的意外。

2）手术过程中注意密切观察患者的生命体征，注意保暖。术前物品准备充分，熟练掌握手术步骤与医生默契配合，缩短手术时间，减少术中出血。

3）预防切口感染，干预措施为加强感染控制：①将该类手术安排在洁净度较高级别的手术间，加强手术室环境、手术人员管理，严格遵守无菌原则，控制参观人数（≤3人），限制人员进出，减少走动；②术前物品准备充分，熟练掌握手术步骤与医生默契配合，缩短手术时间，缩短手术创口在空气中的暴露时间，减少感染机会；③规范应用抗菌药物，在术前30min或麻醉开始时首次给药，使手术切口暴露时局部组织中达到足以杀死手术过程中入侵切口的细菌的药物浓度；④手术切口彻底冲洗，放置引流。

4）预防术中低体温，干预措施为防止术中低体温：①手术室内温度维持在22～25℃；②减少患者暴露，使用暖风升温仪或循环变温水毯等保温措施；③使用电子输血输液加温仪输入加温液体。

5）避免压疮发生，检查约束及受压部位，手术时间达2h应按摩受压部位，避免压疮发生。

4. 麻醉清醒期 护士的关注点：手术结束后患者仰卧于推床上，巡回护士和主管医生应留守在患者旁，防止患者烦躁坠床，适当约束并盖好被子保暖。

5. 搬运患者 护士的关注点：保持引流管通畅，防止脱出、受压、折叠等。将患者所有用物和病历一并置于推床下层，并与运送工人交接。

（陈永庆　钟　刚　田延利）

三、髋臼骨折切开复位钢板螺钉内固定术手术配合

髋臼（图9-2-30）由2个骨柱组成：前柱由髂嵴、髂棘、髋臼前半和耻骨组成，后柱由坐骨、坐骨棘、髋臼后半和形成坐骨切迹的密质骨组成。髋臼骨折（图9-2-31）可由骨盆骨折时耻骨坐骨或髂骨骨折而波及髋臼，也可由髋关节中心性脱位所致。髋臼骨折是高能量严重暴力造成的创伤。

髋臼骨折切开复位内固定术适应证：①髋臼骨折移位大于2mm；②合并股骨头脱位或半脱位；③关节内游离骨块；④后壁骨折的范围超过后壁的50%。

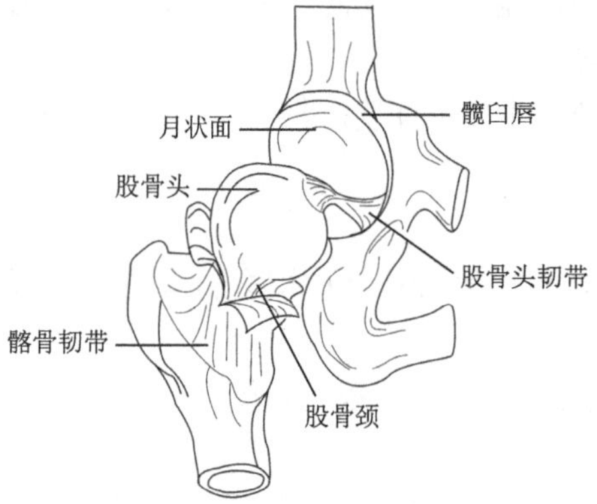

图9-2-30　髋臼解剖

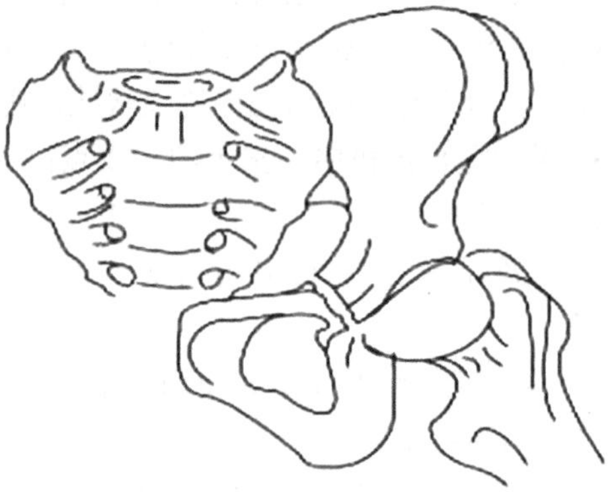

图9-2-31　髋臼骨折

（一）手术用物

1. 常规布类 剖腹手术盆，手术衣，剖口单，桌单，治疗巾，中单。

2. 手术器械 髋下肢器械，髋下肢特殊器械，S拉钩2把，老虎钳，大钢剪，重建钢板内固定器械。

3. 一次性用物

（1）常规物品：一次性电刀笔 1 个，一次性使用延长电极 1 个，一次性使用吸引管 1 根，一次性使用吸引头 1 根，电刀清洁片 1 张，11 号手术尖刀片 1 张，20 号手术刀片 2 张，髋下肢套针 1 板，45cm×45cm 医用粘贴膜 4 张，一次性使用冲洗器 1 个，无菌垃圾袋 1 个，骨科引流管 1 根，引流袋 1 个，卷带 2 个，手套按需准备。灯柄 1 个。

（2）缝线：3-0 丝线×2 包、2-0/T 丝线×1 包、0 号丝线×2 包。

4. 骨科动力系统 骨科电钻、电池 2 个。

5. 特殊准备 必要时准备自体血回收装置。

（二）体位

仰卧位或患侧在上的漂浮体位或俯卧位。

1. 仰卧位 适用于前路髋臼骨折、前路入路（图 9-2-32）。

（1）臀部垫高 10° ～15° 。

（2）患侧上肢外展不超过 90° 。

（3）电凝器负级板贴于患者健侧下肢，严禁贴于患侧下肢。

（4）输液部位可选择颈外静脉或双上肢，严禁输患侧下肢，尽量不输健侧下肢，以免影响消毒、铺巾及观察。

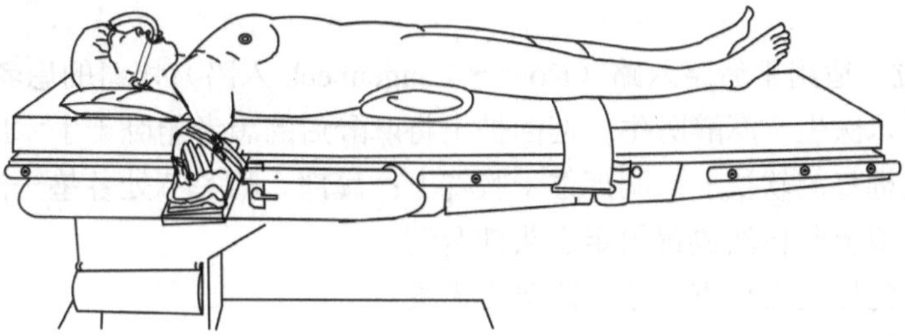

图 9-2-32 仰卧位

2. 患侧在上的漂浮体位 适用于前后入路的患者（髋臼前后柱都有骨折）（图 9-2-33，图 9-2-34）。

（1）将健侧上肢放置于双层托手架下层，手术医生、麻醉医生、巡回护士将患者侧卧于手术台正中。

（2）健侧腋下垫腋枕一个（腋下可通过一拳）；髂前上棘处垫一泡沫垫；双下肢为健侧下肢屈曲，患侧下肢伸直，两下肢间放一软枕。胸骨柄及与之对应的背部分别垫沙袋并用挡板固定。患侧上肢放置于双层托手架上层，双上肢呈抱拳状，用束手带固定。用束脚带约束软枕及健侧下肢。固定患者呈侧卧体位，患者的髋部可前倾、后仰，利于手术操作。

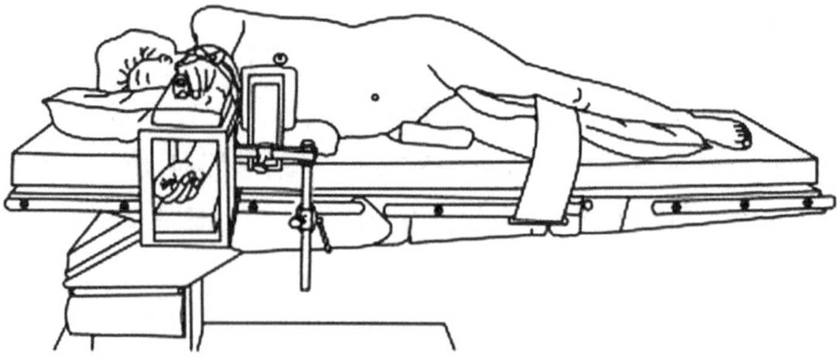

图 9-2-33 患侧在上的漂浮体位前面观

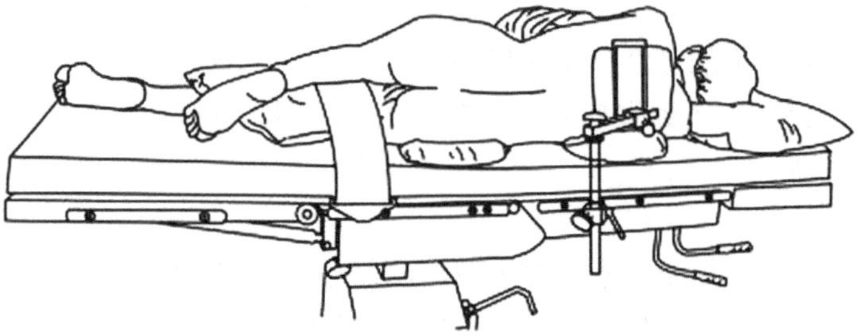

图 9-2-34 患侧在上的漂浮体位后面观

3. 俯卧位 适用于后路入路（Kocher-Langenbeck 入路）切口的患者（图 9-2-35）。

（1）由手术医生、麻醉医生、巡回护士将麻醉后的患者俯卧于手术床上：患者面部侧放于垫有大棉垫的软枕上；胸部位于腋枕上；髋部、膝关节处各垫一泡沫垫；踝关节下放一软枕；双上肢自然放置固定于头部两侧。

（2）患者为男性需检查阴茎、阴囊有无受压。

（3）电凝器负极板粘贴于患者体毛较少且肌肉丰富处。

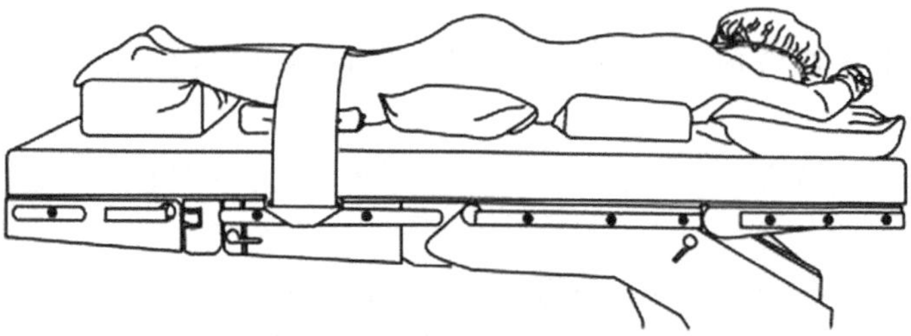

图 9-2-35 俯卧位

（三）消毒、铺巾

以患侧在上的漂浮体位为例。

1. 消毒液 75%医用乙醇脱脂，碘伏消毒。

2. 消毒范围　切口周围 15～20 cm，上至剑突，患侧下肢消毒至小腿下。

3. 铺巾

（1）1/4 折的治疗巾 1 张垫于臀下，1/2 折的治疗巾 1 张遮闭会阴部，再 1/4 折的治疗巾 4 张铺切口，巾钳 4 把固定。

（2）桌单 1 张铺于患肢下方。

（3）2 张完全展开重叠的治疗巾包裹患侧下肢脚、小腿，用纱布绷带包扎。

（4）切口上方铺桌单 1 个。

（5）患肢穿过剖口单。

（6）加铺桌单 1 张于患肢下方。

（7）桌单 1 张，铺于切口上方覆盖上肢。

（8）医用粘贴膜 4 张，粘贴消毒后的切口及全下肢。戴第二层手套，固定一次性电刀笔、一次性使用吸引管、灯柄。

（四）手术配合

1. 手术切口　前路入路（即髂腹股沟入路）切口：起自髂嵴中后 1/3 交界处，沿髂嵴内侧 1cm 至髂前上棘，再横过下腹部，上于耻骨联合上方 2cm 处；前后入路切口（即经大转子水平截骨入路）：从大转子后上缘至股外侧肌后缘做切口；后路入路切口：起于髂后上棘，弧形向下经股骨大转子顶点，再垂直向远侧延长 15～20cm。

2. 切开皮肤及皮下组织　洗手护士、巡回护士共同清点手术用物后，备圆刀 2 把、纱布 2 张、皮肤拉钩 2 个、组织镊 1 个、解剖镊 1 个、13×24 圆针 0 号丝线等（图 9-2-36）。主刀医生确认手术开始后，递组织镊、纱布 2 张，接着递第一把圆刀切皮后换下，递第二把圆刀或用电刀笔切开皮下组织、筋膜，再顺肌纤维或肌间隙钝性剥离臀部各层肌肉，在分离过程中组织出血时，视情况用中弯止血钳或解剖镊夹持组织电烙止血或 0 号丝线结扎或用 0 号丝线缝扎止血。

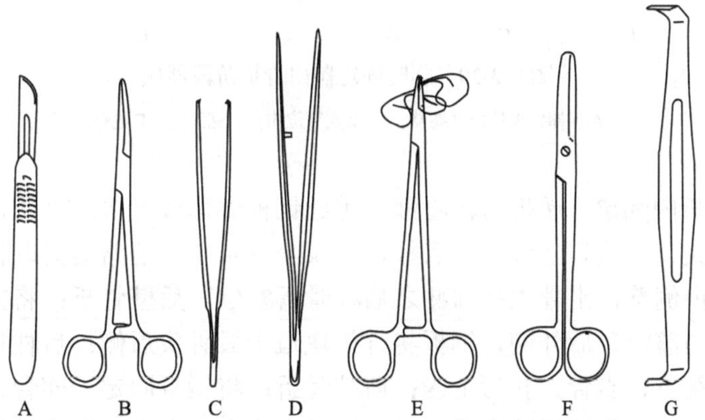

图 9-2-36　切开皮肤及皮下组织器械

A.手术圆刀；B.弯止血钳；C.有齿镊；D.组织镊；E.持针器及针线 ；F.组织剪；G.甲状腺拉钩

3. 显露髋臼　递腹腔拉钩、S 拉钩、髋臼拉钩、椎板拉钩显露髋臼（图 9-2-37，图

9-2-38）。

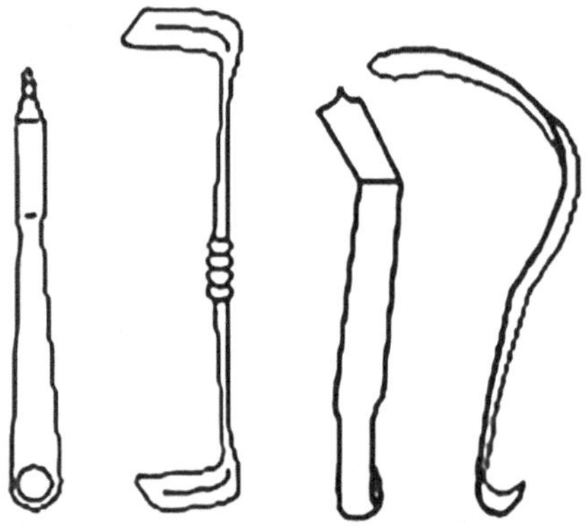

A　　B　　C　　D

图 9-2-37　显露髋臼器械

A.Hoffman 拉钩；B.腹腔拉钩；C.椎板拉钩；D. S 拉钩

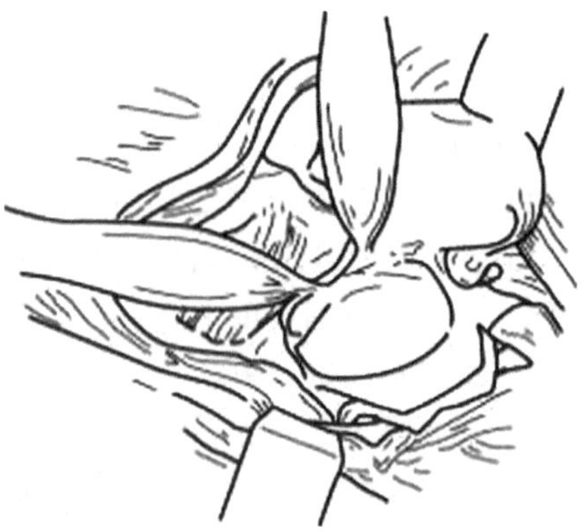

图 9-2-38　显露髋臼

4. 临时固定髋臼骨折　递骨膜剥离器分离骨膜，寻找骨折位置即骨折块，递顶棒及点式复位钳将骨折复位，克氏针临时固定（图 9-2-39）。

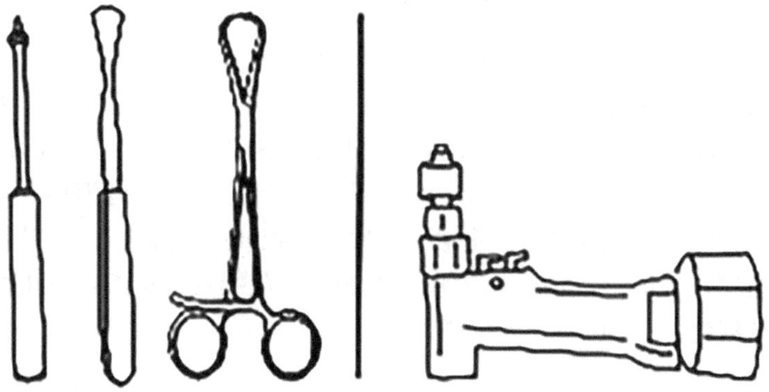

A　　B　　C　　D　　E

图 9-2-39　临时固定髋臼骨折阶段器械

A.顶棒；B.骨膜剥离器；C. 点式复位钳；D.克氏针；E.电钻

5. 髋臼骨折内固定　递折弯器将髋臼重建钢板塑形成需要的形状，置于髋臼上，后入路显露髋关节后壁和坐骨大孔后柱，以及坐骨结节；前路显露耻骨、前柱、骨盆内侧壁、髋臼内侧壁，坐骨大孔前侧之后柱骨折复位。后壁骨折：将重建钢板塑形后置于坐骨结节与髋臼顶后外侧，钢板将骨折块迫于股骨头后侧；后柱骨折：将塑形钢板固定于坐骨结节、坐骨大孔后上缘；前柱骨折：将钢板固定于髂骨、耻骨上方、方形区；臼顶部骨折：将钢板固定于坐骨大孔后上缘之前上方，压住骨折块，固定于耻骨后方（图 9-2-40）。

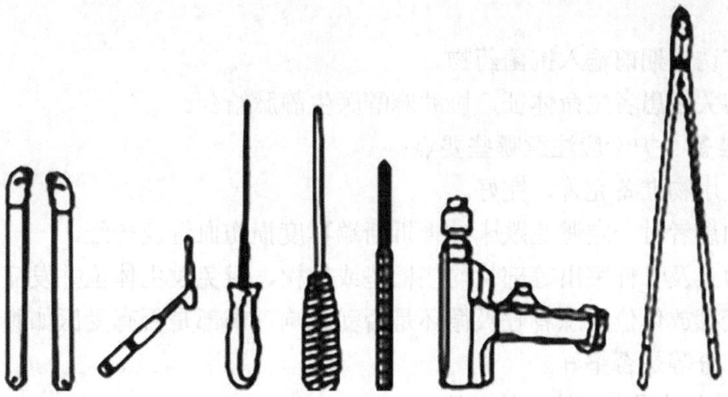

图 9-2-40　髋臼骨折内固定器械

A.折弯器；B.导向器；C.丝锥；D.内六角改刀；E.测深器；F.电钻；G.大钢剪

6. 术中影像验证　C 形臂 X 线机透视骨折复位良好，钢板螺钉长短适中后(图 9-2-41，图 9-2-42)，递生理盐水冲洗伤口。

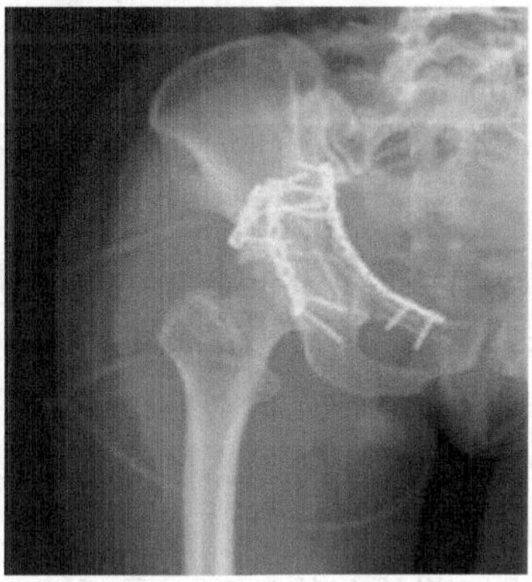

图 9-2-41 术后正位

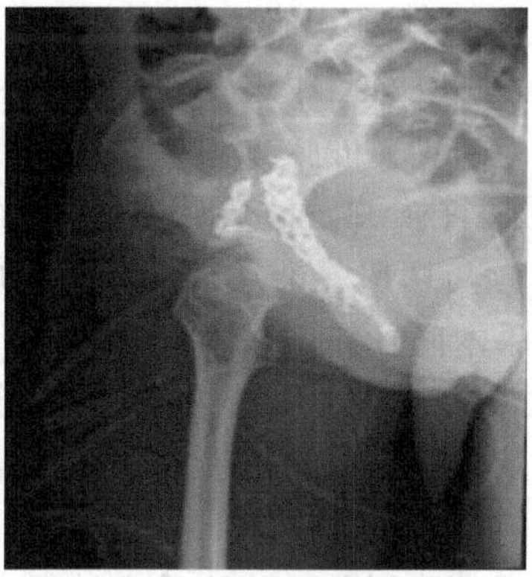

图 9-2-42　术后髂骨斜位

7. 置引流，关切口

（1）洗手护士、巡回护士清点纱球、纱布、缝针、器械等。

（2）置骨科硅胶引流管：备碘伏纱球、尖刀、弯止血钳、骨科引流管、8×24 三角针 2-0/T 丝线。8×24 三角针+2-0/T 丝线固定骨科引流管，引流管连接引流袋。

（3）关切口：13×24 圆针+0 线缝肌层。13×24 圆针+3-0 线缝皮下组织。洗手护士、巡回护士共同清点手术用物无误后，递碘伏纱球消毒切口，8×24 三角针+3-0 线缝皮肤。皮肤缝合完毕，洗手护士、巡回护士再次共同清点手术用物无误，递碘伏纱球再次消毒切口，递切口敷贴和有孔敷贴覆盖切口。

（五）特殊关注点

1. 麻醉诱导期　护士的关注点：

（1）患者术前较为紧张，担心术后恢复效果，麻醉前应多关心、鼓励患者，使其轻松面对麻醉。

（2）麻醉诱导期前输入抗菌药物。

（3）密切关注患者生命体征，协助麻醉医生静脉给药。

2. 体位准备 护士应注意哪些要点：

（1）体位用物准备完善、完好。

（2）搬动患者时一定避免跌床、骨折断端再度损伤血管及神经。

（3）着力点及骨性突出等部位均垫棉垫或软枕，避免发生体位并发症。

（4）检查摆放体位后患者呼吸循环是否受影响，局部是否有受压如腹部、腋下、膝关节、髂骨部分等是否垫好。

3. 手术配合过程中 护士的关注点：

（1）洗手护士

1）熟悉手术器械及整个手术操作过程，娴熟默契地配合手术医生，尽量缩短手术操作时间。

2）传递克氏针等锐器时使用“中间传递区”，避免伤及医务人员。

3）有血液回收者，将用后的血纱布用生理盐水清洗后将血液再回收。

（2）巡回护士

1）密切关注手术进展，根据需要补充手术用物。

2）建立两条静脉通路，密切观察患者的生命体征、尿量、输液速度。患者出血较多的，遵医嘱补充血液，必要时加压输血。

3）预防切口感染，干预措施为加强感染控制：①将该类手术安排在洁净度较高级别的手术间，加强手术室环境、手术人员管理，严格遵守无菌原则，控制参观人数（≤3 人），限制人员进出，减少走动；②术前物品准备充分，熟练掌握手术步骤与医生默契配合，缩短手术时间，缩短手术创口在空气中的暴露时间，减少感染机会；③规范应用抗生素，在术前 30min 或麻醉开始时首次给药，使手术切口暴露时局部组织中达到足以杀死手术过程中入侵切口的细菌的药物浓度；④手术切口彻底冲洗，放置引流。

4）预防术中低体温：①手术室内温度维持在 22～25℃；②减少患者暴露，使用暖风升温仪或循环变温水毯等保温措施；③使用电子输血输液加温仪输入加温液体。

5）避免压疮发生，检查约束及受压部位，手术时间达 2h 应适当抬高面部等受压部位，避免压疮发生。

4. 麻醉清醒期 护士的关注点：手术结束后患者仰卧于推床上，巡回护士和主管医生应留守在患者旁，防止患者烦躁坠床或自伤，适当约束并盖好被子保暖。

5. 搬运患者 护士的关注点：搬运患者，动作要轻，减少患者疼痛。保持引流管通畅，防止脱出、受压、折叠等。将患者所有用物和病历一并置于推床下层，并与运送工人交接。

（陈永庆 刘 雷 胡 倩 朱 赟）

四、胫骨平台骨折切开复位钢板螺钉内固定术手术配合

胫骨平台骨折（fracture of tibial plateau）是膝关节创伤中最常见的骨折之一，膝关节遭受内/外翻暴力的撞击，或坠落造成的压缩暴力等均可导致胫骨平台骨折。由于胫骨平台骨折是典型的关节内骨折，其处理与预后将对膝关节功能产生很大的影响。胫骨平台骨折常常伴有关节软骨、膝关节韧带或半月板的损伤，遗漏诊断和处理不当都可能造成膝关节畸形、力线或稳定问题，导致关节功能的障碍。因而，对于胫骨平台骨折的诊断与处理是膝关节创伤外科中的重要课题。

胫骨平台骨折可由间接暴力或直接暴力引起。高处坠落伤时，足先着地，再向侧方倒下，力的传导由足沿胫骨向上，坠落的加速度使体重的力向下传导，共同作用于膝部，由于侧方倒地产生的扭转力，导致胫骨内侧或外侧平台塌陷骨折。当暴力直接打击膝内侧或外侧时，使膝关节发生外翻或内翻，导致外侧或内侧平台骨折或韧带损伤，根据暴力作用的大小、方向不同，胫骨平台骨折按 Schatzker 分类可分为以下类型：①单纯胫骨外髁劈裂骨折；②外髁劈裂合并平台塌陷骨折；③单纯平台中央塌陷骨折；④内侧平台骨折，可表现为单纯胫骨内髁劈裂骨折或内侧平台塌陷骨折；⑤胫骨内、外髁骨折；⑥胫骨平台骨折同时有胫骨干骺端或胫骨干骨折（图 9-2-43）。

胫骨平台骨折的关节面塌陷超过 2mm，侧向移位超过 5mm，合并有膝关节韧带损伤及有膝内翻或膝外翻超过 5° 时，应该考虑行切开复位内固定术。

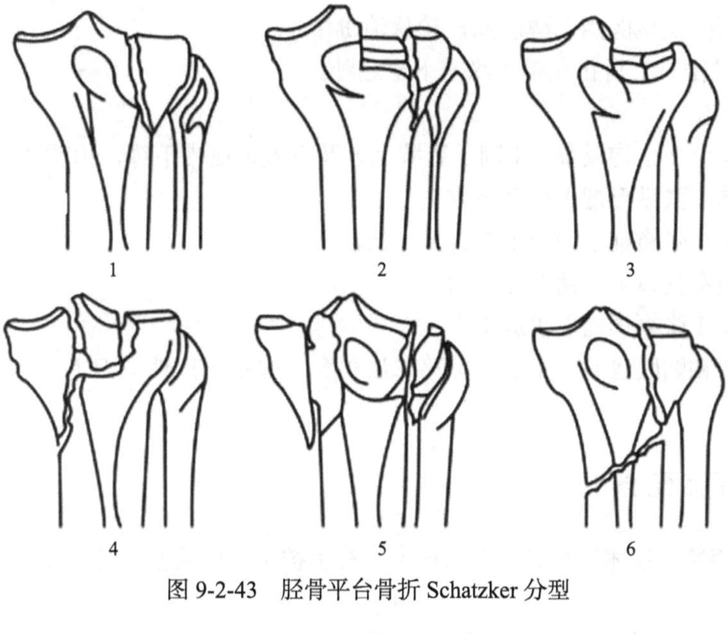

图 9-2-43 胫骨平台骨折 Schatzker 分型

（一）手术用物

1. 常规布类 剖腹手术盆，手术衣，剖口单，桌单，治疗巾，中单。

2. 手术器械 髋下肢器械，髋下肢特殊器械，内固定器械。

3. 一次性用物

（1）常规物品：一次性电刀笔 1 个，一次性使用吸引管 1 套，电刀清洁片 1 张，髋下肢套针 1 板，纱布 20 张，方纱 3 张，45cm×45cm 医用粘贴膜 3 张，20 号刀片 2 张，11 号刀片 1 张，骨科引流管 1 根（备用），无菌纱布绷带 2 卷，一次性使用冲洗器 1 个，骨蜡 1 包，吸收性明胶海绵 2 包（备用），下肢驱血带 1 卷，手套按需准备。

（2）缝线

1）非吸收线：3-0 丝线×1 包，2-0/T 丝线×1 包，0 号丝线×1 包。

2）可吸收线：0 号可吸收线×1 根，2-0 可吸收线×1 根。

4. 骨科动力系统 骨科电钻，电池。

5. 其他 电动止血仪 1 台，C 形臂 X 线机 1 台，可透视手术床 1 张。

（二）体位

仰卧位：

（1）患者仰卧，头部适当抬高 3～5cm，上肢外展不得超过 90°，束脚带固定于患者非手术膝关节上 3～5cm。

（2）患侧下肢上气囊止血带，气囊止血带平整绕在股骨上 1/3 处，并用医用粘贴膜将皮肤与袖带之间的缝隙粘牢。

（三）消毒、铺巾

1. 消毒液 75%医用乙醇脱脂，碘伏消毒。

2. 消毒范围 上自止血带下缘，下至足趾。

3. 铺巾

（1）治疗巾 2 张均反叠 1/4 铺于患肢上方及下方止血带下缘，巾钳 2 把固定。

（2）桌单 1 张纵形铺于患肢下方。

（3）桌单 1 张横铺于切口上方覆盖上肢。

（4）患肢穿剖口单，铺 2 张剖口单。

（5）桌单 1 张纵形铺于患肢下方。

（6）医用粘贴膜包裹全下肢，戴第二层手套，固定一次性电刀笔、一次性使用吸引管，上灯柄。

（四）手术配合

1. 清点用物 手术开始前，巡回护士与洗手护士共同清点纱球、纱布、器械、缝针、刀片等用物。

2. 驱血 主刀医生确认手术开始后，递治疗巾 1 张、驱血带 1 卷。驱血后启动止血带。递湿纱布 1 张，擦掉患肢驱血后残余的滑石粉。

3. 切口及显露

（1）手术切口：外侧或内侧平台骨折用相应的前外侧或前内侧纵向切口，内外两侧平台骨折用前正中或“Y”形切口（图 9-2-44）。

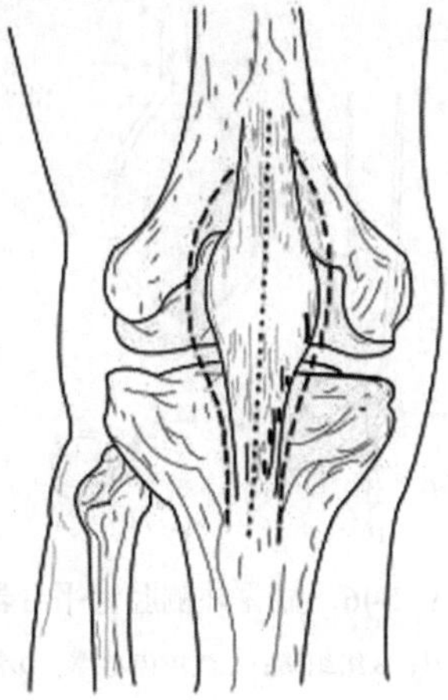

图 9-2-44 内外侧平台显露，胫骨前方“Y”形切口

（2）切口显露：备圆刀 2 把、纱布 2 张、皮肤拉钩 2 个、组织镊 1 把、13×24 圆针 3-0 丝线等（图 9-2-45）。递第一把圆刀切皮后换下，递第二把圆刀或用电刀笔切开皮下组织、深筋膜，在切开过程中组织出血时，视情况用中弯止血钳或解剖镊夹持组织电烙止血或 3-0 丝线结扎或用 3-0 丝线缝扎止血。

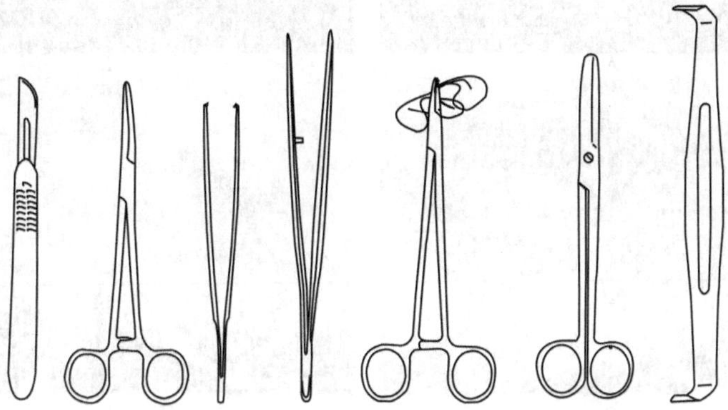

图 9-2-45 切开皮肤及皮下组织器械

A.手术圆刀；B.弯止血钳；C. 组织镊；D.解剖镊；E. 持针器及针线；F.组织剪；G.甲状腺拉钩

（3）显露外侧平台：递单齿自撑撑开切口软组织，递骨膜剥离器从骨膜下分离，显露胫骨上外侧及外髁。沿半月板下切开关节囊，向上牵开之，探查胫骨外侧平台、关节面（图 9-2-46，图 9-2-47）。

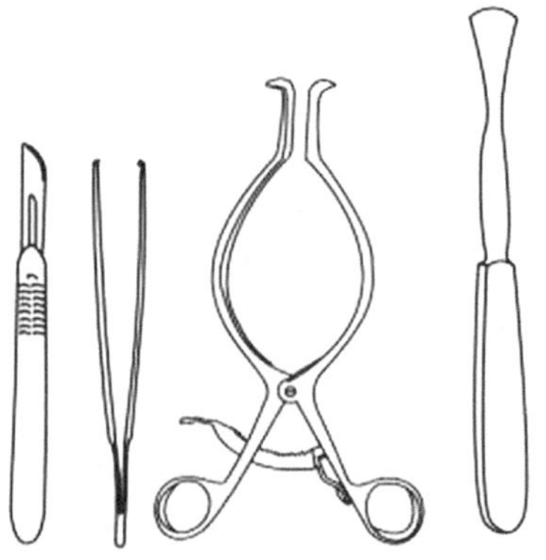

图 9-2-46 显露外侧胫骨平台器械

A.手术圆刀；B.组织镊；C.浅单齿自撑；D.骨膜剥离器

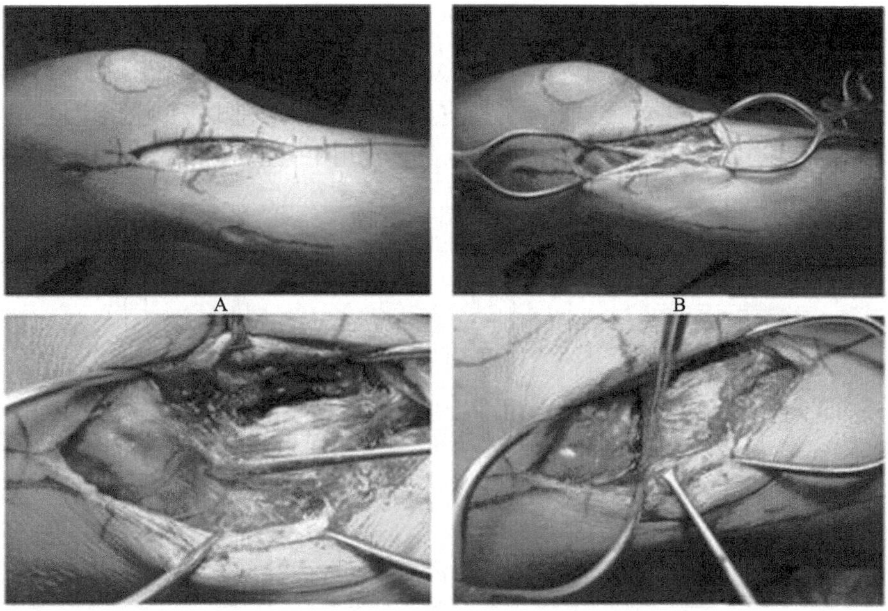

图 9-2-47 显露外侧胫骨平台

A.胫骨平台前外侧皮肤切口；B.单齿自撑撑开切口，显露深筋膜下解培结构；

C.显露探查胫骨平台外侧关节面；D.显露胫骨平台外侧关节面

（4）显露内侧平台：递单齿自撑撑开切口软组织，分开鹅足腱。递骨膜剥离器以骨膜下分离显露胫骨内髁骨折线，关节的显露方法及骨折块复位，同外侧显露（图 9-2-48）。

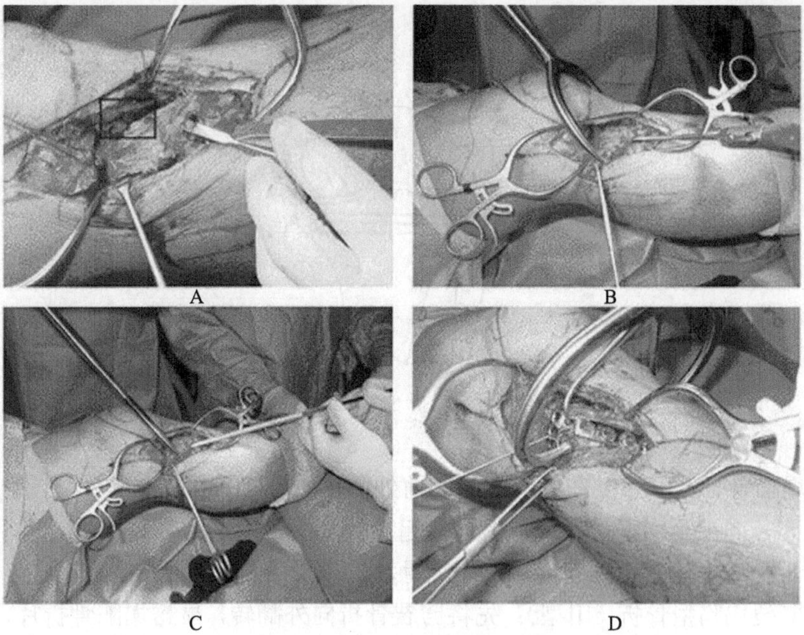

图 9-2-48　显露内侧胫骨平台

A.胫骨平台内侧皮肤切口；B.逐层切开，显露骨折断端；

C.复位骨折断端，用克氏针临时固定；D.用钢板螺钉固定骨折断端

（5）显露两侧平台：递骨膜剥离器从骨膜下分离显露胫骨内外髁及胫骨结节，将髌腱止点连同胫骨块凿下，将其向上翻开，半月板下方横切开关节囊，前角止点可以切开，但前交叉韧带止点必须保留于原位，将半月板向上牵开，则胫骨内外髁关节面及骨折移位情况完全显露，探查胫骨平台下陷情况，复位骨折。

4. 胫骨平台骨折内固定

（1）劈裂骨折（Ⅰ型）：先整复骨折远端，再做由后向前上推挤整复骨折近端，递电钻、克氏针暂固定，骨折近端用拉力骨松质螺钉沿平台关节面软骨下至内侧皮质固定，骨折远端可用拉力皮质骨螺钉穿内侧皮质骨固定（图 9-2-49，图 9-2-50）。

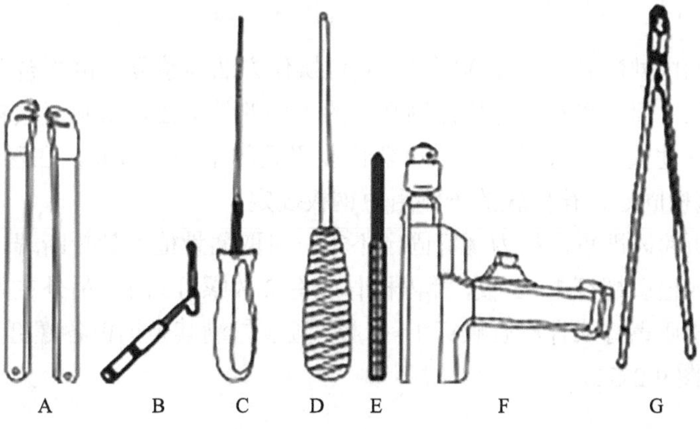

图 9-2-49　内固定器械

A.折弯器；B.导向器；C.丝锥；D.内六角改刀；E.测深器；F.电钻；G.大钢剪

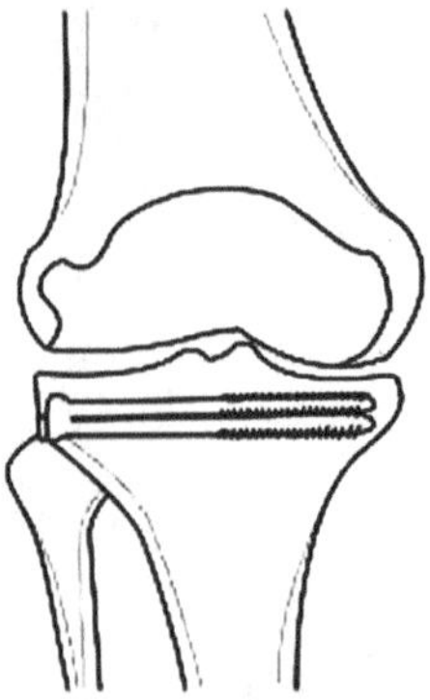

图 9-2-50　胫骨平台骨折 Schatzker Ⅰ型骨折内固定

（2）塌陷骨折（Ⅱ型）：在胫骨上端的前外侧皮质骨，用骨凿形成骨洞，用骨冲击器，由骨孔插入，向上至塌陷骨折片下面，抬起骨折块，在塌陷区空腔植骨，可不用内固定或用 1 枚骨松质螺丝钉由外向内，沿塌陷骨块的软骨下皮质骨固定。

（3）劈裂塌陷型骨折（Ⅲ型）：先将劈裂骨折向外翻转，显露塌陷骨折片，用骨膜起子抬起塌陷骨折片复位，塌陷空腔植骨，再将劈裂骨折复位，用 2 枚螺丝钉固定，对老年骨质疏松者亦可用“L”形和“T”形的支撑钢板固定（图 9-2-51）。

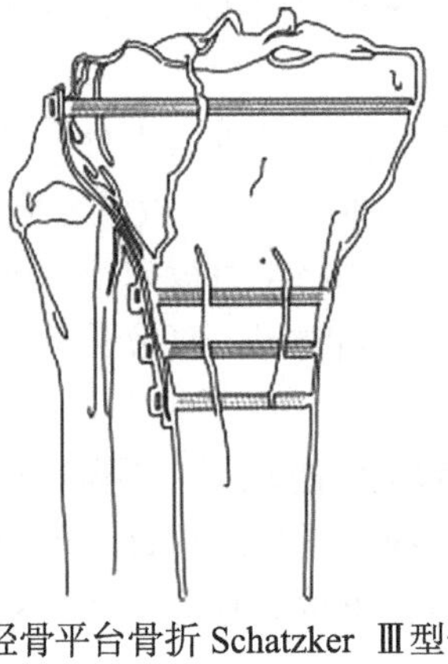

图 9-2-51　胫骨平台骨折 Schatzker Ⅲ型骨折内固定

（4）复杂的内外髁骨折（Ⅳ-Ⅵ型）：复位操作方法与整复一侧平台劈裂、塌陷及劈裂塌陷折片相似，但先整复较重移位侧平台的主要的骨折面，后整复较轻移位侧平台的主要骨折片及其他较大的碎骨片，尽可能恢复平整的平台关节面。在移位重侧用“T”形和“L”形钢板固定，移位轻的一侧用短钢板固定。

（5）若骨折粉碎严重，拉力螺钉固定不牢：可取髂骨植入骨折断端，按骨折部位先在内外髁部拧入松质螺钉 1～3 枚，髓内植骨应有 2 枚螺钉固定。另外在内外踝骨片其他部位再拧入骨松质螺钉或骨皮质螺钉 1～2 枚，逐步拧满其余钢板各螺钉，钢板远端应有 2～3 枚螺钉（图 9-2-52）。

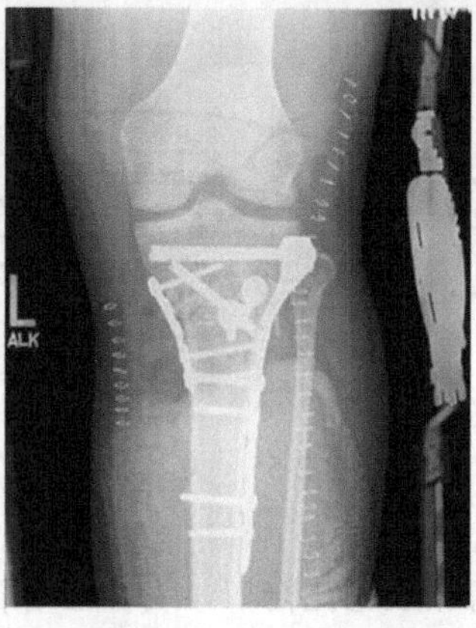

图 9-2-52　胫骨平台骨 折 Schatzker Ⅵ型骨折内固定

（6）植入情况核查：及时应用 C 形臂 X 线机照射，查看钢板及螺钉植入情况，及时调整。

5. 关闭切口　大量无菌生理盐水冲洗伤口，彻底止血。洗手护士、巡回护士认真清点手术用所有器械、物品及敷料等，确认无误后放置骨科引流管，配合缝合关节囊及其他各层（图 9-2-53～图 9-2-55）。

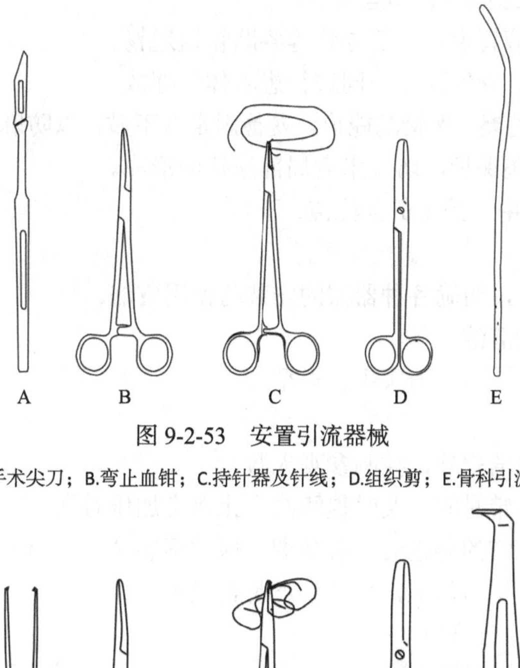

图 9-2-53　安置引流器械

A.手术尖刀；B.弯止血钳；C.持针器及针线；D.组织剪；E.骨科引流管

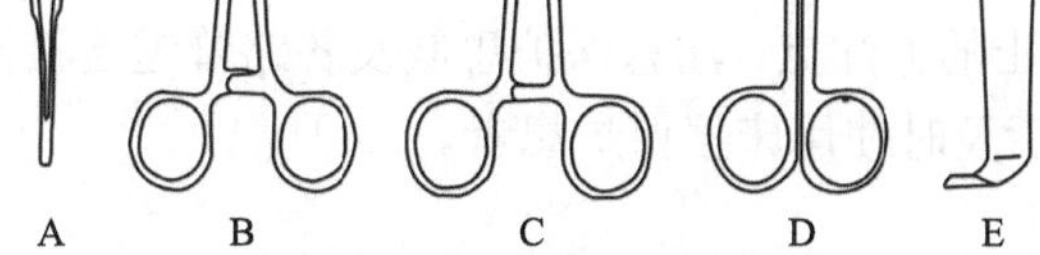

图 9-2-54　缝合切口器械

A.组织镊；B.弯止血钳；C.持针器及针线；D.组织剪；E.甲状腺拉钩

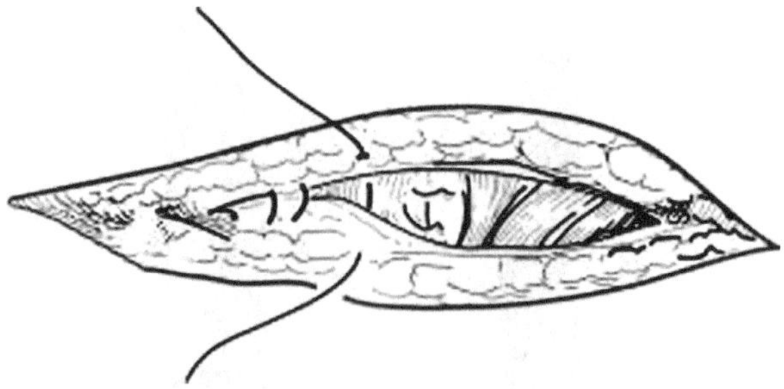

图 9-2-55 关闭切口

6. 包扎伤口 可根据病情加压包扎伤口，或者应用石膏外固定，包扎完毕及时松开电动气压止血仪。并观察肢端循环恢复情况。

（五）特殊关注点

1. 麻醉诱导期 护士的关注点：注意观察患者生命体征，安抚患者情绪，协助完成麻醉诱导。

2. 体位准备 护士应注意哪些要点：

（1）保护患者输液管道，气管导管等各路管道通畅。

（2）与手术医生、麻醉医生一同进行患者体位摆放。

（3）上肢勿过渡外展，保持功能位。妥善固定双下肢，以防麻醉后坠床或肢体损伤。

（4）骶尾部垫软垫保护，防止术后局部压疮的形成。

3. 手术配合过程中 护士的关注点：

（1）洗手护士

1）熟悉手术流程，明确各种器械的安装与使用方法。

2）保持手术器械清洁。

3）安装内置物时，与主刀医生查对型号。

（2）巡回护士

1）保持手术室整洁安静，控制参观人数。

2）注意使用止血带时间，及时提醒医生止血带加压时间。

3）严格检查内置物的外包装、有效期，保留标签贴于病历上。

4）术中观察患者生命体征，各路管道是否通畅。

4. 麻醉清醒期 护士的关注点：

（1）用约束带保护性约束患者。

（2）保护各路管道通畅。

（3）观察下肢肢体血液循环情况。

5. 搬运患者 护士的关注点：注意保护患肢及各路管道连接情况，并检查患者皮肤受压程度，搬运患者后及时使用床挡保护患者。

（阳 光 钟 刚 田延利 朱 炜 朱 赟）

五、胫腓骨骨折钢板螺钉内固定人工骨植入术手术配合

胫腓骨（图 9-2-56）骨折是长管状骨中最容易发生骨折的部位。由于部位的关系，其遭受直接暴力的机会比较多。胫骨的中上段呈三角形，到中下段逐渐移行为四边形，该部位容易发生骨折。胫骨的营养血管由胫骨干中上 1/3 处后方穿入，下行供血，胫骨干中下段发生骨折时，容易损伤此血管，因而影响骨折断端的血供，发生骨折延迟愈合甚至骨折不愈合。如果发生骨折不愈合，需要手术去除硬化骨，再次固定，植骨。

胫腓骨骨折钢板螺钉内固定通常用于比较靠近关节的骨折，如上段或下段的骨折。

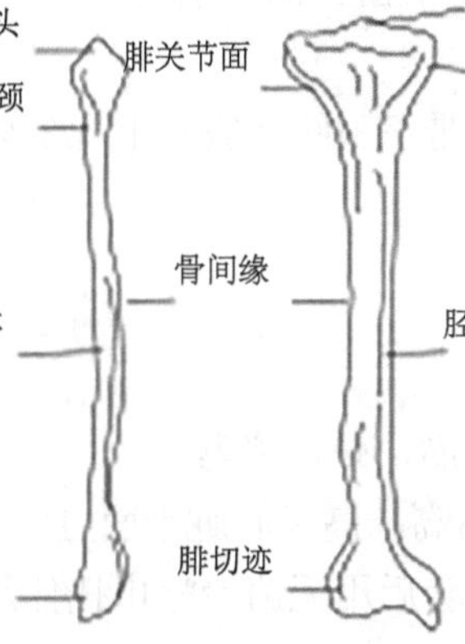

图 9-2-56　胫腓骨解剖

（一）手术用物

1. 常规布类　剖腹手术盆，手术衣，剖口单，桌单，治疗巾，中单。

2. 手术器械　髋下肢器械，髋下肢特殊器械，内固定器械。

3. 一次性用物

（1）常规物品：一次性使用吸引管 1 根，一次性使用吸引头 1 根，电刀清洁片 1 张，11 号手术尖刀片 1 张，15 号手术刀片 4 张，髋下肢套针 1 板，45cm×45cm 医用粘贴膜 3 张，一次性使用冲洗器 1 个，无菌垃圾袋 1 个，驱血带 1 卷，骨科引流管 1 根，引流袋 1 个，烧伤纱布 1 包，无菌绷带 2 卷，手套按需准备。灯柄 1 个。

（2）缝线

1）非吸收线：3-0 丝线×1 包，2-0/T 丝线×1 包，0 号丝线×1 包。

2）可吸收线：0 号可吸收线×1 根，2-0 可吸收线×1 根。

4. 骨科动力系统　骨科电钻、电池 2 个。

5. 特殊准备　电动止血仪、气囊止血袖带。

（二）体位

仰卧位：

（1）患者仰卧，束手带固定双上肢，束脚带固定健肢（图 9-2-57）。

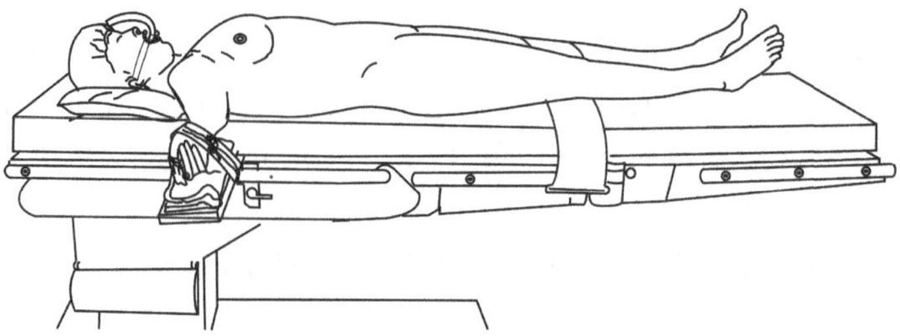

图 9-2-57 仰卧位

（2）上止血带，气囊止血袖带平整绕在股骨上 1/3 处，并用医用粘贴膜将皮肤与袖带之间的缝隙粘牢封闭。

（三）消毒、铺巾

1. 消毒液 75%医用乙醇脱脂，碘伏消毒。

2. 消毒范围 助手将患肢抬高，高于心脏平面 15～20cm，消毒足及踝关节后，再由外科洗手后的助手戴上无菌手套后用无菌治疗巾托住足跟消毒整个下肢至气囊止血袖带处。

3. 铺巾

（1）治疗巾 2 张铺盖气囊止血袖带即患肢股骨上段，巾钳 2 把固定。

（2）桌单 1 张铺于患肢下方。

（3）用 1 张治疗巾铺于患肢下方，包裹患肢。

（4）桌单 1 张，铺于切口上方覆盖上肢。

（5）患肢穿过剖口单。

（6）再加铺桌单 1 张于患肢下方。

（7）医用粘贴膜 3 张，包裹消毒后的切口及全下肢。

（四）手术配合

1. 清点用物 手术开始前，巡回护士与洗手护士共同清点纱球、纱布、器械、缝针、刀片等用物。

2. 驱血 主刀医生确认手术开始后，递治疗巾 1 张、驱血带 1 卷。驱血后启动止血带。递湿纱布 1 张，擦掉患肢驱血后残余的滑石粉。

3. 切口及显露

（1）手术切口：胫骨骨折以骨折为中心取小腿前外侧凸向外的弧形切口，长 10～

12cm。腓骨骨折以骨折为中心取小腿外侧凸向外的弧形切口，长 10～12cm。

（2）切开皮肤及皮下组织：洗手护士、巡回护士共同清点手术用物后，备圆刀 2 把、纱布 2 张、皮肤拉钩 2 个、组织镊 1 个、解剖镊 1 个、13×24 圆针 0 号丝线等（图 9-2-58）。递第一把圆刀切皮后换下，递第二把圆刀或用电刀切开皮下组织并分离皮下各层。在分离过程中组织出血时，视情况用中弯止血钳或解剖镊夹持组织电烙止血，3-0 丝线或 0 号线结扎或用 3-0 丝线、0 号线缝扎止血。

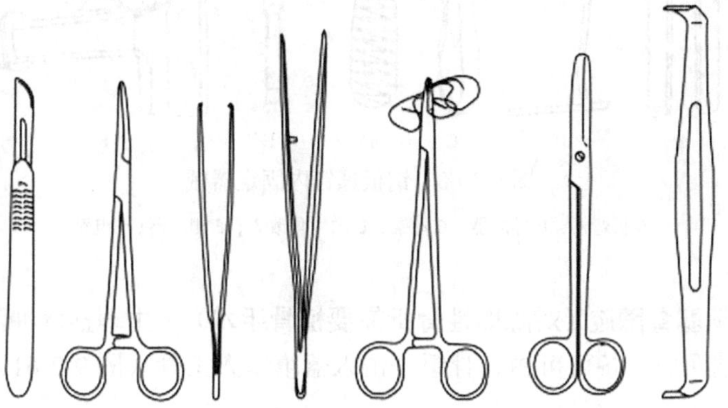

图 9-2-58　切开皮肤及皮下组织器械

A.手术圆刀；B.弯止血钳；C.有齿镊；D.解剖镊；E.持针器及针线；F.组织剪；G.甲状腺拉钩

4. 显露胫腓骨，钢板螺钉内固定

（1）显露胫腓骨，骨折复位：备甲状腺拉钩、髋臼拉钩、骨膜剥离器、刮匙、双爪持骨器、咬骨钳。递骨膜剥离器剥离骨膜，2 把髋臼拉钩暴露骨折断端，清除断端间软组织，持骨器将骨折复位（图 9-2-59）。

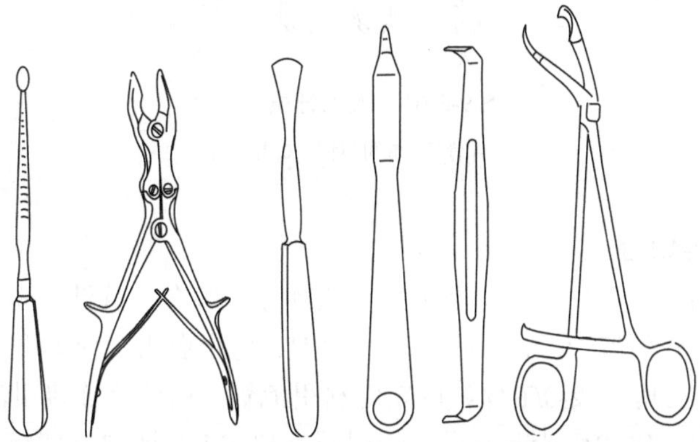

图 9-2-59　显露胫腓骨器械

A.骨科刮匙；B.咬骨钳；C.骨膜剥离器；D.Hoffman 拉钩；E.甲状腺拉钩；F.双爪持骨器

（2）钢板螺钉内固定：根据患者骨折的情况选择钢板的长度和螺钉的型号（骨折近端及远端至少 8 个皮质骨单位），备折弯器、电钻、测深器、丝锥，进行钢板螺钉内固定（图 9-2-60）。

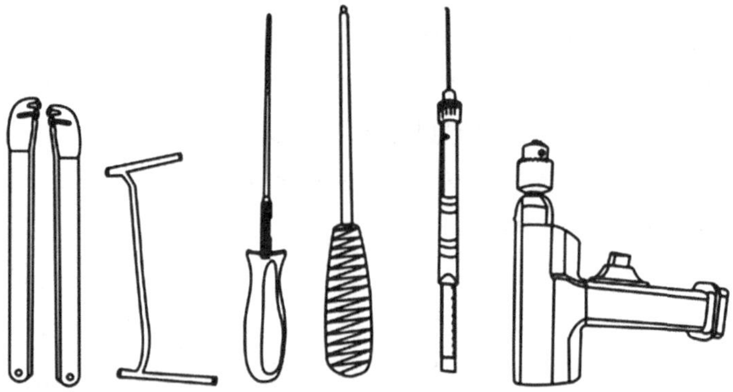

图 9-2-60　钢板螺钉内固定器械

A.折弯器；B.导向器；C.丝锥；D.内六角改刀；E.测深器；F.电钻

5. 人工骨填塞骨髓腔（对陈旧性骨折需要植骨手术） 生理盐水冲洗伤口后将人工骨倒入骨折断端四周，备可可钳、骨锤、击入器填塞人工骨（图 9-2-61）。

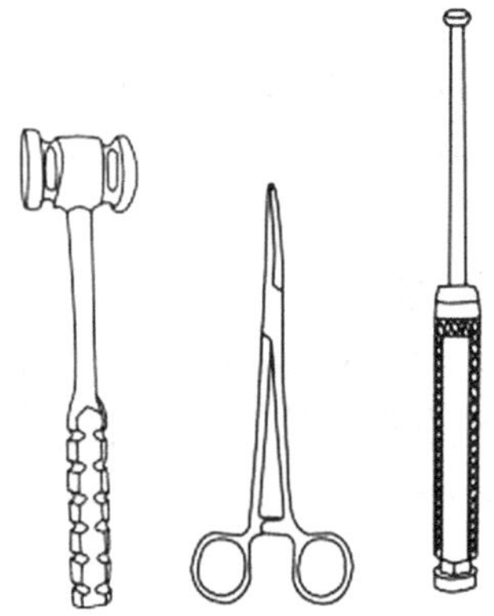

图 9-2-61　人工骨填塞器械

A.骨锤；B.可可钳；C.击入器

6. 置引流，关切口

（1）清点物品：洗手护士、巡回护士清点纱球、纱布、缝针、器械等。

（2）置骨科硅胶引流管：备碘伏纱球、尖刀、弯止血钳、骨科引流管、8×24 三角针 2-0/T 丝线。8×24 三角针+2-0/T 丝线固定骨科引流管，引流管连接引流袋。

（3）关闭切口：13×24 圆针+0 号线缝肌层。13×24 圆针+3-0 线缝皮下组织。洗手护士、巡回护士共同清点手术用物无误后，递碘伏纱球消毒切口，8×24 三角针+3-0 线缝皮肤。皮肤缝合完毕，洗手护士、巡回护士再次共同清点手术用物无误，递碘伏纱球再次消毒切口。切口用抖散的烧伤纱布覆盖，纱布绷带适当加压包扎。

（陈永庆　刘　雷　钟　刚　田延利　朱　炜）

第三节　髓内钉内固定手术配合

一、股骨中段骨折带锁髓内钉内固定术手术配合

股骨又叫大腿骨，暴力直接打击、从高处坠跌、车辆撞击、碾压等都可造成股骨骨折（图 9-3-1）。发生股骨骨折时，下肢不能活动，骨折处严重肿胀、疼痛，还可出现扭曲或成角等畸形，有时可出现下肢长度缩短。如同时有开放性伤口，则病情更加严重，常会使患者发生休克。股骨是全身最大的骨头，骨折后如不及时处理，可引起患者大出血、神经损伤等严重并发症，所以必须迅速正确地进行固定包扎，然后立即送往医院处置。

股骨中段骨折手术适应证：①股骨干骨折；②粗隆下骨折；③同侧股骨颈/股骨干骨折；④即将发生的病理性骨折；⑤骨不连。

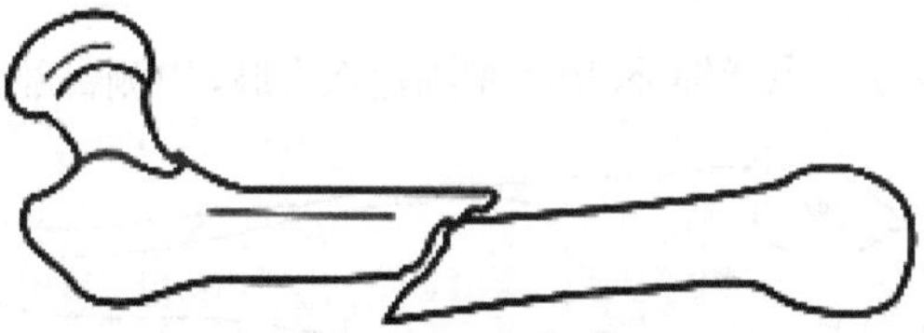

图 9-3-1　股骨中段骨折

（一）手术用物

1. 常规布类　剖腹手术盆，手术衣，剖口单，桌单，治疗巾，中单。

2. 手术器械　髋下肢器械，髋下肢特殊器械，内固定器械。

3. 一次性用物

（1）常规物品：一次性电刀笔 1 个，一次性使用吸引管 1 根，一次性使用吸引头 1 根，电刀清洁片 1 张，髋下肢套针 1 板，45cm×45cm 医用粘贴膜 3 张，一次性使用冲洗器 1 个，无菌垃圾袋 1 个，骨科引流管 1 根，引流袋 1 个，卷带 2 个，手套按需准备。11 号手术尖刀片 1 张，20 号手术刀片 2 张。

（2）缝线：3-0 丝线×2 包，2-0/T 丝线×1 包，0 号丝线×2 包。

4. 骨科动力系统　骨科电钻，电池 2 个。

（二）体位

1. 侧卧位（图 9-3-2）

（1）患者侧卧，患侧朝上，在其健侧腋下垫一腋枕，腋下可通过一拳。双上肢放于双层托手架上并固定。

（2）在健侧髂前上棘处垫一泡沫垫。

（3）在骶尾部、耻骨联合前方分别用沙袋（耻骨联合前方用一小沙袋，避免压迫股

动脉）、挡板固定。

（4）无菌纱布 1 张置于会阴部，用 1/2 张 45cm×45cm 医用粘贴膜 2 张封闭会阴部。

（5）健侧下肢屈曲 50°～60°，两腿之间放一软枕，膝部用束脚带固定。患肢牵引固定放于软枕上。

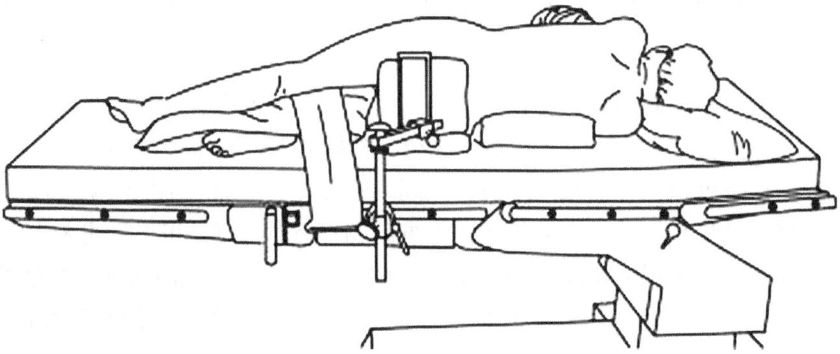

图 9-3-2　侧卧位后面观

2. 仰卧位（图 9-3-3）　患者仰卧，束手带固定双上肢，患侧臀部用沙袋抬高 30°～45°。

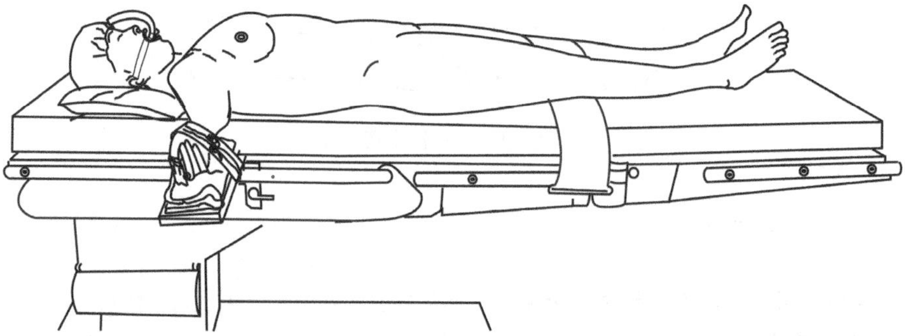

图 9-3-3　仰卧位

（三）消毒、铺巾

1. 消毒液　75%医用乙醇脱脂，碘伏消毒。

2. 消毒范围　助手将患肢抬高，高于心脏平面 60°，消毒范围为腰至踝关节。

3. 铺巾

（1）治疗巾 2 张包绕股骨上段，巾钳 2 把固定。

（2）患肢下方铺桌单 1 张。治疗巾 2 张打开重叠包脚，卷带固定。

（3）铺剖口单，患肢穿过剖口单。

（4）患肢下方再铺桌单 1 张，切口上方铺桌单 1 张。

（5）切口贴医用粘贴膜 3 张，粘贴切口及全下肢。

（四）手术配合

1. 手术切口　以骨折为中心取股外侧纵行切口，长 12～14cm（图 9-3-4）。

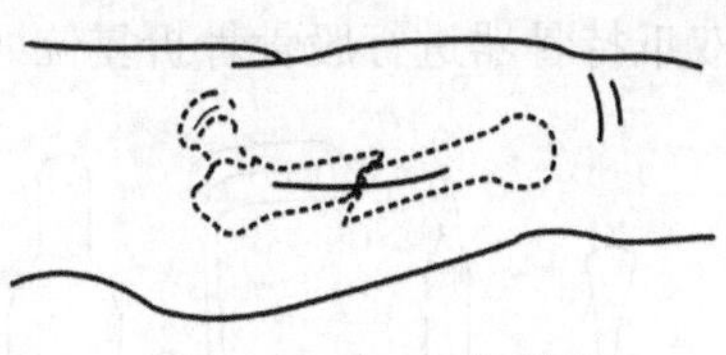

图 9-3-4　切口示意图

2. 有限切开皮肤及皮下组织　洗手护士、巡回护士共同清点手术用物后，备圆刀 2 把、纱布 2 张、皮肤拉钩 2 个、组织镊 1 个、解剖镊 1 个、13×24 圆针 0 号丝线等(图 9-3-5)。主刀医生确认手术开始后，递纱布 2 张，接着递第一把圆刀切皮后换下，递第二把圆刀或用电刀切开皮下组织并分离皮下各层。在分离过程中组织出血时，视情况用中弯止血钳或解剖镊夹持组织电烙止血，3-0 丝线或 0 号线结扎，或用 3-0 丝线、0 号线缝扎止血。

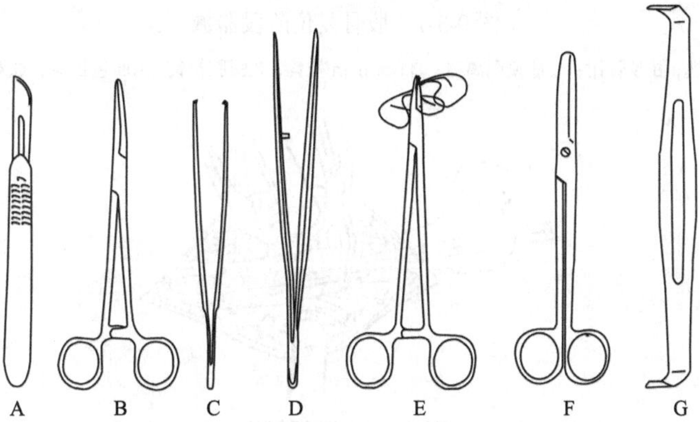

图 9-3-5　切开皮肤及皮下组织器械

A.手术圆刀；B.弯止血钳；C.有齿镊；D.解剖镊；E.持针器及针线；钳带线；F.组织剪；G.甲状腺拉钩

3. 显露股骨，带锁髓内钉固定

（1）显露股骨断端：递面包拉钩、腹腔拉钩、髋臼拉钩等显露股骨断端（图 9-3-6）。清除断端间软组织。

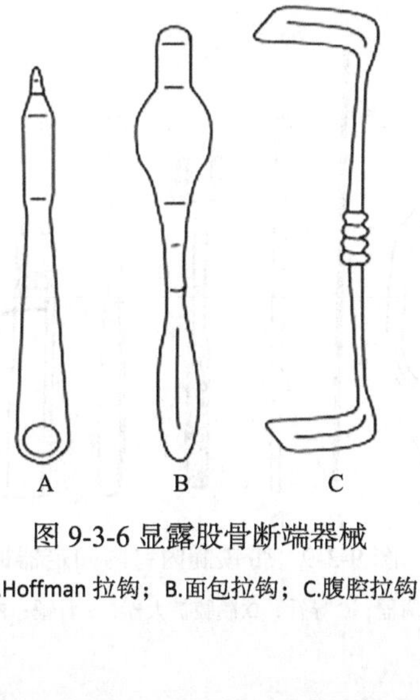

图 9-3-6 显露股骨断端器械

A.Hoffman 拉钩；B.面包拉钩；C.腹腔拉钩

（2）股骨骨折复位：递双爪持骨器进行股骨骨折复位（图 9-3-7，图 9-3-8）。

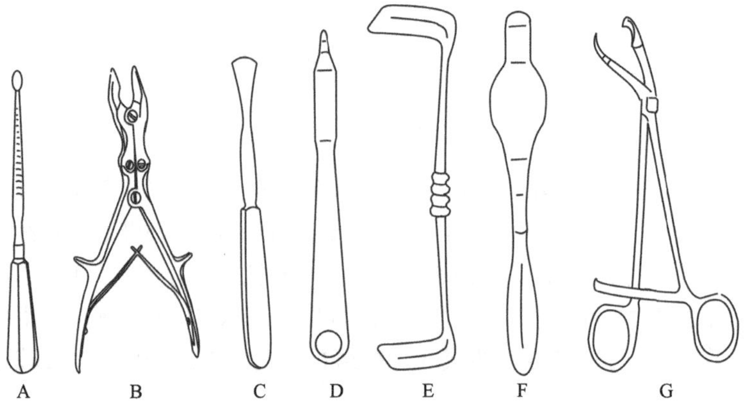

图 9-3-7　股骨复位阶段器械

A.骨科刮匙；B.咬骨钳；C.骨膜剥离器；D.Hoffman 拉钩；E.腹腔拉钩；F.面包拉钩；G.双爪持骨器

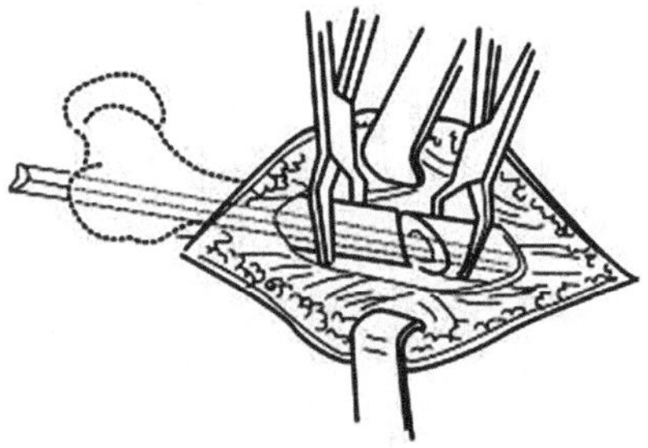

图 9-3-8　股骨复位

（3）带锁髓内钉固定：备骨膜剥离器、骨锤、电钻、髓腔扩大器、开凿器。根据患者骨骼测量的情况选择髓内钉的直径和长度，选择梨状窝或大转子尖为髓钉的进针点，转入导针，递骨锤、开凿器开槽，然后递髓腔扩大器由小到大扩股骨髓腔至能放入合适的髓钉。插入髓内钉后，备尖刀、电钻行锁孔钻孔，选择适合的螺钉将髓钉锁住，最后髓钉上帽（图 9-3-9）。

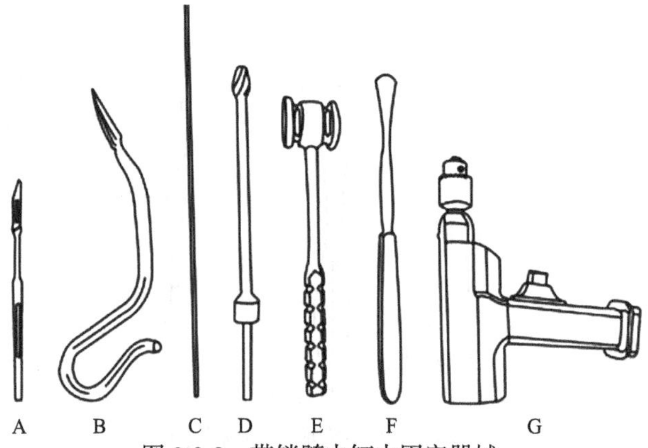

图 9-3-9　带锁髓内钉内固定器械

A.手术尖刀；B.开凿器；C.导针；D.髓腔扩大器；E.骨锤；F.骨膜剥离器；G.电钻

(4)观察髓内钉及螺钉长度：在C形臂X线机的检测下观察髓内钉及螺钉的长度(图9-3-10)。术毕用生理盐水冲洗伤口。

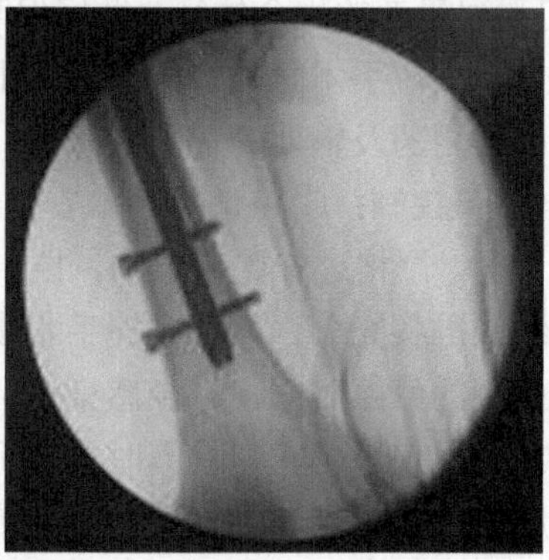

图 9-3-10　观察髓内钉及螺钉的长度

4. 置引流管，关切口

(1) 清点物品：洗手护士、巡回护士清点纱球、纱布、缝针、器械等。

(2) 置骨科硅胶引流管：备碘伏纱球、尖刀、弯止血钳、骨科引流管、8×24三角针与2-0/T丝线。8×24三角针+2-0/T丝线固定骨科引流管，引流管连接引流袋。

(3) 关切口：13×24圆针+0线缝肌层。13×24圆针+3-0线缝皮下组织。洗手护士、巡回护士共同清点手术用物无误后，递碘伏纱球消毒切口，8×24三角针+3-0线缝皮肤。皮肤缝合完毕，洗手护士、巡回护士再次共同清点手术用物无误，递碘伏纱球再次消毒切口，切口用烧伤纱布和棉垫加压包扎。

(五) 特殊关注点

1. 麻醉诱导期　护士的关注点：

(1) 患者术前较为紧张，担心术后恢复效果，麻醉前应多关心、鼓励患者，使其轻松面对麻醉。

(2) 麻醉诱导期前输入抗菌药物。核查患者的信息、手术部位等。

(3) 密切关注患者生命体征，协助麻醉医生静脉给药。

2. 体位准备　护士的关注点：

(1) 搬运患者时要将患肢牵引，避免骨折断端损伤血管及神经。

(2) 上肢勿过渡外展，保持功能位。妥善固定双下肢，以防麻醉后坠床或肢体损伤。侧卧位后检查股动脉是否受压，观察下肢皮肤颜色。

(3) 受压部位垫海绵垫保护，防止术后局部压疮的形成。

3. 手术配合过程中　护士的关注点：

(1) 洗手护士

1) 熟悉手术器械及整个手术操作过程，娴熟默契地配合手术医生，尽量缩短手术操作时间。

2) 根据型号及时准确传递髓腔扩大器和除去血迹。

（2）巡回护士

1）做好术前访视，了解手术方案和评估术中可能出现的意外。

2）手术过程中注意密切观察患者的生命体征，做好保暖。术前物品准备充分，熟练掌握手术步骤与医生默契配合，缩短手术时间，减少术中出血。骨髓腔出血量大，应建立两条静脉输液通道，以备麻醉用药及输血、输液。

3）预防切口感染，加强感染控制：①将该类手术安排在洁净度较高级别的手术间，加强手术室环境、手术人员管理，严格遵守无菌原则，控制参观人数（≤3 人），限制人员进出，减少走动；②术前物品准备充分，熟练掌握手术步骤与医生默契配合，缩短手术时间，缩短手术创口在空气中的暴露时间，减少感染机会；③规范应用抗生素，在术前 30min 或麻醉开始时首次给药，使手术切口暴露时局部组织中达到足以杀死手术过程中入侵切口的细菌的药物浓度；④手术切口彻底冲洗，放置引流。

4）预防术中低体温：①手术室内温度维持在 22～25℃；②减少患者暴露，使用暖风升温仪或循环变温水毯等保温措施；③使用电子输血输液加温仪输入加温液体 。

5）避免压疮发生，检查约束及受压部位，手术时间达 2h 应按摩受压部位，避免压疮发生。

4. 麻醉清醒期 护士的关注点：手术结束后患者仰卧于推床上，巡回护士和主管医生应留守在患者旁，防止患者烦躁坠床，适当约束并盖好被子保暖。

5. 搬运患者 护士的关注点：保持引流管通畅，防止脱出、受压、折叠等。将患者所有用物和病历一并置于推床下层，并与运送工人交接。

（陈永庆 钟 刚 王 敏 刘 雷）

二、胫骨骨折髓内钉内固定术手术配合

胫腓骨（图 9-3-11）是长管状骨中最常发生骨折的部位，约占全身骨折的 13.7%。10 岁以下儿童尤为多见，其中以胫腓骨双骨折最多，胫骨骨折次之，单纯腓骨骨折最少。胫腓骨由于部位的关系，遭受直接暴力打击、压轧的机会较多，又因胫骨前内侧紧贴皮肤，所以开放性骨折较多见。严重外伤、创口面积大、骨折粉碎、污染严重、组织遭受挫灭伤为本症的特点。用什么方法处理最好，一直是骨折治疗中争议最多的问题之一。

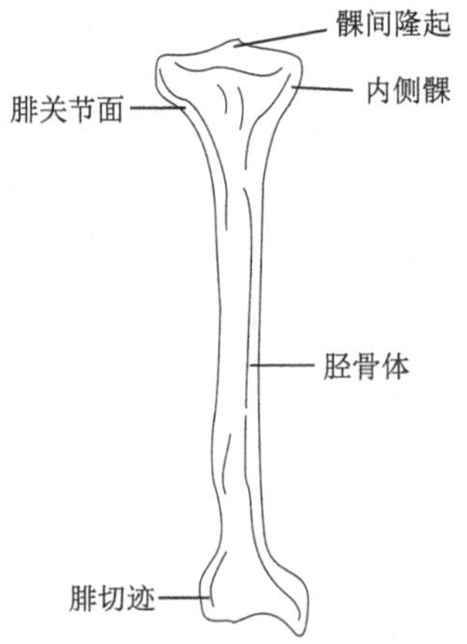

图 9-3-11 胫骨解剖

受伤原因主要由于外来暴力作用所致，有直接和间接暴力等形式。直接暴力多见为压砸、冲撞、打击致伤，骨折线为横断或粉碎型；有时两小腿在同一平面折断，软组织损伤常较严重，易造成开放性骨折。有时皮肤虽未破，但挫伤严重，血液循环不良而发生继发性坏死，致骨外露，感染而成骨髓炎。间接暴力多见为高处跌下，跑跳的扭伤或滑倒所致的骨折；骨折线常为斜形或螺旋形，胫骨与腓骨多不在同一平面骨折。间接或直接暴力，均可造成两骨折断端重叠、成角或旋转畸形，直接暴力造成者多为胫腓双骨折，间接暴力可造成单一胫骨或腓骨骨折。前者多为横骨折、短斜骨折或粉碎性骨折，骨折缘多在同一平面上，且开放性较多。后者则易造成螺旋形、斜形或粉碎性骨折，骨折缘常不在同一水平缘上，多为闭合性，多见于运动伤或跌落伤。

髓内钉用于下肢骨干骨折的治疗有其独特的优越性，因直立位人体的重力作用会使骨折端加压，弥补了髓内钉固定可能存在的骨折端接触不紧密的弱点。因此，目前在胫骨干骨折的治疗中，髓内钉发挥着重要的作用。

胫骨干骨折的髓内钉内固定术适用于：①胫骨干中段骨折；②踝关节 8～10cm 以上的下段骨折。

（一）手术用物

1. 常规布类　剖腹手术盆，手术衣，剖口单，桌单，治疗巾，中单。

2. 手术器械　髋下肢器械，髋下肢特殊器械，内固定器械（公司备：髓内钉、内固定钉及器械）。

3. 一次性用物

（1）常规物品：一次性电刀笔 1 个，一次性使用吸引管 1 套，电刀清洁片 1 张，髋下肢套针 1 板，纱布 20 张，方纱 3 张，45cm×45cm 医用粘贴膜 3 张，20 号刀片 2 张，11 号刀片 1 张，骨科引流管 1 根（备用），无菌纱布绷带 2 卷，一次性使用冲洗器 1 个，骨蜡 1 包，吸收性明胶海绵 2 包（备用），下肢驱血带 1 卷，手套按需准备，根据手术医生喜好准备可吸收缝线。

（2）缝线：丝线 3-0×1 包，丝线 2-0/T×1 包，丝线 0×1 包。

4. 骨科动力系统　骨科电钻，电池。

5. 其他　电动止血仪 1 台，C 形臂 X 线机 1 台，可透视手术床 1 张。

（二）体位

仰卧位：

（1）患者仰卧，上肢外展不得超过 90°，束脚带固定于患者非手术膝关节上 3～5cm。

（2）患侧下肢上气囊止血带，气囊止血带平整绕在股骨上 1/3 处，并用医用粘贴膜将皮肤与袖带之间的缝隙粘牢。

（3）患肢大腿远端下方加一个合适的垫物，使髋关节屈曲 70°～90°，内收 10°～20°；膝关节屈曲 80°～90°，踝关节处中立位（图 9-3-12）。

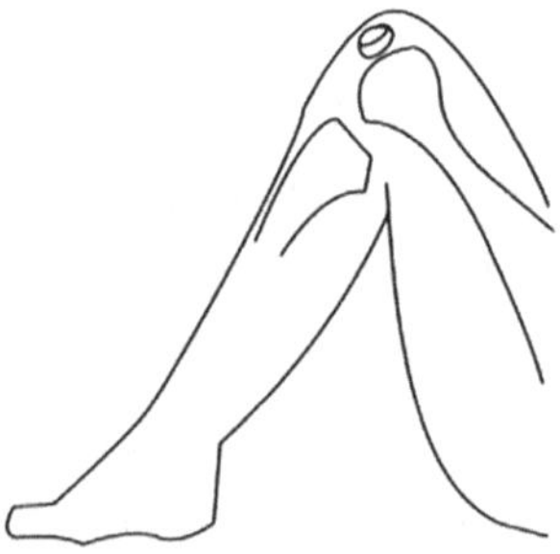

图 9-3-12 患者体位示意图

（三）消毒、铺巾

1. 消毒液 75%医用乙醇脱脂，碘伏消毒。

2. 消毒范围 上自止血带下缘，下至足趾。

3. 铺巾

（1）治疗巾 2 张均反叠 1/4 铺于患肢上方及下方止血带下缘，巾钳 2 把固定。

（2）桌单 1 张纵形铺于患肢下方。

（3）桌单 1 张横铺于切口上方覆盖上肢。

（4）患肢穿剖口单，铺 2 张剖口单。

（5）桌单 1 张纵形铺于患肢下方。

（6）医用粘贴膜包裹全下肢，操作者戴第二层手套，上灯柄，连接一次性电刀笔及一次性使用吸引管。

（四）手术配合

1. 切口

（1）清点用物：手术开始前，巡回护士与洗手护士共同清点纱球、纱布、器械、缝针、刀片等用物。

（2）驱血：主刀医生确认手术开始后，递治疗巾 1 张，驱血带 1 卷。驱血后启动止血仪。递湿纱布 1 张，擦掉患肢驱血后残余的滑石粉。

（3）手术切口：在髌韧带内侧缘做 5～6cm 切口（图 9-3-13）。

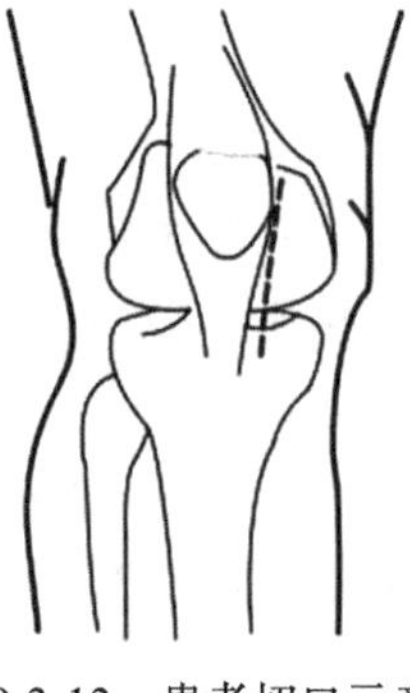

图 9-3-13 患者切口示意图

2. 显露胫骨粗隆　主刀医生确认手术开始后，递纱布 2 张，接着递 20 号手术刀及有齿镊，切开皮肤，换刀。切开皮肤至骨膜下。递骨膜剥离器，向外侧剥离，递甲状腺拉钩，显露胫骨粗隆（图 9-3-14）。

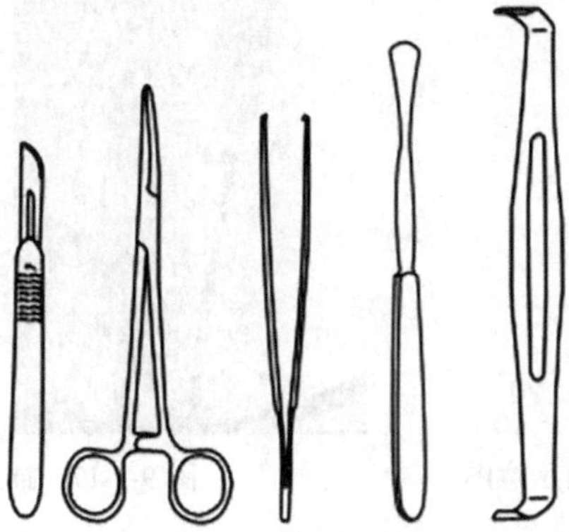

图 9-3-14　显露胫骨粗隆器械

A.手术圆刀；B.弯止血钳；C.组织镊；D.骨膜剥离器；E. 甲状腺拉钩

3. 插入导针　在胫骨结节接近髌韧带处用骨锥凿凿开髓腔入口，改用可屈性弧形球头导针。插入骨折近端髓腔，在 C 形臂 X 线机透视下，使其通过骨折端，进入骨折远端髓腔内，直到远端骨骺上部（图 9-3-15）。

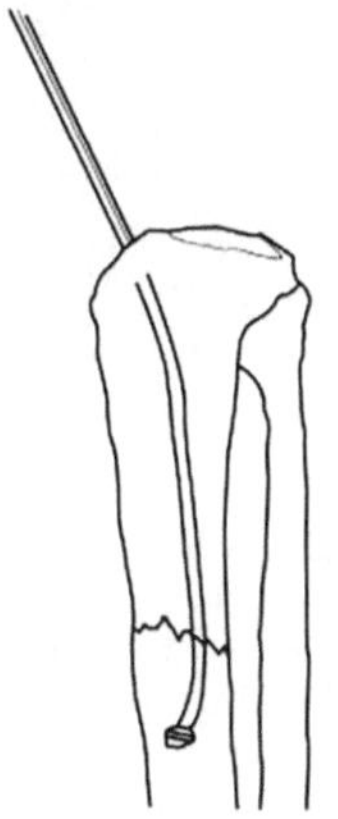

图 9-3-15　插入导针示意图

4. 扩髓腔　将导针套上可屈性髓腔扩大器逐级扩大，至髓腔直径比选定的髓内钉直径大 1mm。拔除球头导引针，插入一根末端光滑的导针，使末端直达远位关节面上 2～5cm。用打拔器将髓内钉打入近端骨髓腔内，将骨折整复对位，继续打入髓内钉，使其通过骨折端进入骨折远端髓腔内，即可拔出导针（图 9-3-16，图 9-3-17）。

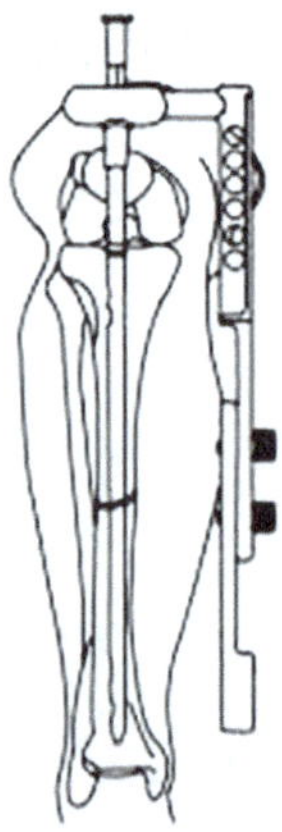

图 9-3-16　插入髓内钉示意图

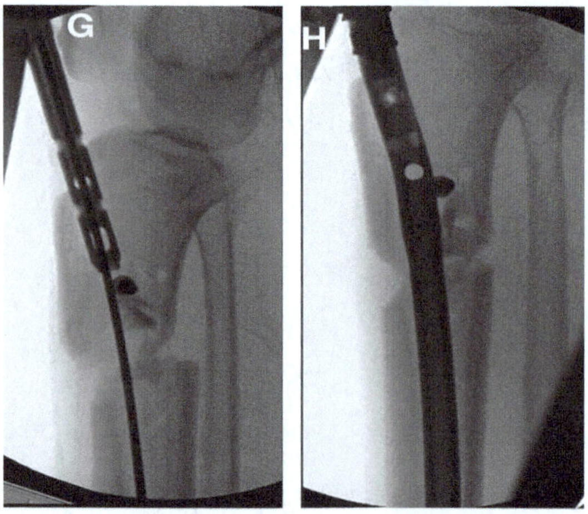

图 9-3-17　插入髓内钉 X 线片

5. 固定髓内钉　在瞄准器上“T”形导向器指引下做一 1cm 皮肤切口，然后用骨锥在前面皮质上开孔。递 3.5mm 钻头从胫骨前向后钻孔，再递 5mm 钻头将前皮质上的钻孔扩大。取下“T”形导向器测深后，拧入 1 枚长度合适的螺钉，并穿过胫骨后侧皮质骨。远端需用瞄准器拧入加锁钉，则在髓内钉最终打入前与髓内钉装配好。近端需拧加钉锁，髓内钉在近端胫骨导孔上方留 5cm 长，拔出打拔器，装上带有髓内钉击入头的近端瞄准器，继续将髓内钉完全打入（图 9-3-18～图 9-3-21）。

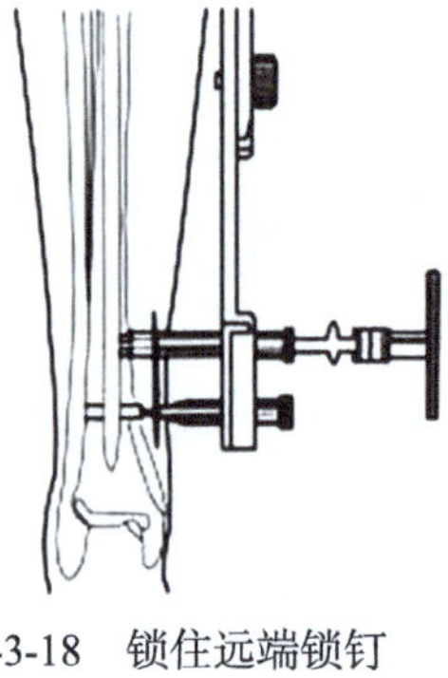

图 9-3-18　锁住远端锁钉

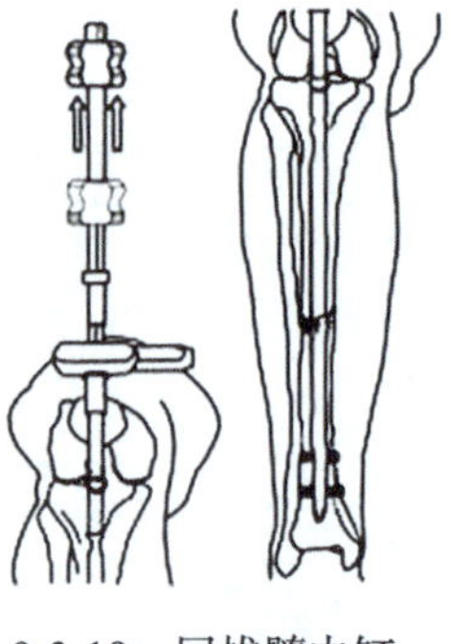

图 9-3-19　回拔髓内钉

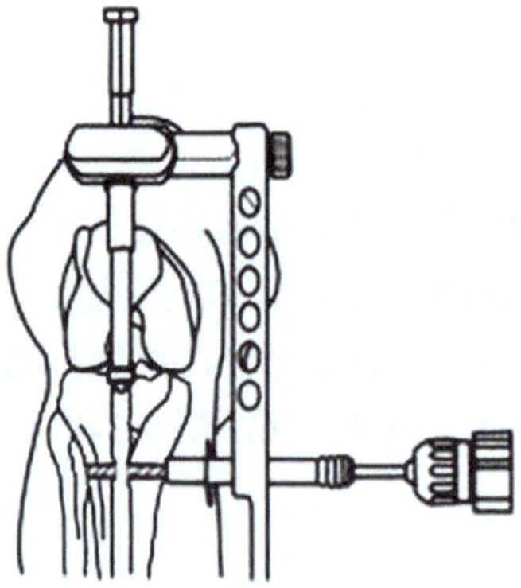

图 9-3-20　锁住近端锁钉

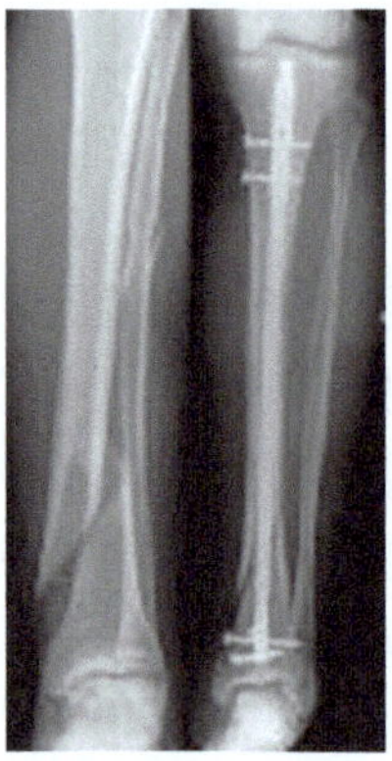

图 9-3-21　术前、术后 X 线片

6. 关闭切口　大量生理盐水冲洗伤口，彻底止血。洗手护士与巡回护士认真清点手术用所有器械、纱布、缝针、刀片等物品，确认无误后安放骨科引流管，配合缝合关节囊及其他各层（图 9-3-22～图 9-3-24）。

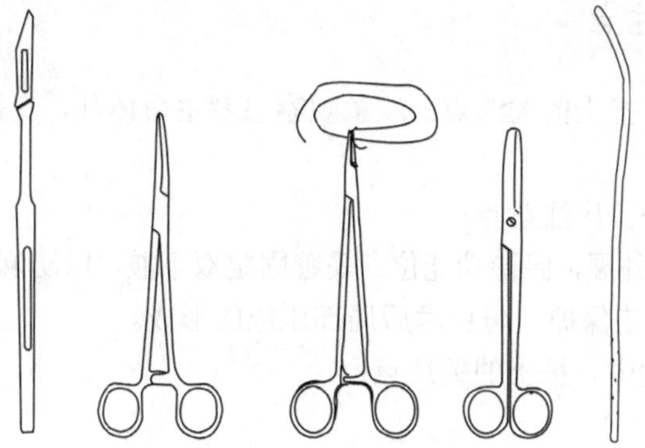

图 9-3-22　安置引流器械

A.手术尖刀；B.弯止血钳；C.持针器及针线；D.组织剪；E.骨科引流管

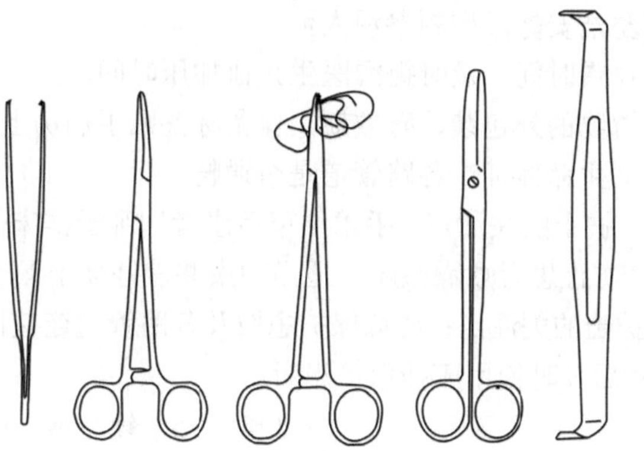

图 9-3-23　缝合切口器械

A.组织镊；B.弯止血钳；C.持针器及针线；D.组织剪；E.甲状腺拉钩

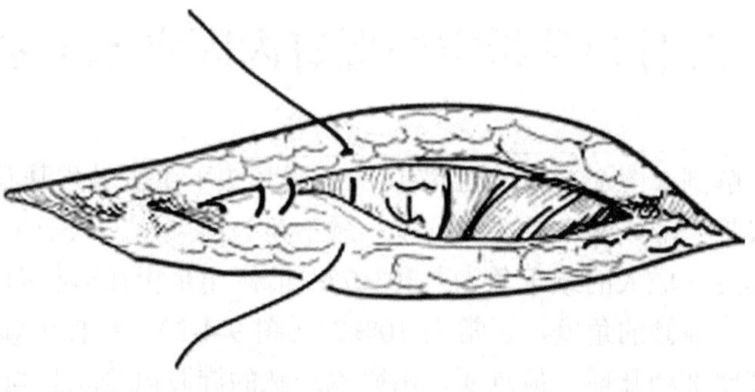

图 9-3-24　关闭切口

7. 包扎伤口 伤口用烧伤纱布 1 包、大棉垫 1 张、普通无菌纱布绷带卷 1 卷包扎，根据患者情况可用弹力绷带卷加压包扎。

8. 松止血带 包扎完毕及时松止血带，并观察末端循环情况。

（五）特殊关注点

1. 麻醉诱导期 护士的关注点：注意观察患者生命体征，安抚患者情绪，协助完成麻醉诱导。

2. 体位准备 护士应注意点：

（1）上肢勿过渡外展，保持功能位。妥善固定双下肢，以防麻醉后坠床或肢体损伤。

（2）骶尾部垫软垫保护，防止术后局部压疮的形成。

3. 手术配合过程中 护士的关注点：

（1）洗手护士

1）熟悉手术流程，明确各种器械的安装与使用方法。

2）保持手术器械清洁。

3）安装内置物时，与主刀医生查对型号。

（2）巡回护士

1）保持手术室整洁安静，控制参观人数。

2）注意使用止血带时间，及时提醒医生止血加压时间。

3）严格检查内置物的外包装、有效期，保留标签贴于病历上。

4）术中观察患者生命体征，各路管道是否通畅。

4. 麻醉清醒期 护士的关注点：手术结束后患者仰卧于推床上，巡回护士和主管医生应留守在患者旁，防止患者烦躁坠床，适当约束并盖好被子保暖。

5. 搬运患者 护士的关注点：注意保护患肢及各路管道连接情况，并检查患者皮肤受压程度，搬运患者后及时使用床挡保护患者。

（阳　光　钟　刚　田延利　胡　倩）

第四节　特殊内固定手术配合

一、股骨颈骨折空心螺钉内固定术手术配合

正常股骨颈解剖（图 9-4-1）及血液供应：股骨头下至股骨颈基底部之间称股骨颈。股骨头、颈与股骨干形成两个重要的角度：颈干角与前倾角。颈干角是指股骨颈与股骨干之间形成的角度，成人的颈干角为 130°±7°；前倾角是指在冠状面上股骨头颈相对股骨干所在平面有一前倾的角度，正常为 10°±7°（图 9-4-2）。股骨头颈的血供主要分为 3 组：①股骨颈基底部动脉环，最重要，由股深动脉的旋股内侧动脉与旋股外侧动脉在股骨颈基底部汇合形成，该动脉环向股骨头颈方向发出分支供应股骨头颈的血供；②小凹动

脉，也称股骨头圆韧带动脉，为闭孔动脉的分支，为股骨头小凹附近骨质供血，老年人此血管多闭塞；③股骨干滋养动脉，来自股骨上段骨髓内动脉，一般只上行到颈部，很少到达头部。上述血管在股骨头颈有相互吻合（图 9-4-3）。

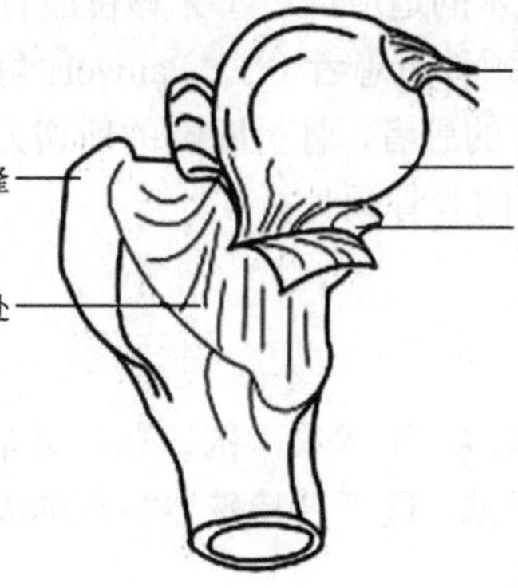

图 9-4-1　股骨颈解剖

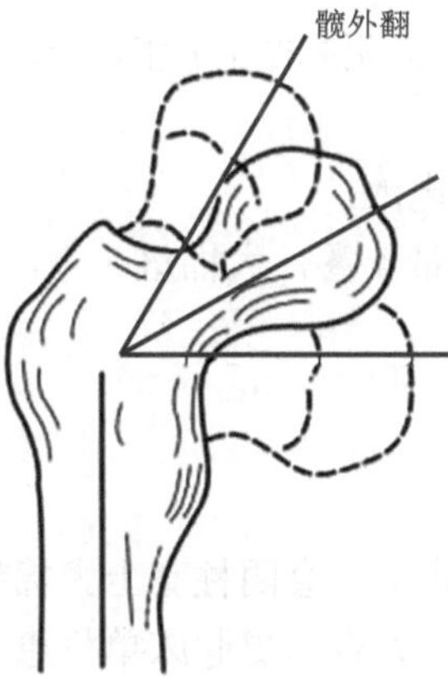

图 9-4-2　股骨颈的颈干角（130°　±7°　）及前倾角（10°　±7°　）

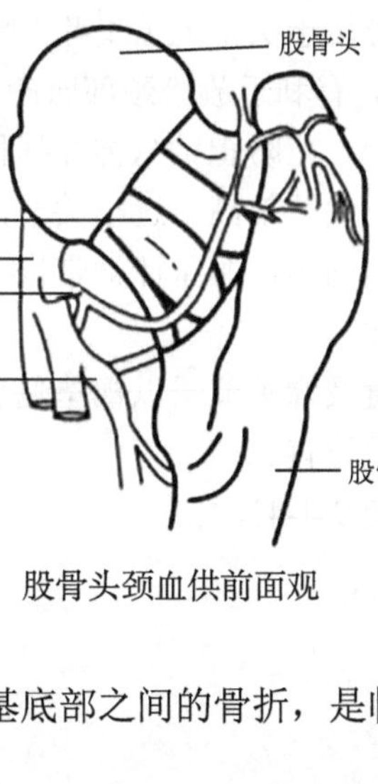

图 9-4-3　股骨头颈血供前面观

股骨颈骨折是股骨头下至股骨颈基底部之间的骨折，是临床常见病、多发病，各个年龄段均可见，以中老年发病率最高。股骨颈骨折症状：髋部疼痛，腹股沟中点附近有压痛和纵轴叩击痛，不能站立行走。股骨颈骨折闭合复位空心钉内固定手术过程主要包括两个部分：第一部分为闭合复位；第二部分是闭合复位成功后行空心钉内固定。

股骨颈空心螺钉内固定术的适应证：①无移位股骨颈骨折；②外展型股骨颈骨折，即 Pauwels 角比较小的股骨颈骨折患者（注：Pauwels 角是指股骨颈骨折线与水平线的夹角），若用于 Pauwels 角过大的患者，骨折断端的剪切力大可能导致手术失败；③无严重骨质疏松及骨折无严重粉碎的股骨颈骨折。

（一）手术用物

1. 常规布类 剖腹手术盆，手术衣，剖口单，桌单。

2. 手术器械 髋下肢器械，髋下肢特殊器械，单齿自撑 1 个。内固定器械：内固定钉及器械，克氏针 3 根。

3. 一次性用物 髋下肢套针 1 板，丝线：3-0×1 包、2-0/T×1 包、0 号×1 包，一次性使用冲洗器 1 个，30cm×20cm 医用粘贴膜 1 张，11 号尖刀片 1 张，20 号手术刀片 2 张，脑外 45cm×45cm 医用粘贴膜 1 张，电刀清洁片 1 张，一次性使用吸引管 1 套。C 形臂 X 线机保护套 1 个。灯柄 1 个。

4. 骨科动力系统 骨科电钻，电池。

5. 其他 骨科牵引床 1 张，卷带 4 卷，大棉垫 3 个，C 形臂 X 线机 1 台。

（二）体位

牵引仰卧位：

（1）将牵引床正确连接在手术床上，会阴柱套上大棉垫，手术床垫上大棉垫。

（2）安置患者于牵引仰卧位，4 人合力提起床单将患者向床尾方向水平移动至会阴柱，男性患者将阴囊、阴茎用纱布包好固定于健侧腹股沟。患者仰卧，双下肢置于牵引脚架上，患腿牵引，健腿自然伸直放于牵引脚架上，健侧上肢放于身体旁或外展，患侧上肢屈肘至胸前或包裹后悬吊于头架上（或者年龄≤60 岁者采取仰卧位，头部垫一软枕抬高 3～5cm，以保持前驱，有利于放松颈部肌肉和静脉回流；肩部适当抬高，使颈部处于水平位置；双臂外展≤90°，防止臂丛神经损伤；双手臂远端放于软枕上并在颈部两侧呈抱头状，这样手臂远端关节都高于近端关节，有利于上肢肌肉、韧带放松及静脉回流；双手腕处用束手带适当固定；血压计袖带位于心脏平面）。着力点等部位均垫棉垫软枕，避免发生体位并发症。

（3）将患者足跟、足背及踝关节予以棉垫包裹，固定于牵引架的足托上，调节患肢牵引架保持踝关节自然生理位置。

（4）头架放在健侧（图 9-4-4）。

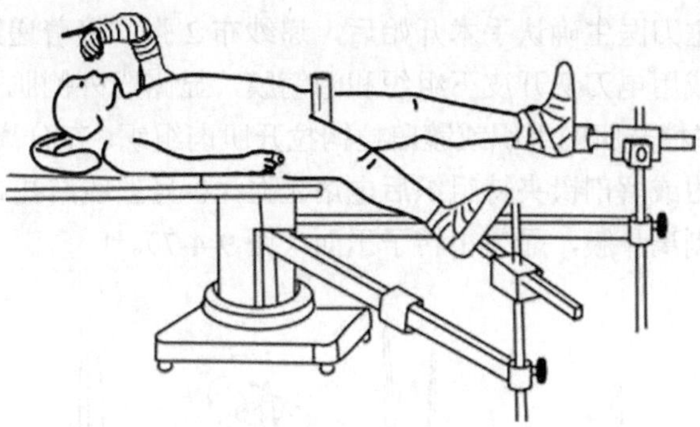

图 9-4-4　牵引仰卧位

（三）消毒、铺巾

1. 消毒液　75%医用乙醇脱脂，碘伏消毒。

2. 消毒范围　切口周围 15～20cm（切口：股骨外侧大转子下沿大腿方向切开 4～5cm）。

3. 铺巾

（1）1/4 折的治疗巾 1 张垫于臀下，治疗巾 4 张 1/4 折铺切口，贴 30cm×20cm 医用粘贴膜 1 张。

（2）患肢切口远端纵向铺桌单 1 张，健肢纵向铺桌单 1 张，桌单上端铺于髂骨处，覆盖会阴，下端覆盖脚部。桌单 1 张横铺于胸腹部并遮盖上肢。

（3）顺铺剖口单 2 张。

（4）C 形臂 X 线机罩上 C 形臂 X 线机保护套。

（5）切口贴 45cm×45cm 脑外医用粘贴膜 1 张。

（四）手术配合

1. 手法复位　在牵引床上进行手法复位并保持牵引。

2. 手术切口　股骨外侧大转子下沿大腿方向切开 4～5cm（图 9-4-5）。

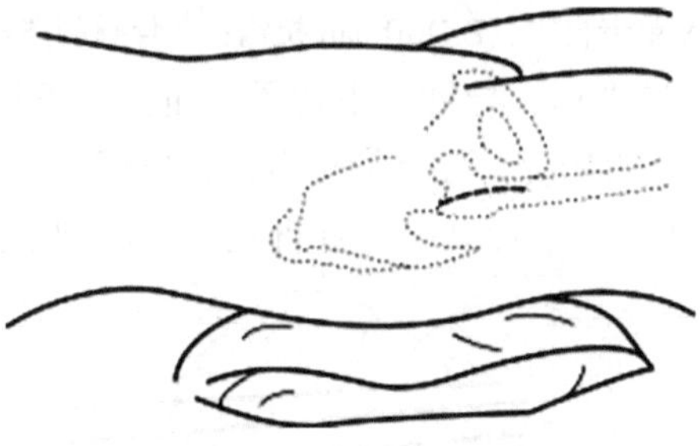

图 9-4-5　手术切口示意图

3. 切开皮肤、皮下组织和阔筋膜，显露股外侧肌及小转子平面　洗手护士、巡回护士共同清点手术用物后，备圆刀 2 把、纱布 2 张、皮肤拉钩 2 个、组织镊 1 个、13×24

圆针 0 号丝线等。主刀医生确认手术开始后，递纱布 2 张，接着递第一把圆刀切皮后换下，递第二把圆刀或用电刀切开皮下组织和阔筋膜，显露股外侧肌（图 9-4-6）。钝性分离肌肉，递单齿自撑撑开肌肉组织或髋臼拉钩拉开肌肉组织。在分离过程中组织出血时，视情况用中弯止血钳或解剖镊夹持组织后电烙止血，0 号丝线结扎或用 0 号丝线缝扎止血。递骨膜剥离器剥离骨膜，显露小转子平面（图 9-4-7）。

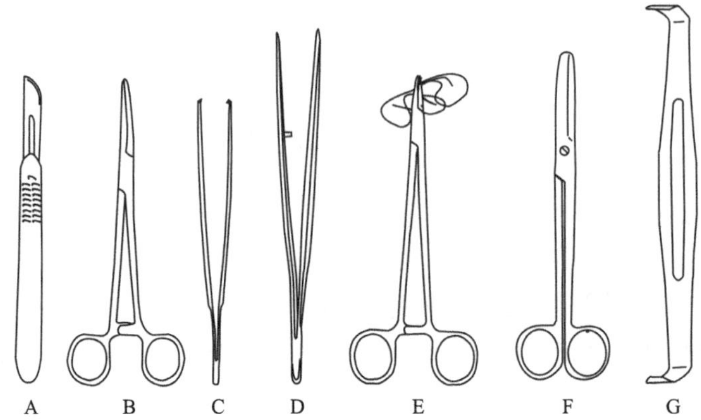

图 9-4-6 入路器械

A.手术圆刀；B.弯止血钳；C.有齿镊；D.解剖镊；E.持针器及针线；F.组织剪；G.甲状腺拉钩

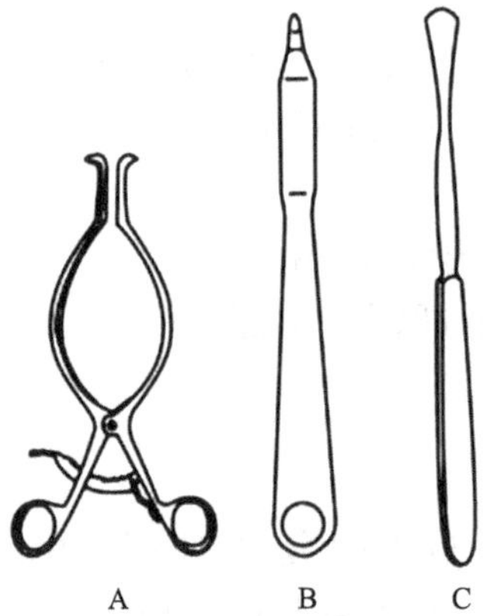

图 9-4-7 显露股外侧肌器械

A.单齿自撑；B.Hoffman 拉钩；C.骨膜剥离器

4. 导针固定股骨颈 递电钻、导针在小转子平面穿向股骨颈及头，在 C 形臂 X 线机的检测下观察股骨颈复位的情况、导针的位置。C 形臂 X 线机正位、侧位检测克氏针的位置，3 根导针位置呈“品”字形分布，骨折复位好，则上空心螺钉（图 9-4-8）。

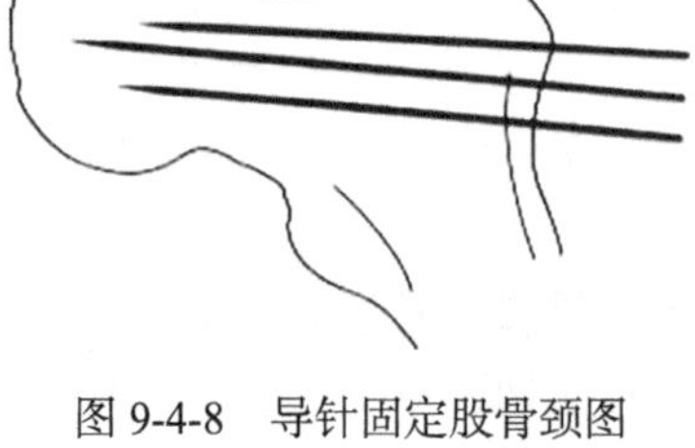

图 9-4-8 导针固定股骨颈图

5. 拧入空心螺钉　递空心钻头，丝锥沿导针方向扩孔，递测深器以测量所需空心钉长度，递空心钉扳手及合适长度的空心钉顺导针方向拧入。最后C形臂X线机透视（图9-4-9）。

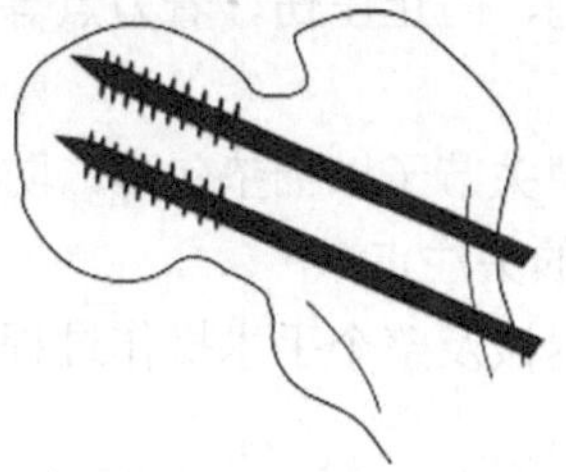

图9-4-9　空心螺钉内固定图

6. 缝合切口　备13×24圆针0号丝线、13×24圆针3-0丝线、8×24三角针3-0丝线、组织镊、弯止血钳等（图9-4-10），洗手护士、巡回护士共同清点手术用物无误后，递圆针0号丝线缝筋膜、全层或分层缝合肌层，圆针3-0丝线缝合皮下脂肪组织层。洗手护士、巡回护士共同清点手术用物无误后，递碘伏纱球消毒切口，递三角针3-0丝线缝合皮肤（也可以使用0号可吸收缝线关闭筋膜及肌层，2-0可吸收线关闭皮下脂肪组织层，皮肤缝合器缝合皮肤）。皮肤缝合完毕，洗手护士、巡回护士再次共同清点手术用物无误，递碘伏纱球再次消毒切口，递切口敷贴覆盖切口，结束手术（图9-4-11）。

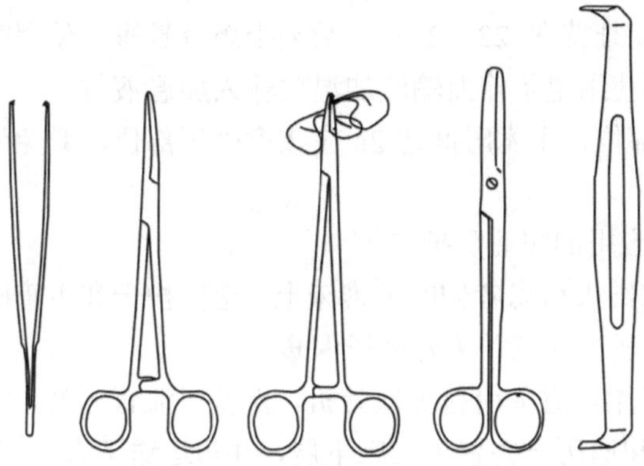

图9-4-10　缝合切口器械

A.组织镊；B.弯止血钳；C. 持针器及针线；

D.组织剪；E.甲状腺拉钩

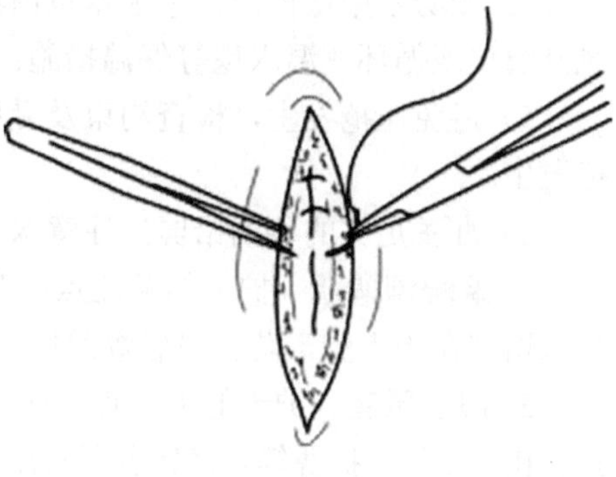

图9-4-11　关闭切口

（五）特殊关注点

1. 麻醉诱导期　护士的关注点：

（1）患者术前较为紧张，担心术后恢复效果，麻醉前应多关心、鼓励患者，使其轻松面对麻醉。

（2）麻醉诱导期前输入抗生素。

（3）密切关注患者生命体征，协助麻醉医生静脉给药。

2. 体位准备 护士应注意哪些要点：

（1）4 人合力提起床单将患者向床尾方向水平移动至会阴柱，男性患者将阴囊、阴茎用纱布包好固定于健侧腹股沟，防止压伤。着力点等部位均垫棉垫软枕，避免发生体位并发症。

（2）将患者足跟、足背及踝关节予以棉垫包裹，防止术后局部压疮的形成。

3. 手术配合过程中 护士的关注点：

（1）洗手护士：熟悉手术器械及整个手术操作过程，娴熟默契地配合手术医生，尽量缩短手术操作时间。

（2）巡回护士

1）做好术前访视，了解手术方案和评估术中可能出现的意外，

2）股骨颈骨折多为老年患者，手术过程中注意密切观察患者的生命体征，做好保暖。术前物品准备充分，熟练掌握手术步骤与医生默契配合，缩短手术时间，减少术中出血。

3）预防切口感染，加强感染控制：①将该类手术安排在洁净度较高级别的手术间，加强手术室环境、手术人员管理，严格遵守无菌原则，控制参观人数（≤3 人），限制人员进出，减少走动；②术前物品准备充分，熟练掌握手术步骤与医生默契配合，缩短手术时间，缩短手术创口在空气中的暴露时间，减少感染机会；③规范应用抗生素，在术前 30min 或麻醉开始时首次给药，使手术切口暴露时局部组织中达到足以杀死手术过程中入侵切口的细菌的药物浓度。

4）预防术中低体温：①手术室内温度维持在 22～25℃；②减少患者暴露，使用暖风升温仪或循环变温水毯等保温措施；③使用电子输血输液加温仪输入加温液体。

5）避免压疮发生，检查约束及受压部位，手术时间达 2h 应按摩受压部位，避免压疮发生。

6）准备足够的移动铅屏，注意 X 线应用的职业防护。

4. 麻醉清醒期 护士的关注点：手术结束后患者仰卧于推床上，巡回护士和主管医生应留守在患者旁，防止患者烦躁坠床，适当约束并盖好被子保暖。

5. 搬运患者 护士的关注点：动作轻柔，避免引起再次骨折，保持引流管通畅，防止脱出、受压、折叠等。将患者所有用物和病历一并置于推床下层，并与运送工人交接。

（陈永庆 钟 刚 刘 雷）

二、三踝骨折切开复位内固定术手术配合

踝关节由胫骨远端、腓骨远端和距骨体构成。胫骨远端内侧突出部分为内踝，后缘呈唇状突起为后踝，腓骨远端突出部分为外踝。踝部骨折多由间接暴力引起，大多数是在踝跖屈位扭伤，侧方联合旋转暴力传导引起骨折。由于间接暴力的大小、作用方向及受伤当时足所处的姿势不同，可发生不同类型的骨折。

踝关节骨折是创伤骨折中最常见的损伤，青壮年最易发生。三踝骨折是踝关节中较复杂的类型，其损伤机制复杂，常伴有关节及周围韧带损伤。三踝骨折为关节内复杂骨

折，骨折需要解剖复位和有效的稳定固定，保证恢复受伤前正常的踝穴宽度及解剖结构关系，保证踝关节术后早期即可进行有效的功能恢复。

需要进行踝关节骨折切开复位内固定术的手术适应证：①有移位的陈旧性骨折；②内踝骨折，骨折端有软组织嵌入；③双踝骨折手法复位失败；④单踝或双踝骨折合并胫腓下关节分离，闭合复位未成功；⑤三踝骨折，其后踝骨折超过胫骨下关节面宽度 1/3。

（一）手术用物

1. 常规布类　剖腹手术盆，手术衣，剖口单，桌单，治疗巾，中单。

2. 手术器械　髋下肢器械，髋下肢特殊器械。

3. 一次性用物

（1）常规物品：一次性电刀笔 1 个，一次性使用吸引管 1 套，电刀清洁片 1 张，手外伤缝针 1 板，10 号刀片 6 张，纱布 10 张，45cm×45cm 医用粘贴膜 2 张，骨科引流管 1 根，一次性使用引流袋 1 个，骨蜡 1 包，手套按需准备。驱血带 1 卷。

（2）缝线

1）非吸收线：3-0 丝线×1 包、2-0/T 丝线×1 包。

2）可吸收线：2-0 可吸收线×1 根。

4. 动力系统　骨科电钻，电池 2 个。

5. 仪器　电动气压止血仪 1 台。

（二）体位

仰卧位：

（1）患者仰卧，头部适当抬高 3～5cm，患侧上肢外展不超过 90° 放于托手板并约束固定，健侧上肢放于身侧并固定。

（2）安置压腿带固定于患者非手术膝关节上 3～5cm。

（3）患肢外旋，双足分开，使伤侧内踝向上（图 9-4-12）。

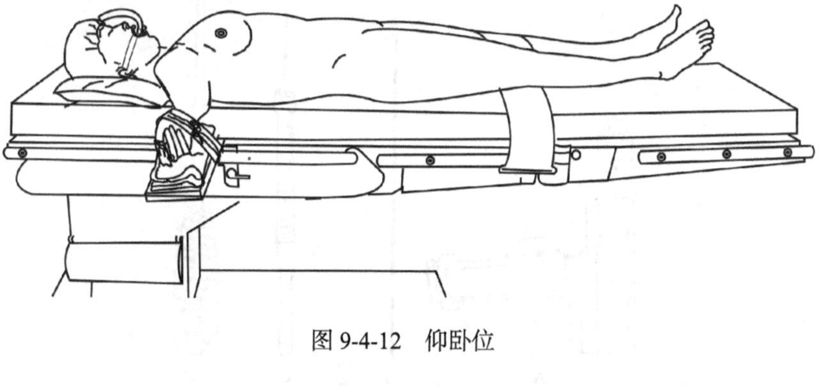

图 9-4-12　仰卧位

（4）上止血带，患侧下肢上气囊止血带，气囊止血带平整绕在股骨上 1/3 处，并用医用粘贴膜将皮肤与袖带之间的缝隙粘牢。

（三）消毒、铺巾

1. 消毒 75%医用乙醇脱脂，碘伏消毒。

2. 消毒范围 上自止血带下缘，下至足趾。

3. 铺巾

（1）治疗巾 2 张均反叠 1/4 铺于患肢上方及下方止血带下缘，巾钳 2 把固定。

（2）桌单 1 张纵形铺于患肢下方。桌单 1 张铺于大腿根部上方覆盖上肢。

（3）患肢穿剖口单，铺 2 张剖口单。

（4）桌单 1 张纵形铺于患肢下方。

（5）医用粘贴膜包裹全下肢，操作者戴第二层手套，上灯柄，连接一次性电刀笔及一次性使用吸引管。

（四）手术配合

1. 清点用物 洗手护士、巡回护士清点纱球、纱布、器械、缝针、刀片等用物。

2. 驱血 主刀医生确认手术开始后，递治疗巾 1 张，驱血带 1 卷。驱血后启动止血带。递湿纱布 1 张，擦掉患肢驱血后残余的滑石粉（有血栓及相关高发因素患者不宜驱血）。

3. 骨折手术配合

（1）后踝骨折手术配合

1）手术切口：跟腱内或外侧皮肤切口。

2）显露后踝：递有齿镊、10 号手术刀切皮，换刀片；递皮肤拉钩将跟腱拉向一侧，递 10 号手术刀切开腓骨肌与拇长屈肌间的脂肪组织，递甲状腺拉钩将肌腱及胫后血管神经向两侧拉开，递骨衣刀显露胫骨后方。

3）骨折复位：递点式复位钳进行骨折复位。

4）后踝内固定：递电钻、克氏针钻孔，递测深器测量骨孔深度，递螺丝钉及改锥将螺丝钉拧入固定（图 9-4-13）。

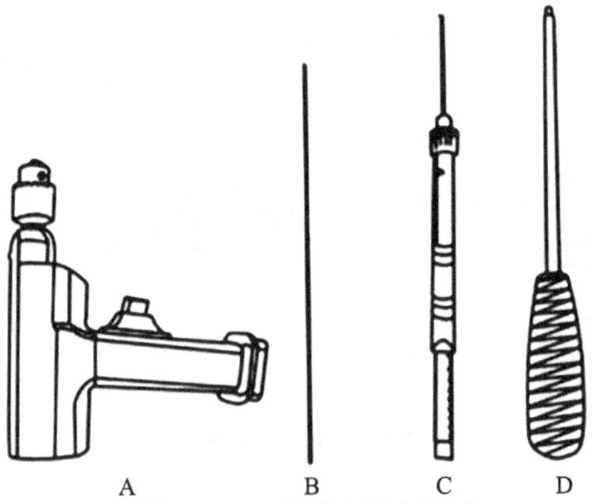

图 9-4-13 后踝内固定器械

A.电钻；B.克氏针；C.测深器；D.改锥

（2）内踝骨折手术配合

1）手术切口：内踝远端纵形或者弧形皮肤切口。

2）显露内踝：递有齿镊、10 号手术刀切皮，换刀片；递 10 号刀片切开皮下组织及深筋膜，注意保护大隐静脉，递皮肤拉钩显露骨折断端。

3）骨折复位：递点式复位钳或者巾钳进行骨折复位及临时固定。

4）内踝内固定：递电钻、0.8mm 或者 1.0mm 直径克氏针钻孔，递测深器测量骨孔深度，递螺丝钉及改锥将螺丝钉拧入空心螺钉固定。

（3）外踝骨折手术配合

1）手术切口：沿腓骨下端后缘至外踝弧形皮肤切口。

2）显露外踝：递有齿镊、10 号手术刀切皮，换刀片；递 10 号刀片切开皮下组织及深筋膜，递皮肤拉钩显露术野，骨膜剥离器进行骨折断端的显露。

3）骨折复位：递复位钳或者进行骨折复位。

4）外踝内固定：钢板进行有效塑形后植入骨折断端，递电钻、克氏针钻孔，递测深器，测量骨孔深度，递螺丝钉及改锥将拉力或者锁定螺丝钉拧入固定。

4. 关闭切口

（1）止血、清点用物：大量生理盐水冲洗切口，彻底止血。清点用物：清点纱球、纱布、器械、缝针、刀片等用物。

（2）关闭切口：肌层缝合及皮下缝合用 2-0 可吸收线间断缝合。洗手护士、巡回护士共同清点手术用物无误后，递碘伏纱球消毒切口，递三角针 3-0 丝线缝合皮肤。皮肤缝合完毕，洗手护士、巡回护士再次共同清点手术用物无误，递碘伏纱球再次消毒切口。

5. 包扎　加压包扎伤口，巡回护士松止血带。

6. 石膏外固定　备石膏，绷带，温水，棉垫等，协助医生进行石膏外固定。

7. 归还器械　分类退回清洗间并登记。

（贺素云　吴　非　赵小丹）

第十章　骨病手术配合

第一节　骨肿瘤的手术配合

一、腹主动脉内球囊阻断下经腹行骶骨肿瘤切除术手术配合

骶骨（图 10-1-1）由 5 个骶椎合并而成。全骨上大下小，前凹后凸。上面为底，下端为尖。中央部为 5 个椎体连成的骶骨体，两侧为骶骨翼，后面椎板融合围成中空的骶管。骶骨体上面前缘突出，叫岬，前面有椎体融合遗留的 4 条横线，横线两端有 4 对骶前孔。骶管上口两侧可见上关节突，骶骨后面正中线上可见棘突痕迹叫骶中嵴，两侧有 4 对骶后孔。再向两侧有粗糙不平的骶骨粗隆及与髋骨连接的关节面，叫耳状面。骶管后下端敞开叫骶管裂孔。

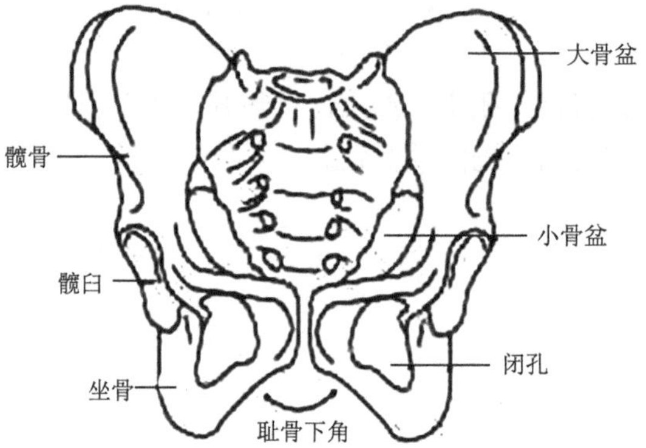

图 10-1-1　骶骨解剖

骶骨常见的良性肿瘤有骨母细胞瘤(成骨细胞瘤)、骨巨细胞瘤和动脉瘤样骨囊肿等，常见的骶骨恶性肿瘤有脊索瘤、软骨肉瘤等。骶骨的转移癌较少见。

腹主动脉内球囊阻断的优点：①良好控制腹盆腔出，高位骶骨肿瘤常规方法出血 5000～10 000ml，本方法出血 500～1000ml；②显露良好，提高肿瘤切除率，减少复发，有利于神经保护及功能重建；③减少瘤区血流，防止肿瘤转移。腹主动脉内球囊阻断的缺点：①血管损伤，但发生率极低；②术中并发血栓、肾衰竭、脑血管意外，发生率均较低；③增加费用。

骶椎 2 以下骶尾部肿瘤的切除：手术相对简单，时间短，出血不多，常规方法切除即

可达到较好效果。腹主动脉内球囊阻断下经腹行骶骨肿瘤切除术适用于：累及骶椎2及以上的骶骨肿瘤，在腹主动脉下段球囊阻断下，减少出血，完整切除肿瘤，降低复发率。

（一）腰骶部骨肿瘤中的低位腹主动脉内球囊阻断技术

骶部和下腰椎的肿瘤症状隐匿，明确诊断时往往肿瘤较大，造成骨质破坏范围较大。腰骶部复杂的解剖，丰富的供血，髂内动脉、骶正中动脉及其与腹主动脉、髂外动脉的广泛侧枝循环使肿瘤切除时止血非常困难，由此造成的术野不清晰，影响手术的进行和肿瘤的完全切除，大量的出血增加了围手术期的并发症，这也是腰骶部骨肿瘤手术最大的困扰之一，也给麻醉管理带来了较大的挑战。控制性低血压减少出血是此类手术麻醉管理常用的技术，但是由于手术创面广泛，时间长，控制性低血压的应用及效果受到了一定的限制，降压的时机选择在分离瘤体四周和离断瘤体等主要步骤，以减少低血压可能带来的危害。

通过外科手术或介入手段减少出血的主要措施：①结扎或套扎髂内动脉，腹主动脉；②术前选择性动脉栓塞；③球囊微创低位腹主动脉阻断（此方法创伤小，简单易行，虽然阻断时间有一定限制，但是能有效减少出血量，术野清晰能够分辨出肿瘤边界，可完全切除肿瘤）。

1. 手术用物

（1）常规布类：手术盆，手术衣，剖口单，桌单，中单。

（2）手术器械：手外器械，血管介入专用器械。

（3）一次性用物

1）常规物品：一次性使用吸引管1套，一次性电刀笔1个，电刀清洁片1张，剖腹套针1板，纱布10张，医用粘贴膜45cm×45cm 1张，灯罩1个，11号刀片1张、20号刀片2张，敷贴1张，有孔敷贴1张，手套按需准备。三通1个，20ml注射器1副，10ml注射器1副。

2）缝线：3-0丝线×1包、2-0/T丝线×1包、0号丝线×1包，6-0 Prolene线（9.3mm）2根。

（4）特殊用物：5F穿刺鞘，超滑导丝，Medtronic AB 46球囊，血管牵引带4根，碘海醇造影剂1支（病房带入）。

（5）配制肝素盐水：配制25U/ml肝素生理盐水500ml用于冲洗穿刺鞘管（肝素1支加500ml生理盐水）及1250U/ml肝素盐水10ml用于全身肝素化。

（6）其他：C形臂X线机1台，铅屏壁1个。

2. 体位 仰卧位。

（1）患者仰卧于手术台中线。

（2）双上肢平放于单层托手板，在保证双上肢各穿刺通道通畅、安全的情况下，用中单将双上肢包裹、保护、固定。

（3）电凝器负极板贴于患者体毛较少且肌肉丰厚处。

（4）头架固定于主刀医生对侧床头。

（5）双下肢膝部用束脚带固定。

3. 消毒、铺巾

（1）消毒液：75%医用乙醇脱脂，碘伏消毒。

（2）消毒范围：前后方均超过腋中线，上方至肚脐平面，下方至膝关节平面。

（3）铺巾

1）1/4 折的治疗巾 4 张，覆盖切口下方、对侧、上方和近侧。

2）医用粘贴膜覆盖切口区域并固定治疗巾。

3）切口上缘横铺桌单 1 张。

4）切口下缘横铺桌单 1 张。

5）铺剖口单 1 张。

4. 手术配合

（1）手术切口：沿左侧或者右侧腹股沟韧带中份股动脉搏动处切开约 3cm（图 10-1-2）。

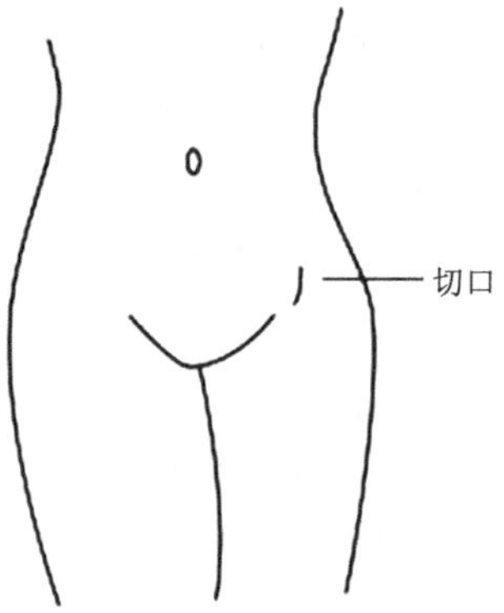

图 10-1-2　腹股沟切口

（2）切开皮肤及皮下组织：洗手护士、巡回护士共同清点手术用物后，备圆刀 1 把、纱布 2 张、甲状腺拉钩 1 个、组织镊 1 把、解剖镊 1 把、13×24 圆针 1 号丝线等（图 10-1-3）。主刀医生确认手术开始后，递 2 张纱布，再递第一把圆刀切皮后换下，用电刀依次切开腹股沟暴露出各层组织，在分离过程中组织出血时，视情况用中弯止血钳或解剖镊夹持组织电烙止血或 3-0 丝线结扎或用 3-0 丝线缝扎止血。

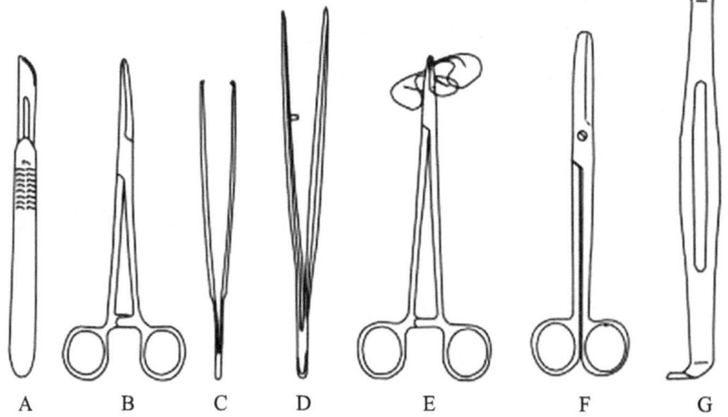

图 10-1-3　切开皮肤及皮下组织器械

A.手术圆刀；B. 弯止血钳；C.组织镊；D. 解剖镊；E. 持针器及针线；F. 组织剪；G.甲状腺拉钩

（3）显露手术野：递止血钳、直角钳、解剖剪、乳突自撑显露手术野（图 10-1-4）。

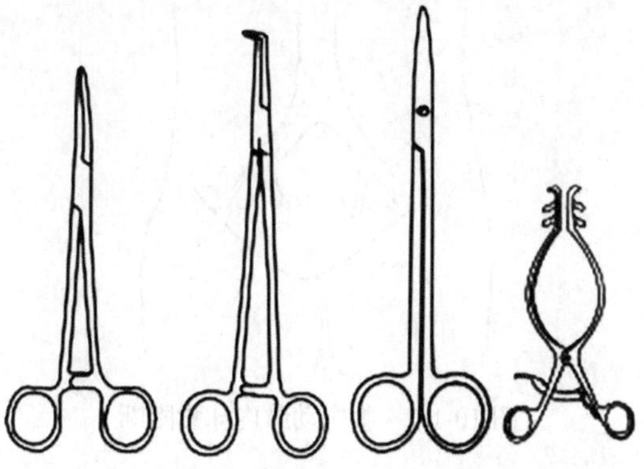

图 10-1-4　显露手术野器械

A.止血钳；B.直角钳；C.解剖剪；D.乳突自撑

（4）切开股鞘，显露股动脉：递解剖剪剪开股鞘后，递小弯止血钳及解剖剪游离约 2cm 股动脉，其远近端用血管牵引带环绕固定。

（5）肝素化后穿刺阻断：巡回护士按 0.5mg 肝素/kg 静脉给予全身肝素化，约 5min 后，递 5F 穿刺鞘，穿入超滑导丝，置换指引导丝后，经穿刺口将预先充分排气的球囊置入股动脉。在 C 形臂 X 线机透视下明确球囊与脊柱的关系，确认球囊位于双肾动脉平面以下（图 10-1-5～图 10-1-7）。

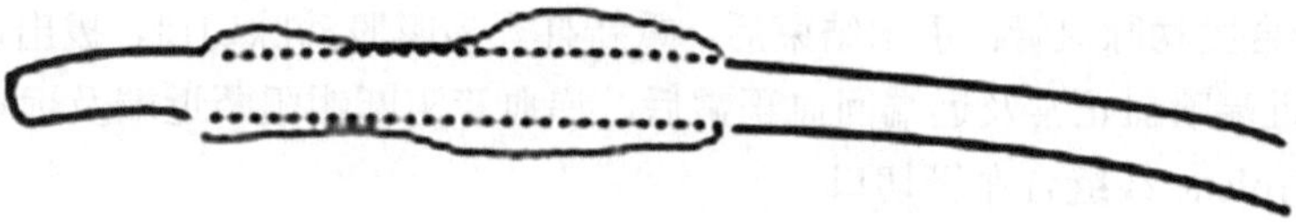

图 10-1-5　Medtronic AB 46 球囊

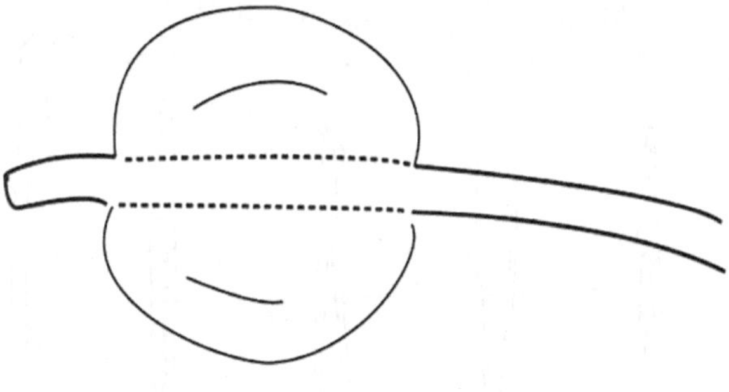

图 10-1-6　Medtronic AB 46 球囊充气检查

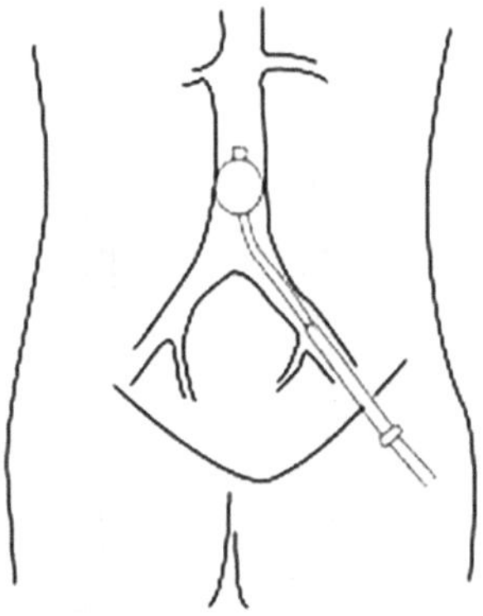

图 10-1-7　腹主动脉内球囊阻断

（6）固定穿刺鞘及球囊：递 6-0 Prolene 线荷包缝合股动脉穿刺点周围，递 2-0/T 线将球囊管固定于切口下方，递圆针 3-0 丝线缝合皮下及角针 3-0 丝线缝合皮肤，切口贴敷贴保护。

（7）预阻断：递造影剂向球囊内注入，以穿刺点对侧股动脉搏动点消失为准，巡回护士记录注入造影剂的剂量。

（8）术中阻断：术中准备切除肿瘤的时候，用相同造影剂将导管的球囊充盈，完全阻断低位腹主动脉，并再次用 C 形臂 X 线机确认球囊位置及形态，待足背动脉消失后将手术台调整至轻度头低位，等待 1～2min 让静脉血充分回流后开始切除肿瘤，每次阻断以不超过 60min 为宜，超过 60min，可开放腹主动脉 10～15min 后再阻断，若手术时间大于 2h，再次给予全身肝素化。

（9）停止阻断：停止阻断后缓慢抽出造影剂，同时预防性加快输液速度。

（10）缝合股动脉血管：手术结束后，重新打开显露股动脉切口，拔出球囊导管，在确保穿刺点近端喷血正常及远端回血正常后，递血管阻断钳阻断近端及远端，递弹簧持针器及 6-0 Prolene 线缝合血管切口。

（11）缝合切口：备 13×24 圆针 0 号丝线、13×24 圆针 3-0 丝线、8×24 三角针 3-0 丝线、组织镊、弯止血钳等（图 10-1-8），洗手护士、巡回护士共同清点手术用物无误后，递圆针 3-0 丝线缝合皮下脂肪组织层，递碘伏纱球消毒切口，递三角针 3-0 丝线缝合皮肤（图 10-1-9）。

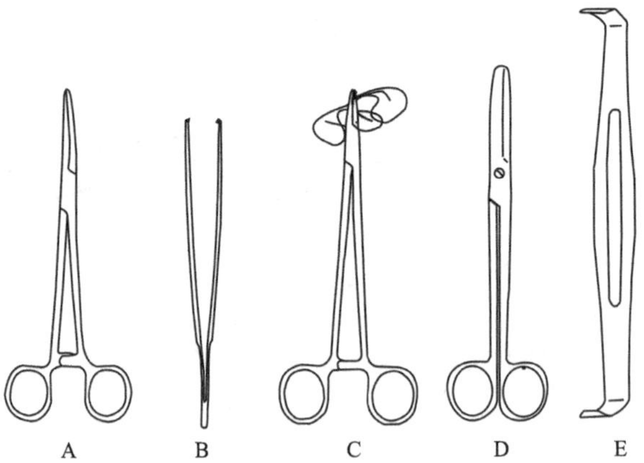

图 10-1-8　缝合切口器械

A.弯止血钳；B.组织镊；C.持针器及针线；D.组织剪；E.甲状腺拉钩

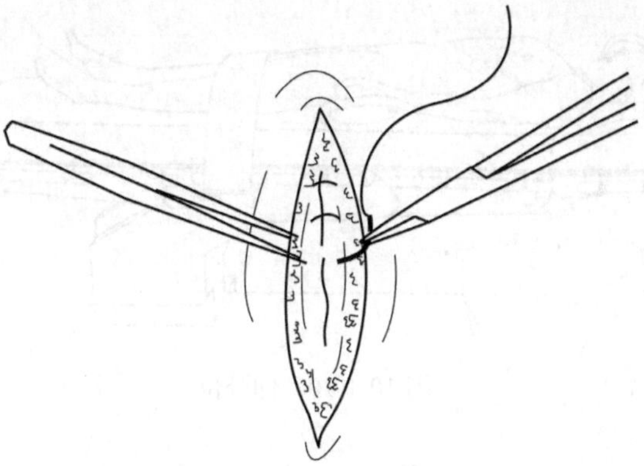

图 10-1-9 关闭切口

（二）经腹行骶骨肿瘤切除术手术配合

1. 手术用物

（1）常规布类：手术盆，手术衣，剖口单，桌单，治疗巾。

（2）手术器械：骨下肢肿瘤器械，S 拉钩 2 个，长柄骨膜剥离器 2 把，骨科刮匙 1 包，进口骨刀 1 包，骨锤 1 把，咬骨钳 2 把。

（3）一次性用物

1）常规物品：纱布 10～30 张，方纱 3～6 张，20 号刀片 2 张，11 号刀片 1 张，一次性电刀笔 1 个，一次性使用延长电极 1 个，双极电凝 1 个，一次性使用吸引管 1 根，一次性使用吸引头 1 根，电刀清洁片 1 张，剖腹套针 1 板，一次性使用冲洗器 1 个，45cm×45cm 医用粘贴膜 1 张，骨蜡 1 包，血管阻断带 2 根，手套按需准备，2.5cm×10cm 脑棉 1 包，5cm×35cm 大止血纱布数张，吸收性明胶海绵若干，40cm×10cm 大油纱数张，必要时备 7.5cm×10cm 及 10cm×15cm 戈尔 Dualmesh 疝修补片。灯柄 1 个。

2）缝线：3-0 丝线×2 包、2-0/T 丝线×2 包、0 号丝线×2 包。

2. 体位 仰卧位。

（1）患者仰卧于手术台中线。

（2）输液上肢外展不超过 90°。

（3）骶尾部垫软垫保护，防止术后局部压疮的形成。

（4）电凝器负极板贴于患者体毛较少且肌肉丰厚处。

（5）头架固定于主刀医生对侧床头。

（6）双下肢膝上 3～5cm 处用束脚带固定（图 10-1-10）。

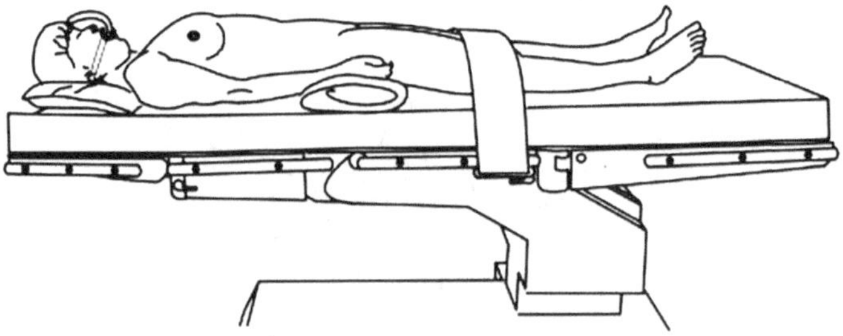

图 10-1-10 仰卧位

3. 消毒、铺巾

（1）消毒液：75%医用乙醇脱脂，碘伏消毒。

（2）消毒范围：切口周围 15～20cm。

（3）铺巾

1）治疗巾 4 张铺切口及医用粘贴膜贴切口。

2）铺剖口单 1 张。

3）腹部切口上方铺桌单 1 张、腹部切口下方铺桌单 2 张。

4. 手术配合

（1）切口

1）用物清点及准备：洗手护士、巡回护士对点器械、纱布、纱球、脑棉、缝针、针头及所有用物。洗手护士配制肾上腺素生理盐水：200ml 生理盐水中加入 0.1%肾上腺素 1 支，浓度为 1∶200 000，以用作肾上腺素生理盐水棉片（简称肾水棉片），手术中止血用。高血压患者禁用，老年人及小儿剂量减半使用。

2）手术器械：固定一次性电刀笔、双极电凝、一次性使用吸引管，上灯柄。

3）手术切口：腹部正中切口（图 10-1-11）。

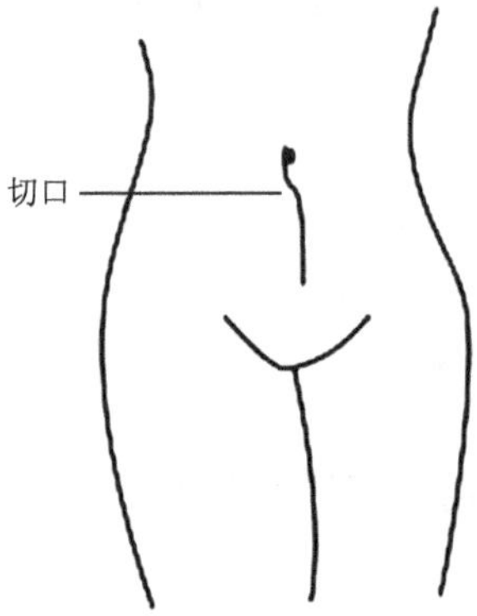

图 10-1-11 腹部正中切口

（2）显露腹腔：备手术圆刀 1 把、纱布 2 张、甲状腺拉钩 1 个、组织镊 1 把、解剖镊 1 把、13×24 圆针 0 号丝线等。主刀医生确认手术开始后，递 2 张纱布，再递第一把圆刀切皮后换下，传递第二把圆刀分离皮下组织及皮下各层。传递甲状腺拉钩 2

把暴露腹部浅层，传递腹腔拉钩 2 把暴露腹部深层，传递腹腔自撑及 S 拉钩显露腹腔（图 10-1-12）。

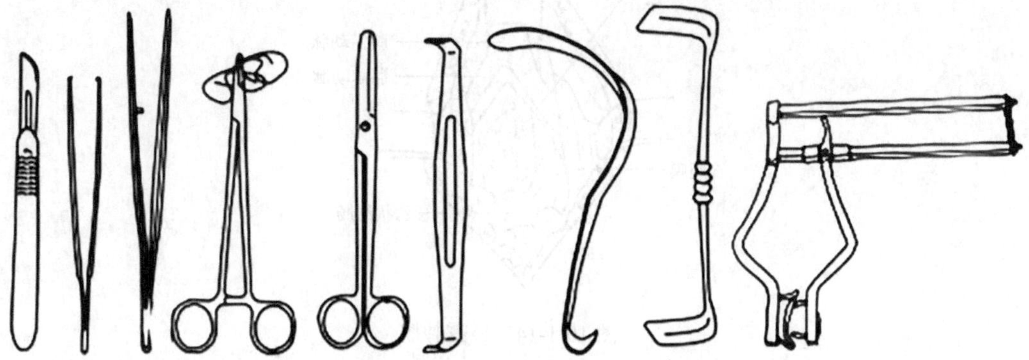

A　B　C　D　E　F　G　H　I

图 10-1-12　显露腹腔阶段器械

A.手术圆刀；B.组织镊；C.解剖镊；D.持针器及针线；E.组织剪；F. 甲状腺拉钩；G. S 拉钩；H.腹腔拉钩；I.腹腔自撑

（3）显露肿瘤、切除肿瘤：传递 13×24 圆针及 0 号丝线悬吊膀胱暴露肿瘤，传递长柄骨膜剥离器剥离肿瘤，传递一次性使用延长电极止血。纵形切开后腹膜，显露双侧髂内血管及骶正中血管，传递直角钳及 3-0、2-0/T、0 丝线结扎上述血管。肿瘤剥离完毕前准备 5～10 张 5cm×35cm 大止血纱布、吸收性明胶海绵若干、15～20 张 40cm×10cm 大油纱备用，肿瘤切除后立即传递它们压迫创面 20min。油纱取出后传递骨科各种刮匙刮除残瘤，传递冲洗器冲洗创面，传递抗癌药物顺铂浸泡创面 20min（图 10-1-13～图 10-1-15）。

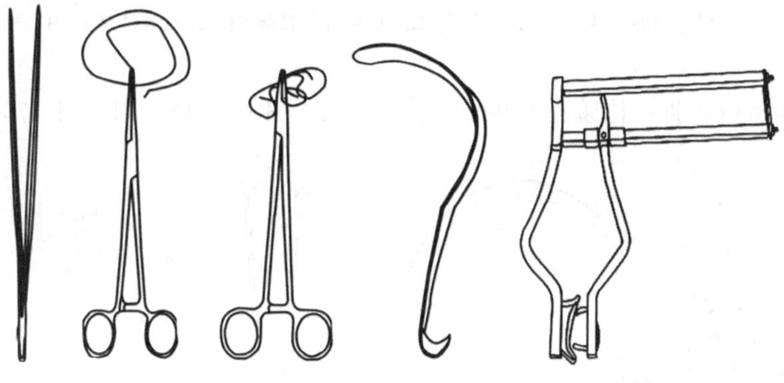

A　B　C　D　E

图 10-1-13　显露肿瘤器械

A.长平镊；B.钳带线；C.持针器及针线；D. S 拉钩；E.腹腔自撑

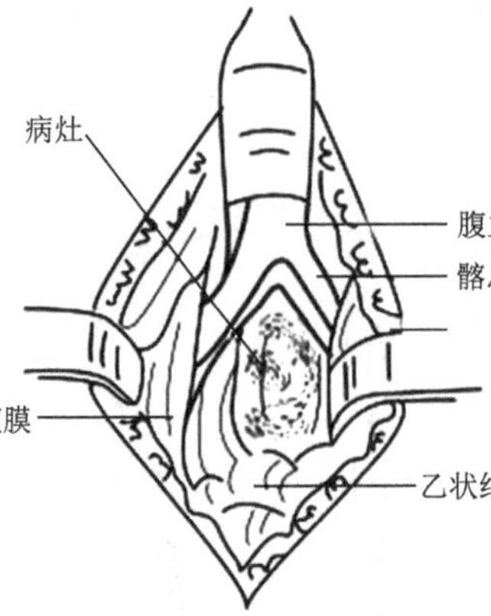

图 10-1-14　显露肿瘤

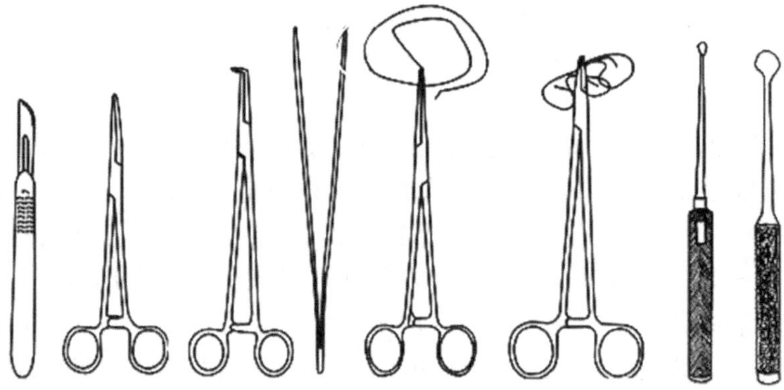

图 10-1-15　切除肿瘤器械

A.手术圆刀；B.弯止血钳；C.直角钳；D.长平镊；E.钳带线；F.持针器及针线；G.骨科刮匙；H.长柄骨膜剥离器

（4）植入异体骨：传递击入器及钉锤打压之（图 10-1-16，图 10-1-17）。

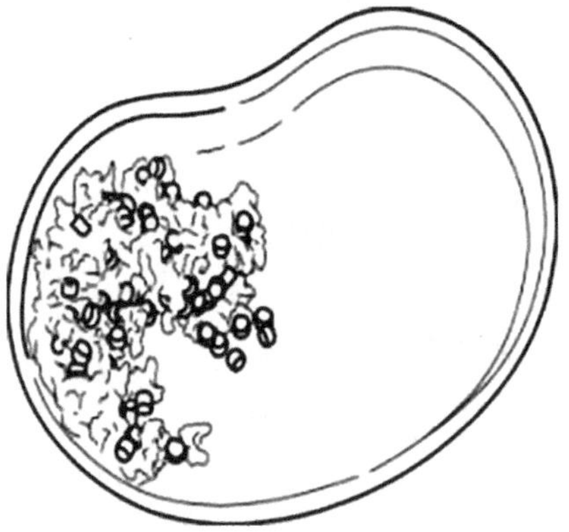

图 10-1-16　异体骨

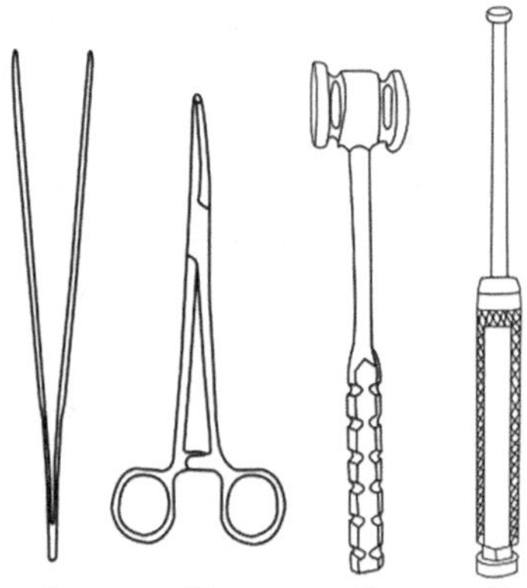

图 10-1-17　植入异体骨器械

A.长平镊；B.弯止血钳；C.骨锤；D.击入器

（5）修补腹膜：根据肿瘤切除后腹膜缺损面积的大小，必要时传递戈尔 Dualmesh 疝修补片及 2-0/T 丝线修补腹膜。

（6）关闭切口

1）清点油纱、纱布、方纱、纱球、缝针、刀片、器械等。

2）13×24 圆针+0 丝线缝腹膜及肌层。

3）13×24 圆针+3-0 丝线缝皮下组织。

4）8×24 三角针+3-0 丝线缝皮肤（图 10-1-18，图 10-1-19）。

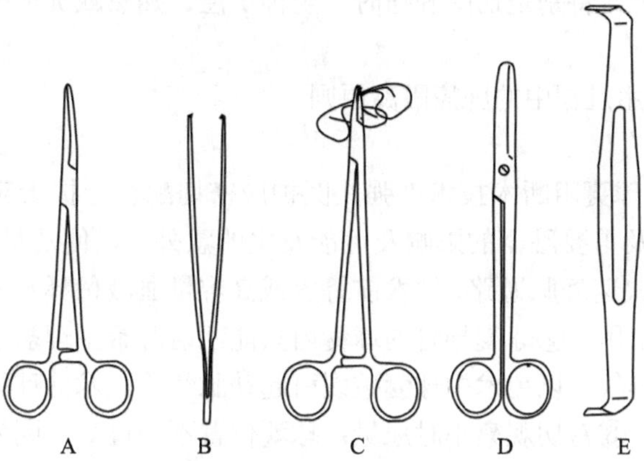

图 10-1-18　关闭切口器械

A.弯止血钳；B.组织镊；C.持针器及针线；D.组织剪；E.甲状腺拉钩

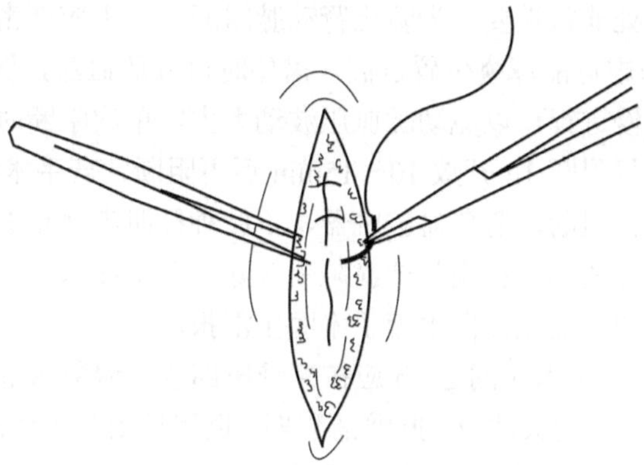

图 10-1-19　关闭切口

5. 特殊关注点

（1）麻醉诱导期护士的关注点

1）该手术大，出血多，风险高，患者术前较为紧张，担心术后恢复效果，麻醉前应多关心、鼓励患者，使其轻松面对麻醉。

2）密切关注患者生命体征，保证静脉通畅，协助麻醉医生静脉给药。

（2）体位准备护士应注意哪些要点

1）上肢勿过度外展，保持功能位。妥善固定双下肢，以防麻醉后坠床。骶尾部垫软垫保护，防止术后局部压疮的形成。

2）妥善固定球囊外导管，托盘位置稍高，便于术中观察肢体颜色、温度变化及球囊阻断等操作。

（3）手术配合过程中护士的关注点

1）洗手护士

A. 器械用物准备齐全，如骨蜡、血管阻断带、止血纱布、吸收性明胶海绵、油纱等。

B. 术中及时清理一次性使用电极前端焦痂，保持其良好的止血功能；熟悉手术器械及整个手术操作过程，特别是切除肿瘤时，全神贯注、娴熟默契地配合手术医生，尽量缩短手术操作时间。

C. 注意器械使用过程中的肿瘤隔离原则。

2）巡回护士

A. 腹主动脉内球囊阻断术技术性强，医护应密切配合。护士应了解它的操作程序及动脉阻断对循环及重要脏器的影响及可能发生的意外，以便及早准备，防患于未然：①麻醉后立即建立快速静脉通路，供术前等容或高容量血液稀释及术中可能发生大出血时快速补充血容量使用。②球囊导管的球囊内只能注射肝素生理盐水，不能注空气，置入到动脉前要彻底排气，以免术中球囊破裂引起动脉气栓。术前球囊排气对于防止动脉空气栓塞非常重要。③密切观察小时尿量：球囊位置不能过高，因为高位阻断可因过多的腰动脉脊支血供障碍而引起下段脊髓不可逆的缺血性损伤和肾动脉阻断导致急性肾衰竭。肾动脉在腰 2 锥体处起于腹主动脉，四川大学华西医院骨科医生作了 20 例成人尸体解剖证实肾动脉距腹主动脉分叉处有 6cm 以上，所以保证球囊位于肾动脉以下和腹主动脉分叉上方 2～3cm 处非常重要。为防止肾动脉阻断，术中应严密监测尿量，若每小时尿量少于 30ml，应考虑可能球囊位置过高，需要时可开放血流，保证肾脏供血。④主动脉阻断和开放时应缓慢进行，以免动脉血压波动太大。单次阻断时间应控制在 1h 以内，若手术时间过长，可每阻断 1h 开放 10～15min 后再阻断，若手术时间大于 2h，再次给予全身肝素化，然后再阻断，避免盆腔脏器、下肢神经肌肉严重的缺血性损伤。⑤密切观察双下肢颜色及温度变化，特别是球囊阻断解除后双下肢颜色及温度未恢复正常，应高度怀疑局部血栓形成，需立即向主管手术医生汇报。

B. 避免压疮发生：手术时间达 2h 应按摩受压部位，避免压疮发生。

（4）麻醉清醒期护士的关注点：麻醉清醒期，巡回护士和主管医生应留守在患者旁，防止患者烦躁坠床，适当约束并盖好被子保暖。

（5）搬运患者护士的关注点：保持各种管道通畅，防止脱出、受压、折叠等。将患者所有用物和病历一并置于推床下层，并与运送工人交接。

（杨小蓉　黄　斌　陈永庆　田延利）

二、股骨上段瘤刮除异体骨植入术手术配合

股骨（图 10-1-20）上段是骨肿瘤好发部位之一，原发性骨肿瘤的发病率仅次于膝关

节和肩关节；转移性骨肿瘤的发病率仅次于脊柱和骨盆，且有并发病理性骨折的风险。

股骨上段瘤刮除异体骨植入术的适应证：肿瘤部位肿瘤较大，刮除后引起骨缺损，加快骨缺损的修复，稳固骨质的连接性。

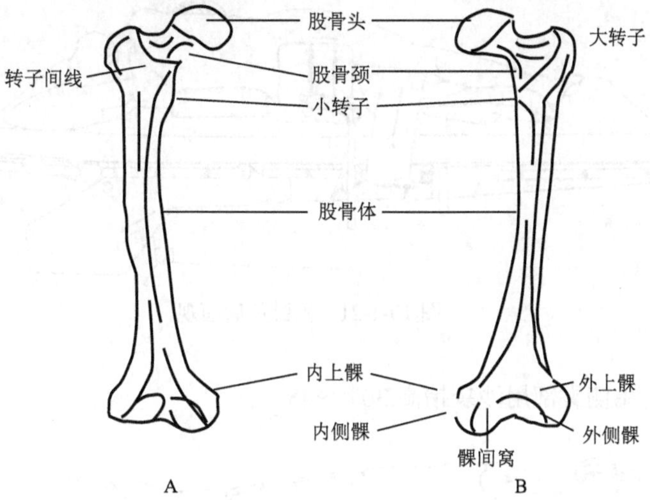

图 10-1-20　股骨解剖

A.前面观；B.后面观

（一）手术用物

1. 常规布类　手术盆，手术衣，剖口单，桌单，治疗巾，无菌盆。

2. 手术器械　骨下肢肿瘤器械，髋下肢特殊器械，骨科特殊器械，2.0mm 钻花，骨科刮匙。

3. 一次性用物

（1）常规物品：髋下肢套针 1 板，11 号手术尖刀片 1 张，20 号手术刀片 2 张。45cm×45cm 医用粘贴膜 3 张，一次性使用吸引管 1 根，吸引头 1 根，电刀清洁片 1 张，引流袋 1 个，一次性电刀笔 2 个，卷带 2 个，一次性使用冲洗器 1 个，骨科引流管 1 根，手套按需准备。

（2）缝线

1）非吸收线：3-0 丝线×1 包、2-0/T 丝线×1 包、0 号丝线×1 包。

2）可吸收线：0 号可吸收×2 根，2-0 可吸收×1 根

3）皮肤缝合器：皮肤缝合器 1 把。

4. 骨科动力系统　电钻，摆锯，电池。

（二）体位

侧卧位或仰卧位（图 10-1-21，图 10-1-22）。

1. 侧卧位

（1）双上肢置于双层托手架上并固定。

（2）在腋下垫一腋枕，腋下可通过一拳。

（3）在健侧髂前上棘处垫一泡沫垫。

（4）骶尾部、耻骨联合处分别用沙袋、挡板固定。

（5）无菌纱布 1 张置于会阴部，用 1/2 张 45cm×45cm 医用粘贴膜 2 张封闭会阴部。

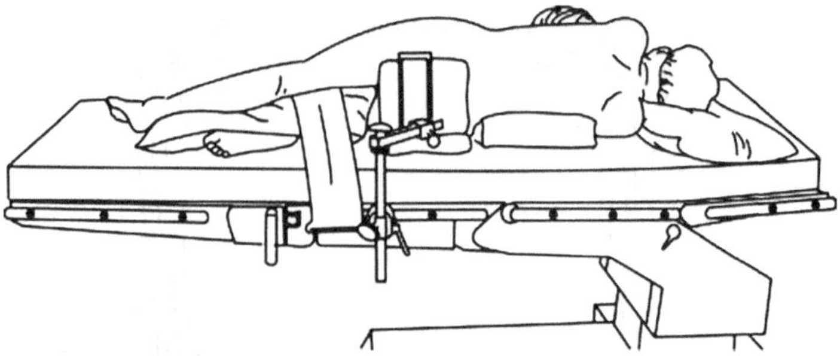

图 10-1-21　侧卧位后面观

2. 仰卧位　患侧臀部用沙袋抬高 30°～45°。

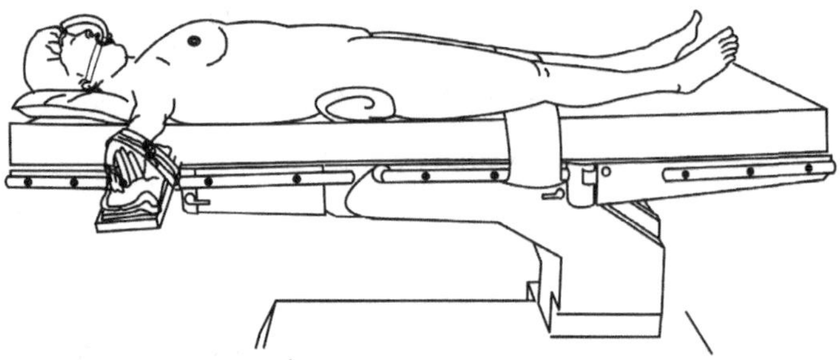

图 10-1-22　仰卧位

（三）消毒、铺巾

1. 消毒液　75%医用乙醇脱脂，碘伏消毒。

2. 消毒范围　上至剑突，下至踝关节

3. 铺巾

（1）治疗巾 2 张包绕股骨上段，巾钳 2 把固定。

（2）患肢下方铺桌单 1 张。治疗巾 2 张打开重叠包脚，卷带固定。

（3）铺剖口单，患肢穿过剖口单。

（4）患肢下方再铺桌单 1 张，切口上方铺桌单 1 张。

（5）切口贴医用粘贴膜。

（四）手术配合

1. 手术切口　在髂前上棘与髌骨中点的连线上，切开病灶部位的皮肤切口（图 10-1-23）。

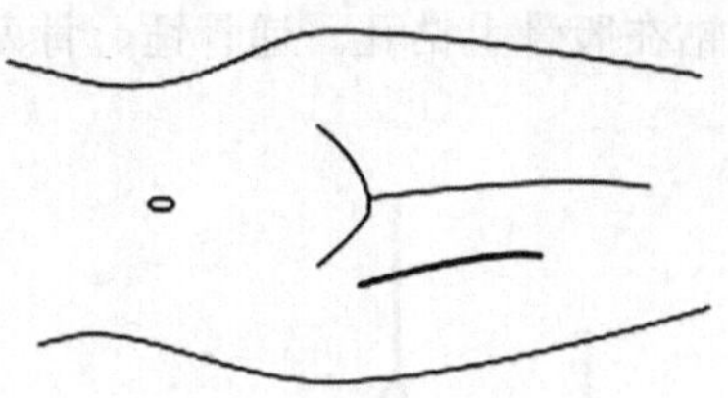

图 10-1-23 切开病灶部位的皮肤切口示意图

2. 切开皮肤及皮下组织

洗手护士、巡回护士共同清点手术用物后，备圆刀 2 把、纱布 2 张、皮肤拉钩 2 个、组织镊 1 把、解剖镊 1 把、13×24 圆针 0 号丝线等（图 10-1-24）。主刀医生确认手术开始后，递 2 张纱布，再递第一把圆刀切皮后换下，递第二把圆刀或用电刀切开皮下组织并分离皮下各层。在分离过程中组织出血时，视情况用中弯止血钳或解剖镊夹持组织电烙止血，3-0 丝线、0 号线结扎或用 3-0 丝线、0 号线缝扎止血。

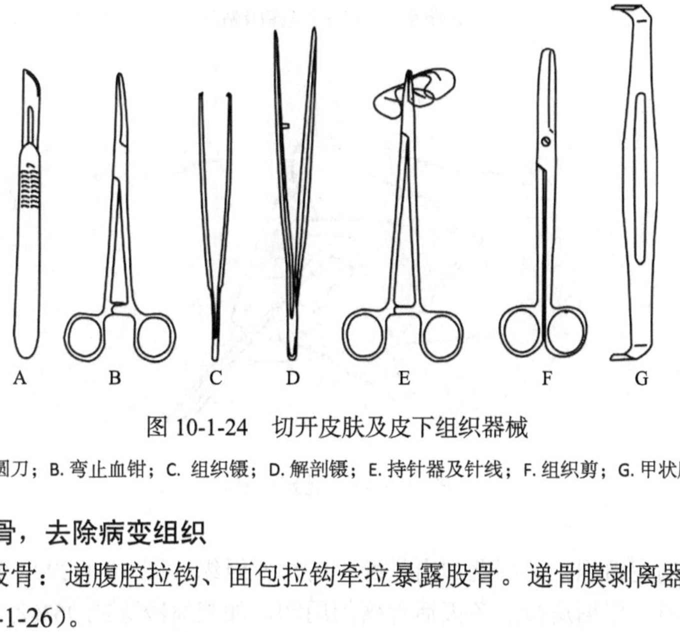

图 10-1-24 切开皮肤及皮下组织器械

A.手术圆刀；B. 弯止血钳；C. 组织镊；D. 解剖镊；E. 持针器及针线；F. 组织剪；G. 甲状腺拉钩

3. 显露股骨，去除病变组织

（1）显露股骨：递腹腔拉钩、面包拉钩牵拉暴露股骨。递骨膜剥离器剥去骨膜（图 10-1-25，图 10-1-26）。

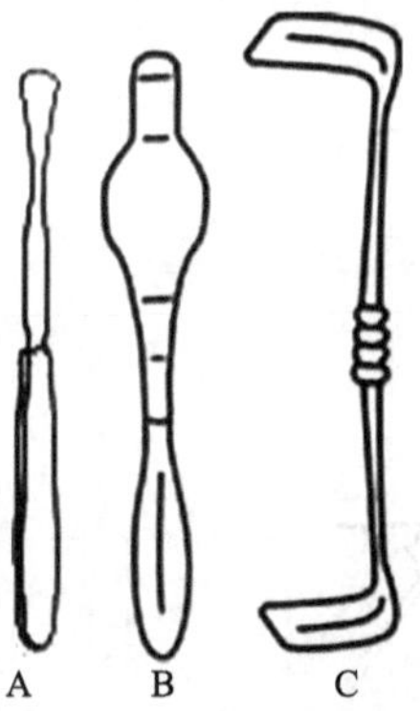

图 10-1-25 显露股骨器械

A.骨膜剥离器；B.面包拉钩；C.腹腔拉钩

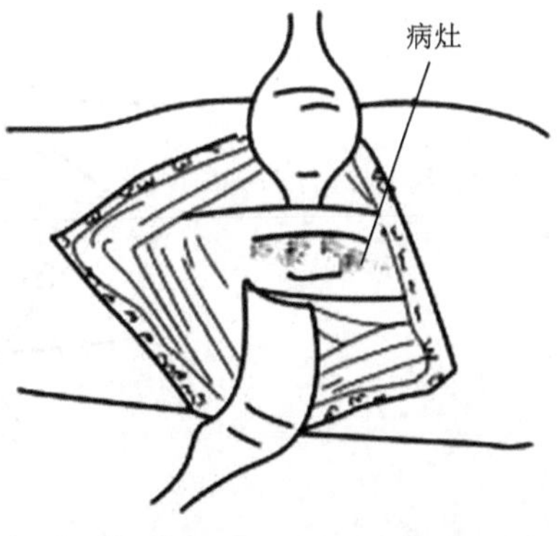

图 10-1-26 显露股骨

（2）显露骨髓腔：递电钻在股骨上钻孔。递骨锤、骨刀开凿股骨，暴露骨髓腔（图 10-1-27，图 10-1-28）。

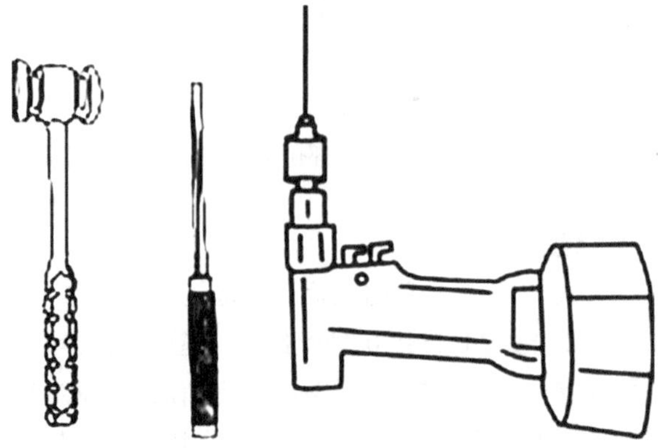

图 10-1-27　显露骨髓腔器械

A.骨锤；B.骨刀；C.电钻及钻花

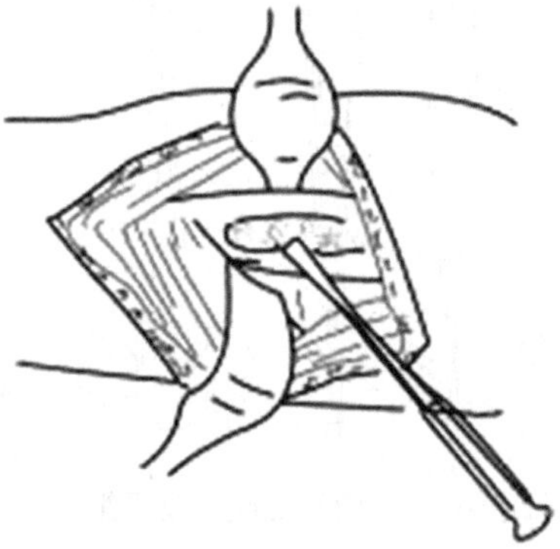

图 10-1-28　显露骨髓腔

（3）去除病变组织：递刮匙刮出骨髓腔内病变组织（图 10-1-29），组织标本送术中冰冻及留送病检。根据病情准备灭活骨瘤的用物，如液氮冷冻或 95%乙醇。

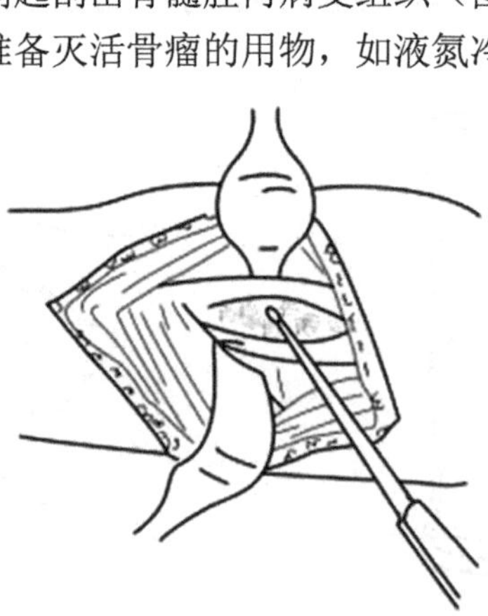

图 10-1-29　股骨上段瘤刮除

4. 异体骨填塞骨髓腔

（1）异体骨处理：异体骨置于无菌盆或无菌袋内，用碘伏浸泡 30min。用生理盐水冲净（冲洗 3 次以上）。递骨膜剥离器去除骨膜及软组织，骨刀、骨锤或咬骨钳将异体骨凿成所需形状，再用 75%乙醇和生理盐水冲洗，去除脂性物质（图 10-1-30）。处理后的异体骨浸泡于 0.9%的生理盐水中备用。注：凡接触异体骨的器械均不能再使用；接触了异体骨的手套均应更换。

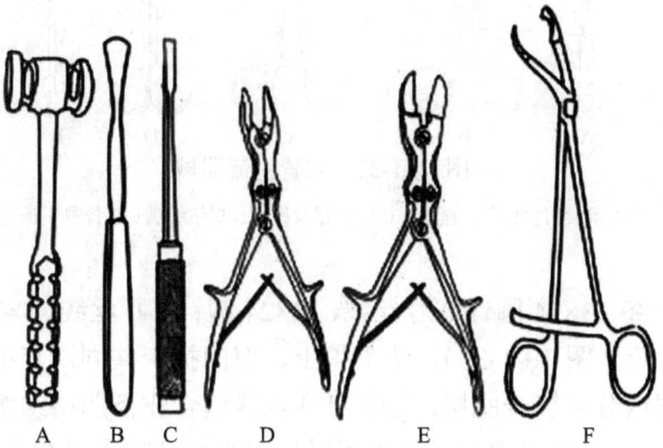

图 10-1-30　处理异体骨器械

A.骨锤；B.骨膜剥离器；C.骨刀；D.咬骨钳；E.骨剪；F.持骨器

（2）冲洗骨髓腔：递 0.9%的生理盐水冲洗骨髓腔。

（3）植入异体骨：备可可钳 1 把、骨锤、击入器植入异体骨（图 10-1-31）。

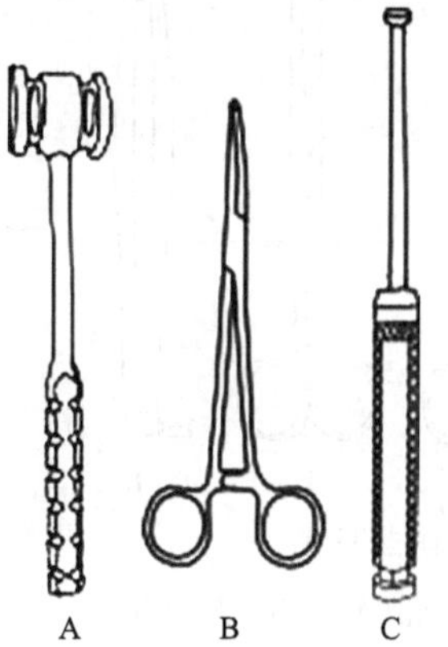

图 10-1-31　植入异体骨器械

A.骨锤；B.可可钳；C.击入器

5. 放置引流　备碘伏纱球、尖刀、弯止血钳、骨科引流管、8×24 三角针 2-0/T 丝线（图 10-1-32）。于切口中下段外份处用尖刀切开皮肤、皮下，用弯止血钳钝性戳开肌层，稍加扩张后将骨科引流管引出皮肤外，三角针 2-0/T 丝线将引出的骨科引流管固定于皮肤。

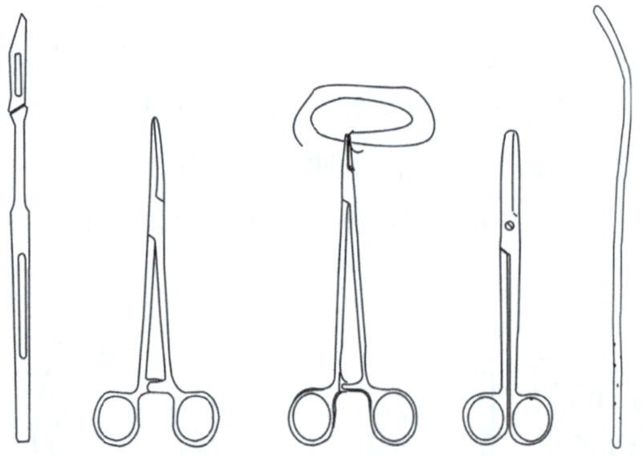

图 10-1-32 安置引流器械

A.手术尖刀；B.弯止血钳；C.持针器及针线；D.组织剪；E.骨科引流管

6. 缝合切口 备 13×24 圆针 0 号丝线、13×24 圆针 3-0 丝线、8×24 三角针 3-0 丝线、组织镊、弯止血钳等（图 10-1-33），洗手护士、巡回护士共同清点手术用物无误后，递圆针 0 号丝线全层或分层缝合肌层，圆针 3-0 丝线缝合皮下脂肪组织层，递碘伏纱球消毒切口，递三角针 3-0 丝线缝合皮肤（也可以使用 0 号可吸收缝线关闭肌层，2-0 可吸收线关闭皮下脂肪组织层，皮肤缝合器缝合皮肤）。递碘伏纱球再次消毒切口，递切口敷贴和有孔敷贴覆盖切口，连接引流瓶后结束手术（图 10-1-34）。

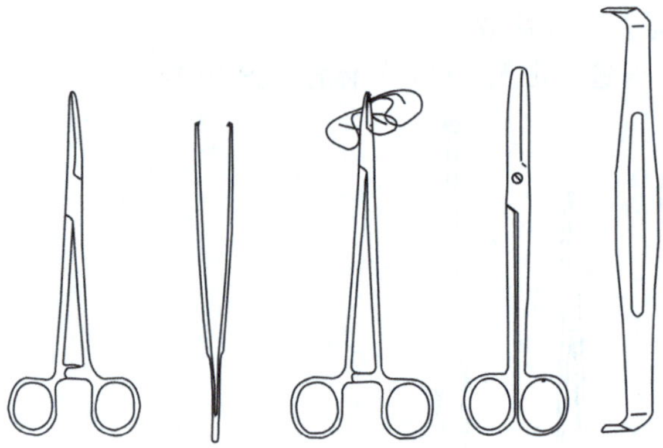

图 10-1-33 缝合切口器械

A.组织镊；B.弯止血钳；C.持针器及针线；D.组织剪；E.甲状腺拉钩

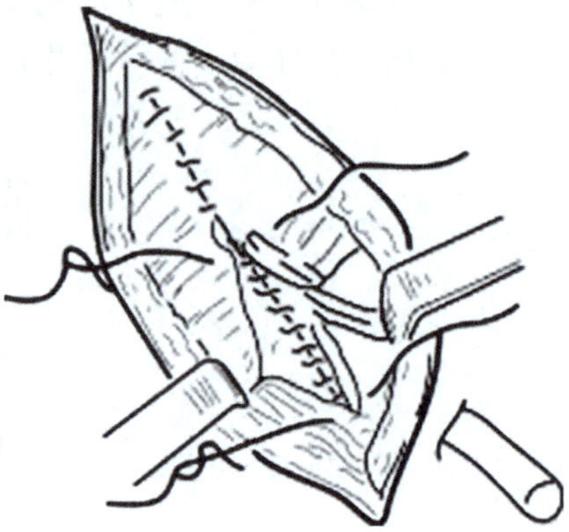
图 10-1-34 关闭切口

（五）特殊关注点

1. 麻醉诱导期 护士的关注点：

（1）肿瘤患者心理压力大，患者术前较为紧张，担心术后恢复效果，麻醉前应多关心、鼓励患者，使其轻松面对麻醉。

（2）麻醉诱导期前输入抗菌药物。

（3）密切关注患者生命体征，协助麻醉医生静脉给药。

2. 体位准备 护士应注意哪些要点：

（1）侧卧位时双上肢呈抱拳状固定，腋下应通过一拳，防止腋神经损伤。

（2）受压部位垫软垫保护，防止术后局部压疮的形成。

（3）骨盆用沙袋及卡板固定后，及时观察健侧下肢的颜色有无变化，防止压迫股静脉。如果压迫过紧，立即调整。

3. 手术配合过程中 护士的关注点：

（1）洗手护士

1）熟悉手术器械及整个手术操作过程，娴熟默契地配合手术医生，尽量缩短手术操作时间。

2）无瘤技术的应用：①手术台的无瘤管理：器械台相对划分"有瘤区"和"无瘤区"，当肿瘤切除后，所有接触过肿瘤的器械均放置于"有瘤区"，严禁再使用于正常组织；②刮出骨髓腔内肿瘤前应用盐水纱布隔离肿瘤，使正常组织减少被沾染肿瘤细胞的机会，取下的肿瘤标本要用弯盘接递，不得用手直接接触；③不用带齿拉钩，以免损伤血管、淋巴管，导致肿瘤细胞扩散；④术中准备2把电刀笔，肿瘤切除后及时更换；⑤肿瘤切除后在切口周围加盖无菌巾，更换用过或接触过肿瘤的物品如手套、缝针、纱布等。

3）异体骨处理的注意事项是凡接触异体骨的器械均不能再使用；接触了异体骨的手套均应更换。

（2）巡回护士

1）做好术前访视，了解手术方案和评估术中可能出现的意外。

2）预防切口感染，加强感染控制：①将该类手术安排在洁净度较高级别的手术间，加强手术室环境、手术人员管理，严格遵守无菌原则，控制参观人数（≤3 人），限制人员进出，减少走动；②术前物品准备充分，熟练掌握手术步骤与医生默契配合，缩短手术时间，缩短手术创口在空气中的暴露时间，减少感染机会；③规范应用抗生素，在术前30min或麻醉开始时首次给药，使手术切口暴露时局部组织中达到足以杀死手术过程中入侵切口的细菌的药物浓度，其次手术时间>3h或出血量>1500ml，术中应再追加一个剂量；④洗手护士将台上器械分为清洁和相对污染，分开使用；⑤手术切口彻底冲洗，放置引流。

3）预防术中低体温：术中低体温是手术常见的并发症，特别是手术时间长尤易发生。术中低体温主要是由于环境温度低、体腔暴露、输入未加温的液体、使用低温液体冲洗切口，均可散失热量。其次为全身麻醉药抑制体温调节中枢的功能，机体不能随环境温度的变化来调节体温，导致体温下降。防止术中低体温的干预措施：①手术室内温度维持在22～25℃；②减少患者暴露，使用暖风升温仪或循环变温水毯等保温措施；③使用电子输血输液加温仪输入加温液体。

4）避免压疮发生：手术时间达2h应按摩受压部位，避免压疮发生。

4. 麻醉清醒期 护士的关注点：手术结束后仰卧于推床上，巡回护士和主管医生应留守在患者旁，防止患者烦躁坠床，适当约束并盖好被子保暖。

5. 搬运患者 护士的关注点：保持引流管通畅，防止脱出、受压、折叠等。将患者所有用物和病历一并置于推床下层，并与运送工人交接。

（陈永庆 田延利 胡 倩 王 敏）

第二节　病灶清除术的手术配合

一、腘窝囊肿切除术手术配合

腘窝囊肿又叫“Baker's 囊肿”，是指腘窝深部滑囊肿大或膝关节滑膜囊向后膨出的统称，最常见的腘窝囊肿系膨胀的腓肠肌内侧头、半膜肌肌腱滑囊，该滑囊经常与后关节囊相通，临床上中年以上发病率最高，男性多于女性，导致机械性伸膝和屈膝受限，疼痛较轻，紧张膨胀感明显。偶尔囊肿可以压迫阻碍静脉回流，引起小腿水肿。

腘窝囊肿切除术适用于腘窩囊肿影响膝关节活动，经非手术治疗无效者。

（一）手术用物

1. 常规布类　手术盆，手术衣，剖口单，桌单。

2. 手术器械　手外器械。

3. 一次性用物

（1）常规物品：45cm×45cm 医用粘贴膜 1 张，15 号刀片 2 张，11 号尖刀片 1 张，手外缝针 1 板，无菌垃圾袋 1 个，一次性使用电刀 1 个，电刀清洁片 1 张，纱布 10 张，纱布绷带 2 卷，无菌小棉垫 2 个，一次性使用吸引管 1 根，一次性使用吸引头 1 根，驱血带 1 卷，纱布绷带 2 卷，手套按需准备。灯柄 1 个。

（2）缝线：

1）非吸收线：3-0 丝线×1 包、2-0/T 丝线×1 包、0 号丝线×1 包。

2）可吸收线：0 号可吸收线×1 根。

4. 仪器　电动止血仪 1 台。

（二）体位

俯卧位：

（1）患者大腿根部上止血带。

（2）由手术医生、麻醉医生、巡回护士将麻醉后的患者俯卧于手术床上，患者面部侧放于垫有大棉垫的软枕上；胸部位于腋枕上；髋部、膝关节处各垫一泡沫垫；踝关节下放一软枕；双上肢自然放置固定于头部两侧。

（3）检查男患者阴茎、阴囊有无受压。

（4）托盘放至患者背部上方。

（5）电凝器负极板粘贴于患者体毛较少且肌肉丰富处，一般粘贴于患者健侧大腿中份（图 10-2-1）。

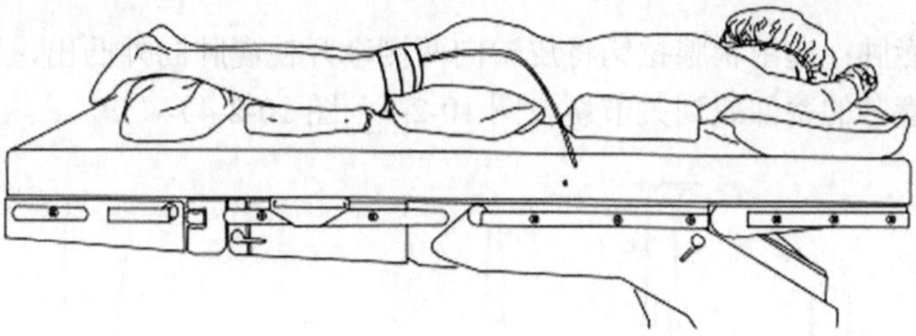

图 10-2-1　体位图侧面观

（三）消毒、铺巾

1. 消毒液　75%医用乙醇脱脂，碘伏消毒。

2. 消毒范围　一人将患肢托起，另一人沿手术切口划线正中处消毒，上至止血带下方，下至踝关节处。

3. 铺巾

（1）在患肢膝部上方铺 1 张桌单，边缘超过止血带远端约 10cm，在患肢下方围 1 张桌单，桌单边缘反叠向下约 10cm，完全密闭隔离大腿上未消毒部分。

（2）治疗巾 1 张长形对折围绕患肢大腿桌单返折处一圈，紧压桌单返折处，巾钳固定，再横行对折治疗巾 1 张盖于大腿近端上面。

（3）2 张治疗巾对齐重叠完全展开，足和小腿置于治疗巾后 2/3 正中，先长轴对折，后尾部反折再逆时针方向裹压，无菌绷带缠扎，足踝戴一只 7 号半手套，在膝关节处粘贴 1 张 45cm×45cm 医用粘贴膜封盖大腿及膝关节，粘贴膜的纸张放于膝关节内侧下方，有利于隔离术中漏液浸湿手术台。

（4）铺剖口单：患侧肢体从剖口单内穿出，剖口单顺 1 张、反 1 张铺盖。

（5）戴第二层手套，固定一次性电刀笔、一次性使用吸引管，上灯柄。

（四）手术配合

1. 清点用物　洗手护士、巡回护士共同清点纱布，纱球，器械，缝针，刀片等用物。

2. 患肢驱血　主刀医生确认手术开始后，递治疗巾 1 张完全打开包裹患肢，驱血带从远心端向近心端缠绕直至大腿根部，尽快充气加压（压力为患者收缩压加 100～150mmHg），同时设定加压时间，最长不超过 2h，超过 1h 后每 20min 提醒手术主刀医生一次，记录使用时间。

3. 腘窝囊肿切除

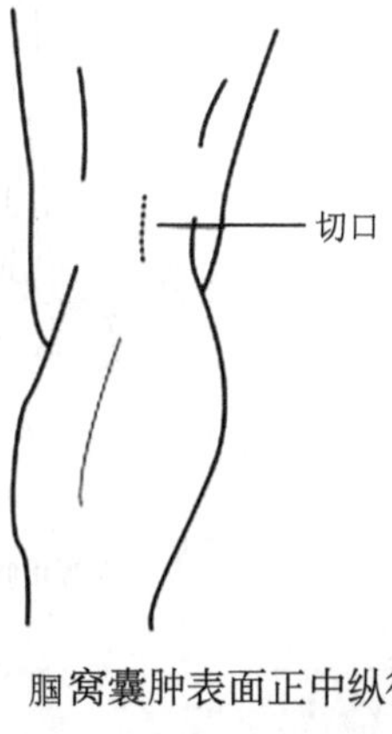

图 10-2-2　腘窝囊肿表面正中纵行切口

（1）手术切口：递 15 号圆刀在腘窝囊肿表面正中行纵行切口（图 10-2-2）切开皮肤，换刀片切开皮下组织。

（2）显露囊肿：递甲状腺拉钩将皮瓣向两侧牵开使囊肿向外凸出，递剥离剪沿囊肿壁分离一直到囊肿的蒂部或到关节囊（图 10-2-3，图 10-2-4）。

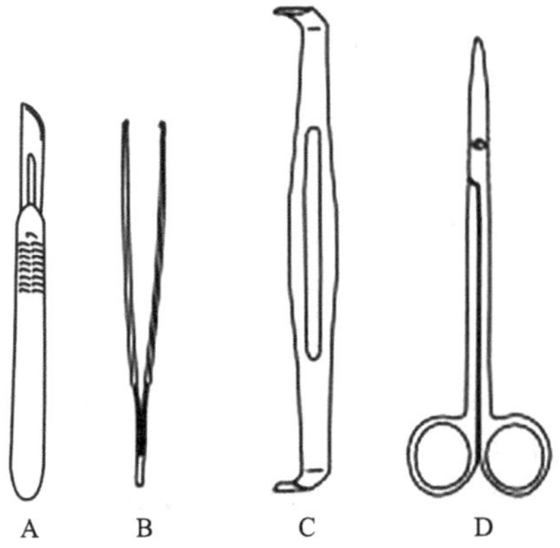

图 10-2-3　显露囊肿器械

A.手术圆刀；B.组织镊；C.甲状腺拉钩；D.剥离剪

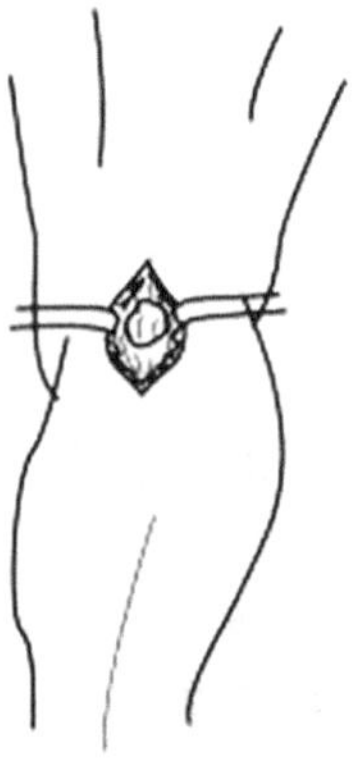

图 10-2-4　显露囊肿

（3）切除囊肿：将关节轻度屈曲，以便半膜肌和腓肠肌放松，使位于半膜肌和腓肠肌内侧头之间的囊肿容易显露，递剥离剪刀将囊肿的根部进一步分离，在囊肿的蒂部将其完整切除，使用电刀将腓肠肌内侧头肌腱近关节囊疝口处部分平行劈开，翻转肌腱瓣覆盖关节囊疝口，0 号可吸收线缝合关闭关节囊疝口。

4. 关闭切口

（1）大量生理盐水冲洗后清点用物，关闭切口。

（2）0 号可吸收线缝合深筋膜、皮下组织，8×24 三角针 3-0 线缝合皮肤（图 10-2-5，图 10-2-6）。

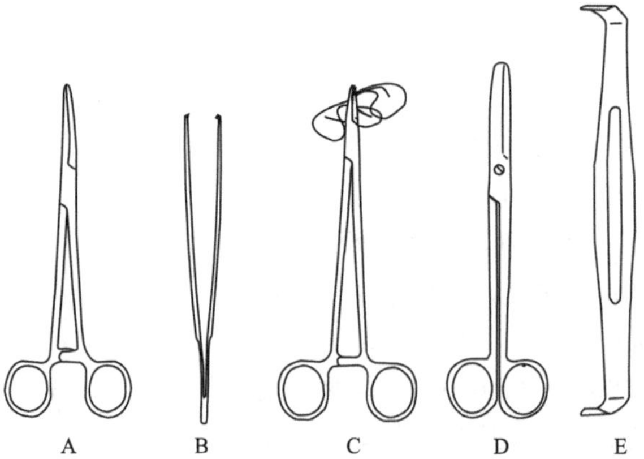

图 10-2-5　缝合切口器械

A.弯止血钳；B.组织镊；C.持针器及针线；D.组织剪；E.甲状腺拉钩

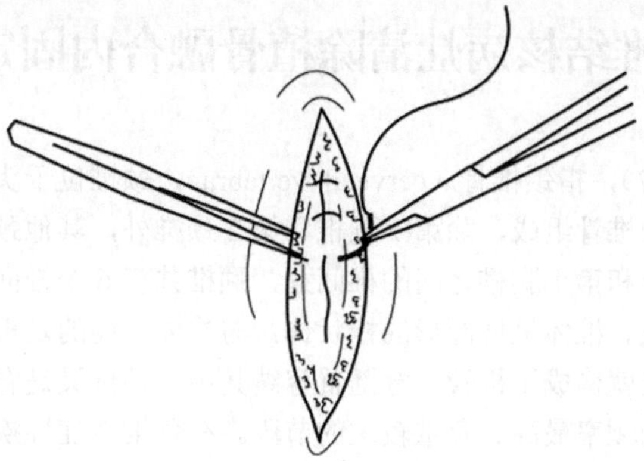

图 10-2-6　关闭切口

5. 包扎　递纱布 2 张、小棉垫 2 张、纱布绷带 1 卷加压包扎切口。

（五）特殊关注点

1. 麻醉诱导期　护士的关注点：

（1）再次观察患者是否妥善固定，以防麻醉后坠床或肢体损伤。

（2）密切关注患者生命体征，协助麻醉医生静脉给药。

2. 体位准备　护士应注意哪些要点：

（1）男患者注意防止阴茎、阴囊受压。

（2）规范应用气囊止血袖带。

3. 手术配合过程中　护士的关注点：是否主动灵活传递器械。

（1）洗手护士

1）建立切口：组织镊，15 号圆刀片，纱布。

2）暴露囊肿：组织镊，刀片，甲状腺拉钩，剥离剪。

3）切除囊肿：电刀，止血钳，剥离剪。

4）关闭切口：组织镊，持针器，线剪。

（2）巡回护士

1）做好手术患者安全核查工作，尤其手术部位的核对。

2）心理护理贯穿于围手术期，尽可能减轻患者焦虑和紧张心理。

3）熟练掌握电动气压止血仪的性能、使用步骤、连接方式和注意事项，同时要掌握术中各种简单故障的排除方法。

4. 麻醉清醒期　护士的关注点：

（1）保证各管路通畅，妥善固定患者，以免坠床。

（2）观察手术切口情况。

5. 搬运患者　护士的关注点：

（1）与手术医生、麻醉医生、运输工人一起将患者搬运至推床上。

（2）记录患者转运交接单，离室时带齐患者所有用物。

（何　梅　李　棋）

二、前路颈椎结核病灶清除植骨融合内固定术手术配合

颈椎（图 10-2-7），指颈椎骨（cervical vertebra），颈椎位于头以下、胸椎以上的部位。颈椎共有 7 块颈椎骨组成，除第 1 颈椎和第 2 颈椎外，其他颈椎之间都夹有一个椎间盘，加上第 7 颈椎和第 1 胸椎之间的椎间盘，颈椎共有 6 个椎间盘。每个颈椎都由椎体和椎弓两部分组成。椎体呈椭圆形的柱状体，与椎体相连的是椎弓，两者共同形成椎孔。所有的椎孔相连就构成了椎管，脊髓就容纳其中。颈椎又是脊柱椎骨中体积最小，但灵活性最大、活动频率最高、负重较大的节段。在颈椎炎症性疾患中颈椎结核最为常见。脊柱结核在骨与关节结核发病率中居于首位，占 40%～50%。脊柱结核发生于颈椎者较为少见，仅占 2.2%～6.3%。颈椎结核可引起脊髓压迫而导致高位截瘫，所造成的病残十分严重，故对本病的早期诊断、治疗及预防应引起重视。

前路颈椎结核病灶清除植骨融合内固定术适应证：颈椎前路明确发现椎体或椎间盘结构破坏，伴或不伴椎旁脓肿形成，可通过前路将结核病灶清除，通过钛网撑开，钢板螺钉植骨融合内固定。

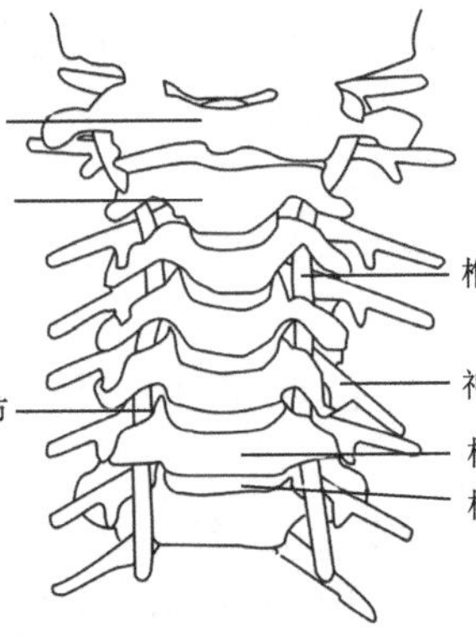

图 10-2-7　颈椎大体解剖图

（一）手术用物

1. 常规布类　手术盆，双层剖口单 2 张（需常规准备髂骨切口），桌单，手术衣，治疗巾，中单。

2. 手术器械　颈椎前路手术器械，CCRS 自动拉钩，Caspar 椎体撑开器，磨钻及注水管。

3. 一次性用物

（1）常规物品：纱布 10 张，20 号刀片 2 张，11 号刀片 1 张，一次性电刀笔 1 个，一次性使用延长电极 1 个，双极电凝 1 个，一次性使用吸引管 1 根，一次性使用吸引头 1 根，电刀清洁片 1 张，髋下肢套针 1 板，一次性使用冲洗器 1 个，20cm×30cm 医用粘贴膜 2 张，明胶海绵 1 包，0.8cm×10cm 脑棉 1 包，骨蜡 1 包，10ml 注射器 1 副，引流管 1 根（骨科引流管或 16 号“T”形管），手套按需准备，灯柄 1 个。

（2）缝线

1）非吸收线：3-0 丝线×1 包、2-0/T 丝线×1 包。

2）可吸收线：▲4-0 可吸收线×1 根。

（二）手术体位

仰卧位，头旋向对侧 20°～30°，见第八章第一节经前路颈椎间盘切除，椎管减压椎间植骨融合内固定术手术配合。

（三）消毒、铺巾

见第八章第一节经前路颈椎间盘切除，椎管减压椎间植骨融合内固定术手术配合。

（四）手术配合

1. 切口

（1）用物清点及准备：洗手护士、巡回护士对点器械、纱布、纱球、脑棉、缝针、针头及所有用物。洗手护士配制肾上腺素生理盐水：200ml 生理盐水中加入 0.1%肾上腺素 1 支，浓度为 1∶200 000，以用作肾上腺素生理盐水棉片（简称肾水棉片），手术中止血用。高血压患者禁用，老年人及小儿剂量减半使用。

（2）常规物品：固定一次性电刀笔、双极电凝、一次性使用吸引管，上灯柄。

（3）手术切口：采用经颈斜切口或横切口。

2. 显露

（1）主刀医生确认手术开始后，递纱布 2 张，再递组织镊及 20 号圆刀切开皮肤，更换另一把圆刀及长组织镊。

（2）递电刀笔切开颈阔肌至胸锁乳突肌深面上下潜行分离足够距离，传递鼠齿钳 2 把牵开颈阔肌。

（3）递甲状腺拉钩牵开皮肤、颈阔肌，换加长柄电刀头沿胸锁乳突肌的前缘切开颈前筋膜的浅层，纵向游离胸锁乳突肌从前缘可见由外向内上的肩胛舌骨肌。

（4）找到颈动脉后递“花生米”分离血管鞘内侧（为了预防小静脉破裂，备小弯钳带 3-0 丝线），可见食管、椎前筋膜，递“花生米”将其推向对侧。

（5）传递骨膜剥离器保护椎前筋膜，显露椎体（图 10-2-8，图 10-2-9）。

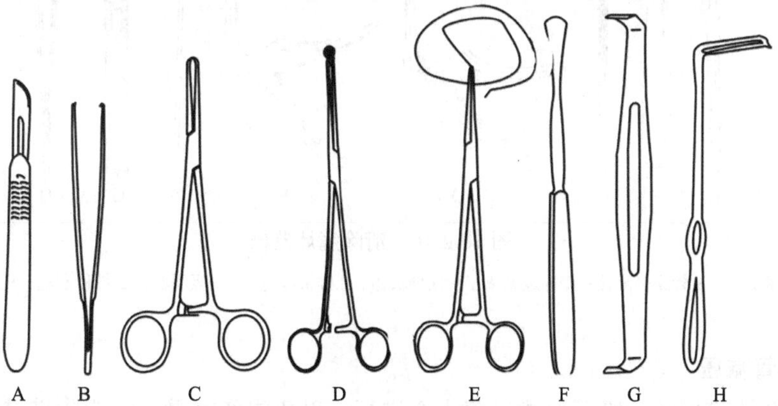

图 10-2-8　显露病椎器械

A.手术圆刀；B.组织镊；C.鼠齿钳；D.弯可可钳及“花生米”；E.钳带线；F.骨膜剥离器；G.甲状腺拉钩；H.单头有孔拉钩

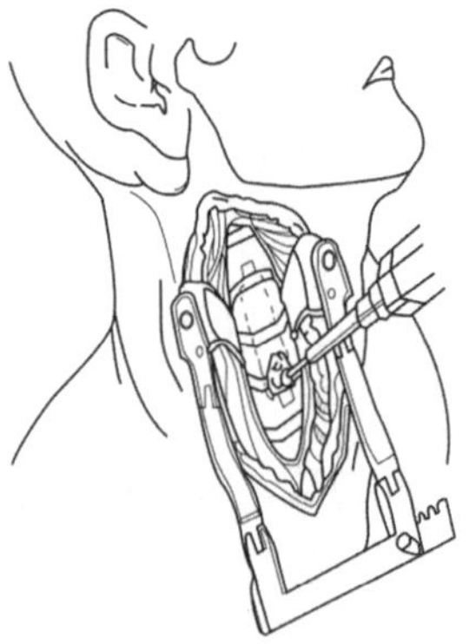

图 10-2-9 显露病椎

3. 定位 用中弯钳夹持注射器针头插入目标椎间盘的椎体，通过 C 形臂 X 线机透视来明确节段。洗手护士及时收回定位针头。

4. 病灶清除

（1）显露椎体前部：安装 CCRS 自动撑开系统显露椎体前部。

（2）显露椎体前脓肿：先穿刺证实。然后在前正中线纵行切开椎前筋膜与脓肿壁。颈长肌外侧，椎体与横突交界处有椎旁交感神经节和链，前斜角肌前有膈神经斜向越过，肌后有椎动脉与臂丛神经，正中切开可避免伤及。

（3）清除病灶：切开脓肿后吸尽脓液，在脓肿壁切缘缝引起线拉开，向两侧剥离骨膜，但不可超过横突内侧缘，以免损伤椎动脉。必要时可以横行切断部分内侧颈长肌纤维，以充分显露病灶。然后，传递刮匙、髓核钳、小号椎板咬骨钳清除结核性肉芽组织、死骨及坏死组织（图 10-2-10）。

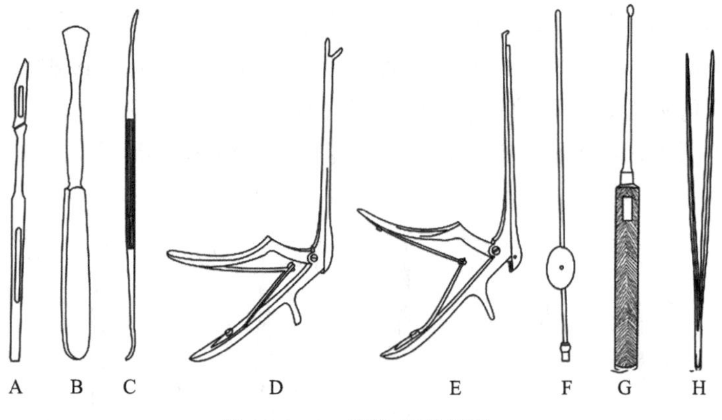

图 10-2-10 清除病灶器械

A.手术尖刀；B.骨膜剥离器；C.神经剥离子；D.髓核钳；E.椎板咬骨钳；F.吸引头；G.骨科刮匙；H.尖平镊

5. 椎管减压

（1）在清除椎体后缘病变时，应小心进行，以免损伤脊髓。一般颈椎椎体较窄，椎体病灶的显露与清除比较满意，但对侧颈部软组织脓肿不能显露，应在对侧颈部加压，检查有无脓液流入病灶。如有脓液流出，传递刮匙轻轻从窦道伸入对侧脓肿内搔刮，并伸入弯金属管或导尿管，用生理盐水加压冲洗。如脓液黏稠不能流出，应作对侧切口清除，病情不允许者，可留待二期处理（图 10-2-11，图 10-2-12）。

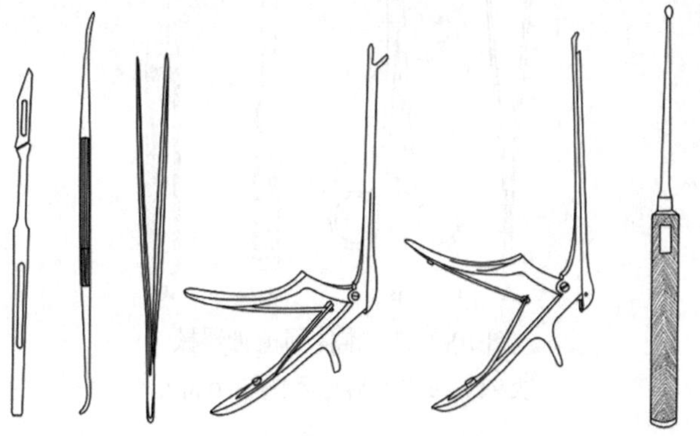

图 10-2-11　椎管减压器械

A.手术尖刀；B.神经剥离子；C.尖平镊；D.髓核钳；E.椎板咬骨钳；F.骨科刮匙

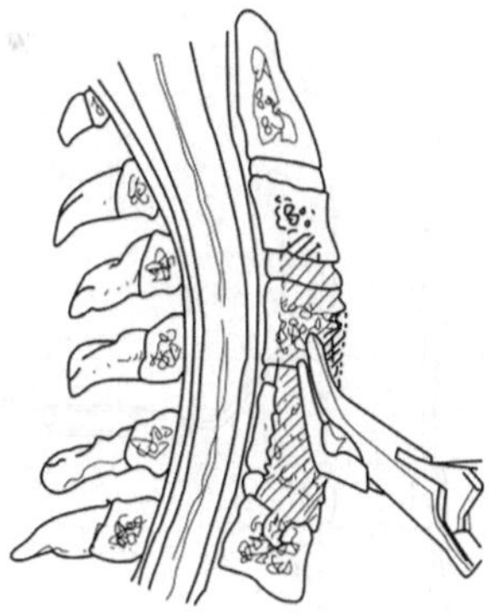

图 10-2-12　椎管减压

（2）彻底冲洗病区及止血后，对病灶彻底清除并置入链霉素粉剂 1g，有椎体缺损的病例宜同时进行椎体间植骨术，以促进愈合、矫正或预防畸形。先将缺损区上、下椎体骨面修成新鲜骨面，再在前面凿一浅槽。

6. 切取髂骨　根据缺损的大小及槽的长度，用卡尺测量所需植骨的大小，传递干净的圆刀、骨膜剥离器、骨刀、骨锤取出所需的骨块，以盐水纱布包裹备用。

7. 椎体间植骨　安装 Caspar 椎体撑开器，中弯夹持已备好的髂骨块嵌入颈椎病区，击入器轻击之，Caspar 椎体撑开器适度加压后取下撑开器，移植骨即被紧紧嵌住于上、下承受骨之间。植骨块不会突入椎管而压迫脊髓。但骨块不能过多高于椎体前缘，以免妨碍吞咽（图 10-2-13）。

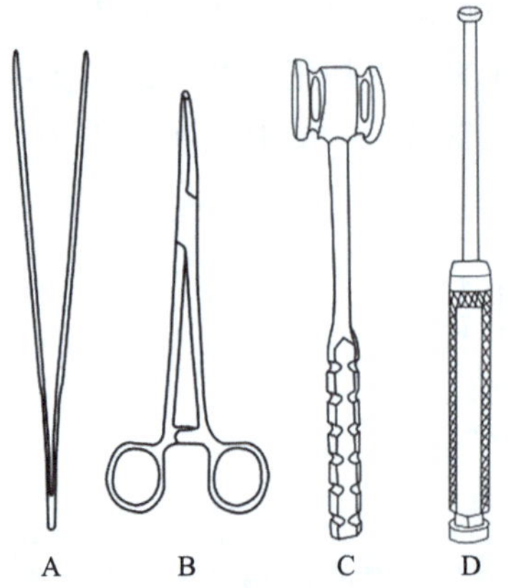

图 10-2-13 椎体间植骨器械

A.尖平镊；B.弯止血钳；C.骨锤；D.击入器

8. 钢板螺钉固定 使用颈椎内固定专用器械行钢板固定。插入 2 枚定位针固定钢板后，C 形臂 X 线机透视证实位置正确，传递植入螺钉，植入螺钉后再行 C 形臂 X 线机透视证实位置正确。若钢板位置满意，则用紧锁装置紧锁螺钉，防止螺钉松动和移位（图 10-2-14，图 10-2-15）。

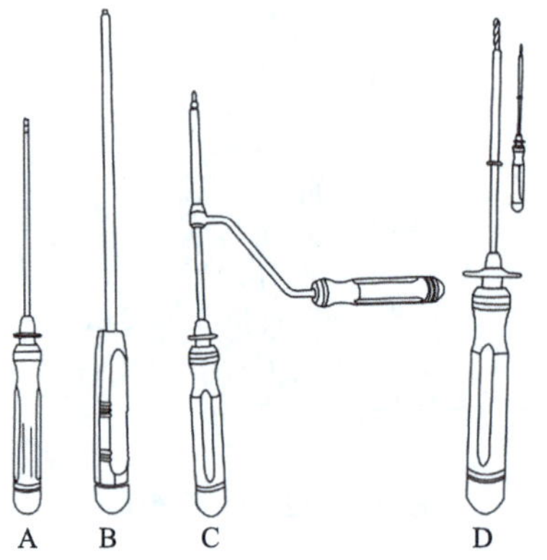

图 10-2-14 钢板螺钉固定器械

A.开路锥；B.螺钉起子；C.丝锥；D.临时固定钉

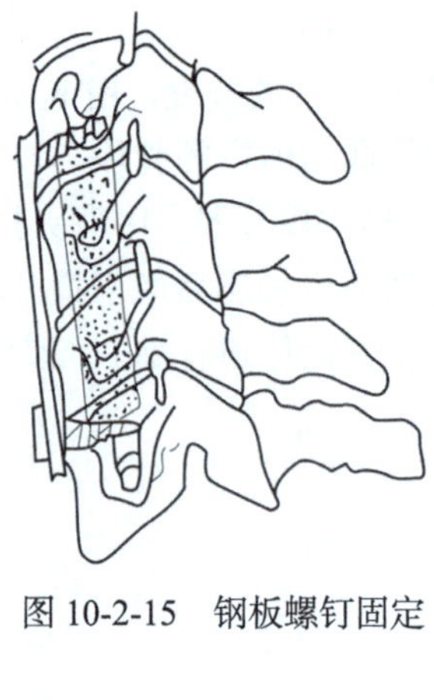

图 10-2-15 钢板螺钉固定

9. 关闭切口

（1）取出 CCRS 自动拉钩，彻底止血。

（2）圆针 3-0 丝线，缝合椎前筋膜后，安置引流管，再缝合颈阔肌和皮下组织。▲4-0 可吸收线皮内缝合皮肤（图 10-2-16，图 10-2-17）。

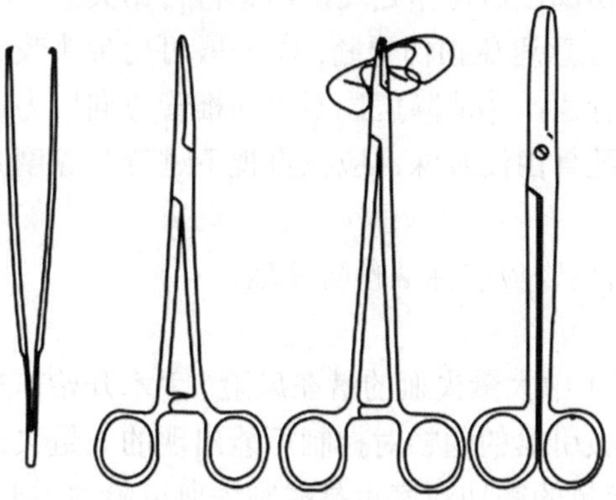

图 10-2-16　缝合切口器械

A.组织镊；B.弯止血钳；C.持针器及针线；D.组织剪

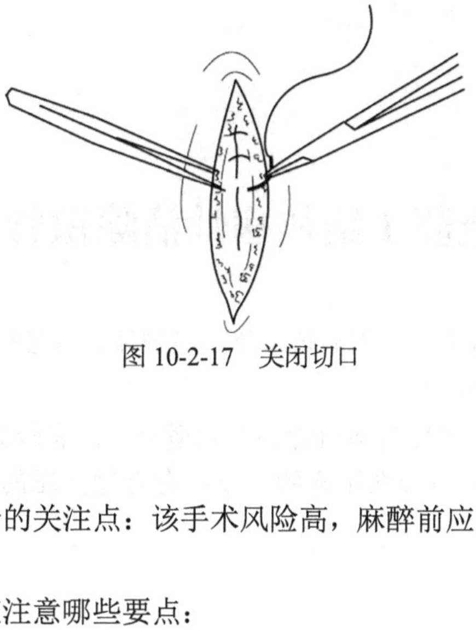

图 10-2-17　关闭切口

（五）特殊关注点

1. 麻醉诱导期　护士的关注点：该手术风险高，麻醉前应多关心、鼓励患者，使其轻松面对麻醉。

2. 体位准备　护士应注意哪些要点：

（1）该手术体位为仰卧位，头应旋向对侧 20°～30°。手术体位正确与否是该手术成功的重要因素之一。

（2）术前应注意手术床头端下面无遮挡，便于透视。如果选用现在较常用的碳纤维手术床，切忌直接将手术床头尾调换方向。正确的操作是先将手术床头尾端调换方向后，再将手术床头板和脚板拆卸下来对换安上，即将手术床由 A 型床调成 B 型床。

3. 手术配合过程中　护士的关注点：

（1）洗手护士

1）洗手护士注意力应高度集中，切忌器械传递错误，尤其是传递锐利器械时最好口头告知主刀医生。

2）处理颈部静脉时，应先传递结扎线，后切断，以防空气进入，形成空气栓塞。

3）颈部血管、神经多，术前要熟悉解剖。必须保持吸引头通畅，术中必须保持术野清楚，按层次分离。操作力求细致轻巧，避免损伤。万一损伤血管，应立即压迫颈总动脉，吸尽血液，看清损伤部位后再作处理，切忌盲目钳夹。

4）清除病灶时，应注意避免损伤脊髓：①一般可用尖头咬骨钳或椎板咬骨钳扩大骨窦道口，椎体后方忌用骨凿；②清除病灶不可向椎管方向用力，以免将死骨或坏死间盘组织推入椎管；③摘除死骨由浅及深，应在直视下进行，深度必须严格控制，不得超过椎体范围。

5）术后器械及所有用物应按标准预防处理。

（2）巡回护士

1）颈椎前路手术有术中大量失血的潜在风险。手术开始前在下肢建立一个足够畅通的静脉通道和术中保持吸引器的通畅对控制可能出现的大量失血的危机局面至关重要。

2）对术中吸引引流量的密切观察也是控制失血风险的重要措施。

4. 麻醉清醒期 护士的关注点：手术结束后患者仰卧于推床上，巡回护士和主管医生应留守在推床旁，防止患者烦躁坠床。适当约束并盖好被子保暖。

5. 搬运患者 护士的关注点：将患者所有用物和病历一并置于推床下层，并口头与运送工人交接。

（姜马娇　王贝宇）

三、前路腰5至骶1结核病灶清除植骨融合术手术配合

脊椎结核以胸、腰椎多见。而病灶多集中在椎体，以椎体被破坏多见，结核骨性破坏的节段，多出现脊椎失稳与畸形。

前路腰5～骶1结核病灶清除植骨融合术适应证：有较大的、不易吸收的冷脓肿；有明显的死骨或骨空洞；有经久不愈的窦道；有脊髓受压的症状和体征；非手术治疗无效。

（一）手术用物

1. 常规布类 手术盆，手术衣，剖口单，桌单，治疗巾。

2. 手术器械 脊柱前路手术器械，腹腔撑开器，骨科刮匙。

3. 一次性用物

（1）常规物品　纱布10张，方纱3张，20号刀片2张，11号刀片1张，一次性电刀笔1个，一次性使用延长电极1个，双极电凝1个，一次性使用吸引管1根，一次性使用吸引头1根，电刀清洁片1张，髋下肢套针1板，一次性使用冲洗器1个，10ml注射器1副，骨蜡1包，吸收性明胶海绵2～4包，2.5cm×10cm脑棉1包，血管牵引带

2～4 根，电刀清洁片 1 张，45cm×45cm 医用粘贴膜 1 张，22 号“T”形管或骨科引流管 1 根，一次性引流袋 1 个，灯柄 1 个，手套按需准备。

（2）缝线

1）非吸收线：3-0 丝线×1 包、2-0/T 丝线×1 包。

2）可吸收线：0 号可吸收线×1 根。

（二）手术体位

仰卧位：患者仰卧。骶尾部垫泡沫垫，建立静脉通道的上肢置于单层托手板上，用束手带固定，另一上肢自然置于身体旁并适当约束，膝上 3～5cm 处用束脚带固定（10-2-18）。

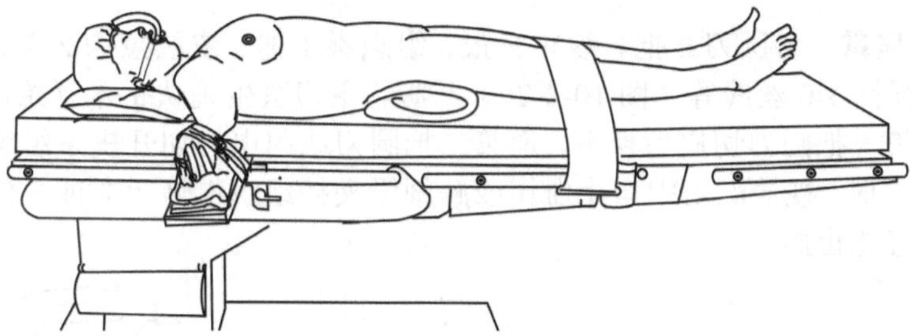

图 10-2-18 仰卧位

（三）消毒、铺巾

1. 消毒液 75%医用乙醇脱脂，碘伏消毒。

2. 消毒范围 切口周围 15～20cm 区域。

3. 铺巾

（1）折叠 1/4 的治疗巾 4 张铺切口。

（2）贴医用粘贴膜。

（3）切口上缘横铺 1 桌单，切口下缘纵铺 1 桌单。

（4）铺剖口单 1 张。

（5）切口下缘再纵铺 1 桌单。

（四）手术配合

1. 切口

（1）用物清点及准备：洗手护士、巡回护士对点器械、纱布、纱球、脑棉、缝针、针头及所有用物。洗手护士配制肾上腺素生理盐水：200ml 生理盐水中加入 0.1%肾上腺素 1 支，浓度为 1∶200 000，以用作肾上腺素生理盐水棉片（简称肾水棉片），手术中止血用。高血压患者禁用，老年人及小儿剂量减半使用。

（2）常规器械：固定一次性电刀笔、双极电凝、一次性使用吸引管，上灯柄。

（3）手术切口：腹腔入路，下腹旁正中切口或绕脐的正中切口（图 10-2-19）。

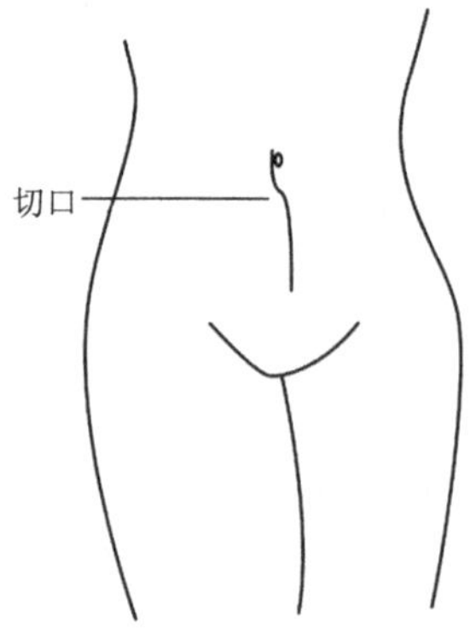

图 10-2-19　手术切口示意图

2. 切口显露　备圆刀 2 把、纱布 2 张、组织镊 1 把、皮肤拉钩 2 个、腹腔拉钩 2 个、13×24 圆针 3-0 丝线等（图 10-2-20）开腹。主刀医生确认手术开始后，递纱布 2 张，接着递第一把圆刀切皮后换下，递第二把圆刀或用电刀切开皮下组织，在切开过程中组织出血时，视情况用中弯止血钳或解剖镊夹持组织电烙止血或 3-0 丝线结扎或用 3-0 丝线缝扎止血。

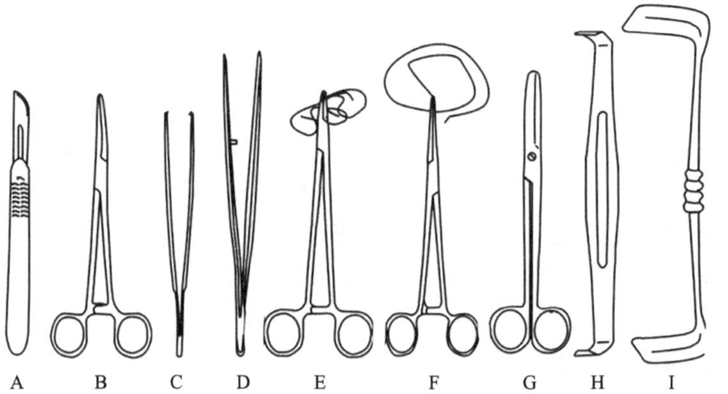

图 10-2-20　切口显露器械

A.手术圆刀；B.弯止血钳；C.组织镊；D.解剖镊；E.持针器；F.钳带线；G.组织剪；H.甲状腺拉钩；I.腹腔拉钩

3. 显露病椎　进入腹腔后递湿方纱保护切口，递湿纱布保护小肠及大肠，递腹腔自撑撑开腹腔，递 S 拉钩拉开固定小肠及大肠，递 2-0/T 线缝合膀胱后牵向下方。分清腹主动脉、下腔静脉及髂总动、静脉和骶骨岬后，递 0 线结扎骶正中动、静脉血管，递 20 号圆刀纵行切开后腹膜和前纵韧带显露病椎（图 10-2-21，图 10-2-22）。

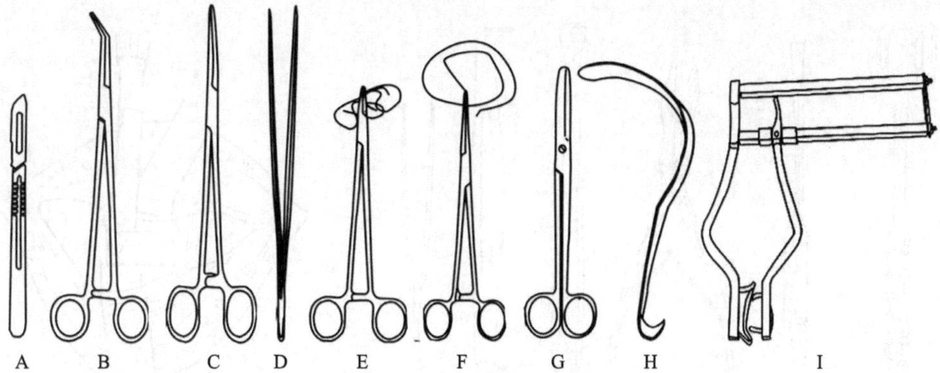

图 10-2-21　显露病椎器械

A. 手术圆刀；B.直角钳；C.大弯钳；D.长平镊；E. 持针器及针线；F. 钳带线；G. 线剪；H. S 拉钩；I.腹腔自撑

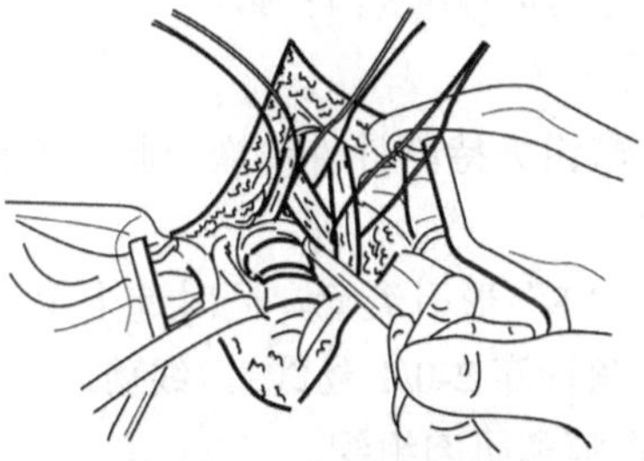

图 10-2-22　显露病椎

4. 病灶清除　递尖刀切开病灶椎体，递圆柄骨膜剥离器剥离病灶椎体，递刮匙刮除病灶，递髓核钳、椎板咬骨钳咬出坏死椎间盘。病灶清除完后，递生理盐水彻底冲洗，递 2～3 支异烟肼或 2 支链霉素粉剂注入病灶处（图 10-2-23，图 10-2-24）。

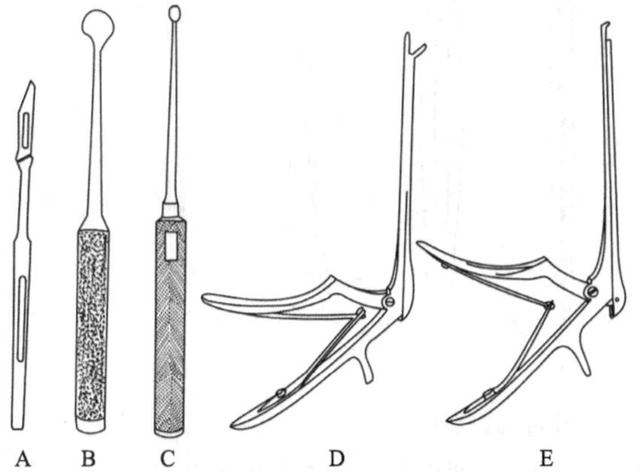

图 10-2-23　病灶清除器械

A.手术尖刀；B.圆柄骨膜剥离器；C.骨科刮匙；D.髓核钳；E.椎板咬骨钳

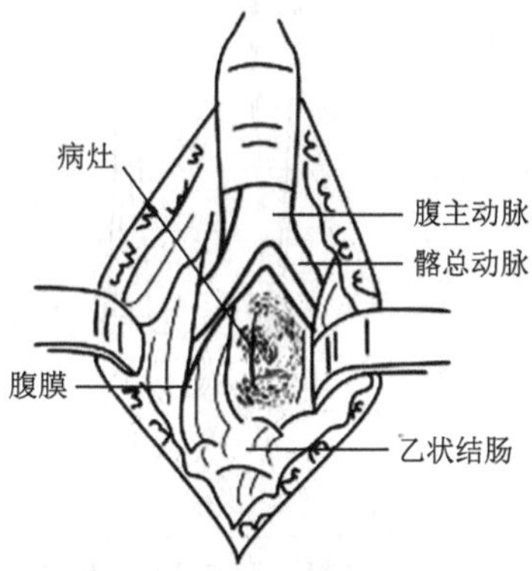

图 10-2-24　病灶清除

5. 切取髂骨　递骨膜剥离器、中号骨刀、骨锤、咬骨钳取髂骨，用块状骨蜡控制髂骨断面出血后逐层关闭髂骨切口，关闭之前洗手护士、巡回护士共同清点器械台上所有用物并确认准确无误（图 10-2-25，图 10-2-26）。

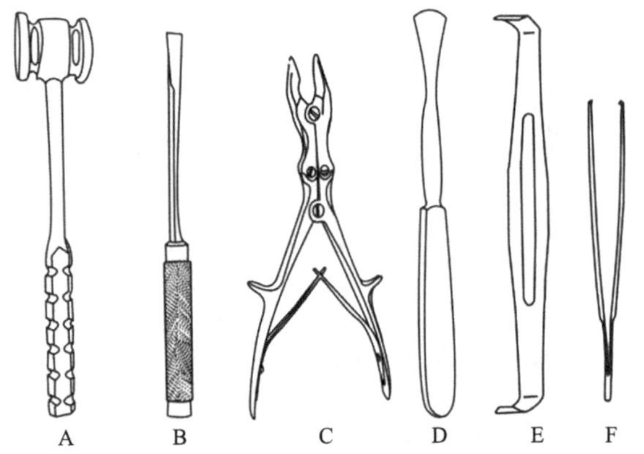

图 10-2-25 取髂骨器械图

A.骨锤；B.骨刀；C.咬骨钳；D.骨膜剥离器；E.甲状腺拉钩；F.组织镊

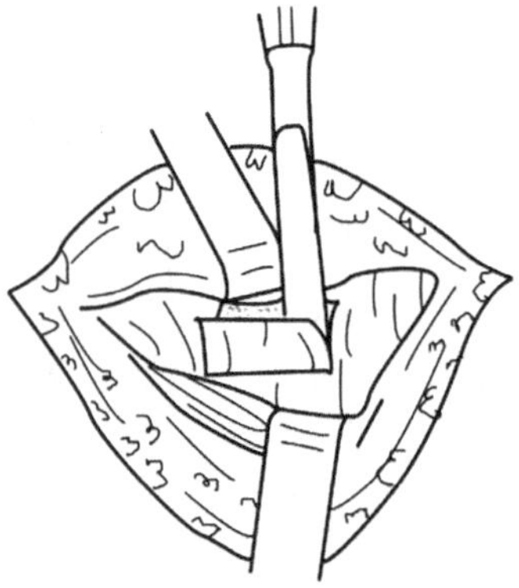

图 10-2-26 取髂骨

6. 髂骨植骨融合 递大弯钳夹持髂骨骨块嵌于腰、骶椎之间，使之融合。

7. 安放引流及关闭切口

（1）安放 22 号或 24 号“T”形引流管，同时递上鼠齿钳、尖刀、中弯和组织镊，固定引流管的针线（9×27 三角针穿 2-0/T 丝线），线剪。

（2）0 号可吸收线关闭腹膜和肌肉组织。

（3）13×24 圆针 3-0 丝线缝合皮下组织。

（4）9×27 三角针 3-0 丝线缝合皮肤。再用纱布、敷贴粘贴切口（图 10-2-27，图 10-2-28）。

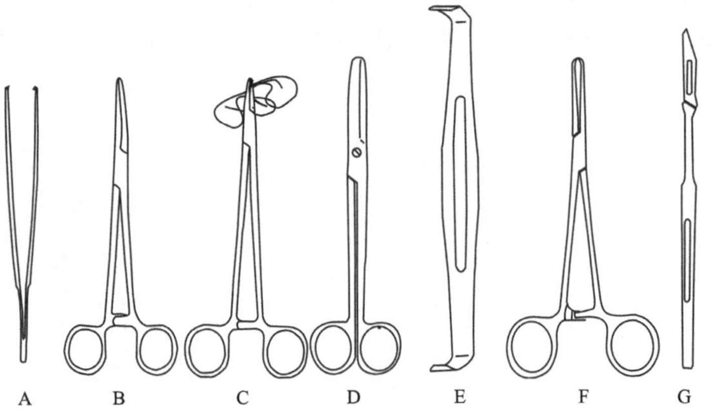

图 10-2-27 缝合切口器械

A.组织镊；B.弯止血钳；C.持针器及针线；D.组织剪；E. 甲状腺拉钩；F.鼠夹钳；G.手术尖刀

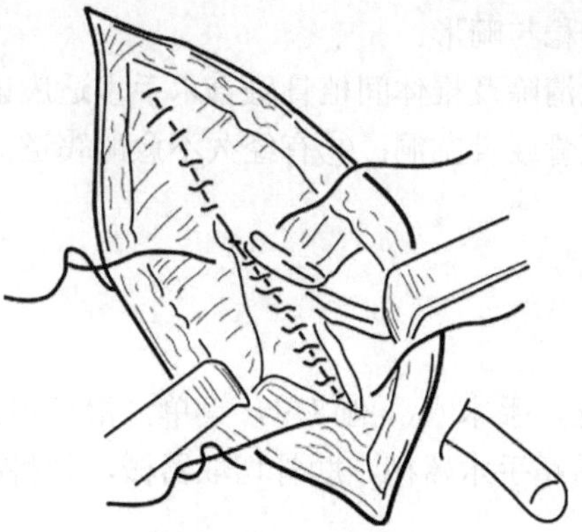

图 10-2-28 关闭切口

（五）特殊关注点

1. 麻醉诱导期 护士的关注点：该手术大，风险高，患者术前较为紧张，担心术后恢复效果，麻醉前应多关心、鼓励患者，使其轻松面对麻醉。

2. 体位准备 护士应注意的要点：体位的摆放，该体位为仰卧位，主要防止骶尾部压疮，上肢外展勿超过 90°；约束带固定上下肢时勿过紧，以掌指关节能通过为准。

3. 手术配合过程中 护士的关注点：

（1）洗手护士

1）熟悉手术器械及整个手术操作过程，娴熟默契地配合手术医生，尽量缩短手术操作时间。

2）手术切口大、深，切取病灶时尽量换用较长的器械。

3）取自体髂骨时，不能使用在病灶处已用过的器械，两处的器械必须分开，以防病变带入髂骨处。

（2）巡回护士：该手术创面大，失血多，术中应密切关注手术进展，保证输液管道和吸引器的畅通，尤其是在切除病灶过程中有可能发生不可预料的变化，对术中吸引引流量的密切观察也是控制失血风险的重要措施。

4. 麻醉清醒期 护士的关注点：手术结束后患者仰卧于推床上，巡回护士和主管医生应留守在推床旁，防治患者烦躁坠床。适当约束并盖好被子保暖。

5. 搬运患者 护士的关注点：将患者所有用物和病历一并置于推床下层，并口头与运送工人交接。

（姜马娇 王贝宇）

四、经前路脊柱结核病灶清除及椎体间植骨融合术手术配合

脊椎结核以胸、腰椎多见。而病灶多集中在椎体，以椎体被破坏多见，结核骨性破

坏的节段，多出现脊椎失稳与畸形。

经前路脊柱结核病灶清除及椎体间植骨融合术手术适应证：①有较大的，不易吸收的冷脓肿；②有明显的死骨或骨空洞；③有经久不愈的窦道；④有脊髓受压的症状和体征；⑤非手术治疗无效。

（一）手术用物

1. 常规布类 手术盆，手术衣，剖口单，桌单，治疗巾。

2. 手术器械 脊柱前路手术器械，肋骨切取器械，骨科刮匙。

3. 一次性用物

（1）常规物品：纱布10张，方纱3张，20号刀片2张，11号刀片1张，一次性电刀笔1个，一次性使用延长电极1个，双极电凝1个，一次性使用吸引管1根，一次性使用吸引头1根，电刀清洁片1张，髋下肢套针1板，一次性使用冲洗器1个，45cm×45cm医用粘贴膜1张，10ml注射器2副，吸收性明胶海绵2～3包，2.5cm×10cm脑棉1包，骨蜡1包，手套按需准备，骨科引流管1根或胸腔闭式引流1套，必要时备1根14号或16号尿管冲洗脓腔。

（2）缝线：

1)非吸收线：3-0丝线×1包、2-0/T丝线×1包、0号丝线×1包、1-0丝线×1包（开胸手术时备）。

2)可吸收线：可吸收线0号×1根。

（二）体位

侧卧位：通常由X线片和CT片显示病变重、椎体破坏重、脓肿大或症状体征重的一侧进入（即患侧在上）。

（1）侧卧，腋下垫一腋枕，以能通过一拳为宜，双手平行放置于双层托手架上。上胸椎手术健侧上肢置于单层托手板上，患侧上肢置于头架上（注意上肢皮肤勿直接接触金属头架），已便于更好地显露手术野。

（2）髂前上棘处放一泡沫垫，骶尾部和胸骨处（胸椎手术于耻骨联合处）分别放置一沙袋并用挡板固定，使患者处于90° 正侧卧。

（3）下腿屈曲，上腿伸直，两腿间放一软枕，双腿以束脚带固定（图10-2-29～图10-2-32）。

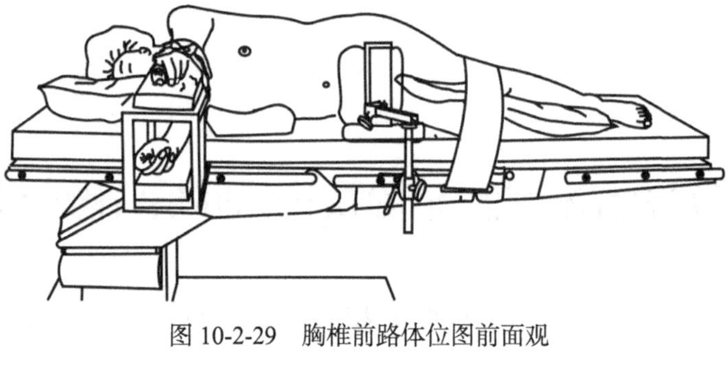

图10-2-29 胸椎前路体位图前面观

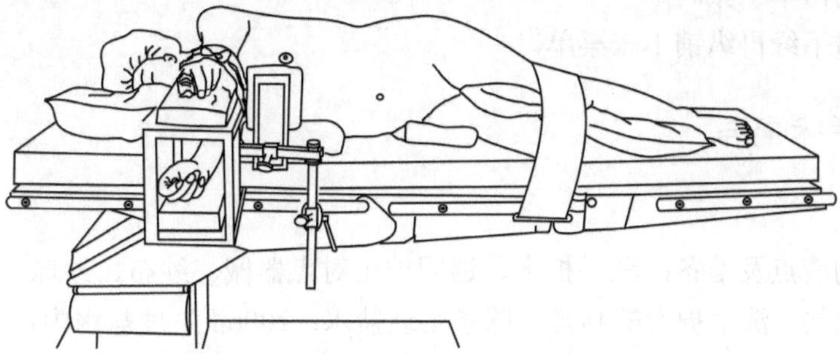

图 10-2-30 腰椎前路体位图前面观

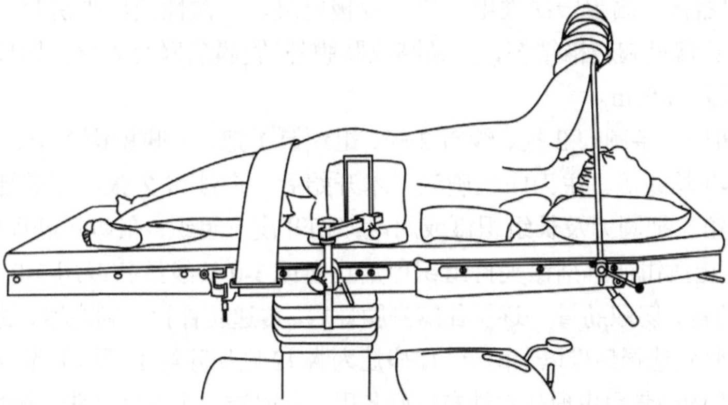

图 10-2-31 上胸椎手术后面观

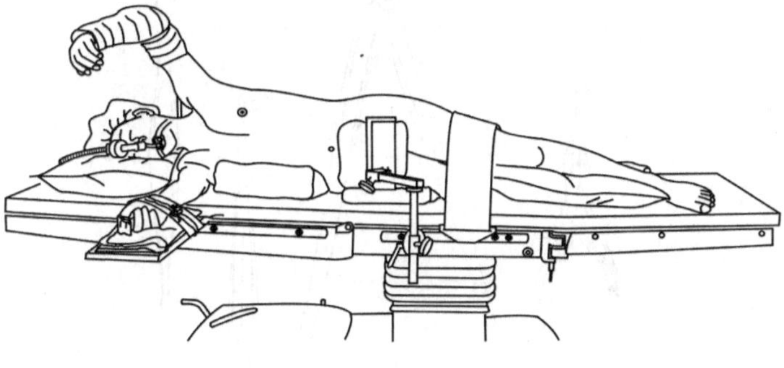

图 10-2-32 上胸椎手术前面观

（三）消毒、铺巾

1. 消毒液 75%医用乙醇脱脂，碘伏消毒。

2. 消毒范围 切口周围 15～20cm 区域。

3. 铺巾

（1）治疗巾前后各塞 1 张于患者身下，再铺 4 张切口治疗巾，以医用粘贴膜固定。

（2）切口上缘横铺 1 张桌单。

（3）切口下缘纵铺 1 张桌单。

（4）铺剖口单 1 张。

（5）切口下缘再纵铺 1 张桌单。

（四）手术配合

1. 切口

（1）用物清点及准备：洗手护士、巡回护士对点器械、纱布、纱球、脑棉、缝针、针头及所有用物。洗手护士配制肾上腺素生理盐水：200ml 生理盐水中加入 0.1%肾上腺素 1 支，浓度为 1∶200 000，以用作肾上腺素生理盐水棉片（简称肾水棉片），手术中止血用。高血压患者禁用，老年人及小儿剂量减半使用。

（2）常规器械：固定一次性电刀笔、双极电凝、一次性使用吸引管，上灯柄。

（3）切口：常见胸腰椎结核，为经胸或胸膜外-腹膜后联合入路，切口前端略超腋前线，后端距棘突约 5cm。

2. 显露切口 备圆刀 2 把、纱布 2 张、组织镊 1 把、皮肤拉钩 2 个、腹腔拉钩 2 个、13×24 圆针 3-0 丝线等。主刀医生确认手术开始后，递纱布 2 张，接着递第一把圆刀切皮后换下，递第二把圆刀及长组织镊或用电刀切开皮下组织，在切开过程中组织出血时，视情况用中弯止血钳或解剖镊夹持组织电烙止血或 3-0 丝线结扎或用 3-0 丝线缝扎止血。

3. 显露肋骨，切取肋骨 逐层显露到肋骨后，传递肋骨骨膜剥离器、肋骨勾、肋骨剪、切口经过的肋骨宜选择病椎以上两节。如病灶为胸 12 则切除第 10 肋，切除第 10 肋开胸（图 10-2-33）。切下的肋骨用生理盐水纱布包好备用，此时准备大方纱 2 张，胸腔自撑 1 个。

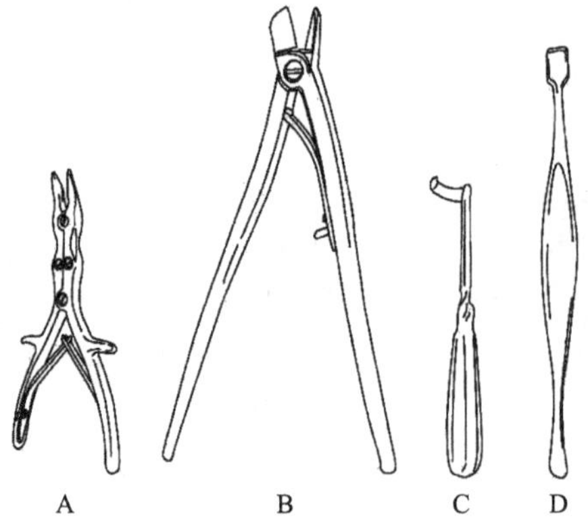

图 10-2-33 切取肋骨器械

A.咬骨钳；B.肋骨剪；C.肋骨勾；D.骨膜剥离器

4. 病灶清除 传递圆柄骨膜剥离器、电刀笔，剥离开胸椎椎体侧方壁胸膜，暴露出病椎。传递 10ml 注射器，通过穿刺等方法确认无误，首先切开脓肿壁，分别使用吸引、搔刮、擦拭、冲洗等方法作脓肿及坏死组织病灶清除。此时，应传递骨科刮匙、冲洗水，以彻底清除死骨、炎性肉芽、坏死物、脓液等结核物质（图 10-2-34）。

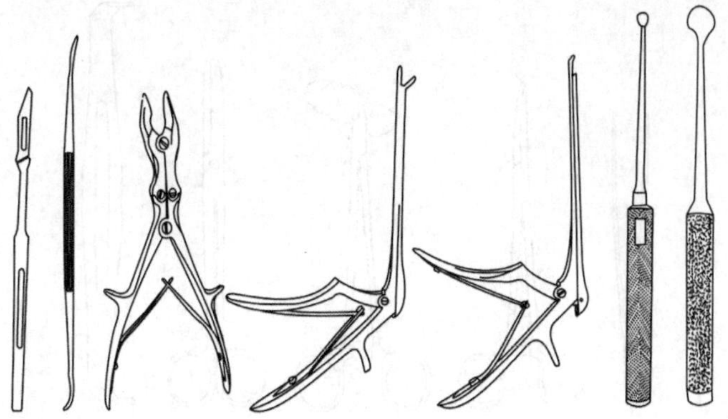

图 10-2-34 病灶清除器械

A.手术尖刀；B.神经剥离子；C.咬骨钳；D.髓核钳；E.椎板咬骨钳；F.骨科刮匙；G.圆柄骨膜剥离器

5. 切取髂骨 传递切皮刀、组织镊、甲状腺拉钩、骨膜剥离器、骨刀、骨锤、峨眉凿，在髂后上棘切取约 20g 松骨质，用骨剪剪成颗粒状备用植骨。洗手护士、巡回护士共同清点纱布等用物后关闭髂骨切口。

6. 椎体间植骨与内固定

（1）椎体上植入螺钉：在彻底清除坏死组织，椎管减压后，传递开路锥在上下位椎体上钻孔，丝攻攻丝到椎体对侧壁，传递探针探查钉道并测深后植入螺钉。

（2）椎体间植骨：撑开器于 2 枚螺栓间适当纵向撑开，植入三面围皮质骨的髂骨块或肋骨条，现多用内填满椎体骨松质的钛网沿脊柱纵轴用骨锤轻敲击入器嵌入植骨。

（3）椎体间内固定：钢板固定时，往 2 枚螺钉间安放恰当长度的钢板，传递螺母暂时固定螺栓和钢板，用加压器在 2 枚螺栓间纵向加压，使植骨块完全嵌入后拧紧螺母，最后通过钢板的滑槽与螺孔再植入另外 2 枚螺钉并拧紧螺母，钢板内固定完成。Antares 内固定时则根据模棒测试的长度选择固定棒的长度，固定螺母后安放横连接装置。

7. 关闭切口

（1）内固定完成后 X 线透视，螺钉位置良好后取出自撑，冲洗切口。

（2）洗手护士和巡回护士共同清点用物无误后用长持针器 2-0/T 丝线缝合膈肌及胸膜壁层，传递长平镊及长线剪。

（3）充分冲洗、止血后安放 22 号或 24 号“T”形管或骨科引流管，经胸入路需安放胸腔引流管。

（4）逐层缝合切口，再用纱布敷贴粘贴切口（图 10-2-35，图 10-2-36）。

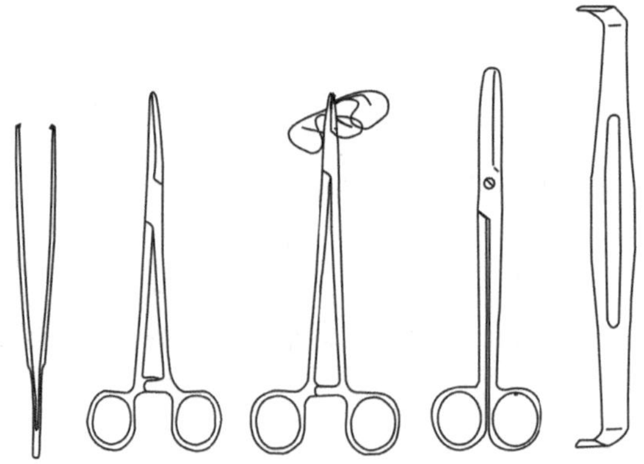

图 10-2-35　缝合切口器械

A.组织镊；B.弯止血钳；C.持针器及针线；D.组织剪；E.甲状腺拉钩

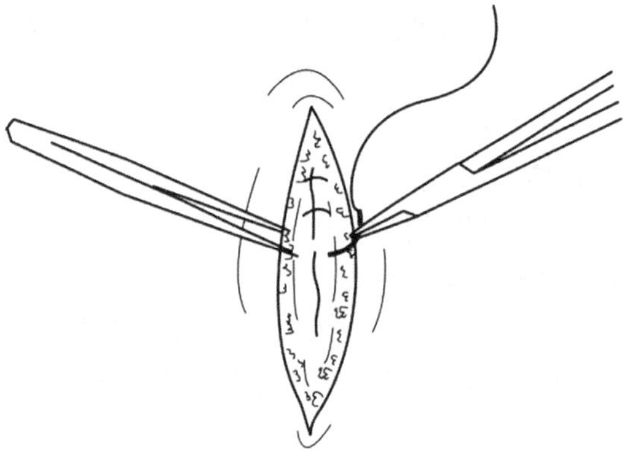

图 10-2-36　关闭切口

（五）特殊关注点

1. 麻醉诱导期　护士的关注点：该手术大，风险高，患者术前较为紧张，担心术后恢复效果，麻醉前应多关心、鼓励患者，使其轻松面对麻醉。

2. 体位准备　护士应注意哪些要点：

（1）体位的摆放，一定要正侧位 90°，才能保证植入的螺钉位置正确。

（2）注意病灶为胸椎和腰椎的手术体位安放是有区别的，原则上应不影响手术野消毒及暴露。腰椎手术沙袋置于胸部并用卡板固定；胸椎手术沙袋置于耻骨联合处并用卡板固定。骶尾部置于沙袋并用卡板固定。腰 1 腰手术需对准手术床的腰桥。

（3）上胸椎手术备单层搁手板，患侧上肢需用绷带固定于头架上。

3. 手术配合过程中　护士的关注点：

（1）洗手护士

1）熟悉手术器械及整个手术操作过程，娴熟默契地配合手术医生，尽量缩短手术操作时间。

2）手术切口大、深，切取病灶时尽量换用较长的器械。

3）取自体髂骨时，不能使用在病灶处已用过的器械，两处的器械必须分开，以防病变带入髂骨处。

（2）巡回护士：该手术创面大，失血多，术中应密切关注手术进展，保证输液管道和吸引器的畅通，尤其是在减压过程中有可能发生不可预料的变化，对术中吸引引流量的密切观察也是控制失血风险的重要措施。

4. 麻醉清醒期　护士的关注点：手术结束后仰卧于推床上，巡回护士和主管医生应留守在推床旁，防止患者烦躁坠床。适当约束并盖好被子保暖。

5. 搬运患者　护士的关注点：

（1）程度，搬至推床后及时使用床挡保护患者。

（2）将患者所有用物和病历一并置于推床下层，并口头与运送工人交接。

（朱晓燕　李　涛　鄢　伟）

第十一章　开放性创伤、周围神经及显微外科手术配合

第一节　肢体清创缝合术手术配合

清创术（创伤的初期外科处理）包括清洗创伤附近的污物，修齐创缘，切除坏死、失活和严重污染的组织，扩大伤口以解除深层组织的张力，清除异物，消灭死腔，仔细止血，尽可能保存有活力的组织和修复特殊组织，尽早地变开放伤为闭合伤等步骤。防止感染，为创伤的一期愈合创造有利条件。

经检查确诊为不能自行一期愈合的开放伤，都应进行清创手术，为争取一期愈合创造条件。

术前准备：①有活动性出血时，先用止血钳夹住止血，留待术中处理。如已使用止血带，应在有抗休克准备的条件下解除，以防发生“止血带休克”。但在清创术中不要用止血带，以免影响术中对组织活力的辨认。②积极防治休克，对于即使仅有轻度休克迹象的伤员，都应及时采取积极的综合防治措施。③防治感染，对破伤风的预防，可以根据情况补用类毒素或抗毒素。对化脓性感染和厌气性感染的预防，污染不明显的开放伤，可以口服磺胺类药物；污染明显的必须在术前开始使用大量广谱抗菌素。④对于骨折、关节伤、大血管伤、神经干伤、大块软组织伤，以及疑有异物存留的伤肢，都应进行可靠的临时固定，然后搬动。根据需要，进行正、侧位 X 线拍片检查。⑤广泛挫裂伤或挤压伤，根据情况检查尿量和尿中血（肌）红素含量，并进行相应的处理。⑥麻醉：上肢用臂丛麻醉，下肢用腰麻或硬膜外麻醉，浅小的伤用局麻，多处伤、广泛伤或儿童用全麻。

一、手 术 用 物

1. 常规布类　手术盆，一次性手术衣，一次性剖口单，一次性桌单。

2. 手术器械　清创器械包或手外器械包。

3. 一次性用物

（1）常规物品：手外或髋下肢套针 1 板，20 号手术刀片 2 张，11 号手术刀片 1 张，无菌垃圾袋 1 个，纱布绷带 2 卷，灯柄 1 个，一次性使用冲洗器 1 个，一次性电刀笔 1

个，一次性使用吸引管 1 根，一次性使用吸引头 1 根，橡皮片 1 根，手套按需准备，冲洗管路 1 套。

（2）缝线：为非吸收线，包括 3-0 丝线×1 包、2-0/T 丝线×1 包、0 号丝线×1 包。

4. 特殊用物

无菌清创盘 1 个，无菌肥皂冻 1～2 袋，3000ml 生理盐水 1～2 袋，3%过氧化氢，碘伏，健之素，清创车，黄色垃圾袋，手外手术桌（上肢手术备），电动气压止血仪及气囊止血袖带（图 11-1-1～图 11-1-4）。

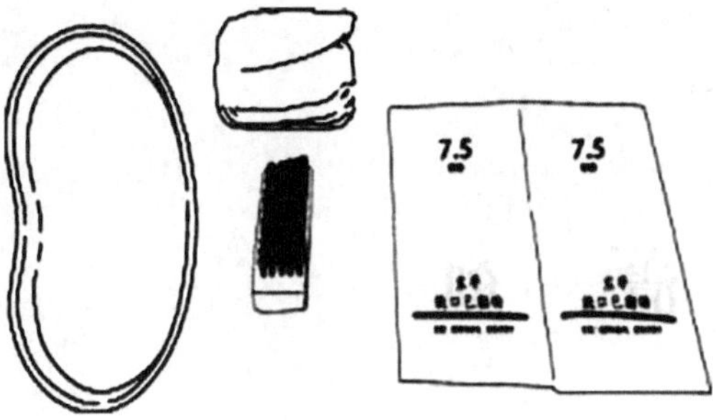

图 11-1-1　无菌清创盘及肥皂冻

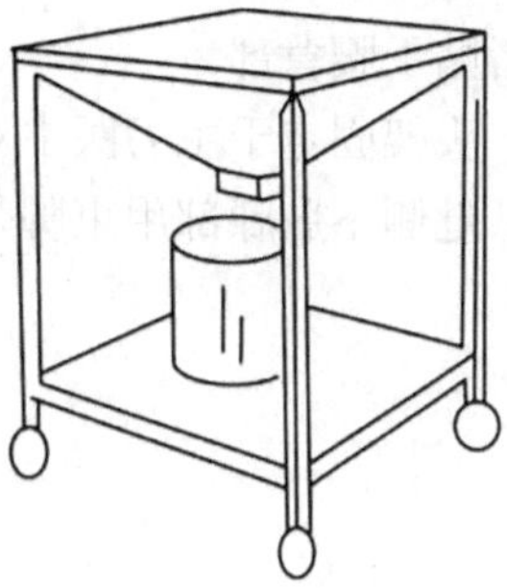

图 11-1-2　清创车

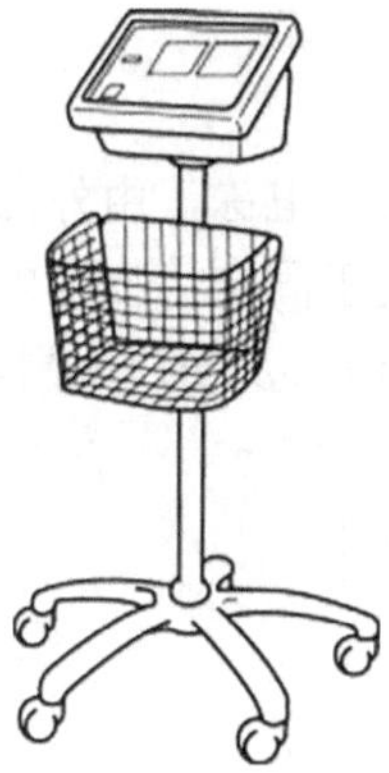

图 11-1-3　电动气压止血仪

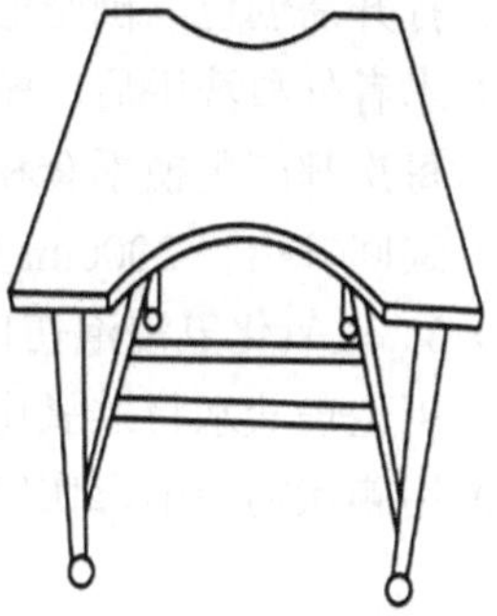

图 11-1-4　手外手术桌

二、体　　位

一般为仰卧位。

1. 患肢为一侧上肢的体位

（1）患者仰卧于手术台中线偏患侧，患肢置于清创车上，下面垫黄色垃圾袋，污水桶套上黄色垃圾袋，按每 1000ml 水加入健之素 2 片（1000mg）进行污水的消毒。

（2）健侧上肢平放于身侧，用束手带将健侧上肢固定后用中单将上肢包裹、保护、固定。

（3）电凝器负极板贴于患者体毛较少且肌肉丰厚处。

（4）头架固定于主刀医生对侧床头。

（5）双下肢膝部用束脚带固定。

2. 患肢为一侧下肢的体位

（1）患者仰卧于手术台中线偏患侧，患肢置于清创车上，下面垫黄色垃圾袋，污水桶套上黄色垃圾袋，按每 1000ml 水加入健之素 2 片（1000mg）进行污水的消毒。

（2）健侧上肢平放于身侧，用束手带将健侧上肢固定后用中单将上肢包裹、保护、固定。患侧上肢外展，平放于单层托手板上，用束手带固定。

（3）电凝器负极板贴于患者体毛较少且肌肉丰厚处，一般成年患者贴于左股外侧，小儿患者贴于腰背部。

（4）头架固定于主刀医生对侧床头。

（5）健侧下肢膝部用束脚带固定。

三、清　　创

（1）上止血带：在患者上臂上 1/3 处或大腿中上 1/3 处上气囊止血带，用医用粘贴膜粘贴保护气囊止血带，抬高患肢，电动止血仪加压（压力根据患者的收缩压+100～150mmHg）。

（2）打开清创包，倒肥皂冻。

（3）术者外科洗手后，戴无菌手套，拿无菌刷子，蘸肥皂冻，由外向内刷洗伤口周围 3 次，每次都应更换手套和刷子。用后的刷子、手套置于固定污物桶内。

（4）巡回护士将 3000ml 生理盐水接上冲洗管路冲洗伤口及伤口周围。

（5）3%过氧化氢浸泡伤口 3～5min。

（6）用生理盐水将过氧化氢溶液冲洗干净，用纱布蘸干。

（7）用碘伏初步消毒伤口。

四、消 毒、铺 巾

（1）消毒液为碘伏。

（2）消毒范围为①下肢消毒范围：上至大腿上止血带处，下至足底；②上肢消毒范围：上至上臂上止血带处，下至手部。

（3）治疗巾 2 张反折 1/4，包绕患肢扎止血带处，巾钳 2 把固定。

（4）患肢下铺 1 张桌单。

（5）治疗巾 2 张打开重叠在一起，包裹患肢远端未消毒部位，卷带包扎固定。手、手掌、腕部、足、足跟、踝部手术应全部消毒后戴上无菌手套保护肢体远端（手指足趾手术除外）。

（6）患肢穿过长口，1 张纵铺，另 1 张横铺，长口尾端铺于患侧。如为下肢，长口 2 张纵铺。

（7）桌单 1 张铺于患肢下方，另 1 张桌单横铺于切口上缘。

（8）弯盘或盆子置于伤口下方，再次用 3%过氧化氢浸泡伤口 3～5min 后用生理盐水冲洗创面。

五、手 术 配 合

1. 去除坏死组织　洗手护士、巡回护士共同清点手术用物后，传递圆刀 2 把、纱布 2 张、组织剪、弯止血钳、皮肤拉钩 2 个、组织镊 1 把、解剖镊 1 把、13×24 圆针 0 号丝线等去除坏死组织（图 11-1-5）。递第一把圆刀切皮后换下，递第二把圆刀或用电刀笔切除坏死组织。再一次 3%过氧化氢浸泡伤口 3～5min 及生理盐水冲洗伤口，术者更换手套，术区再铺治疗巾，所用刀、剪、针、钳不能再用。

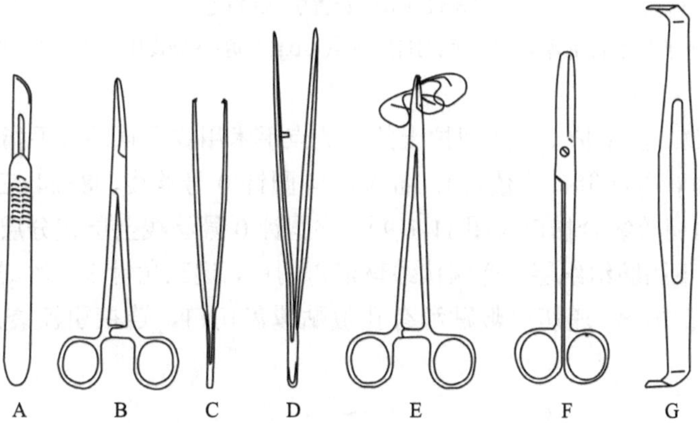

图 11-1-5　去除坏死组织器械

A.手术圆刀；B. 弯止血钳；C. 组织镊；D. 解剖镊；E. 持针器及针线；F. 组织剪；G.甲状腺拉钩

2. 探查神经、肌腱和血管　如果需要吻合神经肌腱和血管，则需准备神经肌腱盒、微血管器械盒、神经肌腱线、血管线。对显微缝针，应注意及时清理去向，否则不易查找（图 11-1-6，图 11-1-7）。

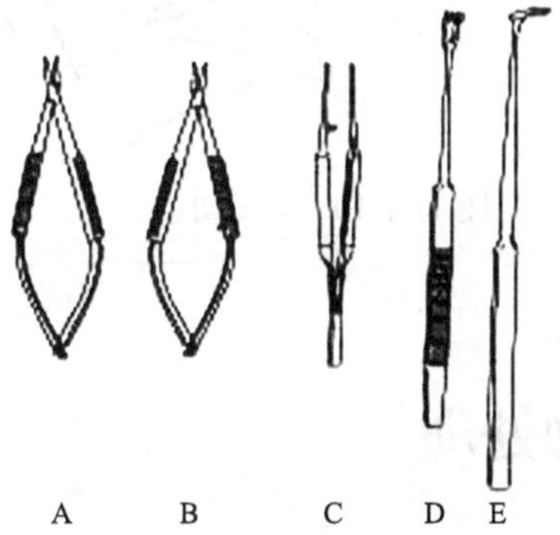

图 11-1-6　探查神经、肌腱和血管器械

A.弹簧持针器；B.弹簧剪；C.显微镊；D.双爪拉钩；E.神经拉钩

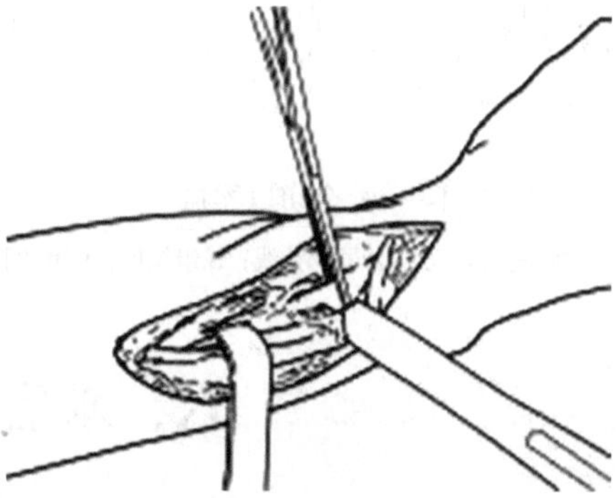

图 11-1-7　探查神经、肌腱和血管

3. 放置引流 传递碘伏纱球、尖刀、弯止血钳、橡皮片或骨科引流管、8×24 三角针 2-0/T 丝线（图 11-1-8）。彻底止血后安置橡皮片或骨科引流管。

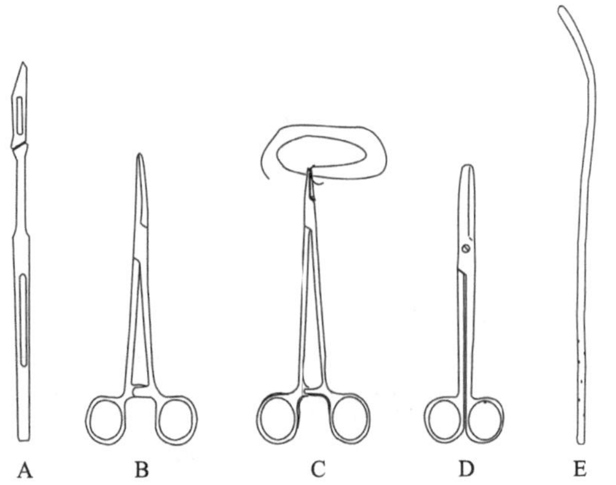

图 11-1-8 安置引流器械

A.手术尖刀；B.弯止血钳；C.持针器及针线；D.组织剪；E.橡皮片；F.骨科引流管

4. 缝合伤口 洗手护士、巡回护士共同清点手术用物无误后（手指足趾手术尤其注意神经肌腱和血管缝线缝针的数目），备 13×24 圆针 0 号丝线、8×24 三角针 3-0 丝线、组织镊、弯止血钳等缝合伤口（图 11-1-9）。递圆针 0 号丝线全层或分层缝合肌层，圆针 3-0 丝线缝合皮下脂肪组织层，递碘伏纱球消毒切口，递三角针 3-0 丝线缝合皮肤。递碘伏纱球再次消毒切口，递切口敷贴和有孔敷贴覆盖切口，连接引流袋后结束手术（图 11-1-10）。

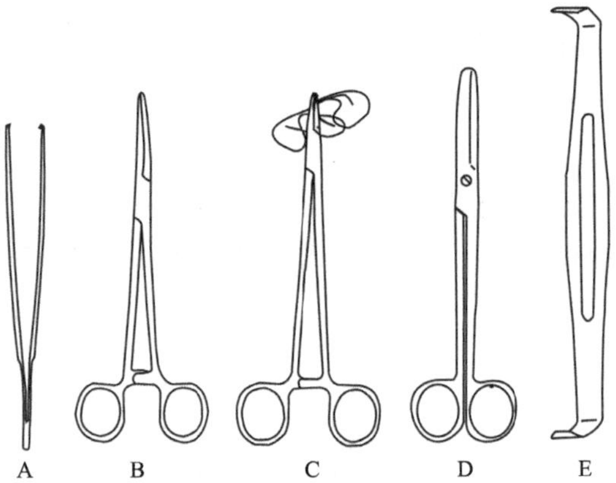

图 11-1-9 缝合切口器械

A.组织镊；B.弯止血钳；C.持针器及针线；D.组织剪；E.甲状腺拉钩

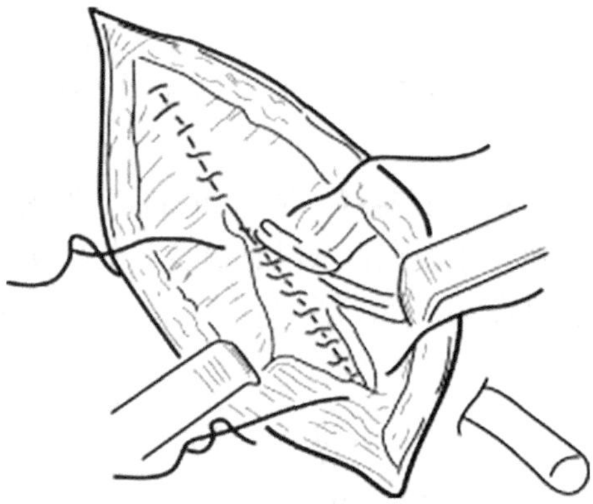

图 11-1-10 关闭切口

六、术后用物处理

1. 器械 清水清洗，擦干打包，标签注明“清创”，送供应室处理。

2. 布类　术中所有布类，置于黄色垃圾袋内，封好袋口，标记“清创”，放到指定地点，由专人运送处理。

3. 污物　术中纱布、方纱、手套、一次性用物等污物用黄色垃圾袋装好，封好袋口后送到污物间并标记“焚烧”；将污水桶推至污物间，污水倒于污水槽内，污水桶垃圾袋放于黄色垃圾袋内并标记“焚烧”，清洁清创车。

4. 手术间用物清洁　用含氯消毒液1000mg/L拖地及擦拭手术床、治疗车、推车等所有用物。

5. 手术间清洁　手术间按照《消毒技术规范》要求清洁处理后即可使用。

七、特殊关注点

（一）麻醉诱导期

护士的关注点：

（1）患者术前较为紧张，担心术后恢复效果，麻醉前应多关心、鼓励患者，使其轻松面对麻醉。

（2）麻醉诱导期前输入抗菌药物。

（3）密切关注患者生命体征，协助麻醉医生静脉给药。

（二）体位准备

护士应注意哪些要点：

（1）搬运患者时要将患肢牵引，避免骨折断端损伤血管及神经。

（2）上肢勿过渡外展，保持功能位。妥善固定双下肢，以防麻醉后坠床或肢体损伤。侧卧位后检查股动脉是否受压，观察下肢皮肤颜色。

（3）受压部位垫海棉垫保护，防止术后局部压疮的形成。

（三）手术配合过程中

护士的关注点：

1. 洗手护士　熟悉手术器械及整个手术操作过程，娴熟默契地配合手术医生，尽量缩短手术操作时间。

2. 巡回护士

（1）做好术前访视：了解手术方案和评估术中可能出现的意外。

（2）预防切口感染：①加强手术室环境、手术人员管理，严格遵守无菌原则，控制参观人数（≤3人），限制人员进出，减少走动；②术前物品准备充分，熟练掌握手术步骤与医生默契配合，缩短手术时间，缩短手术创口在空气中的暴露时间，减少感染机会；③规范应用抗菌药物，在术前30min首次给药，使手术切口暴露时局部组织中达到足以杀死手术过程中入侵切口的细菌的药物浓度；④手术切口彻底冲洗，放置引流。

(3) 预防术中低体温：①手术室内温度维持在 22～25℃；②减少患者暴露，使用暖风升温仪或循环变温水毯等保温措施；③使用电子输血输液加温仪输入加温液体。

(4) 避免压疮发生：检查约束及受压部位，手术时间达 2h 应按摩或抬高受压部位，避免压疮发生。

(四) 麻醉清醒期

手术结束后患者仰卧于推床上，巡回护士和主管医生应留守在患者旁，防止患者烦躁坠床，适当约束并盖好被子保暖。

(五) 搬运患者

护士的关注点：保持引流管通畅，防止脱出、受压、折叠等。将患者所有用物和病历一并置于推床下层，并与运送工人交接。

(陈永庆　钟　刚　田延利　朱　炜)

第二节　周围神经及显微外科手术配合

一、臂丛神经探查/修复术手术配合

臂丛是由第 5 到第 8 颈神经前支和第 1 胸神经前支的大部分组成，经斜角肌间隙走出，行于锁骨下动脉后上方，经锁骨后方进入腋窝。臂丛的支分布于胸上肢肌、上肢带肌、背浅部肌（斜方肌除外）及臂，前臂、手的肌、关节、骨和皮肤。组成臂丛的神经根先合成上、中、下三个干，每个干在锁骨上方或后方又分为前、后两股，由上、中干的前股合成外侧束，下干前股自成内侧束，三干后股汇合成后束。三束分别从内、外、后三面包围腋动脉（图 11-2-1）。

手术适应证：诊断臂丛神经损伤患者可行臂丛神经探查手术，并根据探查结果进行修复或者神经转位修复。

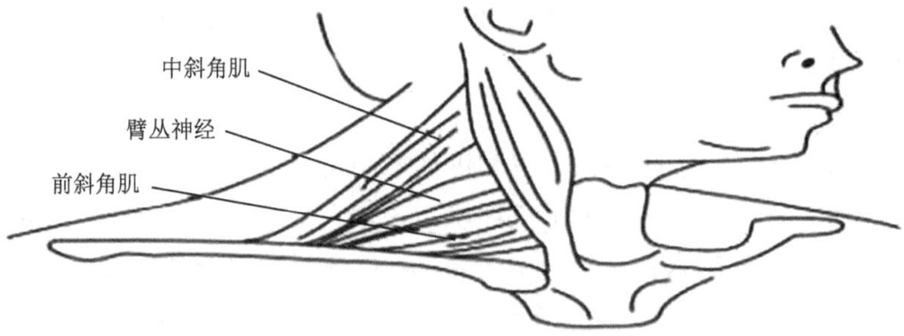

图 11-2-1　臂丛神经

（一）手术用物

1. 常规布类　手术盆，手术衣，剖口单，桌单，治疗巾。

2. 手术器械　手外器械，神经肌腱器械。

3. 一次性用物

（1）常规物品：一次性使用吸引管 1 根，一次性使用吸引头 1 个，一次性电刀笔 1 个，电刀清洁片 1 张，手外套针 1 板，纱布 10 张，一次性使用冲洗器 1 个，灯柄 1 个，无菌纱布绷带 2 卷，15 号刀片 2 张，手套按需准备。

（2）神经缝线：Prolene 线 7-0（9.3 mm）×1 根。

（3）切口缝线

1）非吸收线：3-0 丝线×1 包、2-0/T 丝线×1 包、0 号丝线×1 包。

2）可吸收线：0 号×1 根，2-0×1 根。

（二）体位

仰卧位：

（1）患者仰卧于手术台中线偏患侧，患侧垫一沙袋使患侧抬高 5～10cm，枕部垫一软枕（图 11-2-2）。

（2）健侧上肢平放于托手板上。双下肢膝部上方 3～5cm 处用约束带固定。

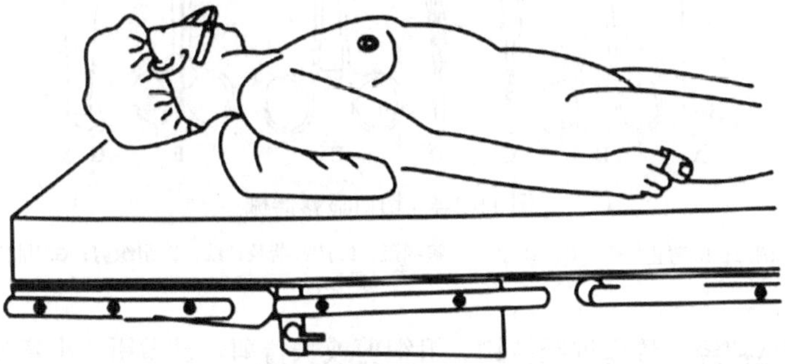

图 11-2-2　仰卧位

（三）消毒、铺巾

（1）消毒液：75%医用乙醇脱脂，碘伏消毒。

（2）消毒范围：上至下颌、颈、肩，下至前臂上 1/3 处。

（3）1/4 折的治疗巾 3 张分别铺于患侧锁骨上、腋前线、腋下，用 3 把巾钳固定。

（4）桌单 1 张纵向覆盖于患侧上肢下。上缘铺于腋下。

（5）2 张治疗巾对齐重叠完全展开包手，无菌纱布绷带固定。

（6）桌单 1 张横向遮盖患者头部及头架。

（7）将患肢从剖口单内穿出，剖口单下缘平腋下，患肢下再铺桌单 1 张。

（四）手术配合

1. 物品清点 洗手护士、巡回护士共同清点纱球、纱布、缝针、刀片、器械等。

2. 切口

（1）手术切口：自胸锁乳突肌后缘中点，沿其后缘到胸锁关节，再沿锁骨上缘向外侧延长至锁骨中、外 1/3 交界处，整个切口呈“V”形（图 11-2-3）。

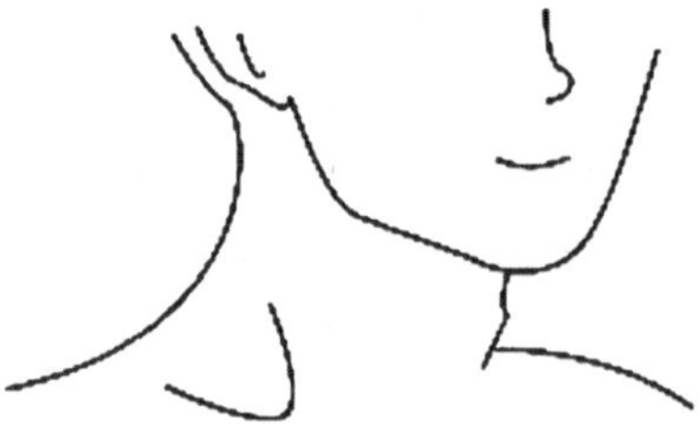

图 11-2-3 “V”形手术切口

（2）切口显露：备 15 号手术刀片、皮肤拉钩、组织镊、纱布、电刀笔。主刀医生确认手术开始后，递纱布 2 张，接着递第一把圆刀切皮后换下，递第二把圆刀或用电刀切开皮下组织，在切开过程中组织出血时，视情况用中弯止血钳或解剖镊夹持组织电烙止血或 3-0 丝线结扎或用 3-0 丝线缝扎止血（图 11-2-4）。

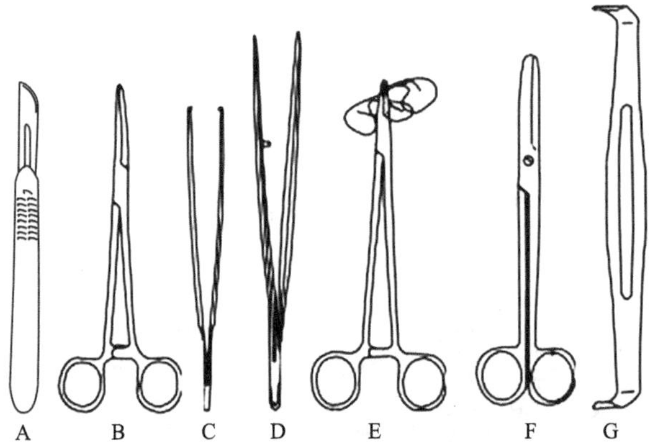

图 11-2-4 切口显露器械

A.手术圆刀；B. 弯止血钳；C.组织镊；D. 解剖镊；E. 持针器及针线；F. 组织剪；G.甲状腺拉钩

3. 显露臂丛神经 传递神经拉钩、组织剪或长臂剪、显微镊，小弯或小直血管钳显露臂丛神经（图 11-2-5，图 11-2-6）。

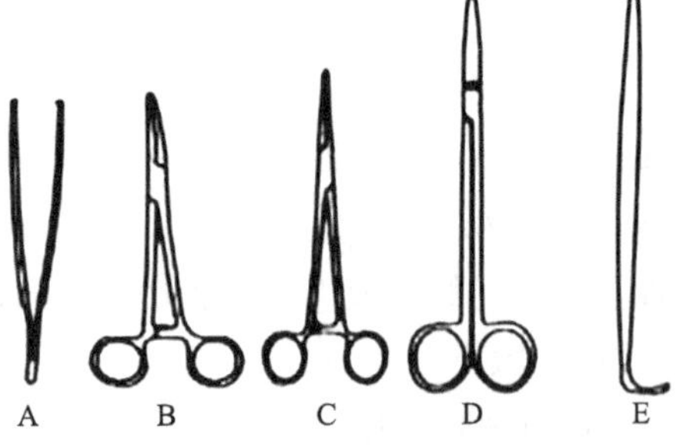

图 11-2-5 显露臂丛神经器械

A.显微镊；B.小弯血管钳；C.小直血管钳；D.长臂剪；E.神经拉钩

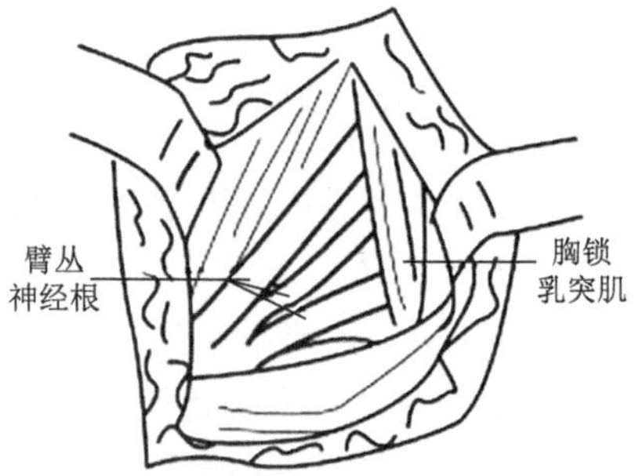

图 11-2-6 显露臂丛神经

4. 修整臂丛神经断端　递组织剪或长臂剪、神经拉钩、小弯血管钳或微血管钳修整臂丛神经断端。

5. 臂丛神经修复　递微血管钳夹住臂丛神经断端，拉紧，递 Prolene 线 7-0 缝合神经断端（图 11-2-7）。

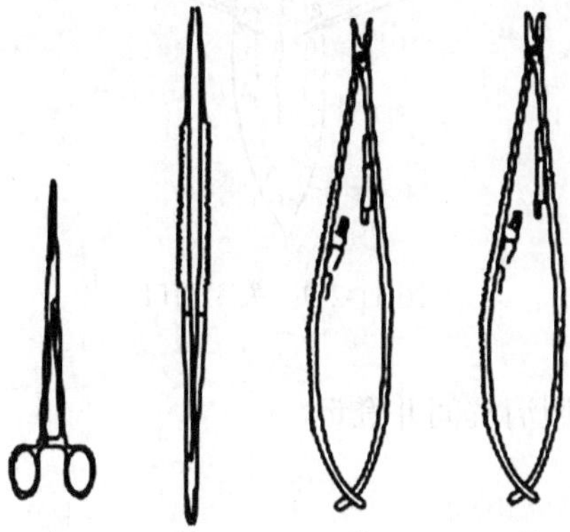

图 11-2-7　臂丛神经修复器械

A.微血管钳；B.显微镊；C.弹簧持针；D.弹簧剪

6. 关闭切口

（1）传递生理盐水冲洗切口，洗手护士、巡回护士共同清点纱球、纱布、缝针、刀片、器械等。

（2）肌层缝合：递 1-0 可吸收线肌层缝合。

（3）皮下缝合：递 2-0 可吸收线皮下缝合。

（4）皮肤缝合：9×28 角针+3-0 丝线缝皮肤（图 11-2-8，图 11-2-9）。

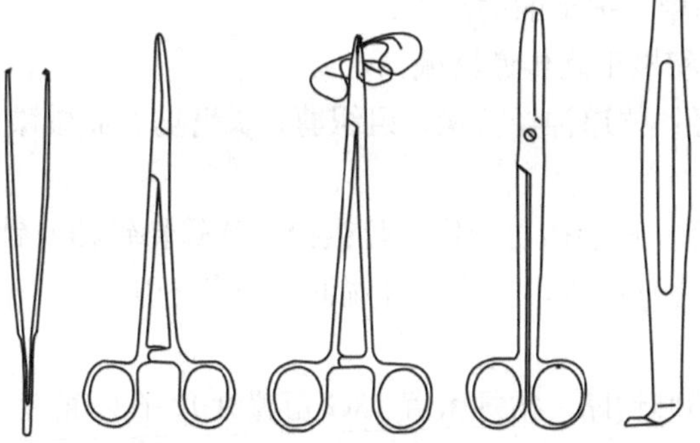

图 11-2-8　关闭切口器械

A.组织镊；B.弯止血钳；C.持针器及针线；D.组织剪；E.甲状腺拉钩

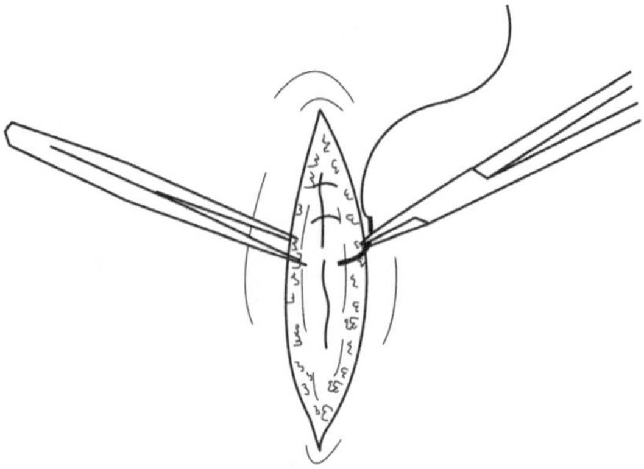

图 11-2-9 关闭切口

7. 归还器械 分类退回清洗间并登记。

（五）特殊关注点

1. 麻醉诱导期 护士的关注点：

（1）保障静脉通道通畅。

（2）麻醉诱导期前输入抗菌药物。

（3）再次观察患者是否妥善固定，以防麻醉后坠床或肢体损伤。

（4）密切关注患者生命体征，协助麻醉医生静脉给药。

2. 体位准备 护士应注意哪些要点：

（1）提前准备好体位摆放用物。

（2）待麻醉管路固定稳妥以后由巡回护士与手术医生、麻醉医生一起进行体位摆放，对容易受压部位进行充分保护，避免发生体位并发症。

（3）检查各管路连接情况。

3. 手术配合过程中 护士的关注点：

（1）洗手护士：积极正确传递器械。

1）显露臂丛神经：传递神经拉钩、组织剪、长臂剪、显微镊、小弯血管钳、小直血管钳。

2）修复臂丛神经：传递微血管钳、显微镊、弹簧持针器及针线、弹簧剪，修复时，在臂丛神经上滴少量生理盐水，保持神经湿润，避免干燥。

（2）巡回护士

1）建立可靠的静脉通路（常规留置 18G 留置针），在术前半小时预防性使用抗菌药物，保持术中药物在血液中的浓度最高。

2）环境控制：手术间保持整洁安静，温度保持在 22～25℃，湿度保持在 40%～60%，严格控制参观人员及开关门次数。

3）做好手术患者安全核查、核对工作，尤其手术部位的核对。

4）心理护理贯穿于围手术期，尽可能减轻患者焦虑和紧张心理，使其积极主动配合手术。

5）与洗手护士一起做好手术用物清点工作，并填写手术清点记录单。

4. 麻醉清醒期 护士的关注点：

（1）保证各管路通畅，妥善固定患者，以免坠床。

（2）为患者穿上患者服，着装整洁。

（3）观察手术切口情况。

5. 搬运患者 护士的关注点：

（1）与手术医生、麻醉医生、运输工人一起将患者搬运至推床上。搬动时注意检查各个管路，保证通畅。

（2）记录患者转运交接单，离室时带齐患者所有用物。

二、前臂正中神经探查修复/松解术手术配合

前臂前区皮肤较薄，移动度较大。浅筋膜中尺侧有贵要静脉及其属支，以及前臂内侧皮神经；桡侧有头静脉及其属支，以及前臂外侧皮神经；正中神经和尺神经的掌支均于屈肌支持带近侧浅出深筋膜（图 11-2-10）。

手术适应证：前臂正中神经断裂或卡压。

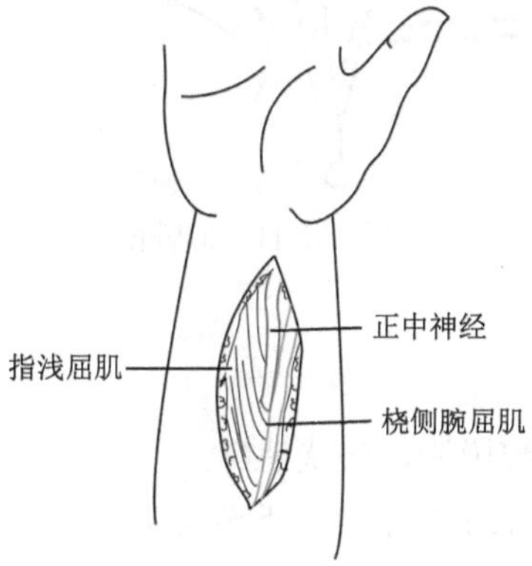

图 11-2-10 前臂正中神经解剖

（一）手术用物

1. 常规布类 手术盆，手术衣，剖口单，桌单，治疗巾。

2. 手术器械 手外器械，神经肌腱器械。

3. 一次性用物

（1）常规物品：一次性使用吸引管 1 根，一次性使用吸引头 1 个，一次性电刀笔 1 个，电刀清洁片 1 张，手外套针 1 板，纱布 10 张，一次性使用冲洗器 1 个，灯柄 1 个，驱血带 1 卷，纱布绷带 2 卷，15 号刀片 2 张，手套按需准备。

（2）神经缝线：Prolene 线 7-0（9.3mm）×1 根。

（3）切口缝线

1）非吸收线：3-0 丝线×1 包、2-0/T 丝线×1 包。

2）可吸收线：2-0 可吸收线×1 根。

4. 仪器 电动气压止血仪 1 台。

（二）体位

仰卧位：

（1）患者仰卧于手术台中线偏患侧，枕部垫一软枕，健侧上肢放于身侧，束手带固定、包裹、保护。

（2）患肢放于手外手术桌上，桌上垫软枕，患侧上臂上 1/3 处上气囊止血袖带，调节好固定的松紧度及稳定性，用医用粘贴膜粘贴封闭止血带下缘。

（3）双下肢膝部用束脚带固定（图 11-2-11）。

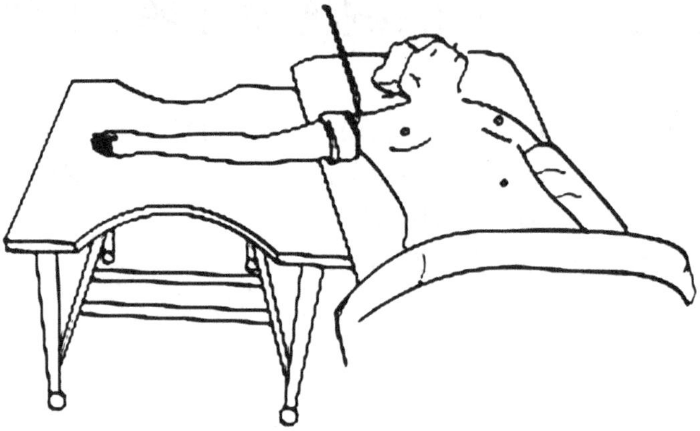

图 11-2-11 仰卧位

（三）消毒、铺巾

1. 消毒液 75%医用乙醇脱脂，碘伏消毒。

2. 消毒范围 上至上臂上止血带处，下至指尖。

3. 铺巾

（1）2 张治疗巾反折 1/4 分别铺于患肢上臂上、下，用 2 把巾钳固定。

（2）桌单 1 张纵向覆盖手外手术桌上铺于患肢下。

（3）桌单 1 张横向遮盖患者头部及头架。

（4）将患肢从剖口单内穿出，剖口单下缘尽量拉至腋下，患肢下再铺桌单 1 张。

（四）手术配合

1. 物品清点 洗手护士、巡回护士共同清点纱球、纱布、缝针、刀片、器械等。

2. 驱血 主刀医生确认手术开始后，递治疗巾 1 张、驱血带 1 卷。驱血后启动电动气压止血仪。递湿纱布 1 张，擦掉手臂上残余的滑石粉。

3. 切口 腕掌侧正中切口（图 11-2-12）。

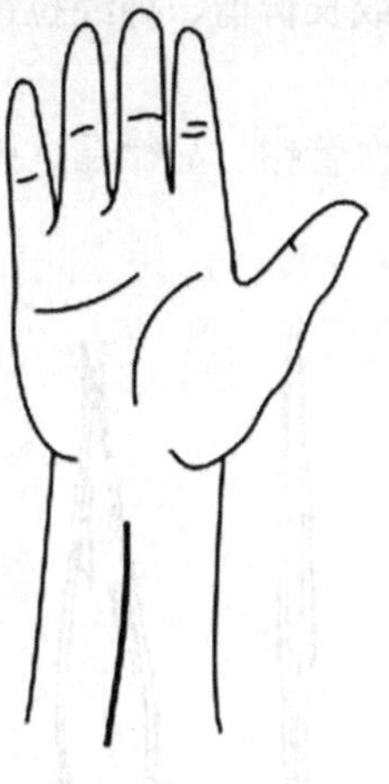

图 11-2-12　腕掌侧正中切口

4. 探查前臂正中神经　备 15 号手术刀、皮肤拉钩、组织镊、纱布、电刀笔。递纱布 2 张，接着递第一把圆刀切皮后换下，递第二把圆刀或用电刀切开皮下组织。备组织剪或长臂剪、神经拉钩、显微镊、小弯或小直血管钳，探查前臂正中神经（图 11-2-13，图 11-2-14）。

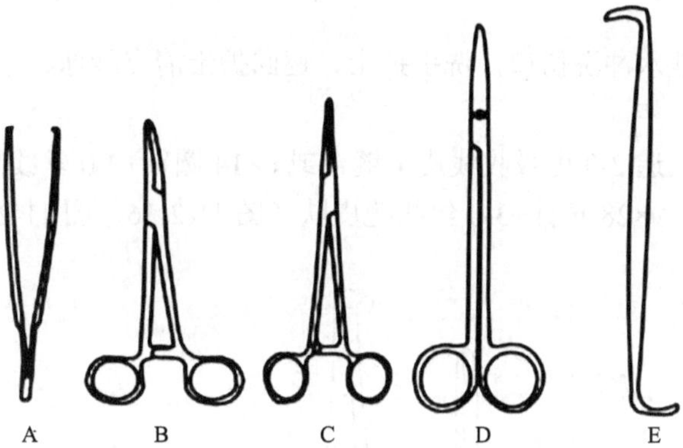

图 11-2-13　探查前臂正中神经器械

A.显微镊；B.小弯血管钳；C.小直血管钳；D.长臂剪；E.神经拉钩

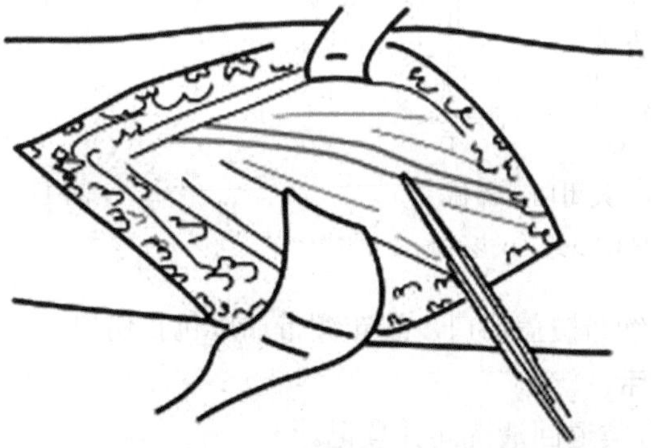

图 11-2-14　探查前臂正中神经

5. 修整神经断端 备组织剪或长臂剪、神经拉钩、显微镊、小弯血管钳或小直血管钳修整神经断端。

6. 前臂正中神经修复 备微血管钳、显微镊、弹簧持针器、弹簧剪、Prolene 线 7-0 修复神经断端（图 11-2-15）。

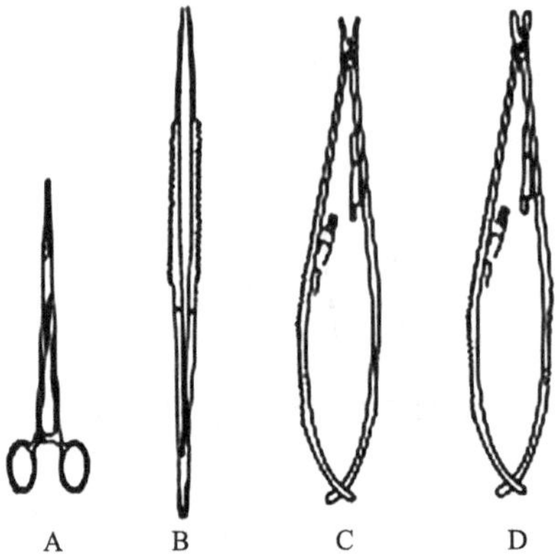

图 11-2-15 前臂正中神经修复器械

A.微血管钳；B.显微镊；C.弹簧持针器；D.弹簧剪

7. 关闭切口

（1）传递生理盐水冲洗伤口，洗手护士、巡回护士清点纱球、纱布、缝针、刀片、器械等。

（2）皮下缝合：递 2-0 可吸收线皮下缝合或 6×14 圆针+2-0 丝线皮下缝合。

（3）皮肤缝合：9×28 角针+3-0 丝线缝皮肤（图 11-2-16，图 11-2-17）。

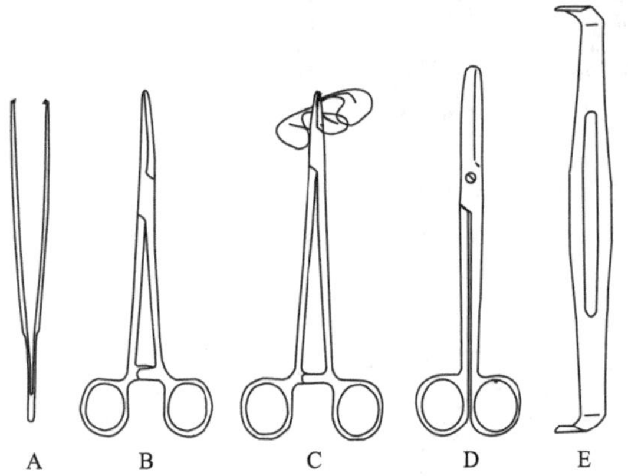

图 11-2-16 关闭切口器械

A.组织镊；B.弯止血钳；C.持针器及针线；D.组织剪；E.甲状腺拉钩

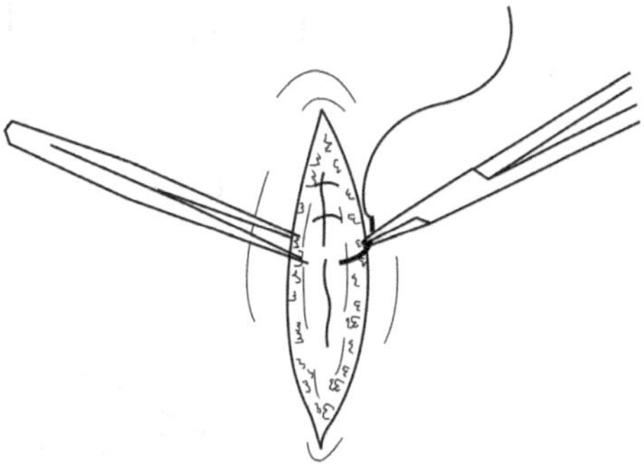

图 11-2-17 关闭切口

8. 包扎 用烧伤纱布覆盖伤口，纱布绷带加压包扎伤口。

9. 缓慢放松止血带。

10. 归还器械 分类退回清洗间并登记。

（五）特殊关注点

1. 麻醉诱导期　护士的关注点：

（1）保障静脉通道通畅。

（2）麻醉诱导期前输入抗菌药物。

（3）再次观察患者是否妥善固定，以防麻醉后坠床或肢体损伤。

（4）密切关注患者生命体征，协助麻醉医生静脉给药。

2. 体位准备　护士应注意哪些要点：

（1）提前准备好体位摆放用物，如手外手术桌。

（2）待麻醉管路固定稳妥以后由巡回护士与手术医生、麻醉医生一起进行体位摆放，上肢外展不得超过 90°，避免发生体位并发症。

（3）气囊止血袖带应上于上臂上 1/3，用医用粘贴膜覆盖包裹。

3. 手术配合过程中　护士的关注点：

（1）洗手护士：积极正确传递器械。

1）递驱血带时应用治疗巾包裹，避免滑石粉散落于手术区域，驱血后递湿生理盐水纱布擦净切口周围及手套上残留的滑石粉。

2）探查前臂正中神经：传递神经拉钩、组织剪、长臂剪、显微镊、小弯血管钳、小直血管钳。

3）修复前臂正中神经：传递微血管钳、显微镊、弹簧持针器及针线、弹簧剪，修复时，在臂丛神经上滴少量生理盐水，保持神经湿润，避免干燥。

（2）巡回护士

1）建立可靠的静脉通路（常规留置 18G 留置针），在术前半小时预防性使用抗菌药物，保持术中药物在血液中的浓度最高。

2）环境控制：手术间保持整洁安静，温度保持在 22～25℃，湿度保持在 40%～60%，严格控制参观人员及开关门次数。

3）做好手术患者安全核查、核对工作，尤其手术部位的核对。

4）心理护理贯穿于围手术期，尽可能减轻患者焦虑和紧张心理，使其积极主动配合手术。

5）止血带压力不宜过高，一般上肢压力为患者收缩压加 100mmHg，使用时间不超过 1h。超过 1h 应松开 10～15min，再继续使用。

6）与洗手护士一起做好手术用物清点工作，并填写手术清点记录单。

4. 麻醉清醒期　护士的关注点：

（1）保证各管路通畅，妥善固定患者，以免坠床。

（2）为患者穿上患者服，着装整洁。

（3）观察手术切口情况。

5. 搬运患者　护士的关注点：

（1）与手术医生、麻醉医生、运输工人一起将患者搬运至推床上。搬动时注意检查各个管路，保证通畅。

（2）记录患者转运交接单，离室时带齐患者所有用物。

三、跟腱断裂修补术手术配合

跟腱是由起于胫骨后面的比目鱼肌与起于股骨内外髁的腓肠肌的两块肌肉的肌腱联合而成，是人体最强有力的肌腱之一。人的行走、跑、跳就依仗着这条强有力的肌腱。跟腱若是完全断了就会寸步难行。跟腱长约 15cm，是人体最粗大的肌腱，由小腿三头肌（比目鱼肌、腓肠肌内、外头）肌腱在足跟上方约 15cm 处融合形成。在体表形成明显的条状突起。跟腱的主要功能是屈小腿和踝关节跖屈（图 11-2-18）。

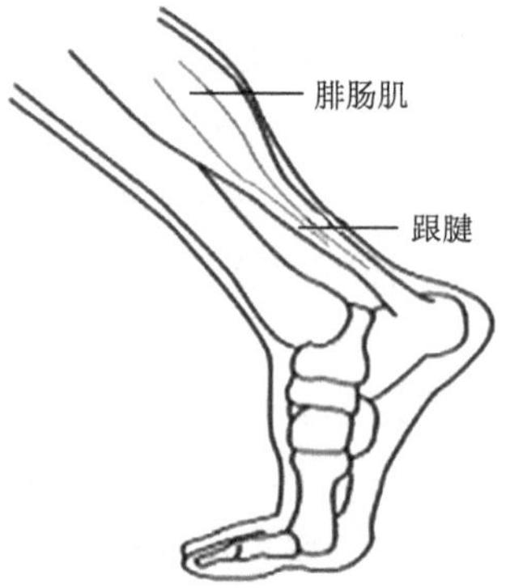

图 11-2-18　跟腱解剖

手术适应证：跟腱断裂患者均应手术修复。

（一）手术用物

1. 常规布类　手术盆，手术衣，剖口单，桌单，治疗巾。

2. 手术器械　手外器械，神经肌腱器械。

3. 一次性用物

（1）常规物品：一次性使用吸引管 1 根，一次性使用吸引头 1 个，一次性电刀笔 1 个，电刀清洁片 1 张，手外套针 1 板，纱布 10 张，一次性使用冲洗器 1 个，灯柄 1 个，驱血带 1 卷，无菌纱布绷带 2 卷，烧伤纱布 1 包，15 号刀片 2 张，石膏绷带 2 卷，小棉垫 2 张，手套按需准备。

（2）跟腱缝线：2 号进口胸骨圆体角针缝线 1 包。

（3）切口缝线

1）非吸收线：3-0 丝线×1 包、2-0/T 丝线×1 包、0 号丝线×1 包；

2）可吸收线：2-0 可吸收线×1 根。

4. 仪器　电动气压止血仪 1 台。

（二）体位

俯卧位：

（1）患者患侧大腿根部上止血带。

（2）由手术医生、麻醉医生、巡回护士将麻醉后的患者俯卧于手术床上：患者面部侧放于垫有大棉垫的软枕上；胸部位于腋枕上；耻骨联合处、膝关节处各垫一泡沫垫；踝关节下放一软枕；双上肢自然放置固定于头部两侧。

（3）男患者需检查阴茎、阴囊有无受压。

（4）电凝器负极板粘贴于患者体毛较少且肌肉丰富处，一般粘贴于患者健侧大腿中份（图 11-2-19）。

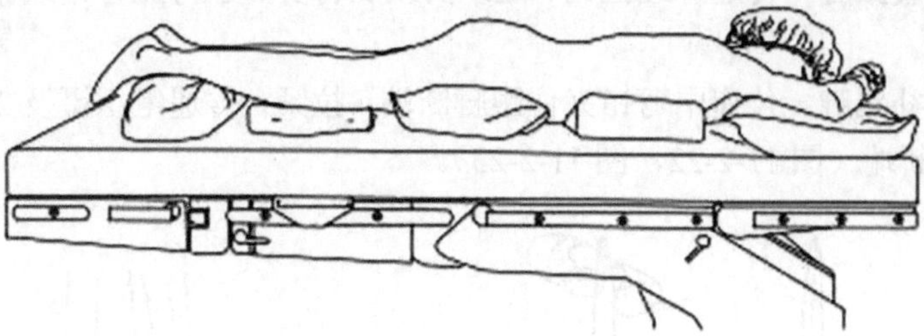

图 11-2-19　俯卧位

（三）消毒、铺巾

1. 消毒液　75%医用乙醇脱脂，碘伏消毒。

2. 消毒范围　上至大腿止血带下方，下至足尖。

3. 铺巾

（1）2 张治疗巾反折 1/4 分别铺于大腿上下方，覆盖气囊止血带袖带下缘，用 2 把巾钳固定。

（2）桌单 1 张纵向覆盖健肢及手术床。

（3）桌单 1 张横向遮盖患者气囊止血带袖带上方，包括背部、头部及头架。

（4）将患肢从剖口单内穿出，剖口单下缘尽量拉至大腿根部，患肢下再铺桌单 1 张。

（四）手术配合

1. 物品清点　洗手护士、巡回护士清点纱球、纱布、缝针、刀片、器械等。

2. 驱血　主刀医生确认手术开始后，递递治疗巾 1 张，驱血带 1 卷。驱血后启动电动气压止血仪。递湿纱布 1 张，擦掉患肢驱血后残余的滑石粉。

3. 切口　跟腱外缘直切口。

4. 显露跟腱断端　备 15 号手术刀、甲状腺拉钩、组织镊、组织剪、纱布、电刀笔，依次切开皮肤、皮下组织及深筋膜，显露跟腱及其断裂处（图 11-2-20，图 11-2-21）。

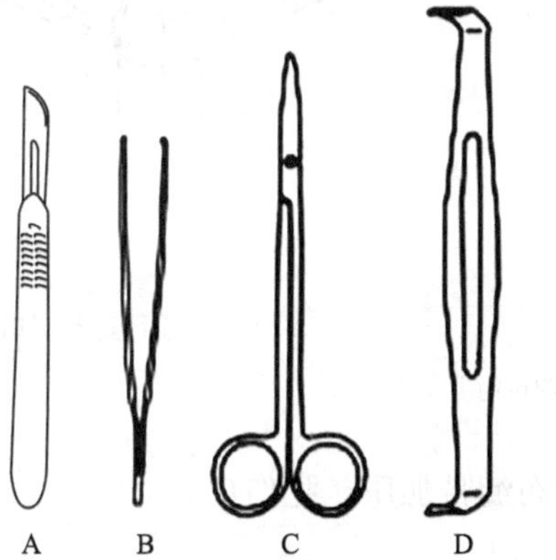

图 11-2-20　显露跟腱器械

A.手术圆刀；B.组织镊；C.组织剪；D.甲状腺拉钩

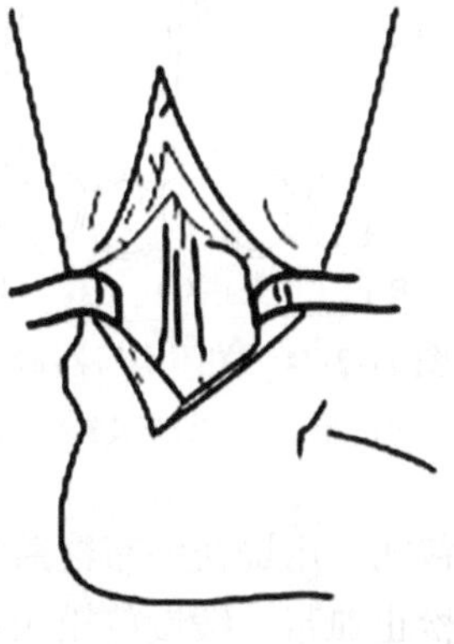

图 11-2-21　显露跟腱

5. 修整断裂跟腱 传递神经拉钩、组织剪或长臂剪、小弯血管钳或微血管钳修整断裂跟腱。

6. 一期修补跟腱 传递中弯钳夹住跟腱断端，拉紧，传递组织镊及2号胸骨圆体角针线缝合跟腱断端（图11-2-22，图11-2-23）。

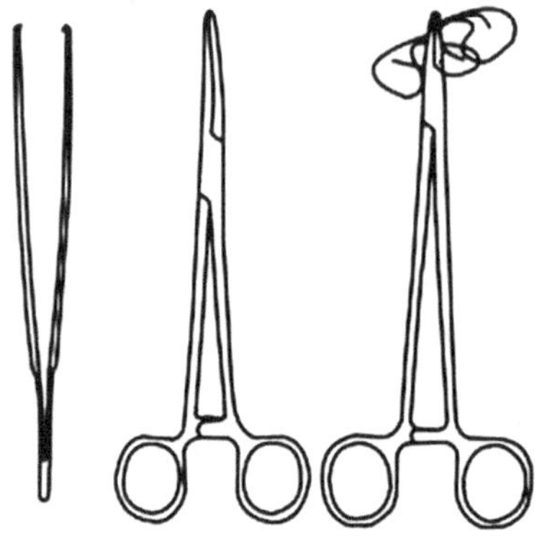

图11-2-22 一期修补跟腱器械

A.组织镊；B.弯止血钳；C.持针器及针线

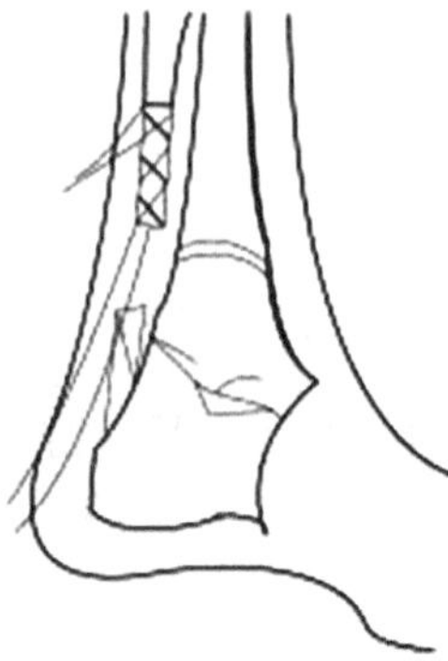

图11-2-23 缝合跟腱

7. 关闭切口

（1）传递生理盐水冲洗切口，洗手护士、巡回护士清点纱球、纱布、缝针、刀片、器械等。

（2）皮下缝合：递2-0可吸收线皮下缝合。

（3）皮肤缝合：9×28角针+3-0丝线缝皮肤（图11-2-24，图11-2-25）。

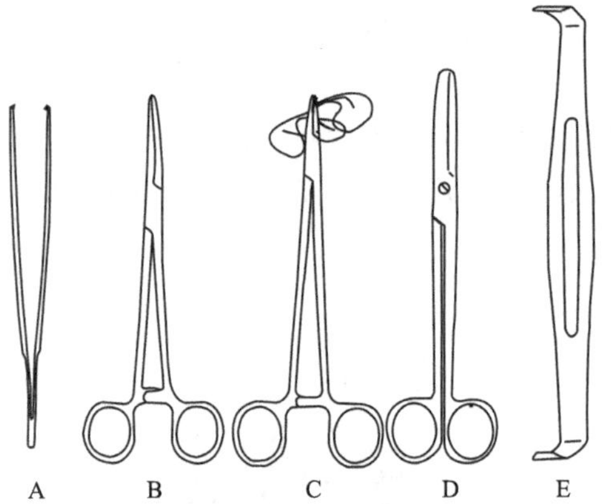

图11-2-24 关闭切口器械

A.组织镊；B. 弯止血钳；C.持针器及针线；D. 组织剪；E. 甲状腺拉钩

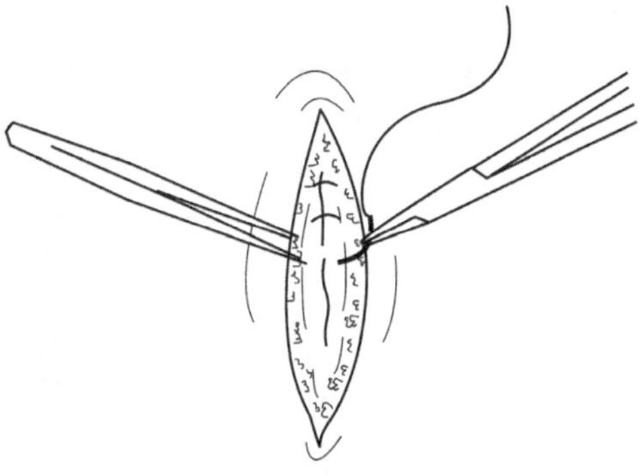

图11-2-25 关闭切口

8. 包扎 用烧伤纱布覆盖伤口，无菌纱布绷带加压包扎伤口。

9. 松止血带 缓慢放松止血带。

10. 固定 石膏托固定。

11. 归还器械 分类退回清洗间并登记。

（五）特殊关注点

1. 麻醉诱导期　护士的关注点：

（1）保障静脉通道通畅。

（2）麻醉诱导期前输入抗菌药物。

（3）再次观察患者是否妥善固定，以防麻醉后坠床或肢体损伤。

（4）密切关注患者生命体征，协助麻醉医生静脉给药。

2. 体位准备　护士应注意哪些要点：

（1）提前准备好体位摆放用物，如软枕、腋枕、泡沫垫、棉垫、束手带、束脚带。

（2）待麻醉管路固定稳妥以后由巡回护士与手术医生、麻醉医生一起进行体位摆放，若为男性患者，巡回护士应检查男性生殖器部位是否受压，避免发生体位并发症。

（3）气囊止血袖带应上于大腿根部，用医用粘贴膜覆盖包裹。

3. 手术配合过程中　护士的关注点：

（1）洗手护士：积极正确传递器械。

1）递驱血带时应用治疗巾包裹，避免滑石粉散落于手术区域，驱血后递湿生理盐水纱布擦净切口周围及手套上残留的滑石粉。

2）显露跟腱器械：组织镊、15号手术刀、甲状腺拉钩、组织剪、电刀笔。

3）一期修补跟腱器械：中弯钳、组织镊、持针器及2号胸骨圆体角针线。

修复时，在跟腱部滴少量生理盐水，保持湿润，避免干燥。

（2）巡回护士

1）建立可靠的静脉通路（常规留置18G留置针），在术前半小时预防性使用抗菌药物，保持术中药物在血液中的浓度最高。

2）环境控制：手术间保持整洁安静，温度保持在22～25℃，湿度保持在40%～60%，严格控制参观人员及开关门次数。

3）做好手术患者安全核查工作，尤其手术部位的核对。

4）心理护理贯穿于围手术期，尽可能减轻患者焦虑和紧张心理，使其积极主动配合手术。

5）止血带压力不宜过高，一般下肢压力为患者收缩压加100～150mmHg，使用时间不超过1h。超过1h应松开10～15min，再继续使用。

6）与洗手护士一起做好手术用物清点工作，并填写手术清点记录单。

4. 麻醉清醒期　护士的关注点：

（1）保证各管路通畅，妥善固定患者，以免坠床。

（2）为患者穿上患者服，着装整洁。

（3）观察石膏固定的松紧，注意观察患肢足趾有无发青发紫等颜色变化。

5. 搬运患者　护士的关注点：

（1）与手术医生、麻醉医生、运输工人一起将患者搬运至推床上。搬动时注意检查各个管路，保证通畅。

（2）记录患者转运交接单，离室时带齐患者所有用物。

（马　慧　易　敏）

参 考 文 献

陈彭. 2012.骨水泥在关节置换术中的应用及医护人员职业防护体会. 中国社区医师·医学专业, 14(4): 326

陈强, 李明, 何大为.2004. 微创技术在脊柱外科的应用进展. 中国矫形外科杂志, 12（5）: 371-373

陈云生, 游辉, 陈荣春. 2011.胸腔镜辅助下前路病灶清除植骨内固定治疗胸椎结核. 中国矫形外科杂志,19（3）: 184-187

龚光明. 2011.手术室医护人员血源性感染职业暴露风险与防范. 中华医院感染学杂志, 21（4）: 720

韩岗, 刘健华.2008. Kyphon 椎体复位系统在椎体血管瘤中的应用. 中国矫形外科杂志, 16（17）: 1355-1356

何升华, 彭俊宇, 赵祥. 2011.经皮椎间孔镜椎间盘切除术治疗腰椎间盘突出症近期疗效观察. 中国骨伤, 24（1）: 72-74

洪瑛, 黄文霞. 2011.常用脊柱外科术中护理技术. 北京: 人民卫生出版社

胡广询, 易伟宏, 沙彤,等. 2006.应用经皮椎体成形术及SKY 椎体后凸成形术治疗胸腰椎压缩性骨折. 中华创伤杂志, 22（4）: 253-257.

黄文霞, 谭永琼. 2011.图解手术室护理学. 北京: 科学出版社, 147-156

姜立义, 王峰, 高宗伯.2012. 胸腔镜下前路病灶清除植骨内固定治疗胸椎结核 28 例临床分析. 中国医药科学,2（17）: 180-182

李关平, 安晶晶, 洪瑛. 2011.经皮脊柱后凸成形术中骨水泥的应用体会. 华西医学, 26（11）: 1663-1665.

李继平, 申文武, 黄丹莉.2009. 综合医院护士规范化培训质量调查分析. 华西医学, 24（2）: 476

李润梅, 何海燕. 2008.手术室护士职业性眼暴露调查分析. 河北医药,30（10）: 1631

李晓玲, 白阳静.2011. 外科护理技术. 北京: 人民卫生出版社, 141-207

蔺福辉, 易小波, 任志宏,等. 2009.高黏度骨水泥在椎体成形术中的应用. 中国骨与关节损伤杂志, 24(1): 66-67

刘超, 孙兰芬. 2007.巧用Ⅱ型安尔碘清除残留的骨水泥.中国实用护理杂志, 23(7): 9

刘立岷, 宋跃明, 李涛.2007. 胸腔镜下前路松解术在脊柱侧弯矫形术中的应用. 中国修复重建外科杂志, 21（8）: 825-828

毛宾尧. 1998.髋关节外科学. 北京: 人民卫生出版社, 119-124

毛秀英, 郭娜, 于荔梅, 等. 2002.我国部分医院护土化疗防护现状的调查. 中华护理杂志, 37(11): 809

裴福兴. 2008.关节外科手术操作与技巧. 北京: 人民卫生出版社, 212-250, 283-320

任小兵, 刘焱银, 喻萍, 等. 2011.医务人员血源性病原体职业暴露分析与防护对策. 中华医院感染学杂志, 21（12）: 2547

沈健儿.2011.电外科烟雾职业病暴露的危害与预防.浙江医学, 33(6): 890-891

田云虎, 刘压, 邵连芹,等.2005.椎体成形术中骨水泥量对椎体机械性能的实验研究. 中国骨与关节损伤杂志, 20（5）: 328-329.

王国文, 吴凤宇, 吴丽萍,等. 2008.经皮椎体成形术在骨质疏松性骨折及椎体肿瘤中的应用. 中国骨质疏松杂志,14（3）: 197-199.

王惠莲, 顾虹.2013.气溶胶对手术室护士的危害与防护. 中国医师杂志, (z1): 184-185

王建, 周跃, 张正丰,等.2008. 经皮内镜下腰椎间盘切除术治疗极外侧型腰椎间盘突出症. 中国脊柱脊髓杂志,18（7）: 494-497.

韦寅, 甘秀天.2009.经皮椎体成形术并发骨水泥外溢的预防探讨. 广西医学, 31 (10): 1418-1420

吴小程, 周跃, 李长青.2009. 经皮椎间孔镜与显微内窥镜治疗腰椎间盘突出症的前瞻性随机对照研究. 第三军医大学学报, 31（9）: 843-846

严广斌. 2007.骨水泥. 中华关节外科杂志, 1(1): 41

杨小蓉, 陈慧, 陈永庆, 等.2007. 腹主动脉内球囊阻断下经腹行骨盆和骶骨肿瘤切除术的护理体会, 现代预防医学, 34（8）: 1597-1598

杨小蓉, 李秀英, 李关平, 等. 2008.髋关节置换术两种不同体位摆放法的对比研究. 现代预防医学, 35（8）: 1598

杨小蓉, 廖兰, 张燕. 2004.手术室护士职业性损伤及防护研究进展. 华西医学, 19（3）: 516,517

姚共和.2009.腰椎间盘突出症治疗方法的选择. 中国骨伤, 22（4）: 247-249.

于明霞.2011. 手术室护士对职业危害因素的认知与防护.吉林医学, 32（14）: 2891-2892

张兰, 屠重棋, 杨经文, 等. 2004.腹主动脉内球囊阻断术在骨盆和骶骨手术中的应用. 中华麻醉学杂志, 2(24): 151

赵磊, 王黎明, 王刚锐,等. 2009.单侧椎弓根穿刺经皮椎体后凸成形术中骨水泥渗瘘的防治.南京医科大学学报（自然科学版）, 29（4）: 539-543.

赵明伟, 马广仁, 徐鹏,等. 2010.两种剖胸入路在胸椎结核手术中的应用探讨. 中国矫形外科杂志,18(5): 433-435

周力, 吴欣娟. 2011.安全手术体位图谱. 北京: 人民卫生出版社

朱丹, 周力. 2008.手术室护理学. 北京: 人民卫生出版社, 25-262

Akagi M, Mori S, Nishimura S, et al.2005.Variability of extraarticular tibial rotation references for total knee arthroplasty. Clin Orthop Relat Res,436: 172

Beard D J, Pandit H, Price A J, et al.2007.Introduction of a new mobile-bearing total knee prosthesis: minimum three year follow-up of an RCT comparing it with a fixed-bearing device. Knee, 14(6): 448-451

Beecroft P, Kunzman L, Krozek C.2011. RN internship: outcomes of a one-year pilot program. J Nurs Adm,31(12): 575-582

Benner P. 1984. From Novice to Expert: Excellence and Power in Clinical Nursing Practice. Menlo Park, CA: Addison-Wesley

Berend K R, Lombardi A V Jr, Mallory T H, et al.2005. Early failure of minimally invasive unicompartmental knee arthroplasty is associated with obesity. Clin Orthop Relat Res, 440: 60

Bhan S, Malhotra R, Kiran E K, et al.2005.A comparison of fixed-bearing and mobile-bearing total knee arthroplasty at a minimum follow-up of 4.5 years. J Bone Joint Surg (Am),87(10): 2290-2296.

Bolden L,Cuevas N, Raia L, et al.2011. The use of reflective practice in new graduate registered nurses residency program. Nurs Adm Q, 35(2): 135

Boyd A D, Ewald F C, Thomas W H, et al.1993. Long-term complications after total knee arthroplasty with or without resurfacing of the patella. J Bone Joint Surg, 75A: 674

Buechel Sr F F.2002. Long-term follow up after mobile-bearing total knee replacement. Clin Orthop Relat Res,404: 40

Casey K, Fink R, Krugman M,et al.2004. The graduate nurse experience. The Journal of Nursing Administration, 34(6): 303-311

Derek R, Peter A. 2005.Needle stick and sharps injuries among nursing students. Journal of Advanced Nursing,51 (5): 449-455

Easley M E, Insall J N, Scuderi G R, et al. 2000.Primary constrained condylar knee arthroplasty for the arthritic valgus knee. Clin Orthop Relat Res,380: 58

Garling E H, Valstar E R, Nelissen R G.2005.Comparison of micromotion in mobile bearing and posterior stabilized total knee prostheses: a randomized RSA study of 40 knees followed for 2 years. Acta Orthop,76(3): 353-361.

Gill G S, Joshi A B.2001.Long-term results of cemented, posterior cruciate ligament-retaining total knee arthroplasty in osteoarthritis. Am J Knee Surg,14: 209

Gunston F H.1971. Polycantric knee arthroplasty. Prosthetic simulation of normal knee movement. J Bone Joint Surg(Br) , 53（2）: 272-277

Hasegawa M, Sudo A, Uchida A.2009. Staged bilateral mobile-bearing and fixed-bearing total knee arthroplasty in the same patients: a prospective comparison of a posterior-stabilized prosthesis. Knee Surg Sports Traumatol Arthrosc, 17(3): 237-243

Henricson A, Dalén T, Nilsson K G.2006.Mobile bearings do not improve fixation in cemented total knee arthroplasty. Clin Orthop Relat Res, (448): 114-121.

Hosick W B, Lotke P A, Baldwin A.1994.Total knee arthroplasty in patients 80 years of age and older. Clin Orthop Relat Res,299: 77

John G, Heulwen M.2008. A review of the evidence for suboptimal compliance of health care practitioners to standard/ universal infection control precautions. Journal of Clinical Nursing,17(2): 157-167

Kim Y H, Kim D Y, Kim J S.2007.Simultaneous mobile-and fixed-bearing total knee replacement in the same patients. A prospective comparison of mid-term outcomes using a similar design of prosthesis. J Bone Joint Surg (Br), 89(7): 904-910.

Lädermann A, Lübbeke A,Stern R, et al.2008. Fixed-bearing versus mobile-bearing total knee arthroplasty: a prospective randomised, clinical and radiological study with mid-term results at 7 years. Knee, 2008, 15(3): 206-210

Laschinger H, Finegan J, Wilk P.2009.New graduate burnout: the impact of professional practice, workplace civility, and empowerment. Nurs Econ,27(6): 377-382

Lee J M, Botte M F, Xanthakos N, et al.2005. Needlestick injuries in the United States: Epidemiologic, economic, and quality of life issues. AAOHN J, 53(3): 117-133

Marmot L. 1973.The modular knee. Clin Orthop Relat Res,(94): 242-248

McInnes J, Larson M G, Daltroy L H, et al.1992.A controlled evaluation of continuous passive motion in patients undergoing total knee arthroplasty. JAMA ,268(11): 1423

Meek R M, Dunlop D, Garbuz D S, et al.2004. Patient satisfaction and functional status after aseptic versus septic revision total knee arthroplasty using the Prostalac articulating spacer. J Arthroplasty,19(7): 874

Pisal H, Sutar S, Sastry J, et al. 2007.Nurses health education program in india increases HIV knowledge and reduces fear. J Assoc Nurses AIDS Care, 18(6): 32-43

Sah A P, Springer B D, Scott R D.2006. Unicompartmental knee arthroplasty in octogenarians: survival longer than the patient. Clin Orthop Relat Res, 451: 107

Wayman L M. 2009.Staff development story. Tiered orientation: easing the transition from being a novice to competent nurse. J Nurses Staff Dev,25(6): 304-314

Whiteside L A, Arima J.1995. The anteroposterior axis for femoral rotational alignment in valgus total knee arthroplasty. Clin Orthop Relat Res,321: 168

Wylde V, Learmonth I, Potter A, et al.2008.Patient-reported outcomes after fixed-versus mobile-bearing total knee replacement: a multi-centre randomised controlled trial using the Kinemax total knee replacement. J Bone Joint Surg (Br), 90(9): 1172-1179

Xu L, Yong S J, Zi X L, et al.2009.Thorax-lumbar vertebrae treated with percutaneous vertebroplasty once only in 31 patients. Journal of Clinical Rehabilitative Tissue Engineering Research, 13 (29): 5784-5787

Zhang M, Wang H, Miao J,et al.2009. Occupational exposure to blood and body fluids among health care workers in a general hospital, China. Am J Ind Med, 52(2): 89-98